OSTEOPOROSIS REHABILITATION
A PRACTICAL APPROACH

骨质疏松症
健康实践指南

主 编 ［美］Christina V. Oleson

主 译 宋纯理 刘 楠

山东科学技术出版社
·济南·

版权登记号：图字 15-2018-280

图书在版编目（CIP）数据

骨质疏松症健康实践指南 /（美）克里斯蒂娜·V. 奥莱森（Christina V. Oleson）主编；宋纯理，刘楠主译 . -- 济南：山东科学技术出版社，2022.4
ISBN 978-7-5723-0885-7

Ⅰ.①骨… Ⅱ.①克… ②宋… ③刘… Ⅲ.①骨质疏松 – 防治 – 指南 Ⅳ.① R681-62

中国版本图书馆 CIP 数据核字(2021)第 258068 号

骨质疏松症健康实践指南
GUZHI SHUSONGZHENG JIANKANG SHIJIAN ZHINAN

责任编辑：吴英华

装帧设计：李晨溪

主管单位： 山东出版传媒股份有限公司
出 版 者： 山东科学技术出版社
　　　　　　地址：济南市市中区舜耕路 517 号
　　　　　　邮编：250003　电话：（0531）82098088
　　　　　　网址：www.lkj.com.cn
　　　　　　电子邮件：sdkj@sdcbcm.com
发 行 者： 山东科学技术出版社
　　　　　　地址：济南市市中区舜耕路 517 号
　　　　　　邮编：250003　电话：（0531）82098067
印 刷 者： 山东联志智能印刷有限公司
　　　　　　地址：山东省济南市历城区郭店街道相公庄村文化产业园 2 号厂房
　　　　　　邮编：250100　电话：（0531）88812798

规格：16 开（210 mm×285 mm）
印张：22　字数：440 千　印数：1~1500
版次：2022 年 4 月第 1 版　印次：2022 年 4 月第 1 次印刷
定价：160.00 元

致我的母亲 Alexandra：

没有她

无论是我还是这本书

都将不可能存在。

感谢您教导我

如何写作，如何生活。

主编

Christina V. Oleson, MD   Department of Rehabilitation Medicine, Thomas Jefferson University, Philadelphia, PA, USA

编者

Akinpelumi A. Beckley, MD   Department of Rehabilitation and Regenerative Medicine, Columbia University Medical Center, New York, NY, USA（Beckley 博士是第 7 章的作者）

Mendel Kupfer, MD   Department of Rehabilitation Medicine, Thomas Jefferson University/Magee Rehabilitation Hospital, Philadelphia, PA, USA（Kupfer 博士是第 11 章的主要作者）

Amanda B. Morina, PT, DPT, ATP, NCS   Department of Physical Therapy, Thomas Jefferson University/Magee Rehabilitation Hospital, Philadelphia, PA, USA（Morina 女士是第 2 章、第 4 章、第 5 章和第 15 章的第二作者）

Tracy E. Ransom, PsyD   Department of Rehabilitation Medicine, Thomas Jefferson University/Magee Rehabilitation Hospital, Philadelphia, PA, USA（Ransom 博士是第 7 章和第 19 章的第二作者）

主译 宋纯理　刘　楠

译者（按姓氏笔画排序）

王　松　王　威　王文婷　代丽怡　邢华医　刘　楠

刘京宇　祁文静　杜国红　李百花　李常虹　李筱雯

杨　进　肖　宇　肖文华　宋纯理　张　娜　张心培

张志山　张秋香　范东伟　周江华　赵金霞　曹宝山

主编简介

Christina V. Oleson 博士是宾夕法尼亚州费城托马斯·杰斐逊大学康复医学科副教授，具有物理医学 / 康复和脊髓损伤医学的专科认证。她在哈佛大学获得学士学位，在马萨诸塞大学伍斯特分校获得医学博士学位。在托马斯·杰斐逊大学完成物理医学和康复专业的住院医师培训后，她在美国西北大学医学院芝加哥康复研究所获得了脊髓损伤医学奖学金。她目前的研究重点是创伤性脊髓损伤患者制动引起的骨质疏松症。她担任一项由 NIDLRR 资助的临床试验研究的首席研究员，该研究旨在检测药物对新发脊髓损伤患者预防骨质疏松症的功效。Oleson 博士发表了多篇学术论文，出版了多种图书，内容涉及脊髓损伤、骨质疏松症和维生素 D 缺乏等方面。

序　言

在美国，骨质疏松症是一个重大的公共健康问题，有 2 400 万人患有此疾病（80% 为女性），其中 1 000 万人已被诊断为骨质疏松症，另外 1 400 万人存在低骨量和其他可能导致骨质疏松症的危险因素。这也是一个全球健康问题，有 2 亿人受到影响。初次骨折是可能发生下一次骨折的主要危险因素。因此，不仅骨科医师，而且康复医学科医师和内科医师都应该充分了解这种疾病的各个方面。在 Oleson 博士作为主编的该书中精彩地概述了骨质疏松症的各个方面。该书内容全面，易于阅读，包括病因学、生理学、流行病学、病理生理学、诊断、预防、干预措施和治疗。尤其令我感兴趣的是对男性骨质疏松症的描述、神经系统疾病对骨质疏松症的影响、脊髓损伤后骨质疏松症的治疗，以及风湿性疾病、胃肠道疾病和减肥手术对骨质疏松症的影响。

该书的撰写显然是一项开创性的工作，各科的医务工作者都需要学习该书的理念，用来更好地治疗骨质疏松症患者。该书将帮助我们认识、治疗和预防骨质疏松症。我期待把这本书放在我的书架上，与我们医院治疗风湿性和代谢性骨病的住院医师和同事们分享。

Todd J. Albert, MD

Surgeon in Chief and Medical Director

Hospital for Special Surgery

New York, NY, USA

前言和致谢

我曾经为一本康复医学教科书撰写了一个章节，内容是关于骨质疏松症，但我发现一个章节的内容远远不足以涵盖骨质疏松症的方方面面。后来，我撰写了本书，其目的明确：评估我们对骨质疏松症的认识现状，并将这些发现提供给广大服务于骨质疏松症患者的专业人士。本书的一个关键是描述了从骨质疏松症的诊断到早期治疗的理念革新，并涉及康复和综合管理措施。

本书内容丰富全面，从骨质疏松症的病因和影响讲起，分章介绍了相关疾病合并骨质疏松症的表现，并对该疾病造成的专业性、社会性、经济性影响进行拓展分析。在本书第一章中以同心圆图（图1-1）的形式提纲挈领地描述了上述复杂的关系。基于近几十年的研究和实践，从这些关系中衍生出了几个纵横交错的主题。有些是基于新的科学发现，如日益突出的以"骨质量"替代"骨密度"作为骨骼健康衡量标准的概念。另一些则集中在技术进步上，这些进步带来了更有效的工具来诊断和测量骨质疏松症，从而促进对疾病的早期评估，并提高人们的生活质量。此外，创新的、跨学科的方式使医师、护士、营养学家、物理治疗师和作业治疗师，以及药剂师能够将他们不同的专业知识用于满足患者的个体需求。预防和治疗的新药物不断出现，给人们带来了希望。医学和公众对骨质疏松症的认识范畴，特别是对男性骨质疏松症的认识，以及提高对非药物和药物治疗依从性的认识都在不断增加，但仍需进一步提高。希望这本书能在总体水平上推进对以上问题的理解，并为那些寻求了解骨质疏松症不同表现的更多细节的读者提供指导。

在本书撰写过程中，我受益于许多人的真知灼见、指导和辛勤工作。首先，我想感谢撰写与自己专业兴趣相关章节的同事：Amanda Morina, PT, DPT；Tracy Ransom, PsyD；Mendel Kupfer, MD 和 Akinpelumi Beckley, MD。

我还要感谢 Alec Beekley, MD；Robert Downie, MD 和 Edward Filippone, MD 作为读者对每个章节进行评议和评论。

Matthew DeLuca, BA；Devarshi Desai, BS；Sylvester Douglas, DO；Brittany Hayes, MS；Pengcheng Lu, MD, PhD；Maheen Rana, BS；Jacquelyn White, BA 和 Rosalind West, PT, DPT 在文献查找、书稿整理方面提供了宝贵支持和帮助。

特别感谢我在托马斯·杰斐逊大学康复医学科和脊髓损伤中心的同事们的支持，特别是我的工作搭档，Ralph J. Marino, MD 和 Kristopher J. Feeko, DO。最后，我非常感谢我服务的患者，他们的医疗需求和经历影响了我的写作。

我很高兴能与所有这些人合作，感谢他们对本书的贡献。

Philadelphia, PA, USA

Christina V. Oleson, MD

目　录

1 骨质疏松症概述

作者：Christina V. Oleson

译者：宋纯理

骨质疏松症是一种全身代谢性骨骼疾病，表现为进行性骨丢失、微结构破坏，骨骼脆性增加并容易发生骨折。骨质疏松症是全球范围内成年人中最普遍的代谢性骨病，患病人群规模巨大。2014年一项针对50岁及以上美国人的研究估计，有1 020万例美国成人股骨颈和腰椎骨质疏松症，另有4 340万名低骨量成年人，这意味着有1/2以上的美国成年人受到影响[1]。大约820万女性和200万男性患有骨质疏松症，另外2 730万女性和1 610万男性骨量低。随着老年人群数量的持续增加，这些数字可能会显著增加。

骨质疏松症已成为老年人的主要健康问题之一，很多其他疾病也会影响骨骼健康。2015年，一项预测全球骨折可能性的研究报道指出[2]，到2040年，约3.19亿人将存在骨折风险，而2010年仅1.58亿人。在美国，每年发生超过200万例脆性骨折，每年直接发生在脆性骨折的治疗费用估计为1 900万美元[3]。Singer等估计，绝经后女性骨质疏松症因脆性骨折导致住院者超过50万例，急诊就诊者80万例，疗养院住院治疗者18万例[4]。并且，这些女性的骨折发生率高于心脏病、卒中和乳腺癌的总和。

医师在治疗骨质疏松症时会遇到许多不同的情况。通常，患者仅在遇到疾病的急性后果（如髋部骨折）后才开始治疗，因为在这之前许多人没有意识到他们可能患有骨质疏松症。在这种情况下，必须积极治疗，但护理也至关重要。在其他情况下，患有其他疾病（如急性卒中）的患者可进行康复治疗，但他们可能已经患有亚临床骨质疏松症，需要早期管理和未来预防。骨质疏松症患者不仅跌倒的风险增加，而且由于骨骼脆弱，他们将继续面临骨折的高风险。一些患者可能经历了包括头部或脊髓损伤等创伤，即使他们还比较年轻并且骨骼健康，但也面临着几个月甚至几年的制动，而这对骨骼健康是有害的。几乎没有信息可以帮助临床医生区分特定的个人需求。本章的主要目标是帮助填补这一空白。

本书概述了目前对骨质疏松症的理解，并从营养、药物、手术、物理治疗和生活方式改变等方面讨论了现有的和有应用前景的治疗方法。尽管当前有关骨质疏松症的许多文献都集中在生理学和流行病学上，但该分析针对的是因果关系、诊断、早期治疗和随后的康复之间的关键关联，这种方法仅受到了有限的关注。本书讨论了有关骨质疏松症的各种情况，强调有必要在公认和表面上都需要更多关注的其他疾病的背景下考虑这种"沉默杀手"的严重后果。

本书分为6个部分（图1-1）。第一部分（第1章）为骨质疏松症概述。第二部分（第2~6章）介绍了骨质疏松症的定义，包括病因、危险因素、诊断工具和测试工具；预防措施，包括饮食补充、

© Springer International Publishing Switzerland 2017

C.V. Oleson, *Osteoporosis Rehabilitation*, DOI 10.1007/978-3-319-45084-1_1

运动以及骨质疏松症的非药物治疗；干预措施，包括药物治疗和外科手术。考虑到男性占全球髋部骨折的1/3，与女性相比，死亡率更高[5]，故专门一章介绍男性骨质疏松症。

第三部分（第7~11章）介绍了成人神经系统疾病合并的骨质疏松症，包括脑部疾病、脊髓损伤和周围神经病变。

第四部分（第12~16章）探讨了各种并发症，包括风湿性疾病、心肺疾病、肝肾疾病和肿瘤。对合并疾病的简要描述会先对每种情况下发生骨质疏松症的性质、严重程度和治疗方法进行更详细的分析。尽管不同的疾病带来不同的挑战，但应注意一些共同点。当然，年龄是主要因素。由于骨质疏松症与衰老过程关系最密切，因此患者很可能经历过或正在经历其他会影响骨质疏松症诊断和治疗的疾病。医师和专家常

常倾向于关注"主要疾病"而忽视了骨质疏松症，但用于治疗这些"主要疾病"的药物很多也可能对骨骼健康产生有害影响。随着疾病谱的变化，曾经导致早年死亡的疾病目前已有很好的治疗，从而延长了寿命，但同时也增加了患骨质疏松症的可能性。为了应对伴随疾病，现在采取多学科方法是当务之急。

第五部分（第17~19章）集中讨论了儿童和青少年时期骨质疏松症及其在成年期疾病的进展情况。在这种情况下，当以家庭为中心的支持性方法让位于更加孤立的、客观的环境，要求患者承担更大的责任时，向成人护理的过渡会带来一个共同的挑战。计划顺利过渡需要根植于儿科医生和监护人之间密切合作的多管齐下的方法。具体如图1-1所示。

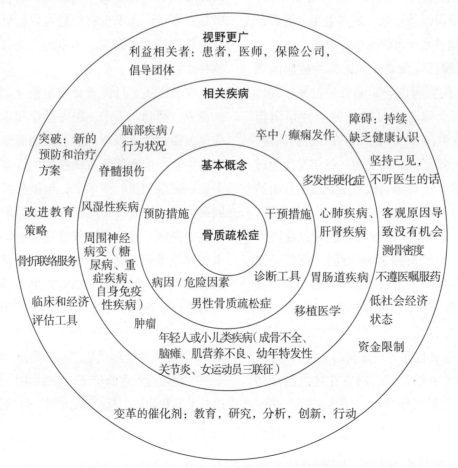

图1-1　骨质疏松症的同心圆：骨质疏松症的基本概念、相关疾病和更广泛的领域

第六部分（第20章）介绍了骨质疏松症的更广泛影响——从对其直接利益相关者的影响到其长期的经济影响和社会影响。骨质疏松症已远远超出了患者的负担范围，世界各国都在关注，亚洲和拉丁美洲近几年尤为关注。骨质疏松症并非不可避免，先进的诊断技术和改进的治疗方法确保骨质疏松症可防可治。今后需要更多地重视骨质疏松症的严重性后果，提高治疗依从性，加强患者和医师教育，并开展有前景的研究。

参考文献

1. WRIGHT NC, LOOKER AC, SAAG KG, et al. The recent prevalence of osteoporosis and low bone mass in the United States based on bone mineral density at the femoral neck and lumbar spine. J Bone Miner Res, 2014, 29(11):2520–2526.

2. ODEN A, MCCLOSKEY EV, KANIS JA, et al. Burden of high fracture probability worldwide: secular increases 2010–2040. Osteoporos Int, 2015, 26:2243–2248.

3. AJAYI A, POWELL M, OBREMSKEY WT, et al. Osteoporosis: the orthopaedic health policy perspective. AAOS Now. 2012:1–4. http://www.aaos.org/AAOSNow/2012/Jan/advocacy/advocacy6/?ssopc=1.

4. SINGER A, EXUZIDES A, SPANGLER L, et al. Burden of illness for osteoporotic fractures compared with other serious diseases among postmenopausal women in the United States. Mayo Clin Proc, 2015, 90 9(1):53–62.

5. EBERLING P. Osteoporosis in men, why change needs to happen. International Osteoporosis Foundation, 2014. http://share.iofbonehealth.org/WOD/2014/thematic-report/WOD14-Report.pdf. Accessed 3 Sep 2015.

2 骨质疏松症的病因和危险因素

作者：Christina V. Oleson, Amanda B. Morina

译者：杨　进　肖文华

骨骼是由基质构成的复合体，主要成分是有机胶原，其上覆有由钙和磷酸盐构成的层状无机羟基磷灰石。复合体内部的胶原通常被认为是骨骼的支架，呈三股螺旋状、层状排列，并与名为吡啶醇的胶原纤维进一步交联。骨骼的周期性重建（指骨形成和骨吸收这两个过程）是通过成骨细胞和破骨细胞构成的多细胞单位来完成的。人的整个生命过程中，成骨细胞负责骨骼最初的构建并对其持续进行更替，破骨细胞则清除衰老的骨成分。25岁之前，骨重建使骨骼越来越厚和强壮。25~50岁，骨处于维持不变或缓慢丢失的状态。50岁之后，由于衰老和激素的变化，骨的丢失速度加快（图2-1）[1, 2]。

病理生理学

骨质疏松症是由于骨结构过度破坏，骨形成不足或负责骨重建的骨细胞之间活性不平衡造成的。骨细胞不平衡是由于促进骨吸收的破骨细胞数量或活性增加，促进骨形成的成骨细胞的数量减少或活性降低，或者骨的某个区域同时出现这两种骨细胞特性的异常所致[3]。骨质疏松症可以通过检测骨密度（BMD）来评价。BMD可以通过多种射线密度测量程序［最常用的是双能X射线吸收法（DXA）］测量每平方厘米矿物含量来计算[4]。最常见的检测部位是腰椎或髋关节近端和桡骨远端。骨质疏松症是由于骨破坏后没有补偿性修复和重建而导致骨矿物质密度降低[5]。

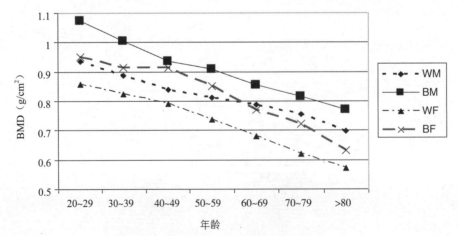

图2-1　美国人股骨颈平均BMD随年龄分布图。WM. 白人男性；WF. 白人女性；BM. 黑人男性；BF. 黑人女性（来源：Looker AC）

© Springer International Publishing Switzerland 2017

C.V. Oleson, *Osteoporosis Rehabilitation*, DOI 10.1007/978-3-319-45084-1_2

受损的 BMD 导致骨抵抗创伤的能力下降。骨丢失在某些骨转换高的情况下会急剧加速，如雌激素水平急剧下降的绝经期、肿瘤形成、代谢异常或脊髓损伤（SCI）等造成的突然制动[6]。轻微的外力（如跌倒）或内力（如咳嗽或打喷嚏）均可能导致骨折。骨的超微结构被破坏，正常重力以及日常活动都可能导致自发性骨折，特别是在易患人群中更容易发生。

机体某些部位的骨骼解剖特征可能增加其对骨质疏松导致损伤的易感性。尽管机体全部骨骼的 80% 是由密集堆积的皮质骨构成，但这类骨主要集中在四肢骨骼的长骨外层，起结构支撑作用。皮质骨的骨转换率较低，因此其骨折的可能性小于松质骨[7]。松质骨的特点是孔隙度增加和抗张力强度减小，主要集中在脊柱的轴骨部位并处于不断的形成和重建中。四肢骨和中轴骨在跌倒或其他持续性创伤后都有骨折的风险[7]。

流行病学

骨质疏松症一般分为两类：原发性骨质疏松症和继发性骨质疏松症。原发性骨质疏松症与年龄相关，影响 95% 的女性和大约 80% 的男性。女性和男性原发性骨质疏松症分别与雌激素缺乏和睾酮水平下降有关，其他因素包括钙和维生素 D 摄入不足以及甲状旁腺功能亢进症。相反，继发性骨质疏松症源于其他情况，包括激素失衡、疾病和药物所导致的骨丢失。继发性骨质疏松症可能出现在任何年龄段，对男性和女性都有影响[8]。骨质疏松症风险及其严重程度受到多种可控和不可控因素的影响。可控因素包括饮食中缺乏维生素 D 和钙。某些水果和蔬菜可以通过限制尿中钙的排泄提高钙的吸收；与之相反，高动物蛋白和高钠饮食有助于通过尿排出钙。维生素 D 对于钙的吸收至关重要，如果钙吸收受损，导致甲状旁腺产生的甲状旁腺激素（PTH）增加。如果血钙水平低，这种对血液中钙含量调节最重要的腺体会分泌更多的 PTH 以升高血钙水平，进而引起骨吸收增加[9]。其他可控因素包括咖啡因摄入量过高、不运动、吸烟、饮酒，以及以整体营养不足为代价的刻意减重（低于理想体重）等[1, 6]。不可控的危险因素包括年龄 >75 岁、女性、绝经后、有骨质疏松症家族史、较低体重、身体瘦弱或由于疾病所引起的体重明显下降[1, 6]。

性别差异可影响骨质疏松症的患病率和严重程度。从 40 岁开始，男女都以相对较慢的速度丢失中轴骨骨量，但女性在 40~50 岁绝经开始骨量丢失加快，中轴骨骨折风险增加。对于男性而言，由于不存在性腺激素分泌突然消失的情况，性激素的减少较为缓慢，故骨丢失速度也相对较慢[10]（表 2-1）。

表 2-1　骨质疏松症的危险因素

可控的危险因素	不可控的危险因素
饮食中钙和维生素 D 不足	年龄 >75 岁
水果和蔬菜摄入不足	女性
过量摄入蛋白质、钠和磷	绝经后
久坐的生活习惯	家族史
酒精	体重较轻或身材瘦弱
吸烟	遗传因素
减重	激素水平（如果确诊可以通过药物控制）
药物	光照不充足的生活环境

药物导致的骨质疏松症

多种药物已被证明可促进骨质疏松症的发生和发展。糖皮质激素（又称皮质类固醇）是骨质疏松症的主要继发原因，可以下调成骨细胞数量并延长其寿命来减少骨形成[11]。此外，其对性激素的抑制作用也影响骨形成。当长期高剂量使用时，糖皮质激素会抑制肠道维生素 D 依赖的钙吸收，增加钙排出，并可能导致由于维生素 D 缺乏引起的骨软化。

用于糖尿病治疗的噻唑烷二酮类药物可直接影响骨细胞的分化而导致骨质疏松症。糖尿病结局进展研究（ADOPT）发现，随机分组到罗格列酮组的患者骨折风险高于使用二甲双胍或格列本脲治疗的患者[12, 13]。

使用 1 年以上的普通肝素与骨形成减少、骨吸收增加有关，但低分子肝素的这种不良作用明显减少[14]。质子泵抑制剂在一定程度上会阻碍在骨形成中必不可少的钙的吸收；一些研究表明，H_2 受体阻滞剂对骨骼有少量副作用，但另一些报道是中立的[11]。大剂量甲状腺素会抑制促甲状腺素（TSH）分泌而引起骨丢失，维生素 A（>10 000 U/d）和维生素 D（>2 000 U/d）也有类似的效应。

免疫调节药物也能导致 BMD 降低。甲氨蝶呤呈剂量依赖性地降低成骨细胞的活性和骨吸收。用于器官移植后免疫抑制的钙调神经磷酸酶抑制剂因为增加骨转换，也与骨质疏松症密切相关，但确切机制尚不清楚。因其常与糖皮质激素同时使用，免疫调节药物对骨骼的副作用更加复杂[15, 16]。长期使用抗癫痫药物（AEDs）卡马西平、苯巴比妥、苯妥英和丙戊酸也与 BMD 降低相关，其机制包括促进维生素 D 分解代谢，升高 PTH 水平，或者增加破骨细胞活性[17, 18]。越来越多的证据表明，抗抑郁药物与骨质疏松症相关，特别是选择性 5- 羟色胺再摄取抑制剂（SSRI）和低 BMD 相关的骨折风险之间相关。由加拿大多中心骨质疏松症研究小组进行的一项针对 5 008 名 50 岁以上成年人的研究发现，每天服用 SSRI 的患者脆性骨折的风险增加，跌倒概率增大，髋部和脊柱的 BMD 低于未服用该药物的患者[19]。

骨折

统计显示，约 50% 的女性和 25% 的男性会因骨质疏松症而发生骨折[20]。据估计，全世界每年发生 890 万人次骨折，每 3 秒就会发生一次骨质疏松性骨折[21]。既往有骨折史者在未来发生再次骨折的风险可增加 86%[22]。椎骨骨量丢失 10% 可使椎体骨折的风险增加 1 倍；类似地，髋部骨量丢失 10% 可使髋部骨折的风险增加 2.5 倍[23]。

由于发达和发展中国家人口寿命的普遍延长，预计到 2050 年全世界髋部骨折的发病率男性将增加 310%，女性增加 240%[20]，进而导致由骨质疏松症并发症住院的患者数量将与因高血压相关的心脏疾病住院的患者数量相当。此外，骨质疏松症并发症的致残性高于恶性肿瘤。

椎体压缩性骨折

当外伤导致脊柱受压并最终塌陷就会发生椎体压缩性骨折。与大多数创伤性脊柱骨折不同，椎体压缩性骨折患者可能没有疼痛的症状。实际上，大约 2/3 的椎体压缩性骨折没有疼痛[24]。无论疼痛与否，如果椎体压缩性骨折未被及时诊断，可能导致累积性损伤，包括骨结构的进一步破坏，椎体高度下降，脊柱弯曲形成"驼背"畸形（胸椎脊柱后凸，图 2-2）和脊髓压迫。椎体压缩性骨折最常发生在胸椎下段和腰椎上段，因为此处脊柱的松质骨所占比例高于皮质骨[25]。

骨质疏松性压缩性骨折的临床结局轻重不等。脊柱外弯（脊柱后凸）和侧弯（脊柱侧弯）共同形成严重的脊柱后凸，可因降低肺表面积导致肺功能下降[26]，或因坐姿或站姿异常导致胸廓扩张受限。脊柱大的骨折可因为脊柱成角而导致脊柱不稳定。如果上述改变波及椎管，可以出现脊髓压迫症状，此时亟须施行减压手术以避免运动或感觉功能丧失等破坏性的神经损伤后果[26]。

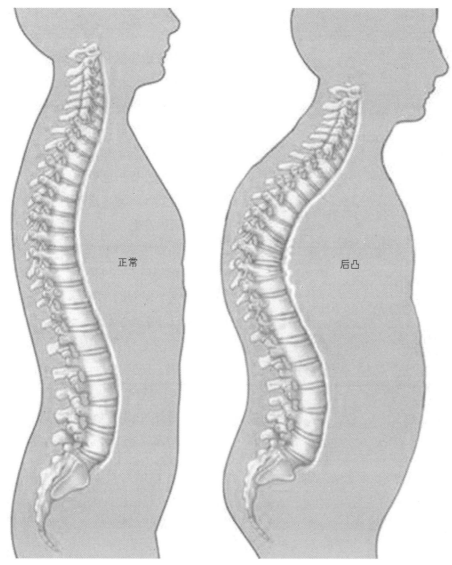

正常

后凸

图 2-2 正常脊柱和脊柱后凸图像（来源：经 Mayo 医学教育和研究基金会许可使用）

髋部骨折

髋部骨折是骨质疏松症患者发病率和死亡率增加的重要原因。之前可独立生活的成年人中，在髋部骨折发生后有 1/4 被迫在疗养院居住至少1 年。髋部骨折患者中，约 1/5 在受伤后 1 年内死亡，仅有 60% 可恢复到骨折前的功能水平[27]。

髋关节是连接股骨和骨盆的球窝状结构。球是指股骨头，窝是弯曲的骨盆部分。高位骨折有3 种类型：①关节囊内骨折发生在股骨颈和股骨头附近，通常在关节囊内。关节囊是由包被关节润滑液和滋养液的软组织膜构成。因压迫血管，囊内骨折可阻断髋部球状结构的血液循环。②股骨转子间骨折发生于距关节 7.5~10 cm 处，在股骨颈和下方名为小转子的骨突之间，小转子是髋部主要肌群的"附着点"之一（图 2-3）。这种类型的骨折并不限制血液流向股骨。③股骨转子下骨折发生在更远的股骨转子下方，低于转子的部位（图 2-4）[28]。

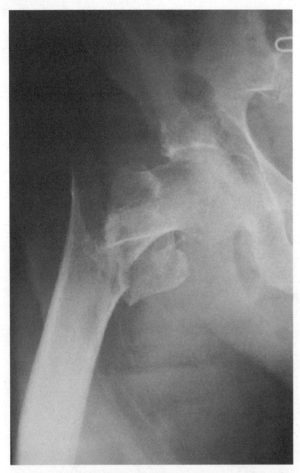

图 2-3　股骨转子间骨折放射影像［来源：维基百科公开版（WPD）1.0］

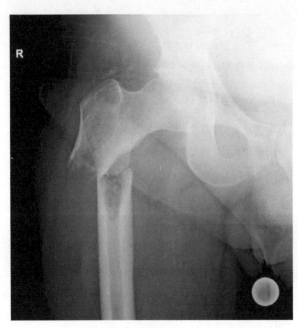

图 2-4　股骨转子下骨折放射影像（来源：Courtesy of Thomas Jefferson University, Philadelphia, PA）

解剖学改变

骨质疏松症引起的疼痛可以是急性、进行性或慢性的[29]。当骨质疏松症逐渐加重，脊柱后方韧带结构的应力和张力变化造成继发的脊柱后凸。随着病程进展，最终发生椎体塌陷与骨质疏松性压缩性骨折。即使在低幅度、低应力的情况下，该类型的骨折也很容易发生。咳嗽、弯腰捡东西以及其他日常生活活动（ADL）均可能导致此类骨折的发生。

后凸姿势使脊柱在运动学上处于不利状态，背伸肌难以正常收缩和舒张，导致背伸肌力量下降及核心肌群的不平衡[30]。过度后凸的其他后果是改变平衡性，增加坐姿、站姿的不稳定性。平衡的定义是保持身体重心在身体底部支撑之上的能力。研究表明，脊柱后凸畸形患者的重心前后移位减少，而是导致较大的内外侧移位。重心和身体底部支撑之间的这种不平衡（即移位越大越不平衡）增加了患者向一侧或另一侧跌倒的风险。

跌倒

正如 Nevitt 等所指出的，跌倒的方向决定了骨折的类型。例如腕部骨折的女性是侧着或直着跌倒时伸手着地，而髋部骨折的女性则没有[31]。与年龄相关的视力、力量和认知的改变、协调性降低、头晕以及服用多种药物（使用 4 种或更多种药物）特别是镇静剂，都可以导致姿态不稳和跌倒风险的增加。无论是否存在骨质疏松症，老年患者都可能表现出外周感觉输入受损，导致本体感觉改变或肌肉力量下降。研究显示，最近有跌倒史的骨质疏松症患者比没有跌倒史的骨质疏松症或非骨质疏松症患者有更大的骨折风险[32-34]。除脊椎骨折可能是外伤性或自发性的，身体其他部位的骨折通常是跌倒的结果[35]。

电脑动态姿势摄影已将脊柱后凸与跌倒联系起来[30, 36]。与没有脊柱后凸的骨质疏松症患者相比，有脊柱后凸的骨质疏松症患者在站立活动期间其能量消耗增加[37]。由于其他医疗原因，老年患者可能会因站立和走动而感到疲劳，增加了跌倒的风险。

外部危险因素包括家庭和社区的安全隐患：光滑或不平的路面、照明不良、地毯松动、人行道或院子里的杂物、不合脚的鞋和设计拙劣的助行器。内在因素很可能是 80 岁及以上老人跌倒的主要原因，因为意识模糊（提示有医学上的原因）在这类人群中更为普遍。在 75 岁以下的人群中，跌倒往往是由外部因素引起的[38]。

参考文献

1. INTERNATIONAL OSTEOPOROSIS FOUNDATION. Boning up on osteoporosis: a guide to prevention and treatment. Washington, DC: National Osteoporosis Foundation, 2008.

2. LOOKER AC, WAHNER HW, DUNN WL, ct al. Updated data on proximal femur bone mineral levels of U.S. adults. Osteoporos Int, 1998, 8:468–489.

3. REID IR. Overview of pathogenesis. In: Rosen CJ, editor. Primer on the metabolic bone diseases and disorders of mineral metabolism. Washington, DC: Wiley-Blackwell, 2013:357–360.

4. BLAKE G, ADAMS JE, BISHOP N. DXA in adults and children. In: Rosen CJ, editor. Primer on the metabolic bone diseases and disorders of mineral metabolism. Washington, DC: WileyBlackwell, 2013:251–263.

5. HARVEY N, DENNISON E, COOPER C. The epidemiology of osteoporotic fractures. In: Rosen CJ, editor. Primer on the metabolic bone diseases and disorders of mineral metabolism. Washington, DC: Wiley- Blackwell, 2013:348–356.

6. NATIONAL OSTEOPOROSIS FOUNDATION. Clinician's guide to prevention and treatment of osteoporosis. Washington, DC: National Osteoporosis Foundation, 2013:12–13.

7. ERIKSEN EF, AXELROD DW, MELSON F. Bone histomorphometry. New York: Raven Press, 1994.

8. MERCK AND COMPANY. OSTEOPOROSIS. The Merck manual, professional edition. www.merckmanual.com/professional/musculosketalandconnectivetissuedisorders/osteoporosis. Merck & Co, 2012. Accessed 2 Apr 2015.

9. University of Maryland Medical Center. Osteoporosis, 2013. http://umm.edu/health/medical/reports/articles/osteoporosis. Accessed 20 Mar 2015.

10. CLARKE B, KHOSLA S. Physiology of bone loss. Radiol Clin North Am, 2010, 48:483–495.

11. PITTS CJ, KEARNS AE. Update on medications with adverse skeletal effects. Mayo Clin Proc, 2011, 86:338–343.

12. KAHN SE, HAFFNER SM, HEISE MA, et al. Glycemic durability of rosiglitazone, metformin, or glyburide monotherapy. N Engl J Med, 2006, 355:2427–2443.

13. KAHN SE. Glycemic durability on monotherapy for diabetes. N Engl J Med, 2007, 356:1378–1380.

14. LE TEMPLIER G, RODGER MA. Heparin-induced osteoporosis and pregnancy. Curr Opin Pulm Med, 2008, 14:403–407.

15. Hruska KA, Teitelbaum SL. Renal osteodystrophy. N Engl J Med, 1995, 333:166–174.

16. GOFFIN E, DEVOGELAER JP, LALAOUI A, et al. Tacrolimus and low-dose steroid immunosuppression preserves bone mass after renal transplantation. Transpl Int, 2002, 15:73–80.

17. LEE RH, LYLES KW, COLON-EMERIC C. A review of the effect of anticonvulsant medications on bone mineral density and fracture risk. Am J Geriatr Pharmacother, 2010, 8:34–46.

18. VERROTTI A, COPPOLA G, PARISI P, et al. Bone and calcium metabolism and antiepileptic drugs. Clin Neurol Neurosurg, 2010, 112:1–10.

19. RICHARDS JB, PAPAIOANNOU A, ADACHI JD, et al. Effect of selective serotonin reuptake inhibitors on the risk of fracture. Arch Intern Med, 2007, 167:188–194.

20. GULLBERG B, JOHNELL O, KANIS JA. World-wide projections for hip fracture. Osteoporos Int, 1997, 7:407–413.

21. JOHNELL O, KANIS JA. An estimate of the worldwide prevalence and disability associated with osteoporotic fractures. Osteoporos Int, 2006, 17:1726–1733.

22. KANIS JA, JOHNELL O, DE LAET C, et al. A meta-analysis of previous fracture and subsequent fracture risk. Bone, 2004, 35:375–382.

23. KLOTZBUECHER CM, ROSS PD, LANDSMAN PB, et al. Patients with prior fractures have an increased risk of future fractures: a summary of the literature and statistical

synthesis. J Bone Miner Res, 2000, 15:721–739.

24. LONGO UG, LOPPINI M, DENARO L, et al. Conservative management of patients with an osteoporotic vertebral fracture: a review of the literature. J Bone Joint Surg, 2012, 94:152–157.

25. GRIFFITH JF, ADAMS JE, GENANT HK. Diagnosis and classification of vertebral compression fractures. In: Rosen CJ, editor. Primer on the metabolic bone diseases and disorders of mineral metabolism. Washington, DC: Wiley Blackwell, 2013:317–335.

26. SCHLAICH C, MINNE HW, BRUCKNER T, et al. Reduced pulmonary function in patients with spinal osteoporotic fractures. Osteoporos Int, 1998, 8:261–267.

27. NATIONAL OSTEOPOROSIS FOUNDATION. America's bone health: the state of osteoporosis and low bone mass in our nation. Washington, DC: National Osteoporosis Foundation, 2002. http://www.nof.org/advocacy/prevalence. Accessed 30 Mar 2013.

28. HIP FRACTURES. American Academy of Orthopaedic Surgeons. Orthoinfo. http://orthoinfo.AAOS.org/topic/cfn?topic=A00392. Accessed 25 Mar 2015.

29. SINAKI M. Critical appraisal of physical rehabilitation measures after osteoporotic vertebral fracture. Osteoporos Int, 2003, 14:773–779.

30. SINAKI M, BREY RH, HUGHES CA, et al. Significant reduction in risk of falls and back pain in osteoporotic-kyphotic women through a Spinal Proprioceptive Extension Exercise Dynamic (SPEED) program. Mayo Clin Proc, 2005, 80:849–855.

31. NEVITT MD, CUMMINGS SR. Type of fall and risk of hip and wrist fractures: the study of osteoporotic fractures. The Study of the Osteoporotic Fractures Research Group. J Am Geriatr Soc, 1993, 41:1226–1234.

32. GEUSENS P, AUTIER P, BOONEN S, et al. The relationship among history of falls, osteoporosis, and fractures in postmenopausal women. Arch Phys Med Rehabil, 2002, 83:903–906.

33. MCCLUNG M, GEUSEN P, MILLER P, et al. Effect of risedronate on the risk of hip fracture in elderly women. N Engl J Med, 2001, 344:333–340.

34. CUMMINGS SR, BLACK DM, THOMPSON DE, et al. Effect of alendronate on risk of fracture in women with low bone density but without vertebral fractures: results from the fracture intervention trial. JAMA, 1998, 280:2077–2082.

35. SINAKI M. FALL, FRACTURES, AND HIP PADS. Curr Osteoporos Rep, 2004, 2:131–137.

36. SINAKI M, BREY RH, HUGHES CA, et al. Balance disorder and increased risk of falls in osteoporosis and kyphosis: significance of kyphotic posture and muscle strength. Osteoporos Int, 2005, 16:1004–1010.

37. LOMBARDI JR I, OLIVEIRA LM, MONTEIRO CR, et al. Evaluation of physical capacity and quality of life in osteoporotic women. Osteoporos Int, 2004, 15:80–85.

38. TODD C, SKELTON D. What are the main risk factors for falls among older people and what are the most effective interventions to prevent these falls? WHO Regional Office for Europe (Health Evidence Network report), 2004. Copenhagen. http://www.euro.who.int/document/E82552.pdf. Accessed 10 Mar 2015.

3 骨质疏松症的诊断

作者：Christina V. Oleson
译者：杜国红

骨质疏松症的筛查是诊断的首要步骤。骨质疏松症严重影响了国内外大量的女性和老年男性的生活质量，初级保健医师越来越关注骨质疏松症的高危人群。本章将重点介绍诊断的关键组成部分：可能导致骨质疏松症风险的家族史和个人史、检查结果、影像学和实验室检查。这四部分内容对患有骨质疏松症的患者或早期骨质疏松症患者的诊断和初步处理很重要。

评估工具

病史与体格检查

美国骨质疏松症基金会（NOF）建议所有绝经后女性和 50 岁及以上的男性应评估骨质疏松症的风险，先采集病史和体格检查，再确定是否需要骨密度（BMD）检测和（或）脊椎影像学检查。询问病史时应考虑以下因素：年龄、性别、成年后的骨折史、家族骨折和骨质疏松症史、吸烟或饮酒习惯、饮食习惯、药物使用情况、体力活动、女性月经失调或男性睾酮水平下降、遗传性疾病，如囊性纤维化、风湿性疾病和自身免疫性疾病，神经和肌肉骨骼风险因素，以及内分泌、胃肠道和血液系统疾病。

体格检查应包括身高和脊柱检查[1]。这些筛查对于是否继续 BMD 检测是至关重要的。

影像学检查

骨密度检测

美国预防服务工作队（USPSTF）建议对 65 岁及以上的女性和年轻女性进行骨密度检测。无附加危险因素的情况下，这些人的骨折风险大多高于一般白人妇女[2]。截至 2011 年，USPSTF 指出当前的证据不足以衡量男性测试的成本 / 效益[2]。然而，NOF 2014 年报告建议男性年龄在 50~69 岁有骨折的临床危险因素时也要做 BMD 检测[1]。

在骨折发生前，只有 BMD 检测才是诊断骨质疏松症的唯一标准。测定骨密度选择用双能 X 射线吸收法（DXA）。DXA 仪器对指定区域进行扫描并将区域叠加再除以所检测区域的面积，从而换算出每平方厘米的骨矿物质含量（g/cm^2）。患者的结果以同性别匹配峰值骨量的标准偏差的形式表示（T 值）[3]。

世界卫生组织（WHO）将骨质疏松症定义为：与 30 岁以下同性别正常成年人平均骨密度相比，T 值 ≤ 2.5 个标准差。这是为已经达到骨量峰值的人设计的[1]。另一种称为 Z 值的测量方法，它采用与相同年龄和性别骨量平均值的标准差。Z 值通常用于 30 岁以下的患者，其尚未达到峰值骨量。这对所有绝经前女性和小于 50 岁的男性都是有用的措施[4]。对特定的患者给定的检查

© Springer International Publishing Switzerland 2017

C.V. Oleson, *Osteoporosis Rehabilitation,* DOI 10.1007/978-3-319-45084-1_3

部位给予 T 值或 Z 值。根据图 3-1 所示的病例[5]，该病例为腰椎。T 值决定患者是否是正常骨量、骨量减少或骨质疏松症（表 3-1）[6]。

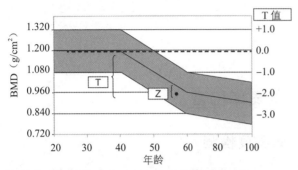

图 3-1 通过 T 值和 Z 值判断骨密度正常、骨量减少和骨质疏松症（来源：经国家骨质疏松症基金会许可使用[5]）

表 3-1 国际临床骨测量学会（ISCD）通过 DXA 值对正常骨骼、骨量减少和骨质疏松症的定义

分类	年轻成人作为参考人群（30 岁以下健康成人）的骨密度	T 值
正常骨骼	在平均水平的 1.0 个标准差内	≥ -1.0
骨量减少	低于平均水平 1.0 至 2.5 个标准差之间	在 -1.0 和 -2.5 之间
骨质疏松症	低于平均水平 2.5 个标准差或以上	≤ -2.5
严重骨质疏松症	低于平均水平 2.5 个标准差或以上	≤ -2.5 且有一处或多处骨折

来源：梅奥诊所，测试和程序[6]

Z 值也用于识别骨折高危患者，他们可能不是骨质疏松症患者，但若 Z 值低于预期的骨密度时应密切关注[4]。虽然目前没有明确的 T 值阈值能与骨折呈线性关系，但 T 值越低，风险越大是 T 值应用的共识[6]。几项前瞻性研究表明，在健康的绝经后女性中，半数发生骨折的患者其基线 BMD 高于诊断骨质疏松症的临界值[7~9]。

脊柱影像学检查

除了检测患者的骨密度外，大多数临床医师认为椎体骨折的存在已足够诊断骨质疏松症以及预测后续骨折风险。由于这些骨折往往是无症状的，可能多年来未被诊断，因此 NOF 出版了相关指南，应对下列患者进行检查：女性年龄在 65 岁及以上，男性年龄在 70 岁及以上，且 T 值 ≤ -1.5；女性年龄在 70 岁以上，男性年龄在 80 岁以上，脊柱、全髋关节、股骨颈 T 值 ≤ -1.0，均需做脊椎影像学检查[1]。

对于临床评估提示骨质疏松症的患者，放射科医师使用胸腰椎侧位 X 线影像或侧位椎体骨折评估；后者可在 DXA 仪器上使用，并可与 BMD 检测同时进行[1]。然而，应该指出的是，临床医师和放射科医师可能无法检测到骨折。Lenchik 等的几个研究证明了这一失败[10]。例如，对 934 名年龄在 60 岁以上的住院妇女进行了检查，发现 14% 患有中等至严重椎体骨折，同期仅有 50% 放射学报告指出这些骨折[11]。导致这些诊断失败的因素包括对放射结果的解释缺乏标准化、放射科医师读片不准确，以及报告中使用术语模糊[10]。

骨折风险评估工具（FRAX）

由于骨质疏松症最初可能是无症状的，所以在高危人群中筛查骨质疏松症是可取的。尽管这种筛查作为一种标准治疗是最理想的，但仍有许多在社区接受过 DXA 扫描的骨质疏松症患者发生骨折。事实上，许多患者初次认识骨质疏松症的影响是当他们出现骨折并在急性期医院治疗时。

为了改善骨折的筛查，世界卫生组织（WHO）推出骨折风险评估工具（FRAX）。FRAX 是以美国骨质疏松性骨折发生率和死亡率来评估未来 10 年内髋部骨折的风险与其他部位脆性骨折的风险[10]。临床危险因素对于了解骨折风险至关重要，这种认识推动了 FRAX 的发展。FRAX 使用的危险因素在表 3-2 中给出了结果[12]。

诊断骨质疏松症和评估骨折风险是十分重要的。因而，FRAX 是一种评估工具，BMD 检测是临床上公认的和最有效诊断骨质疏松症与骨折预测的方法[13]。然而，研究表明，如果仅使用 BMD 检测，50% 的骨折不会被检测到。BMD 检测与 FRAX 结合是提供后续治疗和管理骨折高风险患者最有效的方法[13]。

表 3-2　FRAX 风险因素

年龄
性别
体重（kg）
身高（cm）
既往骨折史：更准确地表示成人生活中以往发生的自发性骨折或由外伤引起的骨折，而这种外伤在健康人身上不会造成骨折
父母的髋部骨折：患者母亲或父亲有髋部骨折史
目前吸烟情况
糖皮质激素：口服糖皮质激素或已口服糖皮质激素 3 个月以上，泼尼松剂量为每日 5 mg 或以上（或同等剂量的其他糖皮质激素）
类风湿性关节炎：确诊为类风湿性关节炎或无此类诊断
继发性骨质疏松症：与骨质疏松症密切相关的疾病，包括 1 型（胰岛素依赖性）糖尿病、成人成骨不全症、长期未治疗的甲状腺功能亢进症、性腺功能减退或更年期过早（<45 岁）、慢性营养不良或吸收不良和慢性肝病
酒精：每天 3 单位含量或更多的酒精。在不同国家/地区，酒精的单位含量从 8 g 至 10 g 略有不同。这相当于标准杯啤酒（285 mL），单杯烈酒（30 mL），中杯葡萄酒（120 mL）或开胃酒（60 mL）
骨密度（BMD）：所用 DXA 扫描设备的制造商和实际股骨颈骨密度（以 g/cm² 为单位）。或者，可以使用基于 NHANES III 女性参考数据的 T 值

来源：世界卫生组织[12]

实验室检查

在某种情况下，患者 Z 值（年龄匹配 BMD）低于预期水平，实验室检查可以帮助医生识别骨质疏松症的继发因素。推荐的实验室检查包括完整的血细胞计数、血清钙、维生素 D、促甲状腺激素（TSH）和肝酶。尿钙、尿钙/肌酐比值可以检测高钙尿症，尿钙过量是肾结石的主要原因[14]。雌激素在成骨细胞的成熟和生长因子的生产中起重要作用，成骨细胞成熟和生长因子生成前胶原蛋白是成熟骨的基本构建块[15, 16]。低雌激素水平在绝经后引起骨质疏松症是众所周知的，但是在全子宫切除术后过早绝经的妇女、输卵管-卵巢切除术（输卵管和卵巢切除）[17, 18]后甚至神经性厌食或运动性闭经的青少年和年轻的患者中也可见到雌激素缺乏状态[19]。对于后一种特殊情况，即使在 BMD 检测之前也应进行实验室检查，因为早期纠正激素异常将减少甚至消除继发性骨质疏松症的发展[20, 21]。在男性中，睾酮水平低可以提示性腺功能减退[22]。

维生素 D 充足的最佳实验室指标是血清 25-羟维生素 D_3 浓度。对于骨骼或骨骼外健康的最佳 25-羟维生素 D_3 浓度，目前尚无共识。医学研究所（IOM）建议，20 ng/mL（50 nmol/L）的水平是足够的[23]，而 Hehany 等[24]坚持认为维持至少 32 ng/mL 的水平才能防止甲状旁腺激素上调和钙吸收受损。所有因为骨质疏松症相关疾病而到急症医院就诊的患者，至少应进行血清 25-羟维生素 D_3、血清钙和甲状旁腺激素的筛查。这些研究很容易在任何住院部中获得。表 3-3 总结了对于 Z 值显示晚期骨量减少或骨质疏松症的患者应该进行的初步实验室检查[14]。这些研究将提醒临床医师注意原发性代谢、内分泌或肾脏病病，这些疾病易使患者得骨质疏松症。

与骨质疏松症有关的临床患者或上述筛查研究和实验室数据表明需要额外检查的患者，进行更先进的实验室检查是可取的。如果 DXA 扫描表明患者有骨量减少或骨质疏松症，那么问题就来了，即该疾病的表现是否是由于骨形成不足、过度骨丢失或二者的结合。生化骨标记可用于评估骨形成和骨吸收的速率。血清 N-末端肽（s-CTX）和 I 型前胶原 N-末端肽（P1NP）的值不包括在 FRAX 中，由于使用不同的标记物和不同的方法，结果不一致，并导致需要进一步标准化这些测量方法[14]。

表 3-3　对 Z 值表明其患有晚期骨量减少或骨质疏松症的患者进行的初步实验室检查

实验室检查	原因
全血细胞计数（CBC）	一般营养指标。评估贫血是否是虚弱的根源
血清总钙	计算白蛋白调整的钙量。并非通用，但对纠正因异常白蛋白水平引起的总钙测量值可能有用
离子钙	更准确地测量钙稳态
磷	检测与高钙血症相关的疾病，即原发性甲状旁腺功能亢进或低钙血症以及继发性甲状旁腺功能亢进导致的骨质流失
镁	需要对钙和磷进行监测
肾功能	
血清肌酐	检测可能影响骨骼健康的肾衰竭
肾小球滤过率（GFR）	
肝功能检查	异常水平可能会损害维生素 D 的加工
血清碱性磷酸酶（ALP）	可用于检测 Paget 病、骨软化症、骨折愈合、转移性骨病。在大多数无并发症的骨质疏松症病例中，检测可能不够灵敏，无法检测出骨重塑的变化
25- 羟维生素 D_3	反映整体骨骼健康的一项衡量标准
甲状旁腺激素（PTH）	帮助调查钙水平异常；严重维生素 D 缺乏症的发生率显著升高
促甲状腺激素（TSH）+/-T4	TSH 是破骨细胞的直接抑制剂。甲亢情况下水平低表明可能存在骨吸收。T4 水平升高可证实甲状腺功能亢进状态，会增加破骨细胞活性
血液和红细胞沉降率（ESR）	一般健康状态和通常导致骨质流失炎症性疾病
在选定的患者中考虑	
血清蛋白电泳（SPEP），血清免疫固定电泳，血清游离轻链	排除引起严重骨质流失的多发性骨髓瘤
年轻男性的总睾酮和促性腺激素	排除引起严重骨质流失的多发性骨髓瘤
组织转谷氨酰胺酶抗体（IgA 和 IgG）	甲状腺毒症和性腺功能减退的筛查
类胰蛋白酶	检测乳糜泻
尿组胺	检测乳糜泻
尿游离皮质醇水平	检测乳糜泻
	检测库欣综合征
骨转换标志物	
血清 C 端肽（s-CTX）或尿 N 端肽（u-NTX）	表明破骨细胞活性上调，表明骨吸收
sP1NP	衡量成骨细胞活性的方法，代表骨骼生成代谢活性

来源：Lee 和 Vasikaran[14]。经许可改编

骨形成标志物包括骨特异性碱性磷酸酶（BALP）和P1NP，后者对骨具有最大的特异性，但是所有的标志物在临床解释上都有局限性[25, 26]。骨吸收标志物包括尿液和血清Ⅰ型胶原羧基末端交联肽。骨形成和吸收标志物都指导临床医师选择最适合骨质疏松症的治疗类型，并提供药物干预相对成功的指标（如双磷酸盐治疗[25, 26]）。上述研究可以在住院患者或门诊患者中进行，但通常需要在专门的实验室处理。结果最好由精通文献和干预策略的医务人员追踪，因为发现将可能改变治疗方案。临床医师开具这些测试应该熟悉测试前的要求，因为食品或药物可能干扰结果的解释。

早期发现是治疗骨质疏松症的关键步骤。然而，需要进一步的研究来提供直接证据，证明筛查可以降低骨折相关的发病率和死亡率，并确定筛查人群与非筛查人群。此外，对非白人和少数民族骨折发生的研究还很缺乏证据[2]。

参考文献

1. National Osteoporosis Foundation. Clinician's guide to prevention and treatment of osteoporosis. Washington, DC: National Osteoporosis Foundation, 2013:14–23.

2. U.S. Preventive Services Task Force. Final recommendation statement: osteoporosis: screening. 2011. http://uspreventiveservicestaskforce.org/Page/Document/RecommendationStatement. Accessed 5 Dec 2013.

3. ADAMS J, BISHOP N. DXA in adults and children. In: Rosen CJ, editor. Primer on the metabolic bone diseases and disorders of mineral metabolism. Washington, DC: Wiley-Blackwell, 2008:152–158.

4. International Society for Clinical Densitometry. Official positions. International Society for Clinical Densitometry. http://www.iscd.org. Accessed 12 Apr 2013.

5. National Osteoporosis Foundation. ISCD bone densitometry clinician course, lecture 5. 2008. http://www.nof.org. Accessed 5 Dec 2013.

6. Mayo Clinic. Bone density test. http://www.mayoclinic.org/tests-procedures/bone-density-test/ basics/definition/PRC-20020254

7. SCHUIT SC, VAN DER KLIFT M, WEEL AE, et al. Fracture incidence and association with bone mineral density in elderly men and women: the Rotterdam study. Bone, 2004, 34(1):195–202.

8. MILLER PD, SIRIS ES, BARRETT-CONNOR E, et al. Prediction of fracture risk in postmenopausal white women with peripheral bone densitometry: evidence from the National Osteoporosis Risk Assessment. J Bone Miner Res, 2002, 17(12):2222–2230.

9. STONE KL, SEELEY DG, LUI LY, et al. BMD at multiple sites and risk of fracture of multiple types: long-term results from the study of osteoporotic fractures. J Bone Miner Res, 2003, 18(11):1947–1954.

10. LENCHIK L, ROGERS LF, DELMAS PD. Diagnosis of osteoporotic vertebral fractures: importance of recognition and description by radiologists. Am J Roentgenol, 2004, 183(4):949–958.

11. GEHLBACH SH, BIGELOW C, HEIMISDOTTIR M, et al. Recognition of vertebral fracture in a clinical setting. Osteoporos Int, 2000, 11(7):577–582.

12. World Health Organization. FRAX assessment tool. FRAX WHO fracture risk assessment tool. 2008. http://www.shef.ac.uk/FRAX/tool.jsp?country=9. Accessed 18 Oct 2013.

13. CHANDRAN A. Is BMD measurement still useful with the advent of the FRAX fracture risk assessment tool? Medicographia. 2010. http://www.medicographia.com/2010/07/is-bmdmeasurement-still-useful-with-the-advent-of-the-frax%C2%AE-fracture-risk-assessmenttool/. Accessed 19 Oct 2013.

14. LEE J, VASIKARAN S. Current recommendations for laboratory testing and use of bone turnover markers in management of osteoporosis. Ann Lab Med, 2012, 32(2):105–112.

15. CHOW J, TOBIAS JH, COLSTON KW, et al. Estrogen maintains trabecular bone volume in rats not only by suppression of bone resorption but also by the stimulation of bone formation. J Clin Invest, 1992, 89(1):74–78.

16. QU Q, PERALA-HEAPE M, KAPANEN A, et al. Estrogen enhances differentiation of osteoblasts in mouse bone marrow culture. Bone, 1998, 22(3):201–209.

17. AITKEN JM, HART DM, ANDERSON JB, et al. Speirs CF. Osteoporosis after oophorectomy for non-malignant disease in premenopausal women. BMJ, 1973, 2(5862):325–328.

18. SIMOES RD, BARACAT EC, SZJENFELD VL, et al. Effects of simple hysterectomy on bone loss. Sao Paulo

Med J, 1995, 113(6):1210–1216.

19. COHEN A, SHANE E. Premenopausal osteoporosis. In: Rosen CJ, editor. Primer on the metabolic bone diseases and disorders of mineral metabolism. Washington, DC: Wiley-Blackwell, 2013:514–519.

20. LEGROUX-GÉROT I, VIGNAU J, D'HERBOMEZ M, et al. Evaluation of bone loss and its mechanisms in anorexia nervosa. Calcif Tissue Int, 2007, 81(3):174–182.

21. MEHLER PS, CLEARY BS, GAUDIANI JL. Osteoporosis in anorexia nervosa. Eat Disord, 2011, 19(2):194–202.

22. BARZEL US. Recommended testing in patients with low bone density. J Clin Endocrinol Metab, 2003, 88(3):1404–1405.

23. ROSS AC, TAYLOR CL, YAKTINE AL, et al. Dietary reference intakes for calcium and vitamin D. Washington, DC: National Academies Press, 2010.

24. HEANEY RP, DOWELL MS, HALE CA, et al. Calcium absorption varies within the reference range for serum 25-hydroxyvitamin D. J Am Co Nutr, 2003, 22(2):142–146.

25. VASIKARAN S, COOPER C, EASTELL R, et al. International Osteoporosis Foundation and International Federation of Chemistry and Laboratory Medicine position on marker standards in osteoporosis. Clin Chem Lab Med, 2011, 49(8):1271–1274.

26. SCHAFER AL, VITTINGHOFF E, RAMACHANDRAN R, et al. Laboratory reproducibility of biochemical markers of bone turnover in clinical practice. Osteoporos Int, 2010, 21(3):439–445.

4 骨质疏松症的预防

作者：Christina V. Oleson, Amanda B. Morina
译者：刘京宇 刘 楠

骨质疏松症的预防应得到女性和男性终身关注，特别是具有可控风险因素的人群。虽然骨质疏松症通常与中老年妇女有关，但越来越多的证据表明，如人们所说的"骨质疏松症是一种具有老年期后果的儿科疾病"[1]。最大限度地提高骨密度是保证骨骼健康的基本前提。从儿童长大成人，他们的骨密度会不断增加，直到达到骨量的峰值——这是一生中能够达到的最大骨组织量[2]。美国国立关节、肌肉、骨骼及皮肤病研究所指出，90%的女性骨量峰值出现在18岁，男性出现在20岁[3]。虽然骨量在很大程度上是由遗传因素决定的，但维生素、饮食、锻炼和生活方式等其他因素也会显著影响骨骼的健康。本章将概述主要的预防措施，尤其关注儿童和青少年期的需要——这是骨质疏松症预防中一个日益重要的年龄组。

营养及维生素补充剂

维生素 D 和钙是骨组织的基本组成部分。足量摄取这两种营养素的人骨骼健康状况较好，因为他们较早达到人生的骨量峰值，随着年龄增长，骨质流失也较少。此外，对照试验表明，联合补充维生素 D 和钙可将健康状况稳定的老年人的跌倒风险降低 20%[4-6]。

2010 年，医学研究所（institute of medicine,

IOM）的一个专家小组呼吁，70 岁及以下所有年龄段的维生素 D 每日摄入量为 600 IU，71 岁及以上年龄段的维生素 D 每日摄入量为 800 IU[7]。对于 71 岁及以上的成年人，每日推荐摄入量（RDA）为 800 IU。如发生骨折，骨折愈合过程中及愈合后应该摄取更高剂量[8]。一项针对美国 60 岁以上流动人口的调查显示，增加 25- 羟维生素 D_3 的浓度与改善下肢功能有关（表 4-1）[9, 10]。

表 4-1 钙和维生素 D 推荐量

儿童和青少年	钙（每日）	维生素 D（每日）
1~3 岁	500 mg	200 IU[a]
4~8 岁	800 mg	200 IU[a]
9~18 岁	1 300 mg	200 IU[a]
成年女性和男性	钙（每日）	维生素 D_3（每日）[b]
19~49 岁	1 000 mg	400~800 IU
50 岁及以上	1 200 mg	800~1 000 IU
孕妇和哺乳期女性	钙（每日）	维生素 D_3（每日）[b]
18 岁及以下	1 300 mg	400~800 IU
19 岁及以上	1 000 mg	400~800 IU

来源：Adapted from National Osteoporosis Foundation[10]
维生素 D_3 也称作胆钙化醇；维生素 D_2 也称作麦角钙化醇

[a] 国家骨质疏松症基金会对这些人群的维生素 D 摄入量没有特别推荐，该建议来源于美国国家科学院医学研究所和美国国立卫生研究院膳食补充办公室
[b] 如果条件允许，更建议补充维生素 D_3 而不是维生素 D_2

© Springer International Publishing Switzerland 2017

C.V. Oleson, *Osteoporosis Rehabilitation*, DOI 10.1007/978–3–319–45084–1_4

IOM 对钙的每日推荐摄入量随着年龄的增长而变化[7]。9 岁以下儿童每天应至少摄入 700~1 000 mg。对于 9~18 岁的青少年，建议每天摄入至少 1 300 mg 的钙，因为这是骨塑形的关键时期，影响整个成年期的骨骼结构。根据 IOM 指南，50 岁以下的成年人每天应摄入 1 000 mg 的钙。50~70 岁的男性应以每天 1 200 mg 为目标，71 岁及以上的男性应以每天 2 000 mg 为目标。女性从 50~70 岁开始每天需要 1 200 mg。这些数字受到了该领域几位专家的质疑，他们认为维生素 D 的每日推荐摄入量太低，而钙的每日推荐摄入量可能太高；IOM 指出，维生素 D 和钙在骨骼健康中的相互作用关系，还需要更多的研究数据[11]。

维生素 D

维生素 D 在维持钙平衡、骨代谢、平衡功能和跌倒风险中起着至关重要的作用。低水平维生素 D 与钙吸收受损、甲状旁腺激素（PTH）增加有关，这可能导致过度的骨吸收。没有足够的维生素 D，即使钙的摄入量足够，钙的吸收也不能满足人体需要。

血清 25- 羟维生素 D_3 水平可以反映透过皮肤吸收产生的维生素 D 和从食物中获得的维生素 D 水平，是维生素 D 最有效的测量方法。维生素 D 的主要来源是阳光、食物和补充剂。皮肤依靠太阳紫外线（UVB）合成维生素 D，紫外线随着一天中不同时间、季节、皮肤色素沉着和其他因素而不断变化；在一些地区，冬天可能完全无法产生维生素 D。此外，使用防晒霜可以严重影响皮肤生成维生素 D 的能力[12]。从阳光和膳食来源合成维生素 D 的途径（图 4-1，图 4-2）。天然食物中维生素 D 的来源极其有限，主要来源于高脂肪鱼类（鲑鱼、旗鱼、金

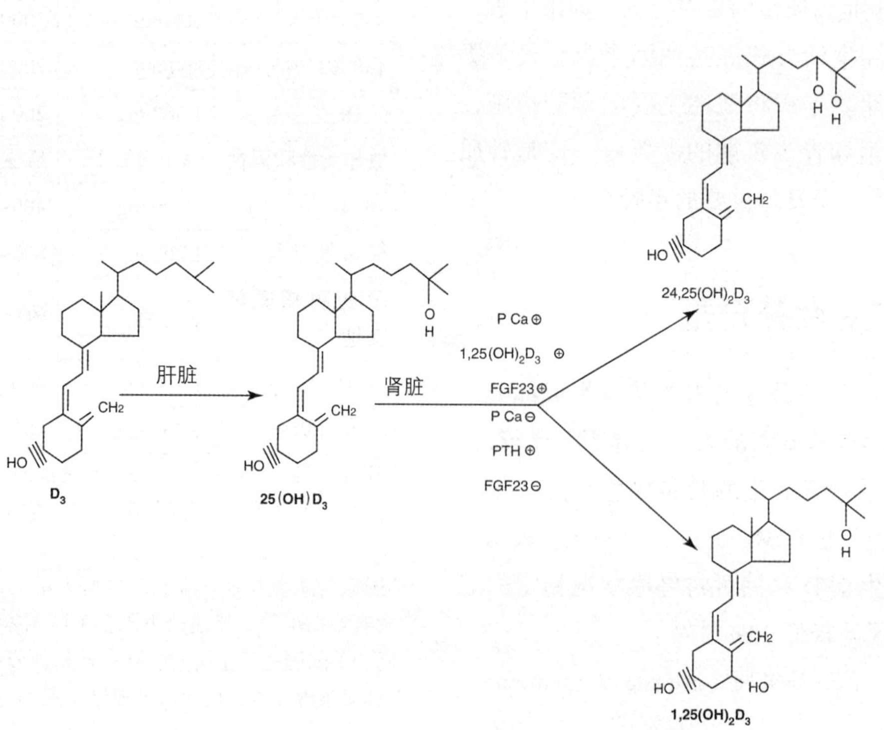

图 4-1 麦角固醇和 7- 脱氢胆固醇经光解成维生素 D_2（麦角钙化醇）和维生素 D_3（胆钙化醇）。光解形成一个中间产物，然后进行热激活异构化形成维生素 D 的最终形式。在维生素 D 生产过程中，A 环的旋转使 3β- 羟基相对于 A 环的平面定位到不同的方向（来源：Bikle 等[59]。已获许可使用）

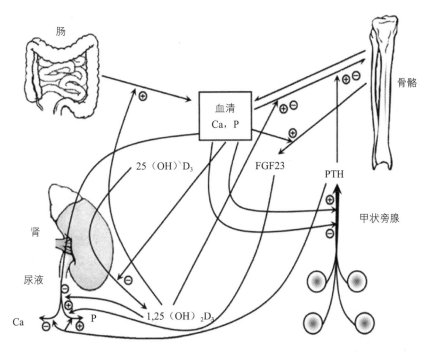

图 4-2 维生素 D 与其他激素的相互作用。1,25（OH）$_2$D$_3$ 与其他激素，尤其是 FGF23 和 PTH 发生相互作用，调节钙和磷酸盐的平衡状态。肾脏产生 1,25（OH）$_2$D$_3$，FGF23 起抑制作用，而 PTH 起刺激作用。反过来，1,25（OH）$_2$D$_3$ 抑制 PTH 的生成，但刺激 FGF23 的生成（来源：Bikle 等[59]。已获许可使用）

枪鱼）、鱼肝油和蛋黄。美国人日常饮食中的维生素 D 大多来自强化食品，如牛奶（每 946 mL 400 IU），即食早餐麦片、酸奶、乳酪和果汁[13]。由于很难从阳光和食物中获得建议量的维生素 D，可以建议补充维生素 D$_2$（麦角钙化醇）和维生素 D$_3$（胆钙化醇）形式的制剂。虽然这两种形式的制剂一度被认为药效等同，但最近的研究表明，维生素 D$_3$ 可以比维生素 D$_2$ 更有效地提高血清中 25- 羟维生素 D$_3$ 的浓度[14]。厂家似乎生产了更多的维生素 D$_3$，复合维生素补充剂的剂量也从原来的 400 IU/d 增加到 1 000~1 500 IU/d。口服补充维生素 D 也是预防跌倒的一个因素，因为它在多个方面影响跌倒 - 骨折这一过程，包括力量、平衡、骨密度、下肢功能，以及髋关节和非椎体骨折的风险[5, 6]。表 4-2 总结了常见食物分类中维生素 D 的含量[15]。

表 4-2 食物中维生素 D 含量

食物种类	每份食物量	维生素 D 的估计含量（国际单位 IU）
乳制品		
全脂、脱脂、低脂（维生素 D 强化）	227 g（1 杯）	115~124
酸奶（含 20% DV 的强化维生素 D）	170 g	80
人造奶油（强化的）	1 汤匙	60
蛋（蛋黄含维生素 D）	1 只（大个的）	41
芝士、瑞士干酪	28.35 g	6
肉类		
鱼肝油、鳕鱼	85.05 g	1 360
剑鱼（经烹饪的）	85.05 g	566
三文鱼、红鲑鱼（经烹饪的）	85.05 g	447
吞拿鱼（水泡的罐头或风干的）	85.05 g	154
沙丁鱼（油浸的罐头或风干的）	2 只沙丁鱼	46

（续表）

食物种类	每份食物量	维生素 D 的估计含量（国际单位 IU）
动物肝脏、牛肉（经烹饪的）	85.05 g	42
谷物和果汁		
橙汁（强化维生素 D）	227 g	137
谷物（含 10%DV 的强化维生素 D）	227 g	40

来源：Adapted from National Institutes of Health[15]

DV. 每日建议摄取量

钙

钙是人体最丰富的矿物质，99% 储存于骨骼和牙齿中。许多营养物质在骨骼健康中发挥作用，但对钙给予特别的关注，不仅因为它在骨骼成分中至关重要，也因为多数美国人摄入的钙量远低于维持最佳骨骼健康的推荐量，其部分原因是人们对食物的偏好，如苏打水导致乳制品吸收下降[16]。只有 30% 的钙被人体吸收；影响钙吸收的因素包括维生素 D 的摄入量、年龄，食物中植酸和草酸的含量也在一定程度上影响钙的吸收。部分被吸收的钙以尿液、粪便和汗液的形式排出体外[17]。当钙摄入量不足时，骨组织被吸收，骨量减少，骨强度降低。骨的重吸收是 PTH 对细胞外液钙离子浓度稳态反应的结果，而不是取决于骨量的结构需要。PTH 对骨的重吸收有刺激作用，也是导致骨质疏松症的原因之一[18]。"最佳"钙摄入量定义为所需的钙摄入量水平能够最大限度地增加成人的峰值骨量，保持这个骨量，并在以后的生活中减少骨质流失。从这个意义上说，钙是一种"阈值"营养物质，也就是说，在临界水平以下，钙对骨量的影响受到可用钙量的限制，而在临界水平以上，钙摄入量的增加并没有带来额外的好处[19]。

富含钙的食物包括乳制品，如低脂和脱脂牛奶、奶酪和酸奶；蔬菜类包括羽衣甘蓝和花椰菜；还有沙丁鱼和鲑鱼等鱼类，另外，钙强化食品，尤其是果汁、谷物、面包和瓶装水。表 4-3 给出了几种最常见食物的钙含量[10]。为了确保骨骼健康，乳制品组起最重要的作用，提供了 20%~75% 的钙、蛋白质、磷、镁和钾。正如 Weaver 和 Heaney 指出的那样，在美国，软饮料消费的增加和对乳糖不耐受的认知增强与牛奶摄入量的显著下降同时发生；含有牛奶营养成分的替代食品的摄入量并不足以代替牛奶的作用[18]。如上所述，健康人群的钙推荐摄入水平因年龄组而异。如果通过食物摄取的钙不足，可以建议两种常见的补充形式。碳酸钙价格便宜，有几种非处方抗酸制剂，与食物共同服用时吸收效果最好。柠檬酸钙更容易吸收，不受进食影响，比碳酸盐制剂更少引起便秘[17]。无论是从食物中还是从补充剂中获得的钙，吸收量最好控制在 500~600 mg 或更少。患有骨质疏松症或有骨质疏松症风险的人通常要向注册营养师寻求营养咨询。

表 4-3 食物中钙的含量

食物种类	每份食物量	估计钙含量（mg）
牛奶		
全脂	227 g（1 杯）	275
低脂	227 g（1 杯）	290
脱脂	227 g（1 杯）	305
酸奶		
原味酸奶（脱脂或低脂）	227 g（1 杯）	415
水果酸奶（低脂）	227 g（1 杯）	245~385
冻酸奶（香草味、软冰激凌状）	227 g（1 杯）	205
冰激凌（低脂或高脂）	227 g（1 杯）	70~90
芝士		
美式	28.35 g	175
切达干酪碎	28.35 g	205

（续表）

食物种类	每份食物量	估计钙含量（mg）
白软干酪（1% 牛奶脂肪）	1 杯	140
马苏里拉芝士（部分脱脂）	28.35 g	145~205
帕尔马干酪（磨碎的）	1 汤匙	70
意大利干酪（部分脱脂）	113.5 g（1/2 杯）	335
瑞士干酪	28.35 g	220~270
鱼类和贝类（罐装的）		
沙丁鱼（带骨的油浸罐头）	85.05 g	325
三文鱼（带骨新鲜的）	85.05 g	180
虾	85.05 g	50
蔬菜		
白菜（未加工的）	227 g（1 杯）	75
花椰菜（烹饪的或风干的）	227 g（1 杯）	60
羽衣甘蓝（烹饪的）	227 g（1 杯）	95
大豆（经烹饪或风干的成熟大豆）	227 g（1 杯）	175
萝卜叶（新鲜的或经烹饪或风干的）	227 g（1 杯）	200
水果		
橙子	1 整个	50
无花果干	2 个	55
强化的食品		
加钙果汁	170.1 g	200~260
加钙谷物（不含牛奶）	1 杯	100~1 000
含钙豆腐	113.5 g（1/2 杯）	205
加钙豆浆	227 g（1 杯）	80~500

大多数食品中所列的钙含量是估算结果，受多种因素影响，如营养强化和脂肪含量改变，钙的含量可能会有所不同

来源：Adapted from National Osteoporosis Foundation [10]

饮食和生活方式因素

钠盐摄入

美国人平均每天摄入约 3 400 mg 的钠，而推荐摄入量为 2 300 mg[20]。在过去的 1/4 个世纪里，研究表明，钠摄入量和尿钙排泄之间存在相关性，其中一些钙排泄直接来自骨骼。加拿大阿尔伯塔大学（University of Alberta）的 R. Todd Alexander 领导研究证明了钠和钙流失之间的分子机制，他们观察到调控钠吸收的上皮细胞钠 / 质子交换泵 NHE3 也调节钙的流失，钠的摄入量越大，通过尿液流失的钙就越多[21]。在另一项研究中，Nordin 等研究表明，以钠为决定因素，100 mmol 的钠可以去除尿液中约 1 mmol 的钙，相当于每年增加 1% 的骨质流失。此外，钠依赖的钙流失可以无限期地持续下去[22]。遵循指南推荐的每天 2 300 mg 的钠摄入（超过 50 岁建议 1 500 mg），对骨骼健康至关重要。

饮酒量

避免过度饮酒，特别是在青春期和成年早期，可以防止发生全身骨质退化和发生跌倒的风险。激素、维生素和生长因子共同作用以调节钙在骨骼和血液中的分布。长期重度饮酒会影响钙代谢的调节物质，包括 PTH、降钙素和维生素 D，从而破坏这种相互作用。此外，酒精会影响男性睾酮的生成，这种激素与促进骨沉积的成骨细胞有关。同样，酒精会导致女性月经周期不规律，降低雌激素的分泌，导致骨质疏松症[23]。酒精对平衡和步态的影响会导致跌倒的次数增加，尤其是增加髋部骨折的风险。

目前美国人的膳食指南将重度饮酒定义为女性每周 7 杯或以上，男性每周 14 杯或以上。适量饮酒的定义是女性每天 1 杯，男性每天 2 杯[20]。一些最近的研究表明，适度饮酒可能与降低绝经后女性骨折风险有关，最值得注意的

是，一项 Naves Diaz 等针对 14 000 名受试者的研究发现，年龄大于 65 岁、每周超过 5 天饮酒的女性，比那些每周饮酒少于 1 次的女性椎体畸形的风险更低[23]。其他研究没有显示有益的结果，需要进一步的研究来阐明这些发现。

烟草

许多研究表明，吸烟与骨骼健康恶化之间存在联系，比如大量吸烟会降低骨密度，增加骨折风险，降低骨形成和骨愈合过程中髋部、手部、前臂和跟骨的矿化程度。其他研究并未证实这些发现。已知的是，与吸烟相关的因素确实存在有害影响。这些因素包括吸烟者体重减轻，体力活动减少，酗酒倾向增加，饮食不良，更年期提前。鉴于吸烟对整体健康的有害影响，强烈提倡完全戒烟或参与戒烟计划[24]。

咖啡因和碳酸饮料

喝太多咖啡或汽水的一个主要问题是，它们会成为牛奶或强化果汁的替代品。摄入的大量咖啡因会干扰钙的吸收，从而导致骨质流失；然而，这种影响主要发生在绝经后钙摄入不足的妇女[25]。通过食物或补充剂摄取足够的钙有助于消除咖啡因的负面影响。有证据表明，低骨密度与大量饮用可乐（而非其他碳酸饮料）之间存在关联。可乐中的磷会增加 PTH，导致骨降解[26]。每天推荐的咖啡因量最多 400 mg，相当于 4 杯鲜煮咖啡或 10 罐可乐[27]。

锻炼

致力于预防骨质疏松症的多个临床试验和组织机构建议进行负重和力量训练，以免骨密度下降[28, 29]。这些锻炼与沃尔夫定律一致，会影响骨骼的重塑。沃尔夫定律认为，健康人的骨骼会适应负重进行重塑[30]。松质骨的内部结构经历适应性变化，随后骨的外部皮质部分发生改变。反之亦然：如果骨的负荷减少，骨反而变脆弱。此外，维持骨量不需要持续的重塑刺激[31]。在生长过程中，机械负荷对负重骨的发育至关重要，但在骨骼发育完全后，骨骼失去了增加周径的潜能，锻炼从增强骨骼转向保持骨骼强度和防止骨质流失[32]。

一项研究表明，负重运动可增加骨密度，而非负重运动可减少骨密度[33]。通过负重锻炼，骨骼通过构建更多的骨细胞来适应体重和肌肉牵拉的影响，从而增加骨密度。在一项研究中，参加负重锻炼计划的人的腰椎、髋关节和股骨颈的密度显著增加，而不锻炼的那组人的骨密度有所下降[34, 35]。为减少髋部骨折的危险，提出加强髋带和核心肌群的锻炼作为预防措施。常见的锻炼方式包括散步、跑步和团队运动。虽然游泳和骑自行车不需要负重，但这些活动带来的阻力有助于骨骼重塑[28, 29, 36]。基于患者的个人目标和基线 BMD，一些运动形式对个别患者来说更安全、更合适。表 4-4 总结了 4 类运动强度，并按活动种类进行了划分[10]。

与此同时，几项研究表明，运动只会导致骨量适度增加。Rubin 等[37]指出，研究表明，年轻女性的高阻力力量训练增加了肌肉力量，但对骨量没有影响。在老化的身体中，骨量对机械刺激的反应度也较低。需要进一步研究运动产生的力学信号如何作用于骨骼，以充分理解它们在改善和维持骨骼强度方面的作用。力学信号转化为骨发育合成代谢因子的过程被称为"机械应力转导"，这是治疗骨质疏松症新方法的基础[37]。

表 4-4　运动强度水平

第 1 组

高强度抗重力 / 抗阻运动

有氧操	篮球
跳舞	陆上曲棍球
体操	徒步
慢跑或长跑	跳绳
袋棍球	球拍类运动
美式足球	爬楼梯
网球	排球
举重	抗阻

第 2 组

低强度抗重力运动

越野滑雪机（存在平衡障碍或容易跌倒的人避免使用）

速降和越野滑雪（存在平衡障碍或容易跌倒的人避免使用）

椭圆机

低强度有氧运动

踏步机

跑步机

散步

第 3 组

无强度 / 平衡 / 功能性运动

平衡训练

功能性训练

普拉提（避免前屈运动）

姿势训练

太极

瑜伽（避免前屈运动）

第 4 组

无负重、无强度运动

骑自行车和室内自行车

深水行走

拉伸和柔韧性运动（避免前屈运动）

游泳

水中有氧运动

第 1 组的运动对骨骼塑造最为有效。然而如果你有骨量减低或骨质疏松症或身体虚弱，则从第 2、3、4 组内选择更安全的方式

来源：Adapted from National Osteoporosis Foundation [10]

物理治疗和作业治疗及宣教

物理治疗和作业治疗可用于骨质疏松症患者的预防或骨质疏松性骨折的治疗。预防性物理治疗和作业治疗包括预防跌倒计划、进行人体力学宣教以减少对脊柱的压力，以及健身计划[38]。由于直接撞击到髋关节的跌倒与骨折率增加 30 倍存在相关[39-42]，因此应建立一个跌倒预防和技术模拟方案，以防跌倒，或者在跌倒不可避免的情况下，说明如何安全坠落到地面，治疗师指导患者在这一过程中将冲击力从髋部转移到臀部。监测下的力量训练项目可以通过将负重和抗阻力量训练的应力直接作用于骨的方式，减少骨质疏松性骨重塑。

其他多因素的干预措施包括太极和其他锻炼项目，个人风险评估应该考虑到视力困难或由于医疗、家庭和社区辅助等原因导致的合并因素评估，如光线差、地面光滑或不平整、地毯松散、地板上有杂物，以及其他常见的危险。双重任务策略也被证明是有效的，尤其是对老年人。最近的一项研究表明，从事双重任务（如里程碑式的"说话时停止走路"测试）和多任务处理时，老年人的步态变化可以通过音乐介导的训练来减少；结果表明，被试的步态和平衡感得到改善，相比太极，能降低 37% 的跌倒率，该方法可以将跌倒率降低 54%[43]。

步态辅助装置和保护垫是预防骨质疏松性骨折的非药物治疗方法。然而，关于使用髋关节保护器的研究表明，在研究机构和社区环境中，髋关节骨折的发生率仅略有下降[44-46]。依从性差也是髋关节保护器发挥作用的主要限制因素之一，尤其是在长期依从性方面[40, 47-51]。

虽然预防跌倒的技术和具体的训练可以在住院患者的康复环境中进行实践，但在患者回家后可能无法实现评估这些复查和强化技术，即便在患者出院时要求其在家庭环境中继续进行治疗。

儿童和青少年的饮食摄入及其他预防策略

生命起始阶段的骨质疏松症预防受到越来越多的关注。最近的证据表明，峰值骨量的沉积可能始于子宫时期。低骨密度值不仅与低出生体重有关，缺乏维生素、缺乏锻炼和母亲吸烟也可能会对胎儿发育过程中骨骼矿物质的获取产生不利影响。应当考虑检测孕妇的维生素 D 水平[52]。对于钙的摄入量，IOM 建议从出生至 6 个月的婴儿每天补充 200 mg，7~12 个月的婴儿每天 260 mg，1~3 岁每天 700 mg，4~8 岁增加到每天 1 000 mg。维生素 D 推荐摄入量从 0~12 个月的每天 400 IU 到 1 岁 – 青少年 –70 岁老年人的每天 600 IU 不等[53]。由于仅有非常少的食物含有维生素 D，美国骨科医师学会建议从婴儿到青少年都应服用维生素 D 补充剂，以达到每天 1 000 IU 的摄入量[54]。

关于运动对幼儿骨骼健康影响的研究十分有限，其中最重要的是艾奥瓦州骨骼发育研究，该研究客观测量了 300 多名儿童进行的中等和高强度体力活动及 5 岁时的骨密度。Janz 等[55]使用加速度测量监测器的研究发现，运动对全身、脊柱和髋部的骨骼矿物质含量有持久的益处，这意味着，除非儿童在很小的时候就进行体育锻炼，否则他们可能无法达到一生的潜在峰值骨量。在这项研究中，5 岁的男孩比女孩活跃 28%，这导致了更多的骨骼机械负荷和潜在的更大益处[55]。青春期是峰值骨量发育的关键时期，女孩一般在 10~14 岁进入青春期，男孩在 12~16 岁进入青春期。无论性别，10~20 岁时每天至少需要 1 300 mg 的钙和 600 IU 的维生素 D；如果摄入不足，就需要补充钙和维生素 D。鉴于冬季相对缺乏阳光，在初冬单剂量给予 15 万 IU 的维生素 D 有助于维持理想的血清 25– 羟维生素 D_3 水平[56]。负重运动包括步行、跑步，以及足球、篮球、排球和体操等运动，对青少年骨骼应力的最大化至关重要。然而，过度运动的年轻女性会经历女运动员三联征：饮食失调、月经失调和低骨密度，导致骨质疏松症（详见第 19 章）。

最近，一些旨在为青少年宣教骨质疏松症危险的项目已经开始实施，并取得了积极的效果。通过讲座、幻灯片和海报，Hightower[1]开发了一种价格低廉的课堂演示，讲解人体对钙和维生素 D 的需求，饮食、吸烟和酒精对骨骼的影响，以及适当锻炼的重要性。那些遭受过骨质流失影响的青少年通常同意参加这些活动，听众则有机会询问他们的经历。在演讲前后对参与者进行的调查显示，他们对骨质疏松症风险因素的了解增加了 80%[1]。"启动你的骨骼"是一个具有高度交互性的以校园为基础的骨质疏松症预防计划，由罗格斯大学创设，其目标群体是 7~8 年级的学生，包括少数族裔以及非裔美国人、亚裔和西班牙裔的学生。基于广泛的研究，该项目注重钙营养和体育活动，强调其直接和长期的益处[57]。

互联网也正在成为教育学生的重要信息来源，在许多情况下，它比印刷材料更能有效地改变受众的健康习惯。例如，TWEEDS（一种个体化的网络教育系统和网站开发工具）创建了一个交互式浏览教育材料的网站，主要对象是已经习惯使用电脑的 9~12 年级儿童。通过问答模式可以让用户收到针对他们具体关注点的个性化信息，并评估网站的时效性。网站的初步研究结果显示，学生对骨质疏松症有了进一步的了解，改变了对疾病严重性的认识，并表达了采取骨质疏松症预防措施的意愿。为了进一步评估个体化网络教育的潜力，参与者将需要进一步评估，以了解他们掌握了多少信息，以及他们是否真正实施了新的饮食和锻炼计划，并在之后继续遵循该计划[58]。对骨质疏松症的研究，曾经几乎只关注绝经后女性，现在人们逐渐认识到，可以在生命早期采取行动，以减轻疾病所带来的身体和精神负担。

参考文献

1. HIGHTOWER L. Osteoporosis: pediatric disease with geriatric consequences. Orthop Nurs, 2000, 19(5):59–62.

2. National Osteoorosis Foundation. Facts about bone health in children and adolescents. Arlington: National Osteoporosis Foundation; 2015. http://nof.org/articles/bone-healthchildren-adolescents. Accessed 14 Mar 2015.

3. National Institute of Arthritis and Musculoskeletal and Skin Diseases. Osteoporosis: peak bone mass in women. Bethesda, MD: 2015. http://www.niams.nih.gov/Health_Info/Bone/Osteoporosis/bone_mass.asp. Accessed 24 Mar 2015.

4. MURAD MH, ELAMIN KB, NISRIN O, et al. Clinical review: the effect of vitamin D on falls: a systematic review and meta-analysis. J Clin Endocrinol Metab, 2011, 96(10):2997–3006.

5. BISCHOFF-FERRARI HA, DAWSON-HUGHES B, STAEHELIN HB, et al. Fall prevention with supplemental and active forms of vitamin D: a meta-analysis of randomised controlled trials. BMJ, 2009, 339:b3692.

6. BISCHOFF-FERRARI HA, WILLETT WC, WONG JB, et al. Fracture prevention with vitamin D supplementation: a meta-analysis of randomised control trials. JAMA, 2005, 293(18):2257–2264.

7. Institute of Medicine. Dietary reference intakes for calcium and vitamin D: report brief. Washington, DC: Institute of Medicine; 2010. http://iom.nationalacademies.org/Reports/2010/Dietary-Reference-Intakes-for-Calcium-and-Vitamin-D.aspx. Accessed 2015.

8. DAWSON-HUGHES B, MITHAL A, BONJOUR JP, et al. IOF position statement: vitamin D recommendations for older adults. Osteoporos Int, 2010, 21(7):1151–1154.

9. BISCHOFF-FERRARI HA, DIETRICH T, ORAV EJ, et al. Higher 25-hydroxyvitamin D concentrations are associated with better lower extremity function in both active and inactive persons aged > or =60 y. Am J Clin Nutr, 2004, 80(3):752–758.

10. National Osteoporosis Foundation. Boning up on osteoporosis: a guide to prevention and treatment. Washington, DC: National Osteoporosis Foundation; 2008.

11. SCOFF-FERRARI HA, WILLETT WC. Comment on the IOM vitamin D and calcium recommendations. In: Harvard school of public health nutrition source. 2015. http://www.hsph.harvard.edu/nutritionsource/vitamin-d-fracture-prevention. Accessed 31 Mar 2015.

12. National Osteoporosis Foundation. Calcium and vitamin D: what you need to know. Arlington: National Osteoporosis Foundation; 2015. http://www.nof.org/calcium. Accessed 24 Mar 2015.

13. ROSS AC, TAYLOR CL, YAKTINE AL, et al. Institute of Medicine Committee to Review Intakes for Vitamin D and Calcium. Dietary reference intakes for calcium and vitamin D. Washington, DC: National Academies Press; 2013. http://www.nebi.nlm.nih.gov/books/NBK56061/. Accessed 27 Mar 2015.

14. TRIPKOVIC L, LAMBERT H, HART K, et al. Comparison of vitamin D_2 and vitamin D_3 supplementation in raising serum 25-hydroxyvitamin D status: a systematic review and meta-analysis. Am J Clin Nutr, 2012, 95(6):1357–1364.

15. National Institutes of Health. Fact sheet for health professionals: vitamin D. 2014. https://ods.od.nih.gov/factsheets/VitaminD-HealthProfessional/. Accessed 22 Dec 2015.

16. U.S. Department of Health and Human Services. Bone health and osteoporosis: a report of the surgeon general. Rockville: Office of the Surgeon General, 2004:115–117.

17. National Institutes of Health, Office of Dietary Supplements. Calcium: dietary supplement. 2013. http://ods.od.nih.gov/factsheets/Calcium-HealthProfessional. Accessed 26 Mar 2015.

18. WEAVER CN, HEANEY RP. Nutrition and osteoporosis. In: Rosen CJ, editor. Primer on the metabolic bone diseases and disorders of mineral metabolism. Ames: Wiley-Blackwell, 2013:361–366.

19. National Dairy Council. Calcium. http://www.ndc.ie/Why_Dairy/Calcium.asp. Accessed 16 Mar 2015.

20. Dietary Guidelines Advisory Committee. Scientific report of the 2015 dietary guidelines advisory committee: dietary guidelines for Americans. 2015. http://www.healthy.gov/dietaryguidelines.2015.asp. Accessed 16 Mar 2015.

21. PAN W, BOROVAC J, SPICER Z, HOENDEROP JG, et al. The epithelial sodium/proton exchanger, NHE3, is necessary for renal and intestinal calcium (re)absorption. Am J Physiol Renal Physiol, 2012, 302(8):F943–956. doi:10.1152/ajprenal.00504.2010.

22. NORDIN BE, NEED AG, MORRIS HA, et al. The nature

and significance of the relationship between urinary sodium and urinary calcium in women. J Nutr, 1993, 123(9):1615–1622.

23. NAVES DIAZ M, O'NEILL TW, SILMAN AJ. The influence of alcohol consumption on the risk of vertebral deformity. Osteoporos Int, 1997, 7(1):65–71.

24. NIH Osteoporosis and Related Bone Diseases National Resource Center. Smoking and bone health. Washington, DC: National Institutes of Health; 2016. http://www.niams.nih.gov/health_info/bone/Osteoporosis/conditions_Behaviors/bone_smoking.asp. Accessed 30 May 2016.

25. COOPER C, ATKINSON EJ, WAHNER HW, et al. Is caffeine consumption a risk factor for osteoporosis? J Bone Miner Res, 1992, 7(4):465–471.

26. TUCKER KL, MORITA K, QIANO N, et al. Colas, but not other carbonated beverages, are associated with low bone mineral density in older women: the Framingham Osteoporosis Study. Am J Clin Nutr, 2006, 84(4):936–942.

27. Mayo Clinic Staff. Caffeine: how much is too much? Rochester: Mayo Clinic; 2015. http://www.mayoclinic.org/healthy-lifestyle/nutrition-and-healthy-eating/in-depth/caffeine/art-20045678. Accessed 24 Mar 2015.

28. RYAN AS, TREUTH MS, HUNTER GR, et al. Resistive training maintains bone mineral density in postmenopausal women. Calcif Tissue Int. 1998;62(4):295–299.

29. MALMROS B, MORTENSEN L, JENSEN MB, et al. Positive effects of physiotherapy on chronic pain and performance in osteoporosis. Osteoporos Int, 1998, 8(3):215–221.

30. FROST HM. Wolff's Law and bone's structural adaptations to mechanical usage: an overview for clinicians. Angle Orthod, 1994, 64(3):175–188.

31. WOLFF J. The law of bone remodeling. 1st ed. New York: Springer; 1986 (translation of the German 1892 edition).

32. TURNER CH. Biochemical aspects of bone formation. In: Bronner F, Farach-Carson MC, editors. Bone formation. New York: Springer, 2004:86.

33. IWAMOTO J, TAKEDA T, ICHIMURA S. Effect of exercise training and detraining on bone mineral density in postmenopausal women with osteoporosis. J Orthop Sci, 2001, 6(2):128–132.

34. LIN JT, LANE JM. Nonpharmacologic management of osteoporosis to minimize fracture risk. Nat Clin Pract Rheumatol, 2008, 4(1):20–25.

35. SINAKI M. Nonpharmacologic interventions: exercise, fall prevention, and role of physical medicine. Clin Geriatr Med, 2003, 19(2):337–359.

36. KEMMLER W, ENGELKE K, WEINECK J, et al. The Erlangen fitness osteoporosis prevention study: a controlled exercise trial in early postmenopausal women with low bone density-firstyear results. Arch Phys Med Rehabil, 2003, 84(5):673–682.

37. RUBIN CT, RUBIN UJ, JUDEX S. Exercise and the prevention of osteoporosis. In: Rosen CJ, editor. Primer on the metabolic bone diseases and disorders of mineral metabolism. Ames: WileyBlackwell, 2013:396–402.

38. PFEIFER M, SINAKI M, GEUSENS P, et al. Musculoskeletal rehabilitation in osteoporosis: a review. J Bone Miner Res, 2004, 19(8):1208–1214.

39. SINAKI M, BREY RH, HUGHES CA, et al. Significant reduction in risk of falls and back pain in osteoporotic-kyphotic women through a Spinal Proprioceptive Extension Exercise Dynamic (SPEED) program. Mayo Clin Proc, 2005, 80(7):849–855.

40. SINAKI M. Falls, fractures, and hip pads. Curr Osteoporos Rep, 2004, 2(4):131–137.

41. SINAKI M, BREY RH, HUGHES CA, et al. Balance disorder and increased risk of falls in osteoporosis and kyphosis: significance of kyphotic posture and muscle strength. Osteoporos Int, 2005, 16(8):1004–1010.

42. KESSENICH C. Nonpharmacological prevention of osteoporotic fractures. Clin Interv Aging, 2007, 2(2):263–266.

43. TROMBETTI A, HARS M, HERMANN FR, et al. Effect of music-based multi-tasked training on gait, balance and fall risk in elderly people. Arch Intern Med, 2011, 171(6):525–533.

44. PARKER MJ, GILLESPIE WJ, GILLESPIE LD. Effectiveness of hip protectors for preventing hip fractures in elderly people: systemic review. BMJ, 2006, 332(7541):571–574.

45. FLEURENCE RL. Cost-effectiveness of fracture prevention treatments in the elderly. Int J Technol Assess Health Care, 2004, 20(2):184–191.

46. SINGH S, SUN H, ANIS AH. Cost-effectiveness of hip protectors in the prevention of osteoporosis related hip fracture in elderly nursing home residents. J Rheumatol, 2004, 31(8):1607–1613.

47. VAN SCHOOR NM, SMIT JH, TWISK JW, et al. Prevention of hip fractures by external hip protectors: a randomized controlled trial. JAMA, 2003, 289(15):1957–1962.

48. VAN SCHOOR NM, DEVILLE WL, BOUTER LM, et al.

Acceptance and compliance with external hip protectors: a systematic review of the literature. Osteoporos Int, 2002, 13(12):917–924.

49. KANNUS P, PARKKARI J. Prevention of hip fracture with hip protectors. Age Ageing, 2006, 35(2):ii51–54.

50. PATEL S, OGUNREMI L, CHINAPPEN U. Acceptability and compliance with hip protectors in community-dwelling women at high risk of hip fracture. Rheumatology (Oxford), 2003, 42(6):769–772.

51. CAMERON ID, QUINE S. External hip protectors: likely non-compliance among high risk elderly people living in the community. Arch Gerontol Geriatr, 1994, 19(3):273–281.

52. GROSSMAN JM. Osteoporosis prevention. Curr Opin Rheumatol, 2011, 23(2):203–210.

53. National Institutes of Medicine. New recommended daily amounts of calcium and vitamin D. NIH medline plus, the magazine. Washington, DC: National Institutes of Health and Friends of the National Library of Medicine, 2011, 5(4):10–15.

54. American Academy of Orthopaedic Surgeons. Healthy bones at every age. Orthoinfo. http://orthoinfo.aaos.org/topic.cfm?topic=a00127. Accessed 31 Mar 2015.

55. JANZ KF, LETUCHY EM, EICHENBERGER-GILMORE JM, et al. Early physical activity provides sustained bone health benefits later in childhood. Med Sci Sports Exerc, 2010, 42(6):1072–1078.

56. DOCIO S, RIANCHO JA, PEREZ A, et al, Gonzalez-Macias J. Season deficiency of vitamin D in children: a potential target for osteoporosis-preventing strategies? J Bone Min Res, 1998, 13(4):544–548.

57. KLOTZBACH-SHIMOMURA K, KEENAN DP. Jump start your bones©: a school-based osteoporosis prevention program. Raleigh: The Forum for Family and Consumer Issues (FFCI); 2001. http://ncsu.edu/ffci/publications/2001/v6-n3-2001-fall/jump-start.php. Accessed 24 Mar 2015.

58. RANDI SCHOENFELD E, NG P, HENDERSON K, et al. Using the internet to educate adolescents about osteoporosis: application of a tailored web-education system. Health Promot Pract, 2010, 11(1):104–111.

59. BIKLE D, ADAMS JS, CHRISTAKOS S. Vitamin D: production, metabolism, mechanism of action, and clinical requirements. In: Rosen CJ, editor. Primer on the metabolic bone diseases and disorders of mineral metabolism. Ames, Iowa: Wiley; 2013.

5 骨质疏松症并发症的干预与治疗

作者：Christina V. Oleson, Amanda B. Morina
译者：张志山　张心培

在最近数十年，骨质疏松症的诊治取得了很大进步。随着对骨质疏松症潜在分子机制认识的增加，不仅使药物治疗和非药物治疗方法取得明显进展，而且手术技术也明显进步，提高了骨密度、减少了骨折风险、减轻了疼痛、提高了生活质量。本章要叙述新的手术技术、更有效的药物（包括双膦酸盐类、单克隆抗体地舒单抗）、加强的支具治疗、系统的功能练习和预防跌倒项目。然而，需要注意的是，这些方法的有效性需要医师对这些治疗充分了解，以及患者对这些治疗和康复项目的坚持治疗。

外科干预

髋部骨折

脊柱骨折是骨质疏松症导致的结果[1]，而髋部骨折主要是跌倒导致的。一项针对髋部骨折的流行病学研究，包括了 169 个年龄超过 50 岁髋部骨折患者，只有 1.2% 自发出现髋部骨折，这 2 名患者在跌倒前出现疼痛。其余 167 例（98.8%）髋部骨折是跌倒导致的，其中 33% 是由于绊倒或滑倒，21% 是由于神经系统疾病导致的下肢无力或平衡问题，其他可能是心血管疾病导致的晕厥和头晕[2]。尽管伴骨质疏松症的髋部骨折和无骨质疏松症髋部骨折的康复计划通常是一样的，但是外科医师和物理治疗师应该考虑伴骨质疏松症患者的一系列独特因素。伴骨质疏松症的高龄患者更易于出现髋部骨折，对于这类患者，康复会更加复杂。对于外科医师，最主要的挑战是选择合适的治疗策略，通过稳定的固定来缓解疼痛，利于早期活动，减少患病率。

老年患者卧床会增加不良并发症的发生风险，包括长期卧床导致的压疮[3]、深静脉血栓、尿潴留、泌尿系感染和身体状况的恶化[4]。骨折延迟治疗超过 24 小时，会增加老年患者的死亡率[4, 5]或者影响其生活质量[6]。应该尽每一项努力，在骨折 24~48 小时进行手术。对于以下患者，尽早手术是不可能的：长期应用华法林抗凝的患者需要逆转治疗，还有需要术前排除心脏疾病和相关检查的患者[4]。

髋部骨折根据部位和移位的程度或不稳定性进行分类（图 5-1）。股骨转子间骨折和转子下骨折是囊外骨折，而股骨颈骨折为囊内骨折。50 岁以上髋部骨折的患者，49% 是股骨转子间骨折，37% 是股骨颈骨折，14% 是股骨转子下骨折[2]。对于 65~99 岁患者，股骨转子间骨折和股骨颈骨折的发生率是类似的[7]。根据骨折类型和移位的程度，外科手术干预有所不同。

C.V. Oleson, *Osteoporosis Rehabilitation*, DOI 10.1007/978-3-319-45084-1_5

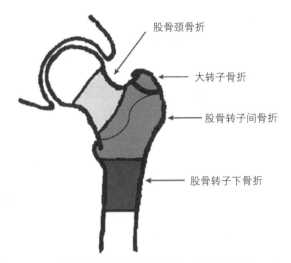

图 5-1　髋部骨折的类型（来源：改编自 Wikipedia Public Domain，2016 年 4 月 15 日获准使用）

大转子骨折可能是直接外力造成的，或者在某些特定的跳跃运动中臀中肌或臀小肌的强力收缩引起。若发现孤立的移位小于 1 cm 的骨折，且没有进一步分离的风险，这些骨折应采取非手术治疗，保护下负重 6~8 周[8]。然而，大转子骨折通常与转子间骨折同时出现，转子间骨折发生于股骨近端，但是在股骨颈远侧（图 5-2）。针对这个病例，推荐手术治疗这种联合损伤。治疗方式包括滑动髋螺钉系统，即通过桥接骨折块来加速骨折愈合，同时分散钉板系统的应力。第二种常用转子间骨折的治疗方式是动力髋螺钉系统。对于高能量坠落（摩托车事故或运动损伤）或者合并大转子损伤的患者，可能需要钢丝捆扎术（图 5-3）。

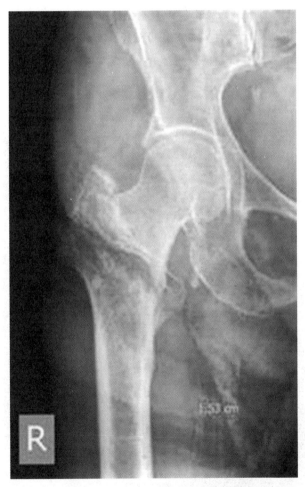

图 5-2　同一个患者大转子和转子间骨折。这名患者的骨折是在体育运动中经历了高能量坠落造成的。转子间骨折无移位，大转子骨折轻微移位（来源：Thomas Jefferson University Hospital，Philadelphia，PA）

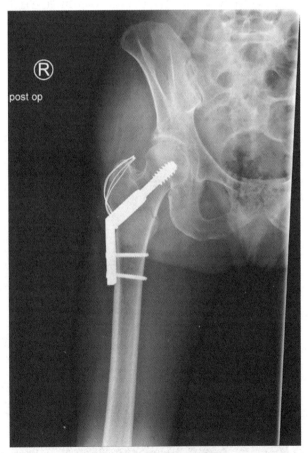

图 5-3　动力髋螺钉系统加钢丝捆扎术治疗转子间骨折（来源：Thomas Jefferson University Hospital，Philadelphia，PA）

此外，低能量的转子间骨折经常发生于骨质疏松症患者。根据稳定的程度，这些患者术后需要部分负重（10%）4~6周。当出现明显的骨折愈合时，才允许渐进性地负重[9]。转子下骨折是转子间骨折的亚型，骨折延伸到转子间线以下。与转子间骨折类似，大多数转子下骨折需要切开复位内固定，而不是假体置换[2]。

股骨颈骨折

股骨颈骨折发生于大转子近侧（图5-4，图5-5），由于供血动脉邻近骨折的部位，使缺血性坏死的风险增加。Garden分型基于骨折移位的程度，分为Ⅰ~Ⅳ型，是最广泛采用的股骨颈骨折分型。Garden Ⅰ型骨折不完全且无移位，Garden Ⅱ型骨折完全且无移位，Garden Ⅲ型骨折完全、部分移位，Garden Ⅳ型骨折完全移位。老年人的Garden Ⅰ或Ⅱ型骨折采用螺钉固定。

移位的老年股骨颈骨折需要假体置换，即关节的外科重建或置换[10]。关节置换的优点包括再手术率低、早期恢复和降低股骨头缺血性坏死的可能性。缺点是有增加出血量和切口深部感染的风险[11]。不能行走或合并严重内科疾病的患者可能采用非手术治疗。然而，放弃手术治疗的患者存在相当高的死亡率。一项研究发现，骨折后非手术治疗的患者（排除经济原因导致的拒绝手术者），伤后12个月死亡率为56%[12]。

髋关节置换的一个优势是伤肢的早期负重。对于存在骨质疏松症的髋部骨折而行关节置换的患者，只有22.4%允许在耐受程度内负重[13]，

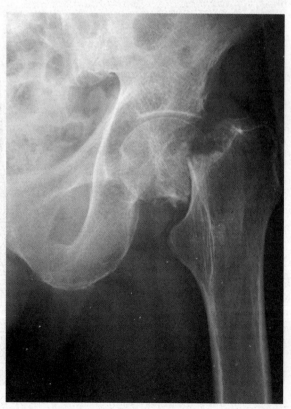

图5-4 左髋股骨颈骨折，中度移位（来源：WPD，2015年11月5日获准使用）

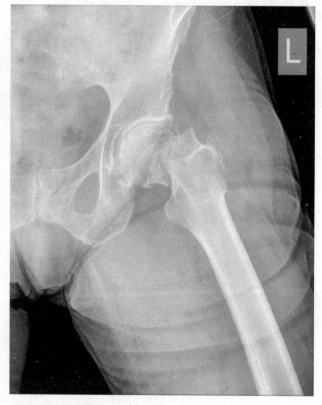

图5-5 急性移位的粉碎并横行的左侧头下型股骨颈骨折。这例骨折是一位骨量减少的老年女性从台阶跌落导致的（来源：Department of Radiology, Thomas Jefferson University）

而无骨质疏松症的患者，则有 77.7% 允许负重[13]。然而，Siebens[13] 的研究发现，负重受到限制的患者更不容易出院回家。Ariza-Vega 等发现髋部骨折术后非负重状态与术后 1 年功能减低的结果有相关性[14]。

股骨干和股骨远端骨折

对于股骨干和股骨远端骨折（图 5-6），在强度减低或骨质疏松的骨骼上进行克氏针和螺钉固定是困难的。采用锁定加压板能获得更牢固的固定，稳定性是标准外侧髁支撑板的 3 倍，在轴向负荷方面，锁定加压板的强度是髁支撑板的 2.5 倍[15]。然而，锁定加压板不能用于假体周围骨折患者，这种骨折需要用板和线缆固定在股骨干周围。假体周围骨折也可发生在股骨髁上区域，这类骨折主要发生在全膝置换的患者，而不是髋关节置换[16]。膝关节置换术后股骨髁上假体周围骨折的主要危险因素之一是骨量丢失，术后第 1 年会有 19%~44% 出现骨量丢失[17]。

从康复的角度看，应该尽每一份努力来预防假体周围骨折，无论初次髋关节置换还是髋关节翻修，因为这类损伤的固定具有很大的挑战性。基于这个原因，应该预防原发损伤后再次跌倒导致的二次骨折，本章用大量篇幅和相当数量的骨科培训教材来讲述二次骨折的预防，通过营养、药物和物理康复的手段努力促进损伤的愈合。若发生假体周围骨折，再次手术会延迟负重的时间，比最初髋部骨折术后需要更多的限制性负重时间。

脊柱骨折

骨质疏松症患者脊柱骨折最常见的类型是椎体前缘楔形压缩骨折（图 5-7，图 5-8）[18, 19]。如前所述，这些骨折常常是非创伤或者微小创伤所致，不是非骨质疏松患者创伤所导致的骨折。因为这些损伤主要发生于胸椎或腰椎，只

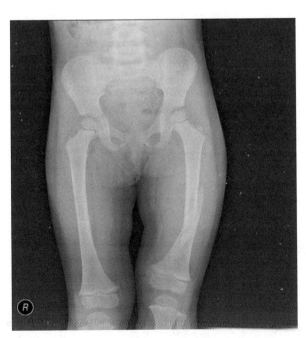

图 5-6　左侧股骨远端骨折（来源：WPD，2015 年 11 月 5 日获准使用）

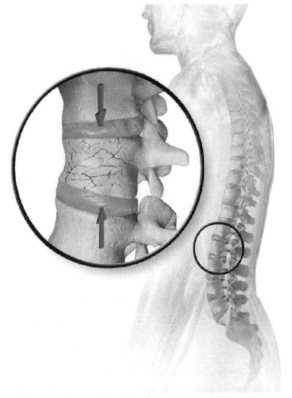

图 5-7　示意图显示椎体微小骨折线，进展为压缩骨折（来源：WPD，2015 年 11 月 23 日获准使用）

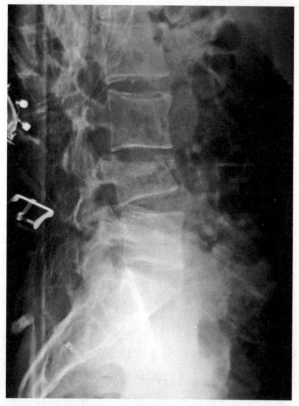

图 5-8　X 线片示 L₄ 椎体压缩骨折（来源：WPD，2015 年 11 月 23 日获准使用）

累及脊柱前柱，大多数压缩骨折是稳定的，单纯采用胸腰骶支具保护治疗即可[19]。然而，严重骨质疏松症的患者会出现明显的进展性椎体高度丢失，导致疼痛增加、肺功能受累、坐姿改变和活动量减少。对于以上情况，强烈建议手术治疗。对于前缘楔形病变明显，椎体高度丢失超过 50%，应考虑存在后纵韧带和脊柱后方相关结构破损。这些骨折被认为是不稳定的，需要外科干预[20]。

机械性不稳定的测量最好做 CT 扫描，包括棘间和椎板间距离的增宽，前后方向移位超过 2 mm，后凸角超过 20°，脱位，椎体高度丢失超过 50%，以及关节突骨折的存在[21]。若采用胸腰骶支具治疗的骨质疏松症患者，在治疗过程中持续存在中下腰部疼痛或者腰背疼痛的突然增加，需要再次 CT 扫描或者拍摄正侧位 X

线片[20]。

治疗者需要确保骨折不会进展到累及后方韧带结构或椎体进一步塌陷。若在侧位片上椎体后方成角超过 100°，应该怀疑更不稳定的爆散型骨折[22]。在许多病例中，侧位 X 线片和联合其他普通平片来评估稳定性是不够的，有必要进行 CT 检查[21]。对于任何怀疑不稳定性脊柱骨折的患者，治疗应该暂停，恢复卧床休息，直到进行确定性的胸腰椎 CT 扫描。任何感觉障碍伴随着疼痛的增加，需要磁共振检查来排除脊髓压迫或水肿[20]。

依据骨折部位、椎体塌陷程度和骨质疏松症的程度，采用不同的外科治疗方法。但是医师应该避免融合阶段终止于活动度最大的水平，如胸腰段结合区。内固定通常延伸至这个结合区以下 1~2 个水平，避免终结在后凸顶点[18]。对于胸腰段的骨质疏松性压缩骨折，后方手术入路提供了相对安全和直接的方法来重建后方脊柱结构。采用两棒撑开结构的短节段融合能够矫正后凸畸形，但是这种手术方式有较高的失败率，除非在骨折部位上下多节段融合固定[23]。这种额外的固定节段肯定影响脊柱术后活动度，增加术后康复的挑战，尤其由坐至站的动作转化。另外一种选择，加用前方椎体间融合装置可能会降低后路固定的失败率，同时减少延伸后路融合节段[18]。前后联合入路的缺点是更多疼痛、额外的手术创伤，对存在心肺疾病的患者有更大的风险和潜在的麻醉风险。

对于不能耐受手术，并且使用阿片类镇痛药、支具和康复治疗后仍顽固性疼痛的患者，采用经皮聚丙烯酸甲酯（PMMA）骨折重建手术给其带来新的希望。椎体成形术是直接将 PMMA 注射至塌陷的椎体，但不能恢复椎体的高度。相反，后凸成形术采用球囊在椎体内制造空间，扩展塌陷的椎体，从而矫正椎体高度的丢失[24, 25]。这些操作能够明显缓解疼痛[24, 26]，尽管两项技术都存在骨水泥渗漏的风险，但由于使用黏性 PMMA[24, 25]，后凸成形术发生这种并发症的概率很小。

另外一个涉及 PMMA 操作的担心是相邻脊柱节段的弱化。在相邻的椎体节段，注入的硬物质导致头侧发生脆性骨质疏松性骨折的风险增加。椎体成形术的患者，长期随访显示邻近节段骨折的比例小幅增加，相当于未注射 PMMA 的节段[27]。一项研究表明，后凸成形术能够降低邻近节段骨折的风险[25]。若经皮强化手术恢复脊柱的中立力线，减少邻近椎体间不平衡的负荷，后凸成形术可以降低邻近节段骨折的风险[24]。

药物治疗：目前有效的药物

目前有些治疗骨质疏松症的药物，由于其可能的副作用，应该根据每位患者的临床伴随疾病来仔细选择药物（表 5-1）。此外，在给定的临床试验中，基于服药时间和人群的不同，各类药物的效果会有不同（表 5-2）。为了协助治疗原发性骨质疏松症的临床医师评估患者用药的风险和收益，国际骨质疏松症基金会（NOF）针对绝经后女性制订了初始药物治疗指南。符合的人群应该满足表 5-3 所列的标准之一。

双膦酸盐类、地舒单抗、选择性雌激素受体调节剂（SERMs）、降钙素和甲状旁腺素（PTH）被批准用于女性骨质疏松症的预防和治疗。除了 PTH，其他所有的药物均能抑制破骨细胞活性，有效减少骨吸收，而商用的 PTH 即特立帕肽，间断应用时骨形成超过骨吸收，作为促合成药物来直接刺激骨形成。

三种双膦酸盐类药物（阿仑膦酸钠即福善美、利塞膦酸钠即安妥良、唑来膦酸即密固达），能提高骨密度，减少髋部和非椎体骨折的风险，预防椎体骨折。若骨质疏松症是类固醇类药物过度应用导致的，则推荐应用阿仑膦酸钠和利塞膦酸钠，而利塞膦酸钠也能预防类固醇导致

表 5-1　药物治疗骨质疏松症的不良反应

药物	不良反应	禁忌证
阿仑膦酸钠	恶心，腹痛，肌肉骨骼疼痛，胃酸反流，胃肠胀气，消化不良，便秘，腹泻	食管排空延迟，低钙血症，无法直立 >30 min，吸入风险增加
伊班膦酸钠	流感，鼻咽炎，腹痛，消化不良，便秘，关节痛，背痛，四肢疼痛，肌痛，头痛，腹泻，尿路感染	低钙血症，食管排空延迟，无法直立 > 60 min
唑来膦酸	疼痛，畏寒，头晕，恶心呕吐，骨关节炎，疲劳，呼吸困难，头痛，高血压，流感样症状，肌痛，关节痛，发热	低钙血症，肌酐清除率 < 35 mL/min，急性肾功能损害
地舒单抗	背痛，贫血，眩晕，上腹痛，外周性水肿，膀胱炎，上呼吸道感染，肺炎，高胆固醇血症，四肢疼痛，肌肉骨骼疼痛，骨痛，坐骨神经痛，关节痛，鼻咽炎	低钙血症，妊娠
雷洛昔芬	深静脉血栓，肺栓塞，潮热，腿抽搐，感染，流感，头痛，恶心呕吐，腹泻，外周水肿，关节痛，阴道出血，咽炎，鼻窦炎，咳嗽	静脉血栓栓塞病史，妊娠，哺乳期，可能怀孕的女性
降钙素	鼻炎，鼻腔症状，腰痛，关节痛，鼻出血，头痛	没有绝对的禁忌证
特立帕肽	恶心，头晕，头痛，腿抽搐，急性呼吸困难，过敏反应，水肿，高钙血症，注射部位反应，荨麻疹，肌肉痉挛	高钙血症，甲状旁腺功能亢进，肌酐清除率 < 30 mL/min

表 5-2　骨质疏松症药物对骨密度的影响

药物	骨密度增加值	研究人群	研究引用
阿仑膦酸钠	腰椎：4.8% 全髋：2.3%	487 名骨密度降低的绝经后女性接受阿仑膦酸钠 70 mg 每周 1 次和安慰剂（与雷洛昔芬相同）每日 1 次，或雷洛昔芬 60 mg 每日 1 次和安慰剂（与阿仑膦酸钠相同）每周 1 次，为期 12 个月	Sambrook, J Intern Med 2004
伊班膦酸钠	腰椎：4.27% 股骨颈：3.48%	158 名绝经后骨质疏松症妇女接受每 3 个月 2 mg 伊班膦酸钠静脉注射，或每周口服 70 mg 阿仑膦酸钠	Li M, J Bone Miner Metab 2010
唑来膦酸	腰椎：6.71% 全髋：6.02% 股骨颈：5.06%	3 889 名患者（平均年龄 73 岁）接受单次 15 分钟唑来膦酸（5 mg）输注，3 876 名接受安慰剂	Black D, NEJM 2007
地舒单抗	腰椎：5.7% 全髋：2.4% 股骨颈：2.1%	228 名 30~85 岁低骨密度的非卧床男性	Orwoll, J Clin Endocrinol Metab. 2012 Sep
雷洛昔芬	腰椎：2.2% 全髋：0.8%	487 名骨密度降低的绝经后女性接受阿仑膦酸钠 70 mg 每周 1 次和安慰剂（与雷洛昔芬相同）每日 1 次，或雷洛昔芬 60 mg 每日 1 次和安慰剂（与阿仑膦酸钠相同）每周 1 次，为期 12 个月	Sambrook, J Intern Med 2004
特立帕肽	腰椎：6.4% 全髋：3.0% 股骨颈：2.3%	578 名绝经后女性和老年男性接受 56.5 μg 特立帕肽注射，每周 1 次，为期 72 周	Sonea, Teruki et al. Bone 2014

表 5-3　绝经后女性开始治疗的 NOF 指南[31]

既往椎体、髋部骨折史
髋关节 DXA T 值低于 -2 分
髋关节 DXA T 值低于 -1.5 分，存在 1 个或以上的危险因素
成年后骨折史
直系亲属脆性骨折史
低体重（<453.59 g）
目前仍吸烟
口服皮质类固醇（3 个月以上）

资料来源：National Osteoporosis Foundation [31]

的骨质疏松症[28]。因为这两种药物都能减少椎体和非椎体 50% 骨折的发生率，它们被视为"选择性药物"。这两种药物抗骨折的效果对比研究还没有开展，而且不可能进行，因为检测阿仑膦酸钠和利塞膦酸钠 10% 的区别，需要获得超过 50 万患者的统计学资料[29]。尽管这两种药物都能减少骨折风险，但效果受到每日或每周服药的依从性影响[30]。

另一种双膦酸盐类，即伊班膦酸盐，应用超过 3 年，能够减少约 50% 的椎体骨折发生率，而这些药物是口服的，唑来膦酸是静脉给药，可能有助于提高治疗的依从性。

数种双膦酸盐类药物被用来治疗原发性和激素诱导的骨质疏松症。这些药物的半衰期很长，允许间断给药，每周、每月、每半年 1 次[31, 32]，对于唑来膦酸来说，则是每年 1 次。根据给药途径的不同，可能会出现消化不良、恶心、发热、一过性骨骼或肌肉疼痛等并发症。

若患者患有髋部骨质疏松症而不是脊柱骨质疏松症，特定的双膦酸盐类药物治疗效果更好。健康量表和每年应用唑来膦酸减少复发性骨折发生率试验（HORIZON-RFT）发现在骨折不愈合率方面，在髋部骨折术后 2 周内、2~4 周、4~6 周或 6 周给药[33]，唑来膦酸和安慰剂没有区别。髋部骨折后每年注射唑来膦酸不会导致额外的并发症和延迟愈合。利塞膦酸也出现类似的结果[34]。女性绝经后骨质疏松症采用阿仑膦酸钠、利塞膦酸钠和唑来膦酸治疗，可以提高骨密度，减少髋部和其他非椎体骨折的风险[31, 32, 35, 36]。另外一种双膦酸盐类，即伊班膦酸显示在治疗脊柱方面比髋部更有效[35]。

唑来膦酸是双膦酸盐类最有效的，相当于阿仑膦酸钠，唑来膦酸能够更好地降低骨转化标志物[37]。患者满意度量表发现，尽管唑来膦酸注射后前 3 天出现流感样症状，但是患者仍选择每年 1 次的治疗，而不是每周口服阿仑膦酸钠[38]。在早期的大规模试验中，每年静脉注射 5 mg 唑来膦酸，Black 等[39]临床发现 3 年后减少了 77%的椎体骨折，髋部骨折减少 44%。尽管利塞膦酸钠和阿仑膦酸钠也显示减少骨折风险，但效果被每日或每周服药的依从性差影响[39]。

骨质疏松症最新的治疗是地舒单抗（普罗力），是一种皮下给药的单克隆抗体，中和核因子 κ B 受体活化因子配体（RANKL），这个配体与骨吸收有关。因为破骨细胞需要 RANKL来促进形成和最终存活，中和 RANKL 的抗体导致骨转化标志物的降低。这种药物的依从性也是乐观的，在诊所每年给药 2 次。与唑来膦酸不同，地舒单抗不通过肾脏清除，因此能够安全地用于肾功能不全患者[40]（表 5-2）。

雌激素能够预防或延缓绝经后女性骨丢失，但会增加患乳腺癌的风险，FDA 不再批准将其用于治疗骨质疏松症，除非其他药物不能应用。选择性雌激素受体调节剂（SERMs）具有雌激素激动剂和拮抗剂的双相作用[44]，对于骨骼提供雌激素同样的益处，而没有副作用。目前被

FDA 批准的 SERMs 只有雷洛昔芬，能治疗女性骨质疏松症，减少脊柱骨折的风险，然而未显示影响髋部骨折，可能不像双膦酸盐类那样能有效预防骨丢失[45]。他莫昔芬，用来治疗乳腺癌的SERMs[46]，能够维持绝经后女性和老年女性的骨密度[47]，但还没有被批准用于治疗骨质疏松症。

降钙素是甲状腺滤泡旁细胞分泌的，通过抑制破骨细胞活性来使骨量小幅增加，降低椎体而不是髋部或肢体远端骨折的风险。它被批准用于绝经后至少 5 年的女性，经鼻吸入给药，潜在的副作用是充血或鼻出血。由于作用有限，降钙素不作为一线治疗。

甲状旁腺素（特立帕肽/复泰奥），FDA批准用于男性和女性，每日注射，使用超过 28天显示可增加骨密度，减少女性椎体和非椎体骨折的可能性。不像其他治疗，它是促合成药物，刺激骨形成。已报道的副作用包括高尿钙，导致急性痛风、下肢抽搐，或直立性低血压[48, 49]。早期研究表明，同时应用双膦酸盐类和甲状旁腺素会减弱 PTH 合成效能。然而，根据人群研究，各个药物开始起效的时间混淆了早期结果的解释[50]。

相反的，后期的报道发现，联合应用抗吸收药物与 PTH 可以增加髋部骨密度，而不是脊柱，但是存在两个例外。唑来膦酸加每日皮下注射特立帕肽（一种 PTH），3 年后使腰椎骨密度增加 7.5%，而单独应用唑来膦酸 3 年后骨密度增加 7%，单独应用特立帕肽则增加 4.4%[51]。尽管唑来膦酸是唯一联合应用 PTH 产生正面效果的双膦酸盐，但地舒单抗联合 PTH 也增加了脊柱的骨密度[50]。

阿仑膦酸盐、利塞膦酸盐、唑来膦酸和特立帕肽，只有这 4 种药物被批准应用于男性（见第 6 章）。双膦酸盐的头对头试验没有提供足够的证据来证明或反证任何单一的一种药物在预防骨折方面具有优势。类似的，双膦酸盐与

特立帕肽或雷洛昔芬比较也没有提供足够的证据来证明或反证其相对的优势[52]。

当比较骨质疏松药物时，尽管改善骨密度是一个重要的指标，但是预防骨折是最终目标。在表5-4中列出目前应用的治疗骨质疏松症的药物和它们预防骨折的效果对比。

表5-4 药物对椎骨、非椎骨和髋部骨折治疗效果的比较

通用名称	品牌名称	降低椎体骨折的风险	降低非椎骨骨折的风险 a	降低髋部骨折的风险
双膦酸盐类				
阿仑膦酸盐	福善美 Fosamax	是	是	是
利塞膦酸盐	Actonel, Atelvia （Actonel+钙剂）	是	是	是
伊班膦酸盐	Boniva	是	未知	未知
唑来膦酸	Reclast	是	是	是
生物制品				
地舒单抗	普罗力 Prolia	是	是	是
激素疗法				
雌激素	Premarin	否	否	否
选择性雌激素受体调节剂（SERMs）				
雷洛昔芬	易维特 Evista	是	否	否
甲状旁腺激素（PTH）				
特立帕肽	复泰奥 Forteo	是	是	潜在 b

来源：改编自 Agency for Healthcare Research and Quality, US Department of Health and Human Services, Reducing the risk of bone fracture: a review of the research for adults with low bone density.2012. http：//effectivehealthcare.ahrq.gov/index.efm/search-for-guides-reviews-and-reports/prod

a 非椎骨骨折除了影响髋关节外，还影响四肢骨骼，包括股骨远端、胫骨、肱骨、桡骨。

b 每周注射 56.5 μg 特立帕肽有降低髋部骨折风险的潜在作用。目前尚无确定特立帕肽能降低髋部骨折发生率的研究，且开展该类研究的可能性不大。髂嵴的骨活检结果或许不能代表特立帕肽在髋部的作用

具有前景的药物

雷尼酸锶

在预防和治疗骨质疏松症方面，抗吸收和促合成药物是最主要的两个药物选择。尽管抗吸收药物减少骨重建率，但不增加骨密度。骨密度的恢复和骨形成不能通过单独应用抗吸收药物，而是需要应用促合成药物[53]。雷尼酸锶（SR）是相对新的口服活性药物，在减少绝经期后女性的骨质疏松性椎体骨折风险方面有正面效果[54]。SR 具有一个明显的优势，可减少骨吸收，它的促进骨形成的机制类似 PTH，从而增加骨密度。

椎体骨折

在 21 世纪早期，开展了 4 个雷尼酸锶治疗和预防骨质疏松症的随机安慰剂对照临床试验[53, 55-57]。在 2002 年，Meunier 等首次发表雷尼酸锶治疗椎体骨质疏松症的对照研究结果[53]。这项研究人群包括 353 例诊断骨质疏松症的绝经后女性，并且既往有椎体骨折的病史。这项双盲试验比较了安慰剂和 3 组不同剂量雷尼酸锶治疗组，每天服用 0.5 g、1 g 和 2 g 雷尼酸锶，持续 2 年。有效结果显示剂量依赖性骨密度增加，而安慰剂组骨密度降低。尽管最初的疗效指标是腰椎骨密度，但结果显示，对比安慰剂组，每天口服 2 g 雷尼酸锶组骨折的发生率降低 44%。类似的，Meunier 等 2004 年的研究支持这些发现，在超过 3 年的试验期，与安慰剂组比较，雷尼酸锶组更少的患者出现新发的椎体骨折[54]。

非椎体骨折

Reginster 等[55]针对 160 名绝经早期且既往没有骨质疏松症病史妇女的研究发现，每天 1 g 雷尼酸锶持续 24 个月，能显著增加腰椎、股骨

颈和全髋的骨密度。每天剂量少于 1 g 则不会显著增加骨密度。另一项针对 5 091 例绝经后女性的试验发现，每天 2 g 雷尼酸锶持续 5 年，主要骨质疏松性非椎体骨折的相对风险降低 19%[56]。对于高风险的人群，每天口服 2 g 雷尼酸锶组的髋部骨折的相对风险降低 36%。

在以上研究中，雷尼酸锶组副作用的发生率与对照组没有显著差异。雷尼酸锶的给药剂量从每天 0.125 g 到 2 g，剂量越高，显示效果越明显。在这 4 个研究中，已报道的最常见的副作用是胃肠道反应，包括恶心、腹泻和头痛。

接下来，法国健康产品安全管理署（AFSSAPS）即现在的国家药品和健康产品安全管理署（MSNA），全面总结了雷尼酸锶的主要副作用。从 2006 年 1 月（产品商品化的日期）至 2009 年 3 月 31 日，AFSSAPS 检查了 31 个药品监管中心的资料，最常见的严重不良事件是心血管相关事件，等同于 52%。由于应用雷尼酸锶所导致的 3 例死亡病例中，血栓栓塞性事件（静脉血栓、肺动脉栓塞、卒中、视网膜中动脉或静脉阻塞、室上性心动过速或四肢周围水肿）占 2 例[57]。2014 年公开发表的文章中，对于既往有静脉血栓栓塞、由于疾病暂时或长期制动，或者术后的预防措施而减少活动的患者，欧洲药品管理署不推荐应用雷尼酸锶。欧洲药品管理署规定，雷尼酸锶禁止应用于以下患者：脑血管疾病、周围动脉疾病和缺血性心脏疾病，这会增加心血管事件或血管阻塞的风险[58]。

组织蛋白酶 K 抑制剂

提高骨密度的一个关键因素是减少骨形成和骨吸收中不期望的偶联。尽管双膦酸盐类、SERM 类和地舒单抗能减少骨吸收，但它们也相应地抑制骨形成。目前处于研发阶段的药物有望抑制骨吸收，而不影响骨形成。组织蛋白酶 K 是一种半胱氨酸蛋白酶，位于褶皱边界的破骨细胞，这个部位是细胞吸收骨质的活性区域。组织蛋白酶 K 抑制剂已经进行 Ⅱ 期和 Ⅲ 期临床试验。早期的结果显示 N 端肽、C 端肽和骨丢失类似标记物明显降低，但是对骨形成的标记物（如骨特异性碱性磷酸酶）无影响。在这些临床试验中，奥当卡替是最具有前景的药物，它是每周口服给药。不像有效的双膦酸盐类（如唑来膦酸），奥当卡替的半衰期大约是 1 周，在应用后出现副作用，在相近的时间内可以逆转其作用[59, 70]。

2015 年早期公布了奥当卡替 Ⅲ 期长期骨折试验的结果。这项研究包括了 16 713 例 65 岁以上女性，髋部或股骨颈骨密度低于 -2.5，或者全髋或股骨颈 T 值低于 -1.5 且发生过椎体骨折。与安慰剂组对比发现，每周 50 mg 奥当卡替能抑制骨吸收，并提高骨密度，只引起短暂的骨标志物下降。一个独立委员会计划进行的中期研究，使这项研究提前停止。因为奥当卡替比安慰剂明显有效且风险/效益良好，由于过量的骨丢失，超过 8 000 例患者（假设是服用安慰剂组）退出了这项试验。8 256 例患者继续进行延伸的盲法试验，这包括了只服用奥当卡替组。这项试验的主办者计划追踪这些延伸试验的患者，重点集中在奥当卡替的长期安全性和有效性方面[61]。

Wnt 信号目标：骨硬化蛋白抑制剂

由于目前抗吸收治疗的局限性，尤其它们长期疗效的不确定性，研究者重点发展促合成药物，增加骨形成和骨量。特立帕肽是目前唯一经 FDA 批准的促合成药物，用于治疗男性和女性骨质疏松症。中和 Wnt 信号的抑制剂显示具有增强骨形成的潜力。Wnt 信号是一组糖蛋白，联系七种跨膜受体和数个联合受体。它们利用低密度脂蛋白受体蛋白（LDLRP）5 和 6，有利于基因转录，继而使骨量增加。异常的 Wnt 信号蛋白影响骨原细胞向成骨细胞转化。未来刺激 Wnt 信号的药物可能有利于成骨细胞形成和骨密度的净增加[62]。

Wnt 信号能被骨硬化蛋白抑制，骨硬化蛋白与 LDLRP-5/6 复合体结合，阻止信号转导通路，影响骨原细胞，从而促进成骨细胞产生骨组织，将来抑制骨硬化蛋白药物的应用具有很好的发展前景[60]。在猴子和卵巢切除的大鼠中应用骨硬化蛋白抑制剂的临床前研究显示，骨形成明显增加，尤其是股骨颈和腰椎的松质骨。因为骨吸收标志物没有增加，结果是骨量的净增加，被骨钙素的增加所证实[63]。由于以前大多数试验集中于雌激素丢失的治疗，而这项研究专门被设计来检测男性促骨合成的可能机制。

在一项 I 期临床试验中，使用三种递增剂量的骨硬化蛋白抗体罗莫单抗（rosmozumab）[AMG 785]，导致骨形成标志物的剂量依赖性增加，而骨吸收标志物和血清 CTX 水平显示减少。尽管脊柱骨密度增加了 5.3%，全髋骨密度增加了 2.8%，但接受三种剂量中最高剂量的 6 名患者产生了该药物的抗体，其中 2 名患者产生了中和抗体。抗体的存在似乎没有影响药物的有效性[64, 65]。在接受药物治疗的受试者中，28% 的受试者出现不良反应，包括注射部位出血或局部红斑、背痛、头痛、头晕和肝炎，而安慰剂组为 11%。

在一项 I 期临床试验之后，II 期临床多中心国际随机对照试验对 419 名年龄在 55~85 岁且骨密度降低超过 12 个月的绝经后女性进行了检查。受试者每月接受 70 mg、140 mg 或 210 mg 皮下罗莫单抗，或每 3 个月接受 140 mg 或 210 mg 罗莫单抗。其他组口服安慰剂、阿仑膦酸盐或每日皮下注射特立帕肽（PTH）[66]。每月 210 mg 组的受试者显示腰椎骨密度增加 11.3%，远远超过使用阿仑膦酸盐或特立帕肽 6 个月后的 4% 和 6% 的增加量[65, 66]。目前正在

进行的 III 期临床试验将阐明其长期的不良影响，使医疗专业人员能够在监管机构批准使用，根据适当的风险分层使用骨硬化蛋白抑制剂。

非药物性干预

支具支撑

为了给骨质疏松症患者的脊柱提供机械支撑，在急性压缩性骨折或有症状的慢性椎骨骨折的病例中规定了支具的使用。使用支具可以支撑弱化的软组织结构，使脊柱保持解剖排列以促进愈合，有助于预防病变区域内的进一步骨折，并改善疼痛管理，从而促进活动和阻止卧床休息[67]。椎体骨折的严重程度和类型这两个因素决定了是否应采用支具支撑。

胸椎 - 腰椎 - 骶骨矫形器（TLSO）可根据需要在所有平面（冠状面、横断面和额状面）固定脊柱。当脊柱骨折稳定且不存在进展风险时，可以使用限制性较小的支具。这种支具更舒适、更易于安装，但不会完全限制所有 3 个运动平面的运动[68]。

在生物力学上，支撑的目的是减少脊柱前部的轴向负荷、防止脊柱弯曲。因此，支具通常被设计成脊柱过伸位，以减少对椎体的压力。这种过伸位的常见支具有 Jewett 支具（图 5-9）、Taylor 支具和十字形脊柱前部过伸（Cash）支具（图 5-10）。这 3 种矫形器都能防止弯曲和促进过伸，而对其他运动平面的限制是有限的[69]。Jewett 支具可能对脊柱后部施力过大，因此在已经确诊的骨质疏松症病例中应避免使用。虽然 Jewett 支具和 Cash 支具限制屈曲并促进伸展，但它们只能有限地防止脊柱在其他平面内的运动[69, 70]。

支具通常较为笨重，一些研究表明，佩戴支具的依从性与其他骨质疏松症治疗相比较

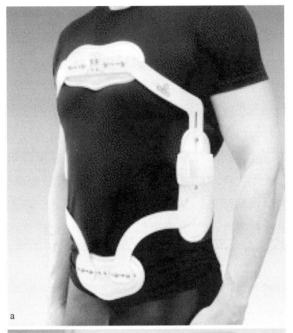

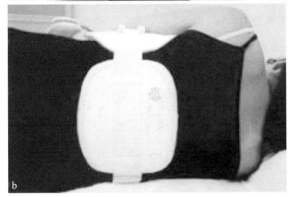

图 5-9 Jewett 支具的两个视图: a. 以立位显示前视图; b. 以侧卧位显示后视图 (来源: Courtesy of Orthotics Department Teaching Files, Thomas Jefferson University Hospital, Philadelphia, PA)

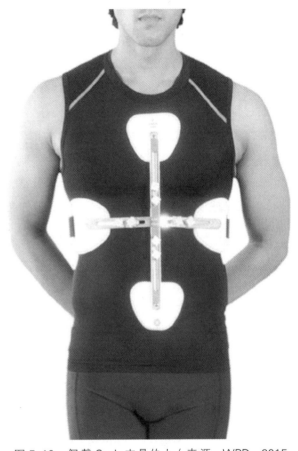

图 5-10 佩戴 Cash 支具的人 (来源: WPD, 2015 年 11 月 23 日获准使用)

低[69, 71]。在生物力学上，脊柱支具通过被动而不是主动支撑来抑制中轴肌肉的使用。大多数骨质疏松症专家都同意，一旦疼痛得到缓解，就应该停止使用支具以防止中轴肌肉萎缩[67]。很少研究能量化骨质疏松症情况下支具的有效性。然而，Pfeifer 和他的同事发现疼痛减轻和背部伸肌力量增加之间存在相关性[72, 73]。

治疗干预

步态训练和预防跌倒技术

当确诊存在本体感觉障碍时，通常推荐动态运动计划。本体感觉修复的一种方法是应用负重后凸矫形器，特别是针对脊柱后凸增加的骨质疏松症人群。脊柱后凸矫形带不同于通过约束前方来限制弯曲的支具，它是利用重力来改善脊柱的排列，从而鼓励中轴肌肉的使用，而不是通过支撑来抑制[71, 74, 75]。

负重后凸矫形器类似于一个软背包，重量作用于胸椎，刚好位于肩胛骨下角的下方（图5-11）。矫形器重量的测定各不相同；一些研究采用了体重的百分比，而另一些研究则统一重量为 1 kg[68, 76]。理想情况下，患者应每天佩戴该装置 20~30 min，多次治疗，并同时进行脊柱伸展运动[68]。Kaplan 等提出后凸矫形器通过以下 2 个机制减少压缩性骨折：第一个机制是被动的，重量在肩胛骨下角的后面产生应力，从而减少脊柱前部的压力；第二个机制，重量产生本体感觉输入，进而促进激活背部伸肌，并随时间的推移改善姿势和背部伸肌的力量[71]。

众多研究人员已对本体感觉训练对骨质疏松症患者的益处有许多研究[1, 76-78]。由 M.Sinaki 开发的脊柱本体感觉伸展运动动态（SPEED）计划结合了负重后凸矫形器的使用、肌肉和小关节再训练与姿势及阻力训练[67, 79]。患者在家中进行为期 4 周的脊柱本体感觉伸展运动计划的指导，同时佩戴负重后凸矫形器。根据跌倒有效性量表，结果显示腰痛减轻，腰椎强度提高，跌倒风险降低，整体身体活动水平提高。步态和自我报告的"跌倒恐惧"的计算机化动态姿势评分有显著变化[80]。

训练原则

研究表明，运动不仅是预防骨质疏松症及其并发症的一种手段，还是在发生骨质疏松症

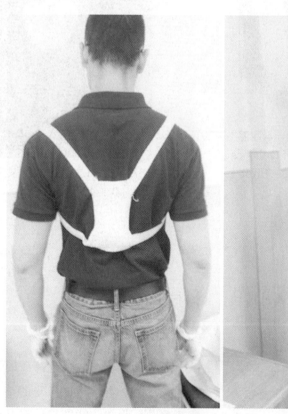
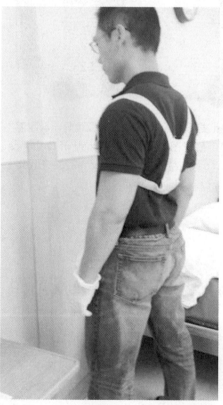

图 5-11　佩戴后凸矫正支具的人（来源：Courtesy of Thomas Jefferson University, Department of Rehabilitation Medicine and the Office of Hospital Volunteers, Philadelphia, PA）

并发症后管理这些损害的一种手段[81]。对于已知的骨质疏松症患者，应避免脊柱的被动或主动弯曲活动。研究结果表明，即使是未负重和低速的脊柱弯曲也能在脆弱的椎体上产生足够的生物力学负荷[79, 82]，大大增加了椎间盘内压力，增加了骨折的风险。当脊柱上的压缩力与脊柱前部的压缩载荷一起转移到结构脆弱的椎体上时，就会产生损伤[83]，应加强腹部和背部的肌肉力量以保持脊柱中立位，并在可接受范围内逐渐过渡至脊柱伸展。这项技术可以在不增加脊柱前柱压力的情况下增强核心肌肉力量。运动治疗骨质疏松症的目的之一是通过逐渐激活脊柱伸肌来改善轴向稳定性[84]。Rudins 等计算得出，未进行伸展运动的受试者压缩性骨折的相对风险是进行背部运动组的2.7倍[85]。在生理水平上，运动可以增加骨密度，与单独接受药物治疗的患者相比，接受运动和药物治疗患者的骨密度变化更显著[68]。

负重运动至关重要，因其有助于刺激成骨细胞形成骨骼。选择适当的体育锻炼可以增加肌肉力量和骨密度，从而降低老年人四肢骨折和相关的死亡风险[1]。步行等负重运动，对于维持髋部和下肢的骨密度非常重要。

随着患者年龄的增长，椎管狭窄或脊柱病变会对治疗带来挑战。在运动学上，脊柱伸展运动会导致小关节增生和椎间孔狭窄[86]。反复伸展会刺激通过椎间孔的神经根，引起局部或神经根性症状。如果存在骨质疏松症和严重的脊椎病，则禁止进行伸展运动[84]。在存在椎管狭窄的情况下，由于剧烈的疼痛，弯曲或伸展运动都是不合适的，但在脊柱中立位的等长核心肌肉力量强化和骨盆稳定训练是可以进行的[81, 83, 85]。此外，由于腿部肌肉紧张会对中轴骨骼产生张力，影响骨盆和腰骶部脊柱的角度，所以也应注意对下肢柔韧性的处理。在为住院患者或门诊患者开具运动处方前

必须要了解脊柱病、椎管狭窄或压缩性骨折的情况。此外，康复医师和治疗师在制订治疗计划之前必须了解所有注意事项，以便进行安全和适当的治疗。

全身振动运动

全身振动（WBV）运动是一种强制振动，将能量从振动平台传递到身体[87]。振动运动是目前公认的动物群体中抗骨质丢失的有效措施，包括那些与人类更年期相似的疾病[85, 86]。对运动员和健康成人进行的研究证明了 WBV 治疗的一些益处，特别是在力量和骨密度降低方面的治疗。

许多关于 WBV 的研究已经纳入老年群体，但经常不包括骨质疏松症患者[88]。在过去的研究中[85~88]，接受 WBV 的患者其髋部骨密度略有增加，而脊柱骨密度则没有明显增加[89~91]。其他受试者群体相似的试验显示，下肢肌肉力量、BMI、疼痛和平衡均有所改善，而骨密度却没有增加[88~98]。然而，在两项纳入骨质疏松症患者的研究中，Ruan 等发现 WBV 治疗 6个月后，患者股骨和腰椎的骨密度均有所增加；相比之下，没有接受 WBV 治疗的受试者，其股骨和腰椎的骨密度均有所下降[92]。而第二项研究发现，背痛显著减少，但骨密度没有明显改善[93]。

FDA 尚未批准将 WBV 用于医疗。长期安全风险不明和患者自付费用是这项治疗的主要不足。全身振动可能导致平衡和前庭功能障碍。此外，全身振动作用可能对术后脊柱稳定性或近期白内障手术产生影响。因此，在开始接受全身振动治疗前，强烈建议与患者的外科医师进行核查[97, 99~101]。我们还需要对骨质疏松症患者进行进一步研究，延长随访时间以评估全身振动疗法的长期副作用或治疗效果[88]。

骨质疏松症治疗的监测

能否坚持规定的治疗计划是医师和其他医疗人员在治疗骨质疏松症患者时面临的主要挑战之一。大多数人无法检测出骨骼变强还是变弱，只有通过定期检查才可得知自己的状况是否发生了变化。检查的主要原因之一是简单地评估患者的基本需求，包括是否摄入足够的钙和维生素 D、遵守规定的运动计划、保持身高和推荐体重、戒烟和避免过量饮酒。

此外，国家骨质疏松症基金会已经概述了骨吸收抑制剂和骨形成促进剂的评估目标。对于包括双膦酸盐、降钙素、雌激素激动剂/拮抗剂和地舒单抗在内的骨吸收抑制剂，其使用目的是防止额外的骨量丢失及降低骨折风险。如果患者骨密度保持稳定或有所改善，且没有骨折的发生，则患者对治疗反应较好。骨形成促进剂特立帕肽的治疗目的是重建骨骼，增加骨量，降低骨折风险。如果骨形成率和骨密度均提高，并且没有再发骨折，则认为患者的疾病进展良好[102]。在与患者协商后，医疗人员需要确定使用骨吸收抑制剂的治疗时间。例如，研究表明，使用阿仑膦酸盐或雷洛昔芬治疗的绝经后女性在治疗第一年可能会出现骨密度降低，但如果在第二年继续治疗，骨密度则会上升[103]。然而对于特立帕肽，FDA 规定使用时间不得超过2 年[102]。

对髋部和腰椎进行 DXA 检查和骨形成、吸收的生化标志物的检测，是监测骨质疏松症治疗效果的标准技术。尽管通常每 2 年进行一次骨密度测量，但最近的研究表明，检测骨密度的变化可能需要间隔 3 年的时间，甚至可能无法预测骨折风险的降低[104]。此外，这些变化往往很小，可能会因使用的仪器、患者的体位和技术人员分析结果的能力等因素而变化，所有这些因素无论是正向的还是负向的，都可能导致误差，并导致不适当的干预措施[27]。由于骨转换标志物检查的无创、廉价，并且能够比 DXA 更早地检测骨转换率，因此这可能是更有效的监测工具。但正如 Compston 指出的，其测量的变异性严重限制了它们在临床实践中的价值[104]。最终，DXA 测试和骨转换标志物均不能提高治疗的依从性。除了测试结果外，成功治疗骨质疏松症的关键仍然是医疗人员专业的定期复查。

参考文献

1. SINAKI M. Falls, fractures, and hip pads. Curr Osteoporos Rep, 2004, 2(4), 131–137.

2. MICHELSON JD, MYERS A, JINNAH R, et al. Epidemiology of hip fractures among the elderly: risk factors for fracture type. Clin Orthop Relat Res, 1995, 311:129–135.

3. GRIMES JP, GREGORY PM, NOVECK H, et al. The effects of time-to-surgery on mortality and morbidity in patients following hip fracture. Am J Med, 2002, 112(9):702–709.

4. POH KS, LINGARAJ K. Complications and their risk factors following hip fracture surgery. J Orthop Surg, 2013, 21(2):154–157.

5. CASALETTO JA, GATT R. Post-operative mortality related to waiting time for hip fracture surgery. Injury, 2004, 35(2):114–140.

6. DOROTKA R, SCHOECHTNER H, BUCHINGER W. The influence of immediate surgical treatment of proximal femoral fractures on mortality and quality of life. Operation within 6 hours of the fracture versus later than 6 hours. J Bone Joint Surg (Br), 2003, 85(8):1107–1113.

7. KARAGAS MR, LU-YAO GL, BARRETT JA, et al. Heterogeneity of hip fracture: age, race, sex, and geographic patterns of femoral neck and trochanteric fractures among the US elderly. Am J Epidemiol, 1996, 143(7):677–682.

8. WHEELESS CR. Fractures of the lesser and greater trochanter. Wheeless Textbook of Orthopedics. http://www.wheelessonline.com/ortho/fractures_of_the_lesser_and_greater_trochanter. Accessed 25 Jan 2015.

9. KOVAL KJ, ZUCKERMAN JD. Hip fractures: II. Evaluation and treatment of intertrochanteric fractures. J Am Acad

Orthop Surg, 1994, 2(3):150–156.

10. KOVAL KJ, ZUCKERMAN JD. Hip fractures: I. Overview and evaluation and treatment of femoralneck fractures. J Am Acad Orthop Surg, 1994, 2(3):141–149.

11. PARKER MJ, GURUSAMY K. Internal fixation versus arthroplasty for intracapsular proximal femoral fractures in adults. Cochrane Database Syst Rev, 2006, 18(4): CD001708.

12. YOON BH, BAEK JH, KIM MK, et al. Poor prognosis in elderly patients who refused surgery because of economic burden and medical problem after hip fracture. J Korean Med Sci, 2013, 28(9):1378–1381.

13. SIEBENS HC, SHARKEY P, ARONOW HU, et al. Outcomes and weight-bearing status during rehabilitation after arthroplasty for hip fractures. PM&R, 2012, 4(8):548–555.

14. ARIZA-VEGA P, JIMÉNEZ-MOLEÓN JJ, KRISTENSEN MT. Non-weight-bearing status compromises the functional level up to 1 yr after hip fracture surgery. Am J Phys Med Rehabil, 2014, 93(8):641–648.

15. KOVAL KJ, HOEHL JJ, KUMMER FJ, et al. Distal femoral fixation: a biomechanical comparison of the standard condylar buttress plate, a locked buttress plate, and the 95-degree blade plate. J Orthop Trauma, 1997, 11(7):521–524.

16. MONT MA, MAAR DC. Fractures of the ipsilateral femur after hip arthroplasty: a statistical analysis of outcome based on 487 patients. J Arthroplasty, 1994, 9(5):511–519.

17. PETERSEN MM, LAURITZEN JB, PEDERSEN JG, et al. Decreased bone density of the distal femur after uncemented knee arthroplasty: a 1-year follow-up of 29 knees. Acta Orthop Scand, 1996, 67(4):339–344.

18. MOATZ B, LUDWIG SC, TORTOLANI PJ. Fixation in osteoporotic patients. Cont Spine Surg, 2013, 14(1):1–7.

19. DAHDALEH NS, DLOUHY BJ, HITCHON PW. Percutaneous pedicle screw fixation for the treatment of thoracolumbar fractures. Cont Neurosurg, 2011, 33(14):1–8.

20. VACCARO AR, KIM DH, BRODKE DS, et al. Diagnosis and management of thoracolumbar spine fractures. J Bone Joint Surg, 2003, 85-A(12):2456–2470.

21. CAMPBELL SE, PHILLIPS CD, DUBOVSKY E, et al. The value of CT in determining potential instability of simple wedge-compression fractures of the lumbar spine. AJNR

Am J Neuroradiol, 1995, 16(7):1385–1392.

22. MCGROY BJ, VANDERWILDE RS, CURRIER BL, et al. Diagnosis of subtle thoracolumbar burst fractures. A new radiologic sign. Spine, 1993, 18(15):2282–2285.

23. BARON EM, ZEILLER SC, VACCARO AR, et al. Surgical management of thoracolumbar fractures. Cont Spine Surg, 2006, 7(1):1–7.

24. TRUUMEES E, HILIBRAND AS, VACCARO AR. Percutaneous vertebral augmentation. Spine J, 2004, 4(2):218–229.

25. GARFIN SR, YUAN HA, REILEY MA. New technologies in spine: kyphoplasty and vertebroplasty for the treatment of painful osteoporotic compression fractures. Spine, 2001, 26(14):1511–1515.

26. ROUSING R, ANDERSEN MO, JESPERSEN SM, et al. Percutaneous vertebroplasty compared to conservative treatment in patients with painful acute or subacute osteoporotic vertebral fractures: three-months follow-up in a clinical randomized study. Spine, 2009, 34:1349–1354.

27. GRADOS F, DEPRIESTER C, CAYROLLE G, et al. Long-term observations of vertebral osteoporotic fractures treated by percutaneous vertebroplasty. Rheumatology, 2000, 39(12):1410–1414.

28. CAMACHO PM. Osteoporosis drugs and medications. In: EndocrineWeb. 2014. http://www.endocrineweb.com/conditions/osteoporosis/osteoporosis-drugs-medications. Accessed 8 Jul 2015.

29. GREY A, REID IR. Differences between the bisphosphonates for the prevention and treatment of osteoporosis. Ther Clin Risk Manag, 2006, 2(1):77–86.

30. BLOUIN J, DRAGOMIR A, MORIDE Y, et al. Impact of noncompliance with alendronate and risedronate on the incidence of nonvertebral osteoporotic fractures in elderly women. Br J Clin Pharmacol, 2008, 66(1):117–127.

31. National Osteoporosis Foundation. Clinician's guide to prevention and treatment of osteoporosis. Washington, DC: National Osteoporosis Foundation, 2013:31–32.

32. MCCLUNG M, GEUSEN P, MILLER P, et al. Effect of risedronate on the risk of hip fracture in elderly women. N Engl J Med, 2001, 344(5):333–440.

33. CUMMINGS SR, BLACK DM, THOMPSON DE, et al. Effect of alendronate on risk of fracture in women with low bone density but without vertebral fractures: results from

the Fracture Intervention Trial. JAMA, 1998, 280(24):2077–2082.

34. COLÓN-EMERIC C, NORDSLETTEN L, OLSON S, et al. Association between timing of zoledronic acid infusion and hip fracture healing. Osteoporos Int, 2011, 22(8):23–29.

35. KIM TY, HA YC, KANG BJ, et al. Does early administration of bisphosphonate affect fracture healing in patients with intertrochanteric fractures? J Bone Joint Surg (Br), 2012, 94(7):956–960.

36. FREEMANTLE N, COOPER C, DIEZ-PEREZ A, et al. Results of indirect and mixed treatment comparison of fracture efficacy for osteoporosis treatments: a meta-analysis. Osteoporos Int, 2013, 24(1):209–217.

37. LYLES KW, COLÓN-EMERIC CS, MAGAZINER JS, et al. Zoledronic acid and clinical fractures and mortality after hip fracture. N Engl J Med, 2007, 357(18):1799–1809.

38. SAAG K, LINDSAY R, KRIEGMAN A, et al. A single zoledronic acid infusion reduces bone resorption markers more rapidly than weekly oral alendronate in postmenopausal women with low bone mineral density. Bone, 2007, 40(5):1238–1243.

39. BLACK DM, DELMAS PD, EASTELL R, et al. Once-yearly zoledronic acid for treatment of postmenopausal osteoporosis. N Engl J Med, 2007, 356(18):1809–1822.

40. YEE AJ, RAJE NS. Denosumab, a RANK ligand inhibitor, for the management of bone loss in cancer patients. Clin Interv Aging, 2012, 7:331–338.

41. SAMBROOK PN, GEUSENS P, RIBOT C, et al. Alendronate produces greater effects than raloxifene on bone density and bone turnover in postmenopausal women with low bone density: results of EFFECT (Efficacy of FOSAMAX versus EVISTA Comparison Trial) International. J Intern Med, 2004, 255(4):503–511.

42. SONE T, ITOB M, FUKUNAGAC M, et al. The effects of once-weekly teriparatide on hip geometry assessed by hip structural analysis in postmenopausal osteoporotic women with high fracture risk. Bone, 2014, 64:75–81.

43. LI M, XING XP, ZHANG ZL, et al. Infusion of ibandronate once every 3 months effectively decreases bone resorption markers and increases bone mineral density in Chinese postmenopausal osteoporotic women: a 1-year study. J Bone Miner Metab, 2009, (3):299–305.

44. GENNAR L, MERLOTTI D, NUTI R. Selective estrogen receptor modulator (SERM) for the treatment of osteoporosis in post-menopausal women: focus on lasofoxifene. Clin Interv Aging, 2011, 5:19–29.

45. ROSEN HN. Patient information: osteoporosis prevention and treatment (beyond the basics). In: UpToDate. 2014. http://www.uptodate.com/contents/osteoporosis-prevention-and-treatmentbeyond-thebasics. Accessed June 2015.

46. RAMASWAMY B, SHAPIRO CL. Osteopenia and osteoporosis in females with breast cancer. Semin Oncol, 2003, 30(6):763–775.

47. SNYDER PJ, PEACHEY H, HANNOUSH P, et al. Effect of testosterone therapy on bone mineral density in men over 65 years of age. J Clin Endocrinol Metab, 1999, 84(6):1966–1972.

48. NEER RM, ARNAUD CD, ZANCHETTA JR, et al. Effect of parathyroid hormone (1–34) on fractures and bone mineral density in postmenopausal women with osteoporosis. N Engl J Med, 2001, 344(19):1434–1441.

49. ORWOLL E, SCHEELE W, PAUL S, et al. Brief therapy with recombinant human parathyroid hormone (1–34) increases lumbar spine bone mineral density in men with idiopathic or hypogonadal osteopenia or osteoporosis. J Bone Miner Res, 2001, 16(1):S221.

50. COSMAN F. Combination therapy for osteoporosis: a reappraisal. Bonekey Rep, 2014, 3:518.

51. COSMAN F, ERIKSEN EF, RECKNOR C, et al. Effects of intravenous zoledronic acid plus subcutaneous teriparatide [rhPTH(1–34)] in postmenopausal osteoporosis. J Bone Miner Res, 2011, 26(3):503–511.

52. CRANDALL CJ, NEWBERRY SJ, DIAMANT A, et al. Treatment to prevent fractures in men and women with low bone density or osteoporosis: update of a 2007 report, Comparative Effectiveness Review No. 53. Rockville: Agency for Healthcare Research and Quality, 2012:13–22.

53. MEUNIER PJ, SLOSMAN DO, DELMAS PD, et al. Strontium ranelate: dose-dependent effects in established postmenopausal vertebral osteoporosis—a 2-year randomized placebo controlled trial. J Clin Endocrinol Metab, 2002, 87(5):2060–2066.

54. MEUNIER PJ, ROUX C, SEEMAN E, et al. The effects of strontium ranelate on the risk of vertebral fracture in women with postmenopausal osteoporosis. N Engl J Med, 2004, 350:459–468.

55. REGINSTER JY, DEROISY R, DOUGADOS M, et al. Prevention of early postmenopausal bone loss by strontium ranelate: the randomized, double-masked, dose-ranging, placebo-controlled PREVOS trial. Osteoporos Int, 2002, 3(12):925–931.

56. REGINSTER JY, SEEMAN E, DEVERNEJOUL MC, et al. Strontium ranelate reduces the risk of nonvertebral fracture in postmenopausal women with osteoporosis: Treatment of Peripheral Osteoporosis (TROPOS) study. J Clin Endocrinol Metab, 2005, 90(5):2816–2822.

57. JONVILLE-BERA AP, AUTRET-LECA E. Adverse drug reactions of strontium ranelate (Protelos® in France). Presse Med, 2011, 40(10):e453–e462.

58. Protelos/Osseor to remain available but with further restrictions. In: European medicine agency, Committee on Medicinal Products for Human Use (CHMPP), pharacovigilance risk assessment committee. 2014. http://www.ema.europa.eu/ema/index.jsp?curl=pages/news_and_events/. Accessed 15 Apr 2015.

59. EISMAN JA, BONE HG, HOSKING DJ, et al. Odanacatib in the treatment of postmenopausal women with low bone mineral density: three-year continued therapy and resolution of effect. J Bone Miner Res, 2011, 26(2):242–252.

60. NG KW, MARTIN TJ. Future therapies of osteoporosis. In: Rosen CJ, editor. Primer on metabolic bone diseases. 8th ed. Ames: Wiley-Blackwell, 2013:461–467.

61. BONE HG, DEMPSTER DW, EISMAN JA, et al. Odanacatib for the treatment of postmenopausal osteoporosis; development and participant characteristics of LOFT, the long-term odanacatib fracture trial. Osteoporos Int, 2015, 26(2):699–712.

62. CANALIS E. Wnt signaling in osteoporosis: mechanisms and novel approaches. Nat Rev Endocrinol, 2013, 9(10):575–583.

63. LI X, WARMINGTON KS, NIU QT, et al. Inhibition of sclerostin by monoclonal antibody increases bone formation, bone mass, and bone strength in aged male rats. J Bone Miner Res, 2010, 25(12):2647–2656.

64. PADHI D, JANG G, STOUCH B, et al. Single dose, placebo-controlled randomized study of AMG 785. J Bone Miner Res, 2011, 26(1):19–26.

65. CLARKE BL. Anti-sclerostin antibodies: utility in treatment of osteoporosis. Maturitas, 2014, 78(3):199–204.

66. MCCLUNG MR, GRAUER A, BOONEN S, et al. Romosozumab in postmenopausal women with low bone mineral density. N Engl J Med, 2014, 370:412–420.

67. SINAKI M. Critical appraisal of physical rehabilitation measures after osteoporotic vertebral fracture. Osteoporos Int, 2003, 14(9):773–779.

68. LIN JT, LANE JM. Nonpharmacologic management of osteoporosis to minimize fracture risk. Nat Clin Pract Rheum, 2008, 4(1):20–25.

69. PRATHER H, WATSON JO, GILULA LA. Nonoperative management of osteoporotic vertebral compression fractures. Injury, 2007, 38(3):S40–S48.

70. BUCHALTER D, KAHANOVITZ N, VIOLA K, et al. Three-dimensional spinal motion measurements. Part 2: a noninvasive assessment of lumbar brace immobilization of the spine. J Spinal Disord Tech, 1988, 1(4):284–286.

71. KAPLAN RS, SINAKI M, HAMEISTER MD. Effect of back supports on back strength in patients with osteoporosis: a pilot study. Mayo Clin Proc, 1996, 71(3):235–241.

72. PFEIFER M, BEGEROW B, MINNE HW. Effects of a new spinal orthosis on posture, trunk strength, and quality of life in women with postmenopausal osteoporosis: a randomized trial. AJPMR, 2004, 83:177–186.

73. PFEIFER M, KOHLWEY L, BEGEROW B, et al. Effects of two newly developed spinal orthoses on trunk muscle strength, posture, and quality-of-life in women with postmenopausal osteoporosis: a randomized trial. Am J Phys Med Rehabil, 2011, 90(10):805–815.

74. SINAKI M, BREY RH, HUGHES CA, et al. Balance disorder and increased risk of falls in osteoporosis and kyphosis: significance of kyphotic posture and muscle strength. Osteoporos Int, 2005, 16(8):1004–1010.

75. SINAKI M, LYNN S. Reducing the risk of falls through proprioceptive dynamic posture training in osteoporotic women with kyphotic posturing: a randomized pilot study. Am J Phys Med Rehabil, 2002, 81(4):241–246.

76. KAPLAN RS, SINAKI M. Posture training support: preliminary report on a series of patients with diminished symptomatic complications of osteoporosis. Mayo Clin Proc, 1993, 68:1171–1176.

77. SINAKI M, WOLLAN PC, SCOTT RW, et al. Can strong back extensors prevent vertebral fractures in women with osteoporosis? Mayo Clin Proc, 1996, 71(10):951–956.

78. SINAKI M. Exercise for patients with osteoporosis: management of vertebral compression fractures and trunk strengthening for fall prevention. Am J Phys Med Rehabil, 2012, 4(11):882–888.

79. SINAKI M, BREY RH, HUGHES CA, et al. Significant reduction in risk of falls and back pain in osteoporotic-kyphotic women through a Spinal Proprioceptive Extension Exercise Dynamic (SPEED) program. Mayo Clin Proc, 2005, 80(7):849–855.

80. SINAKI M, PFEIFER M, PREISINGER E, et al. The role of exercise in the treatment of osteoporosis. Curr Osteoporos Rep, 2010, 8(3):138–144.

81. SINAKI M, ITOI E, WAHNER HW, et al. Stronger back muscles reduce the incidence of vertebral fractures: a prospective 10 year follow-up of postmenopausal women. Bone, 2002, 30(6):836–841.

82. SINAKI M, MIKKELSEN BA. Postmenopausal spinal osteoporosis: flexion versus extension exercises. Arch Phys Med Rehabil, 1984, 65(10):593–596.

83. SINAKI M. Nonpharmacologic interventions: exercise, fall prevention, and role of physical medicine. Clin Geriatr Med, 2003, 19(2):337–359.

84. SINAKI M, NWAOGWUGWU NC, PHILLIPS BE, et al. Effect of gender, age, and anthropometry on axial and appendicular muscle strength. Am J Phys Med Rehabil, 2001, 80(5):330–338.

85. RUDINS A, SINAKI M, MILLER JL, et al. Significance of back extensors versus back flexors in truncal support. Arch Phys Med Rehabil, 1991, 72(10):824.

86. INUFUSA A, AN HS, LIM TH, et al. Anatomic changes of the spinal canal and intervertebral foramen associated with flexion-extension movement. Spine, 1996, 21(21):2412–2420.

87. EZENWA B, YEOH HT. Multiple vibration displacements at multiple vibration frequencies stress impact on human femur computational analysis. J Rehabil Res Dev, 2011, 48(2):179–190.

88. WYSOCKI A, BUTLER M, SHAMLIYAN T, et al. Whole-body vibration therapy for osteoporosis, Comparative Effectiveness Technical Briefs. No. 10. Rockville: Agency for Healthcare Research and Quality (US), 2011.

89. GUSI N, RAIMUNDO A, LEAL A. Low-frequency vibratory exercise reduces the risk of bone fracture more than walking: a randomized controlled trial. BMC Musculoskelet Disord, 2006, 7(1):92.

90. VERSCHUEREN S, ROELANTS M, DELECLUSE C, et al. Effect of 6-month whole body vibration training on hip density, muscle strength, and postural control in postmenopausal women: a randomized controlled pilot study. J Bone Miner Res, 2004, 19(3):352–359.

91. SLATKOVSKA L, ALIBHAI SM, BEYENE J. Effect of whole-body vibration on BMD: a systematic review and meta-analysis. Osteoporos Int, 2010, 21(12):1969–1980.

92. RUAN X, JIN F, LIU Y, et al. Effects of vibration therapy on bone mineral density in postmenopausal women with osteoporosis. Chin Med J (Engl), 2008, 121(13):1155–1158.

93. IWAMOTO J, TAKEDA T, SATO Y, et al. Effect of whole-body vibration exercise on lumbar bone mineral density, bone turnover, and chronic back pain in post-menopausal osteoporotic women treated with alendronate. Aging Clin Exp Res, 2005, 17:157–163.

94. BEMBEN DA, PALMER IJ, BEMBEN MG, et al. Effects of combined whole-body vibration and resistance training on muscular strength and bone metabolism. Bone, 2010, 47(3):650–656.

95. LAU RW, LIAO LR, YU F, et al. The effects of whole body vibration therapy on bone mineral density and leg muscle strength in older adults: a systematic review and meta-analysis. Clin Rehabil, 2011, 25(11):975–988.

96. SITJÀ-RABERT M, RIGAU D, FORT VANMEERGHAEGHE A, et al. Efficacy of whole body vibration exercise in older people: a systematic review. Disabil Rehabil, 2012, 34(11):883–893.

97. RITTWEGER J. Vibration as an exercise modality: how it may work, and what its potential might be. EJAP, 2010, 108(5):877–904.

98. TORVINEN S, KANNUS O, SIEVANAN H, et al. Effect of 8-month vertical whole body vibration on bone, muscle performance, and body balance: a randomized controlled study. J Bone Miner Res, 2003, 18(5):352–359.

99. LINGS S, LEBOEUF-YDE C. Whole-body vibration and low back pain: a systematic, critical review of the epidemiological literature 1992–1999. Int Arch Occup Environ Health, 2000, 73(5):290–297.

100. SEIDEL H, HARAZIN B, PAVLAS K, et al. Isolated and combined effects of prolonged exposures to noise and

whole-body vibration on hearing, vision and strain. Int Arch Occup Environ Health, 1988, 61(1–2):95–106.

101. DANDANELL R, ENGSTRÖM K. Vibration from riveting tools in the frequency range 6 Hz-10 MHz and Raynaud's phenomenon. Scand J Work Environ Health, 1986, 12(4):338–342.

102. National Osteoporosis Foundation. Types of osteoporosis medications. Washington, DC: National Osteoporosis Foundation. http://nof.org/articles/22. Accessed 6 June 2015.

103. CUMMINGS SR, PALERMO L, BROWNER W, et al. Monitoring osteoporosis therapy with bone densitometry: misleading changes and regression to the mean. JAMA, 2002, 283(10):1318–1321.

104. COMPSTON J. Monitoring osteoporosis treatment. Best Prac Res Clin Rheumatol, 2009, 23(6):781–788.

6 男性骨质疏松症

作者：Christina V. Oleson

译者：杨　进　肖文华

2008 年，美国医师学会指出男性骨质疏松症处于"基本上诊断不足、治疗不足、报告不足、研究不足"的状态[1]。尽管目前状况显示，医师和公众已经逐渐认识到骨质疏松症对男性的影响。男性骨质疏松症的流行病学、预防与治疗相关的研究越来越多，美国国家骨质疏松症基金会和其他公共机构也发布了相关研究报告，在一定程度上，美国医师学会的声明仍然是正确的。国际骨质疏松症基金会（IOF）将"关注男性健康"作为 2014 年世界骨质疏松日的主题，同时发表了一份深入的研究报告：男性骨质疏松症——为什么需要改变[2]。

该报告强调，到 2050 年，全球 60 岁以上的男性将超过 9 亿人。随着预期寿命的增加以及医学的进步，男性因心脏病、癌症和卒中等传统危险因素而死亡的人数下降，因此更容易患上包括骨质疏松症在内的其他慢性疾病。此外，在髋部骨折和大多数脆性骨折的情况下，男性的死亡率高于女性——男性髋部骨折后 1 年内的死亡率高达 37%。男性发生髋部骨折时的年龄更大可能是造成如此高死亡率的原因[3]。

2010~2030 年，美国男性髋部骨折的数量预计将增加 51.8%，相比之下，女性将减少 3.5%。未来 20 年高龄老人数量的增加，必将影响髋部骨折总数的预期增加。一方面，女性髋部骨折发生率的占比减少；另一方面，男性骨折的比例会更高[4]。基于前面章节广泛讨论的基础，本章将聚焦于男性骨质疏松症的危险因素、诊断、预防与治疗。

病因与结果

与女性骨质疏松症一样，男性骨质疏松症也分为原发性和继发性两类。男性原发性骨质疏松症包括病因不明的特发性骨质疏松症和年龄相关的骨质疏松症（也称为老年性骨质疏松症）。在 65~70 岁的男性中，特发性骨质疏松症表现为一处或多处骨折，合并较低的骨形成速率和低骨量。可能的病因学包括家族史和遗传因素，不仅骨折的风险可以遗传，而且峰值骨量差异的 50%~85% 是由遗传因素决定的[5~7]。

特发性骨质疏松症并不常见，与年龄相关的骨质疏松症，尤其骨脆性增加是男性骨质疏松症的主要促发因素。如本书前述，儿童期和青春期是积累骨体积和骨强度的关键时期。性激素在骨骼生长中起着重要的作用，与雌激素相反，睾酮在青春期通过降低骨吸收、增加骨形成来促进骨骼的增长[6]。生长激素（GH）和胰岛素样生长因子 1（IGF-1）也有助于男性在青春期发育出皮质更厚、更大的骨骼，因此其强度也比女性骨骼更高。

运动锻炼是骨形成的另一个关键因素。最

© Springer International Publishing Switzerland 2017

C.V. Oleson, *Osteoporosis Rehabilitation*, DOI 10.1007/978-3-319-45084-1_6

近的研究证据表明，运动锻炼的获益可以从青春期持续到老年期。Nilsson 等的一项研究提示，生长期的运动锻炼与老年男性拥有更好的皮质骨体积和骨强度是独立相关的[8]。Warden 和 Roosa 对前美国职业棒球联赛球员的研究发现，尽管退役球员已经超过 50 年没再投掷棒球，但他们投掷侧的手臂在 80 岁高龄时仍然保持了 56% 的骨体积和 34% 的骨强度[9]。

其他研究显示，到 18 岁时，男性的肌肉量（92%）比女性（79%）更高；男性的股骨颈和全股骨也有更高的骨矿物质含量（BMC）和更大的骨面积。而且男性髋骨的骨密度（BMD）比女性高 8%，全胫骨高 5.3%[10]。男性一般在 30 岁时达到峰值骨量，并维持到 40 岁以后[2]。

虽然男性不会经历与女性更年期相似的快速骨丢失过程，但男性到中年也会出现很可能是与 IGF-1 减少相关的小梁骨变薄，随后男性皮质骨变薄，疏松度增加[2]。而与此同时，外骨（骨膜）形成（男性大于女性）和骨髓腔的扩大则抵消了内表面的骨丢失，最终导致骨直径增大以及骨强度在一定程度上的增加。这种平衡可以一直维持到 65~70 岁，此后骨髓腔内的骨丢失便不能再被骨膜骨形成所补偿。此时男性的骨丢失速度将与女性相等[11, 12]。

既往多年的观点认为，雄激素减少是男性年龄相关性骨质疏松症的主要原因。性激素水平的降低与年龄相关的性激素结合球蛋白的升高相关，导致生物可利用睾酮降低 64%，雌激素降低 47%[13]。在 40 岁及以上健康男性的研究中，Sartorius 等报道血清睾酮水平降低可能不是由年龄本身引起的，而是与年龄相关的并发症所导致[14]。然而，也有研究认为，年龄的增长是除并发症之外的一个决定性因素[15]。

尚没有确切的证据支持睾酮水平下降是男性年龄相关性骨质疏松症的最直接原因。事实上，有研究发现，相比睾酮，年轻男性 BMD 的增加和老年男性 BMD 的降低均与生物可利用雌二醇水平的相关性更高。然而，相关性并不等同于原因。Falahati-Nini 等描述了雌激素和睾酮对男性骨骼影响的最直接证据[16]。研究中他们用药理学方法抑制睾酮和雌激素生成，结果发现缺乏睾酮和雌激素会导致骨吸收显著增加，而取而代之，用睾酮和雌激素联合治疗则可以避免该现象。仅使用雌激素也可以抑制骨吸收的增加，而仅使用睾酮的作用则非常有限。因此，研究者得出结论，认为雌激素是决定骨骼健康的主要激素[16]。

然而，睾酮确实有助于男性维持和平衡肌肉强度，而维持和平衡肌肉强度正是降低骨折风险的关键因素。尽管研究有限，但也有证据表明睾酮与肌少症相关。肌少症是一种与年龄相关的骨骼肌总量和强度丢失的疾病。需要进一步的研究来详细阐述这一相关性，提高人们对治疗的认识[17]。

除了与年龄相关的骨丢失和性激素的影响，男性骨质疏松症还可以由其他诸多因素引起，包括药物、疾病和生活行为方式等。这些因素导致的骨质疏松症归类为继发性骨质疏松症。继发性骨质疏松症中，最常见的病因是性腺功能减退症和糖皮质激素过量。男性性腺功能减退症一般定义为睾丸分泌的激素减少或缺失，或血清睾酮水平低于 300 ng/dL；美国疗养院内发生髋部骨折的男性中有 2/3 患有性腺功能减退症[5, 6]。原发性腺功能减退症由睾丸的固有缺陷引起。Klinefelter 综合征（特点是多一条 X 染色体，核型为 47，XXY）、腮腺炎、化疗或放疗以及睾丸损伤都可能引起睾丸缺陷。在继发性腺功能减退症中，睾丸本身不存在缺陷。继发性腺功能减退症主要与 Kallmann 综合征（控制垂体激素分泌的下丘脑发育异常）、其他垂体疾病、肥胖和老化等相关[18]。原发性骨质疏松症和继发性骨质疏松症的差异见表 6-1[5]。

表 6-1　男性骨质疏松症和骨丢失的病因

骨质疏松症分类	病因
原发性骨质疏松症	衰老 / 增龄
	特发性
继发性骨质疏松症	性腺功能减退
	糖皮质激素过量
	酗酒
	吸烟
	肾功能不全
	肝功能异常
	胃肠道功能紊乱 / 吸收不良
	甲状旁腺功能亢进症
	高钙尿症
	抗惊厥药
	甲状腺毒症
	慢性呼吸系统疾病
	高胱氨酸尿症
	系统性肥大细胞增生症

来源：Orwoll[5]

前列腺癌的雄激素剥夺治疗（ADT）的副作用应特别关注。ADT不仅使骨丢失加快6.5%~17.3%，而且在治疗的第一年，2%~4%的骨丢失发生在腰椎和髋部[19]。2013年瑞典的一项调查ADT与髋部骨折和死亡风险相关性的研究表明，与所有患前列腺癌的男性相比，接受ADT疗法的前列腺癌男性髋部骨折死亡数每年每千人增加30人。高发的死亡人群主要发生在骨折后的前几个月。该发现提示，这种相关性非常值得重视[20]。

另一种诱导骨质疏松症的药物是糖皮质激素。糖皮质激素类药物是用于治疗炎症、过敏、哮喘和类风湿关节炎等免疫性疾病的类固醇。对于男性，糖皮质激素主要治疗慢性阻塞性肺

疾病（COPD）、炎症性肠病和器官移植。英国普通医疗实践研究数据库（UK general practice database study）表明，即使每天服用5 mg的小剂量泼尼松龙3个月内也能增加骨折的风险，治疗过程中肋骨和椎骨的骨丢失也一直在增加[21]。其原因可能包括糖皮质激素对骨骼的直接影响、肌肉无力或者是不运动、钙吸收减少、睾酮水平降低等，或者是上述多个因素的共同影响[3]。需要反复强调的是，认识到使用糖皮质激素的风险是成功治疗的关键。

骨质疏松症还有许多其他次要病因，包括酗酒、吸烟、钙和维生素D缺乏等，这些在前面的章节中已经讨论过。在诊断男性骨质疏松症时，还必须考虑胃肠道功能紊乱影响必需营养物质的吸收、高尿钙导致钙的过量流失以及长期卧床或制动等因素。以下是男性骨质疏松症危险因素总结[5, 22]。

· 年龄增长（尤其是70岁之后）。
· 低体重（BMI<20~25 kg/m²）。
· 体重下降超过10%。
· 不运动。
· 使用糖皮质激素。
· 雄激素剥夺治疗。
· 脆性骨折病史。
· 脊髓损伤。
· 慢性阻塞性肺疾病。

筛查与诊断

尽管人们对于男性骨质疏松症越来越重视，但医护人员和男性本身都还没有深刻认识到该病的危害。男性的BMD比女性维持时间更长，骨质疏松症在骨折发生前可能没有任何症状，因此会进一步加剧男性骨质疏松症的延迟诊断。美国医师学会是最早确定男性骨质疏松症危险因素的组织之一，这些因素包括：年龄在70岁

及以上（曾发生过骨折的人为 50 岁及以上）；BMI 低于 20~25 kg/m² 的低体重状态；成年人体重降幅超过 10% 或近期体重下降；缺乏运动锻炼以及前文提到的其他危险因素等。基于 meta 分析的结果，建议男性在 65 岁之前进行周期性的个体化风险评估。除了完整的体格检查与病史采集外，还推荐采用双能 X 线骨密度仪（DXA）扫描脊柱与髋部，来检测患骨质疏松症风险增加的男性及可能需要接受药物治疗的患者[1]。DXA 扫描的结果是用 T 值报告的，T 值代表 BMD 高于或低于年轻健康成年人的标准差。

通过使用一个简单、相对较新的（2007 年）临床预测工具，初级保健医师可以在提高骨质疏松症的早期识别和确定哪些 50~70 岁的男性可以从 DXA 扫描中获益等方面发挥关键作用。男性骨质疏松症风险评估评分（MORES）包含 3 个变量：年龄（≤ 55 岁，≥ 75 岁），体重（≤ 70 kg，≥ 80 kg），慢性阻塞性肺疾病的病史以及可控的和非可控的危险因素[23]（评分模型见表 6-2）。在分析一组年龄 50 岁及以上、曾参与过全国健康与营养调查（NHANES）的代表性男性样本（n=2 995）时，Shepard 等发现 93% 的男性存在未诊断的骨质疏松症，而 44% 的男性通过 DXA 扫描而确诊[23]。评价骨质疏松症的另一个预测模型是骨质疏松症自我评估工具（OST），该模型使用受试者自我报告的年龄和体重，以体重（kg）减去年龄，结果乘以 0.2[24]。后续研究应用 MORES 模型对初级保健条件下的年龄 ≥ 60 岁男性较小样本（n=346）进行分析，发现骨质疏松症的患病率为 80%，略低于既往研究的 93%；应用 DXA 扫描检测的患病率为 33%，低于既往研究的 44%[25]。此研究的缺点包括：局限的地理区域（得克萨斯湾沿岸）、较小的队列样本量以及纳入了更健壮老年男性而产生的潜在偏倚。

表 6-2 男性骨质疏松症风险评估评分（MORES）

风险因素	分值
年龄 ≤ 55 岁	0
年龄 56~74 岁	3
年龄 ≥ 75 岁	4
患有慢性阻塞性肺疾病	3
体重 ≤ 70 kg	6
体重 70~80 kg	4
体重 ≥ 80 kg	0

来源：Shepherd 等[24]，男性骨质疏松症风险评估评分（MORES）用于评估骨质疏松症筛查的必要性。总分 ≥ 6 分需要使用 DXA 扫描进行进一步筛查

总之，MORES 是一种价格便宜、临床易于使用和计算的工具，适用于识别男性早期骨质疏松症[26]。

关于男性骨质疏松症检测缺乏一致性的建议，美国预防服务工作组（USPSTF）认为没有足够的证据用以评估男性骨质疏松症筛查的风险和获益。然而，美国内分泌学会和国家骨质疏松症基金会（NOF）分别在 2012 年[26] 和 2014 年[27] 发表了临床中需要进行 BMD 检查的男性的指征，包括：① 70 岁及以上的男性，无论有无临床风险；② 50~69 岁男性，存在骨折的临床风险；③ 所有 50 岁后发生骨折者；④ 所有存在导致低骨量或骨丢失的相关疾病或药物者。

男性 BMD 降低程度通常用 T 值衡量，评估标准与女性骨质疏松症类似，T 值为 -1.0~-2.5 称为骨量减少，≤ -2.5 称为骨质疏松症。众所周知，世界卫生组织在 1994 年最初颁布的骨质疏松症诊断标准是基于女性人群。对于男性骨质疏松症诊断而言，采用男性的还是女性的 T 值特异标准一直是个问题。正如 Adler 所指出的，一直以来，美国和世界大部分地区的 DXA 扫描仪使用男性正常值来确定男性的 T 值。然而近年来，世界卫生组织、IOF 和国际临床骨测量学会（ISCD）支持使用从白人女性数据库

（NHANES Ⅲ，21~29 岁的白人女性）中获得的股骨颈的 BMD 值作为男性和女性共同标准[28]。为了使结果判读更准确，DXA 结果应该和 FRAX 联合使用。FRAX 是用以预测未来 10 年髋部骨折概率的工具，它基于对诸多危险因素的评估，包括年龄、性别、既往脆性骨折史、股骨颈或脊柱的 T 值 ≤ −2.5、股骨颈或脊柱的 T 值为 −1.0~−2.5（表示骨量减少）、糖皮质激素治疗、吸烟、酗酒，以及罹患其他疾病造成继发性骨质疏松症等因素，预测未来 10 年骨折概率 ≥ 3% 的可能性[29]。根据新的 NOF 指南，当 DXA 与 FRAX 一起使用时，可能会有更多的老年男性被确诊需要治疗。然而，正如 Adler 指出的，尽管可能会有更多男性被诊断为骨质疏松症，但对于 DXA 扫描没有骨质疏松症迹象而 FRAX 发现骨折风险高的男性而言，没有证据表明他们会对治疗有反应[20]。

虽然存在其他 BMD 检查技术，但没有足够的证据表明定量计算机断层扫描（QCT），外周 QCT（pQCT），或外周 DXA（pDXA）能够预测男性骨折风险[27]。然而，Bauer 等发现，足跟定量超声密度检测（QUS）方法对于预测 65 岁以上男性的髋部和非椎体骨折风险的能力几乎与 BMD 一样[30]。

除了病史、体格检查、BMD 检查和 FRAX 评估外，还可以进行一系列实验室检查来确定骨丢失原因（见第 2 章）。这些检查包括全血细胞计数、血液指标，特别是血钙水平（用以发现甲状旁腺功能亢进症或低钙血症），血磷水平、碱性磷酸酶和 25-羟维生素 D_3 水平（用以发现骨软化症），肌酐水平（评价肾功能），血镁水平（分析钙吸收与代谢），肝功能（酗酒者），促甲状腺素（TSH）水平（判断甲状腺功能异常），以及 25-羟维生素 D_3 水平（判断维生素 D 缺乏）[31]，具体见表 6-3。

人们早就认识到，男性继发性骨质疏松症

的患病率高于女性。例如，最近一项对平均年龄为 70.6 岁的 234 名男性的研究发现，其中 75% 的受试者存在继发性骨质疏松症[32]。继发性原因的检测包括：能提示高钙尿症或低钙尿症的 24 小时尿钙水平，也能提示可能的维生素 D 缺乏；能提示甲状旁腺功能亢进症的甲状旁腺激素水平；睾酮和促性腺激素水平，因为性激素缺乏会引起年轻男性的骨丢失[31]。

表 6-3　建议对男性骨质疏松症进行基本和酌情的实验室检测项目

基本检测项目	酌情检测项目
血清钙、磷、尿素、肌酐	24 小时尿皮质醇和尿肌酐
肝酶（包括碱性磷酸酶）	骨形成标志物： 骨特异性碱性磷酸酶，Ⅰ型前胶原氨基端前肽
血清 25-羟维生素 D_3 和全段甲状旁腺激素（PTH）	骨吸收标志物： 尿 N-末端交联肽，血清 C-末端交联肽
血清睾酮和黄体生成素	口炎性腹泻免疫检测
促甲状腺素	甲状腺功能全面检测

来源：Bethel 等[31]。所有男性都应该完成基本实验室检测项目，然而，如果高度怀疑存在骨质疏松症，或者由 DXA 发现的骨质疏松症但病因不明确，则应完善实验室检测列表中的项目

已有研究探讨骨形成和骨吸收的生化标志物在预测男性骨折风险中的价值。然而，根据现有的证据，这些标志物还不能作为 DXA 检查的替代指标。尽管 NOF 指南指出生化标志物有可能预测骨折风险，但是其他研究结果不尽相同，难以得出肯定结论。例如，在 Dubbo 骨质疏松症流行病学研究（Dubbo Osteoporosis Epidemiology Study）中，只有一项骨转换标志物——Ⅰ型胶原 C-末端交联肽（S-ICTP）独立于 BMD 外，与高骨吸收和骨折风险增加有关[33]。Bauer 等对男性骨质疏松症骨折（MrOS）

研究队列进行了亚组分析（n=947，从最初的5 995名男性中随机选择），重点关注骨转换标志物（BTMs）升高与髋关节和其他非脊柱骨折风险之间的关系。研究采用PINP作为骨形成标志物，β CTX作为骨吸收标志物，TRACP5b作为破骨细胞数量标志物。结果表明，这些标志物的血清水平升高与老年男性髋骨的高骨丢失速度相关，但这种相关性尚不足以准确预测骨折。而且，在校正基线BMD后，BTMs各项指标与骨折之间的关系均未达到统计学意义。研究因此得出结论：BTMs不应纳入男性骨折风险分层工具[34]。近年发表的MINOS研究也发现，50岁及以上男性的骨转换率增高与骨折风险增加之间没有相关性，并强调在临床实践中不能用BTMs预测男性骨折[35]。

尽管BTMs具有成本低和非侵入性等方面的优势，但在缺乏更多研究佐证的情况下，若在常规临床实践中将其作为男性骨质疏松症的预测工具是不合理的。人们正致力于建立和实施国际公认的参考标准，即在所有临床研究中使用s-PINP作为骨形成标志物，使用s-β CTX作为骨吸收标志物。这是推进临床使用BTMs预测和管理骨质疏松症的重要一步[36]。

因为除了BMD检查外，椎骨骨折同样可以诊断骨质疏松症，因此NOF推荐以下人群进行椎骨影像学检查：80岁及以上的男性在脊椎、髋部和股骨颈处BMD T值≤ -1.0；70~79岁的男性，T值≤ -1.5；50岁及以上的男性，成年后曾有脆性骨折史，身高降低3.8 cm或以上者；预计身高降低2.0 cm或以上者；最近或正在进行长期糖皮质激素治疗者。由于大多数骨密度仪也可以进行椎骨影像学检查，因此二者可以同时进行。

预防

骨质疏松症的预防策略在男性和女性中并无显著不同。但正如男性骨质疏松症没有被广泛认识一样，预防和治疗措施也没有得到广泛采纳和实施。医学专业人员在确保骨质疏松症的危险因素被纳入常规体检的重要组成部分方面起着重要作用。充足的钙和维生素D是预防骨质疏松症的关键。在钙摄入量方面，NOF推荐50~70岁男性的每日剂量为1 000 mg，71岁以上者每日1 200 mg。对于维生素D，NOF的建议是50岁以上男性每日800~1 000国际单位（IU），而医学研究所提倡70岁前每日服用600 IU的低剂量维生素D，71岁以后更改为每日800 IU。1997年的一项研究中，Dawson-Hughes等证明65岁以上的男性和女性补充钙和维生素D均可以在长达3年以上的时间中度降低骨丢失，降低非椎骨骨折的发生率；对于男性而言，髋部、脊柱乃至全身的作用均很明显[37]。随后的研究招募了年龄为65~85岁的2 017名男性和649名女性，结果显示，补充钙和维生素D使骨折总发生率减少22%，主要骨质疏松部位骨折的发生率减少33%，也再次证实了以上结论[38]。对有维生素D缺乏风险的患者而言，为了保证最佳的骨骼健康，血清25-羟维生素D₃水平的治疗目标是维持在30 ng/mL以上[27]。

男性应采取的骨质疏松症预防措施还包括：戒烟，无论是个人进行还是在监督下进行；每天饮酒不超过2杯（710 mL）啤酒；负重锻炼，包括慢跑、快走、举重、跳舞以及其他有氧运动等。关于吸烟，Framingham心脏研究队列1996年的一项分析（此时该研究已经前瞻性收集了40年吸烟数据）表明，任何年龄段吸烟都会对男性骨骼产生不利影响。吸烟的男性所有骨骼部位BMD都更低；纳入研究的已戒烟的人中，戒烟不到10年的男性BMD低于戒烟10年以上的男性[39]。最近的一项研究表明，相比女性，在男性骨折中吸烟是更重要的危险因素。作为一个重要危险因素，吸烟的危害程度比以往认为的要更强、更持久。然而，吸烟带来的风险是可逆的：在戒烟后的第一个10年，其风险减半；并且骨折风险和吸烟时长之间没有独立的相关性[40]。

过量饮酒不仅降低机体的钙储备量、增加皮质醇水平，而且减少睾酮的产生，从而抑制了骨形成。男性慢性酒精中毒导致股骨颈和股骨粗隆BMD降低，且饮酒量和骨丢失程度间具有显著的负相关[41]。酒精也会降低身体平衡性和步态稳定性，增加跌倒和骨折风险。

缺乏运动、使用石膏治疗骨折、长期卧床和各种形式的制动，如卒中、其他类型的瘫痪以及太空中的失重，都是导致被称为"失用性骨质疏松症"的因素[42]。3周的制动所引起的钙从骨骼中释放，会使尿钙排泄比正常高4~6倍。当骨骼不再负重，就会失去其密度。事实上，卧床会导致椎体的BMD每周减少1%，这相当于正常的年龄相关性骨丢失速度的50倍[43]。

规律和终身锻炼有助于保持骨强度，改善身体平衡性，防止或延缓骨质疏松症的进展。每天锻炼半小时即可加强肌肉，保持和增加骨量，改善身体协调性与平衡性。预防男性骨质疏松症的3种基本锻炼方式是负重训练、阻力训练和灵活性训练。高强度负重练习，包括徒步走、慢跑、跳跃、跳舞、网球和有氧运动，均有助于积累和保持骨强度，而游泳和骑自行车效果欠佳。跑步可以改善BMD，但里程过长则有害。Hetland等的研究表明，每周跑步里程达160.93 km的男性长跑运动员（n=120，19~56岁）与对照组相比，骨量降低、骨转换增加[44]。MacDougall等[45]也报道了类似发现，每周跑步96.56~112.65 km的男性运动员的BMD低于跑步里程为24.14~32.19 km的男性。该现象被

称为耐力悖论。Mussolino等证实，慢跑与中青年男性股骨BMD增高显著相关。该发现对公共健康至关重要，因为股骨BMD是髋部骨折的一个强有力的预测因子。每月慢跑9次以上与低频率慢跑者的股骨BMD相似，这再次说明在改善BMD所需的慢跑量上存在天花板效应[46]。

对于那些无法进行高强度运动的人，NOF推荐快步走、低强度有氧运动，以及使用楼梯踏步机和椭圆机辅助锻炼。老年人也可以从下蹲、压腿、瑜伽、太极拳以及单腿站立等负重锻炼中获益。在一项同样适用于男性的老年女性研究中，芬兰研究者们发现包括跳跃、跺脚、屈膝、抬腿和爬楼梯在内的多种强度运动都可以延缓骨质疏松症的进展[47]。抗阻运动包括举重、使用弹力带以及功能运动，比如踮脚站立等均可以保持骨钙量和增强肌肉力量。柔韧性运动，如瑜伽、普拉提和太极拳都可以增强腿部的力量并改善身体平衡性，这些运动联合跌倒防护措施和髋关节保护器，可以有效降低跌倒和骨折的风险[48]。

最后，预防男性骨质疏松症也应考虑患者的基础疾病状况和用药情况，例如使用了糖皮质激素等已知会造成骨丢失的药物，早期识别可以使治疗更有效。

治疗

决定何时开始骨质疏松症的治疗取决于一系列因素，包括体格检查、病史、DXA结果和FRAX结果，在一定程度上也包括BTMs水平。

双膦酸盐

正如FDA推荐所指出的，不能理所当然地认为女性抗骨质疏松症药物对男性同样有效。事实上，到目前为止FDA只批准了3类5种抗男性骨质疏松症药物——双膦酸盐类：阿仑膦酸

钠、利塞膦酸钠和唑来膦酸；合成代谢类：甲状旁腺激素（特立帕肽）；新近的核因子 kappa-B 受体活化因子配体（RANKL）单克隆抗体：地舒单抗。双膦酸盐类对骨矿物质有很高的亲和力，对其他组织则没有。它们附着在骨骼表面，被骨重塑部位所吸收并抑制骨吸收[49]。虽然双膦酸盐类已被证明可以减少女性的脆性骨折，但对男性主要是增加 BMD，同时降低骨吸收和骨形成标志物。虽然如此，这些发现仍然为支持男性使用双膦酸盐类提供了依据[50]。双膦酸盐类改善 BMD 的作用对低睾酮水平患者与睾酮水平正常者一致。

在一项阿仑膦酸钠治疗男性骨质疏松症的重要研究中，Orwoll 等发现，2 年内每天服用 10 mg 阿仑膦酸钠可以减少骨丢失，增加脊柱、髋关节和全身的 BMD，该效果在开始治疗后的 6 个月内就已显现。此外，利用定量研究方法，研究者还发现，阿仑膦酸钠治疗组的患者椎体骨折发生率仅为 0.8%，而安慰剂组为 7.1%——这一结果与在绝经后女性中进行的类似研究的结果一致。尚不确定阿仑膦酸钠与男性髋部骨折之间是否存在有益相关。因为阿仑膦酸钠可以增加低睾酮水平和正常睾酮水平男性的 BMD，所以其对性腺功能减退和正常的男性均可能有效。同时，研究也发现阿仑膦酸钠具有减少身高降低的作用——阿仑膦酸钠治疗组患者身高降低幅度仅为无临床意义的 0.6 mm，而安慰剂组为 2.4 mm——这一结果与抗骨折疗效一致[51]。

阿仑膦酸钠对因前列腺癌进行 ADT、糖皮质激素诱发的骨质疏松症（GIO）以及制动导致的骨质疏松症均有效。为了抵消 ADT 合并重度骨质疏松症或骨质疏松症患者的骨丢失和骨折风险，每周 70 mg 剂量的阿仑膦酸钠可显著增强腰椎和股骨颈的 BMD，显著降低股骨骨折的风险[52]。在一项关于早期和持续治疗获益的分析中，Greenspan 等认为，每周 70 mg 剂量的阿仑膦酸钠治疗应该在 ADT 的早期开始，且持续至少 2 年时间[53]。

糖皮质激素是一种免疫抑制药物，通常用于治疗患有炎症性肠病、慢性阻塞性肺疾病、器官移植以及（如有必要的话）炎症性关节炎的男性患者。然而，糖皮质激素抑制骨形成，增加脊柱和髋部骨折风险。在服用糖皮质激素的患者中，除补充足量的钙和维生素 D 外，与安慰剂组相比，每周服用阿仑膦酸钠 70 mg 治疗 1 年可使腰椎 BMD 增加 2.45%，股骨转子 BMD 增加 1.27%，全髋关节 BMD 增加 0.75%，全身总的 BMD 增加 1.70%；此外，骨重建的生化标志物也降低[54]。最后，阿仑膦酸钠对地面和太空两种情况下制动所导致的失用性骨质疏松症的疗效也已被证实。一项地面上的研究显示，与未治疗组相比，接受阿仑膦酸钠治疗的男性患者在卧床 17 周后，BMD 没有下降，骨形成标志物减少，骨吸收标志物减少或者仅略有升高[55]。一项对国际空间站工作人员的类似研究表明，阿仑膦酸钠与运动装置相结合，可以减少脊柱、髋部、骨盆 BMD 的丢失，以及髋部松质骨和皮质骨量的丢失——这些获益也同样适用于地球上的患者[56]。

利塞膦酸钠是仅次于阿仑膦酸钠的双膦酸盐类处方药。利塞膦酸钠片剂适用于患有骨质疏松症的男性，尤其是正在接受治疗的患者。在一项持续 2 年的研究中，原发性和继发性男性骨质疏松症患者每天服用 5 mg 利塞膦酸钠（同时补充钙和维生素 D），其椎体新发骨折发生率（9.2%）比对照组（23.6%）显著降低，非脊椎骨折的发生率（11.8%）也比对照组（22.3%）显著降低，腰椎、股骨颈和全髋关节的 BMD 有显著改善，而身高降低和背部疼痛状况也得到缓解——所有这些都表明利塞膦酸盐在至少 2 年的时间内是有效的[57]。一项为期 2 年的双盲安慰剂对照研究发现，每周 35 mg 的利塞膦酸钠同时补充相应的钙和维生素 D 可以快速发挥疗效，治疗组 BTM 在用药后 3 个月就出现显著下降，在用药后 6 个月 BMD 就开始上升。随后对该研究进行的开放标签、为期 2 年的随访发现，患者服药 4 年中对利塞膦酸钠的耐受性良好，同时其腰椎 BMD 持续显著增加（相比基线增加了 7.87%）——该结果与利塞膦酸钠对绝经后女性骨质疏松症患者治疗同样时长的效果类似。目前普遍接受的利塞膦酸钠治疗时限是 3~5 年。

对于接受大剂量糖皮质激素治疗诱发的骨质疏松症患者，经过每天使用 5 mg 的利塞膦酸钠治疗 12 个月后，不管是男性还是女性其 BMD 均有所增加，而每天使用 2.5 mg 利塞膦酸钠则治疗效果较差；合并 2.5 mg 和 5 mg 两个治疗组的数据，利塞膦酸钠使椎体骨折发生率降低了 70%[58]。随后的一项研究表明，在接受糖皮质激素治疗的男性患者中，每日服用利塞膦酸钠可降低 1 年内椎体骨折的风险[59]。该领域还需要更进一步的研究，不仅比较阿仑膦酸钠和利塞膦酸盐的疗效，还应比较所有骨质疏松症治疗药物的疗效。

伊班膦酸钠是用于女性预防和治疗绝经后骨质疏松症的药物，FDA 尚未批准其用于男性。在 2010 年的一项为期超过 1 年的男性骨质疏松症研究（STRONG）中，口服伊班膦酸钠治疗组（3.5%）较安慰剂组（0.9%）腰椎 BMD 显著增加[60]，同时全髋、股骨颈和股骨转子的 BMD 也有所增加。然而，伊班膦酸钠会引起胃和食管的严重不良反应，需要患者在服药后直坐或站立 1 小时。尽管双膦酸盐有效，但其口服制剂存在某些缺点：它会导致一些患者肠胃不适，并且需要频繁服药。这些因素可能对患者用药依从性产生不利影响。

2008 年，FDA 批准了静脉注射的双膦酸盐药物——唑来膦酸。迄今为止，这是唯一一种

能降低髋部脆性骨折患者骨折再发生率和死亡率的药物。FDA 引用了 HORIZON 复发性骨折研究的结果，该研究队列 2 126 名患者中 ≥ 50 岁男性占 24%，所有患者均经历过髋部脆性骨折，且不能耐受口服膦酸盐制剂。在对髋部骨折进行手术修复 90 天之后，进行每年一次 5 mg 的唑来膦酸静脉输注，降低新发临床骨折（除去髋部骨折）的发生率达 35%；同时发现，与安慰剂组相比，无论男性还是女性，治疗 36 个月之后均增加了全髋关节和股骨颈 BMD；唑来膦酸还使全因死亡率降低了 28%，可能部分原因是新发骨折减少[61]。进一步的研究证实，唑来膦酸静脉输注的最佳时间为骨折修复后 2~12 周[62]。在第一项以骨折为主要终点的男性骨质疏松症研究中，具有原发性骨质疏松症或因性腺功能减退而导致的骨质疏松症的受试者，基线状态为一处或多处椎体骨折，研究结果显示，每年静脉输注 1 次唑来膦酸，共治疗 2 年，可以使新发椎体骨折风险降低 67%，这一结果与绝经后女性的治疗效果相似[63]。当然，还需要进一步的证据来确定双膦酸盐药物对于男性非椎体骨折和髋部骨折的疗效。

特立帕肽

与上述抑制骨吸收疗法不同，合成的甲状旁腺素片段即特立帕肽是唯一被批准的通过促进骨形成来治疗男性骨质疏松症的药物。推荐注射剂量是每天 20 μg，用药时间不超过 24 个月。一项研究（n=437）显示，使用特立帕肽治疗后脊柱和股骨颈 BMD 增加[64]。对其中部分受试者（n=355）随访至治疗后 30 个月，结果显示停药后 BMD 逐渐降低，但腰椎和全髋 BMD 仍高于基线；尽管椎体骨折风险下降 51% 未达到统计学意义，但中度或重度骨折发生率下降了 83%，达到了统计学意义。尤其值得注意的是，特立帕肽停药后加用双膦酸盐仍可维持甚至增

加 BMD[65]。

应用特立帕肽与抗骨吸收药的联合治疗以提高骨量和骨强度，其安全性和有效性尚需研究。目前已知的是，阿仑膦酸钠与特立帕肽联合使用阻碍了特立帕肽诱导腰椎和股骨颈的骨形成[66]；利塞膦酸钠联合特立帕肽可提高全髋和股骨颈的 BMD，且效果优于二者单独使用；但是治疗 18 个月后的最终疗效显示，三组的腰椎 BMD 均可增加，且组间差异无统计学意义[67]。未来需要以骨折为终点的研究，以更深入地评估药物联合治疗对于骨质疏松症的潜在疗效。

特立帕肽被定为男性糖皮质激素诱导的骨质疏松症（GIO）的主要治疗药物，在因炎症、自身免疫性疾病和过敏性疾病（特别是慢性呼吸道疾病和炎症性肠病）治疗导致的 GIO 相关的骨丢失方面，特立帕肽的疗效优于利塞膦酸钠。在对 GIO 的男性和女性为期 36 个月的研究中，特立帕肽比阿仑膦酸钠更有效地增加腰椎 BMD（11% 比 5.3%）、全髋 BMD（5.2% 比 2.7%）和股骨颈 BMD（6.3% 比 3.4%），疗效男女相似。此外，特立帕肽治疗后椎体骨折发生率（0.6%）比阿仑膦酸钠（6.1%）更低[68]。在另一项临床研究中，对比 GIO 男性患者接受 18 个月特立帕肽或利塞膦酸钠治疗的效果，结果显示，特立帕肽治疗组腰椎 BMD 增加程度比利塞膦酸钠治疗组明显（分别较基线升高 16.3% 和 3.8%）；特立帕肽组的骨形成标志物（PINP）水平显著上升，椎体骨折有下降趋势[69]。考虑到特立帕肽能够在全部骨骼中增加骨形成和皮质骨厚度，虽然还不能确定，但这些临床研究强烈提示，特立帕肽能预防髋部骨折。特立帕肽的长期治疗也受到了严重挑战：2 年治疗期内需要每天注射；副作用包括骨肉瘤的潜在风险等；费用昂贵，且不在医疗保险或特殊付费计划覆盖范围内。

地舒单抗

最近，FDA 批准了一种可以替代双膦酸盐类的抗骨吸收药即地舒单抗。地舒单抗可以增加骨折高危男性（尤其是 ADT 所导致的）的骨量。地舒单抗能抑制 RANKL 的作用，RANKL 是一种调节破骨细胞生成、功能和存活的蛋白质，因此具有促进骨吸收的作用。FDA 批准地舒单抗是基于为期 12 个月的国际 ADAMO 研究的数据，ADAMO 是一项多中心、随机、双盲、安慰剂对照研究名称的缩写，该研究旨在评估每 6 个月给予 60 mg 地舒单抗相对于安慰剂治疗男性骨质疏松症的有效性和安全性。该研究有力证明了无论年龄、地理区域、睾酮水平或预估的骨折风险如何，地舒单抗均可以显著增加腰椎、全髋、股骨颈和桡骨远端 1/3 处的 BMD，也减少了骨吸收[70]。之后 24 个月的随访研究证明，地舒单抗增加 BMD 和降低骨吸收的作用可持续到治疗后的第二年[71]。

在一项纳入接受 ADT 的男性患者的研究中，每年 2 次注射 60 mg 地舒单抗，到第 24 个月时可使腰椎 BMD 增加 5.6%，BMD 在注射后 1 个月增加最明显，并可以维持至 36 个月[72]。在每个检测的时间点，全髋关节、股骨颈和桡骨远端 1/3 处的 BMD 都增加；其中桡骨远端 1/3 处的皮质骨是双膦酸盐或雌激素受体调节剂治疗均不能影响的。地舒单抗治疗后 36 个月，ADT 患者新发椎体骨折率（1.5%）较安慰剂（3.9%）降低，但其与雌激素受体调节剂托瑞米芬相比作用有限，后者可减少 50% 的骨折，并增加腰椎、髋部、股骨颈的 BMD，降低骨转换标志物[73]。

2013 年，FDA 批准地舒单抗治疗成年人和骨骼成熟的青少年患者的骨巨细胞瘤（GCTB）。GCTB 会破坏正常骨组织并导致骨折；GCTB 通常无法手术切除，或仅能进行截肢、切除关节等可导致残疾的手术。近年来的研究已证实地舒单抗治疗 GCTB 的有效性。Thomas 等观察到高达 86% 的肿瘤反应率，肿瘤反应是指巨细胞几乎被完全清除，评价方法是病变部位在治疗后进行活检或影像学表现稳定 6 个月。此外，84% 的患者还有疼痛减轻和功能状态改善等临床获益[74]。在另一项重点观察安全性和有效性的临床研究中，100 例最初拟手术治疗 GCTB 的患者中，在使用地舒单抗后有 74 例不再需要手术；而剩余 26 例依据研究节点标准仍需手术的患者中，16 例比最初预期的手术范围缩小[75]。

虽然以上这些药物都是经过批准的治疗药，但它们都有副作用。双膦酸盐类可导致非典型股骨骨折、下颌骨坏死、高钙血症和过度抑制骨转换；口服双膦酸盐类药物可能导致食管癌。特立帕肽可导致昏厥、肌肉无力和高钙血症，而地舒单抗会导致麻木、呼吸困难、颈部和关节疼痛、高钙血症和下颌骨坏死。这些药物必须在全面体格检查、充分了解病史和确诊为骨质疏松症的基础上使用，并且在使用这些药物时应配合其他治疗，包括补充钙和维生素 D、合理的饮食营养及运动等。尽管不推荐反复的 BMD 检查作为治疗骨质疏松症的常规监测手段，但医师必须关注长期治疗给患者带来的持续不良反应，尽量确定适合患者的最佳治疗周期。例如，就双膦酸盐类药物的治疗而言，FDA 的分析引出了一个问题：连续服用双膦酸盐类药物 5 年以上与 5 年时停药相比是否会有预防骨折的额外获益[76]。

其他药物治疗：老药新用

睾酮

睾酮并不是男性骨质疏松症的标准治疗。虽然没有能够降低骨折风险的证据，但十一酸睾酮（每 12 周 1 000 mg，持续 6 年）确实能使血清睾酮水平正常化，从而增加男性骨质疏松症患者的 BMD，改善 T 值，并在整个治疗期间持续性显著改善[77]。正如 Haider 等所指出的，在研究开始时诊断为骨质疏松症的男性，根据睾酮治疗研究结束时的 T 值可以诊断为骨量减少。此外，在研究期间，老年男性服用睾酮的风险是可接受且可控制的，但其长期风险尚不确定。

睾酮治疗可以增加性腺功能减退合并骨质疏松症的男性患者的脊柱 BMD、松质骨连续性和骨转换标志物水平[78]。尚没有开展睾酮和双膦酸盐联合用药的疗效研究，但 2013 年的一项研究假设对于骨折高危的男性应用双膦酸盐可以重建性腺功能，并且不会对睾酮治疗的作用产生不利影响[79]。

选择性雌激素受体调节剂（SERMs）

尽管还没有得到 FDA 批准，但近期正在研究一类相对新的药物——选择性雌激素受体调节剂（SERMs），特别是雷洛昔芬和托瑞米芬，评估对接受促性腺激素释放激素（GnRH）激动剂（最常用的 ADT 药物）治疗的前列腺癌男性患者的潜在疗效。这些患者的雌二醇降低，而非睾酮缺乏，增加了临床上椎体压缩性骨折和髋部骨折的风险，最终导致严重残疾甚至死亡。通过模拟雌激素的作用同时不增加有害的副作用，雷洛昔芬作用于骨骼中的雌激素受体，有望成为预防性腺功能低下的男性患者骨丢失的新疗法。为确定其有效性，Smith 等在 GnRH 激动剂治疗的 48 名男性中，随机加用或不加用雷洛昔芬（60 mg/d），结果发现，雷洛昔芬组全髋 BMD 显著增加，腰椎 BMD 中度增加，骨转换标志物降低[80]。

托瑞米芬是另一种 SERM，也被证实对接受 ADT 的男性患者有潜在疗效。一项关注骨丢失的研究显示，与安慰剂相比，托瑞米芬（60 mg/d）治疗后仅6个月，BMD就显著增加，潮热明显减少[81]。Smith等随后进行的两项临床研究证实，托瑞米芬能降低接受ADT男性患者的骨折风险。第一项是一个小样本（n=847）、为期24个月的临床研究，受试者为80岁以下的男性，研究结束时，托瑞米芬（80 mg/d）显著增加BMD，新发椎体骨折的相对风险下降了79.5%（托瑞米芬组新发椎体骨折发生率为1.0%，安慰剂组为4.8%）。同时，减少非创伤性骨折或7%以上的骨丢失，这两种情况的下降趋势与新发椎体骨折风险变化相同。本研究中，托瑞米芬组和安慰剂组的静脉血栓栓塞事件发生率相似[82]。

第二项研究的样本量较大（n=1 284），持续时间为24个月，结果显示，托瑞米芬（80 mg/d）使骨折相对风险显著降低50%（托瑞米芬组新发骨折发生率为2.5%，安慰剂组为4.9%）。研究结果还显示，托瑞米芬增加了腰椎、髋骨及股骨颈的BMD，降低了骨转换标志物水平。然而，托瑞米芬组静脉血栓栓塞事件（血凝块）发生频率高于安慰剂组[73]。因雷洛昔芬和托瑞米芬都具有增加静脉血栓栓塞、肺栓塞和脑卒中死亡的风险，所以，既往有这些病史或正患有这些疾病或有患病风险的患者应该禁用此类药物。

选择性雄激素受体调节剂（SARMs）

SERMs通过阻断雌激素受体而起作用，然而另一类更新型的药物即选择性雄激素受体调节剂（SARMs），它是通过抑制将其他激素转化为雌激素的芳香酶的活性从而降低体内的雌激素水平，阻碍雌激素受体的上调而起作用的。SARMs是目前市场上口服睾酮的潜在替代品。Negra-Vilar认为理想的SARMs为：口服、每日服用、能促进骨骼和肌肉进行合成代谢、对前列腺没有影响[83]。作为人类药物研发的最初步骤之一，一种SARM（LGD2226）已经在性腺

功能减退的雄性大鼠模型中开展动物实验，评估其对骨骼和肌肉的作用。结果显示，它能防止骨丢失、刺激骨形成、抑制骨转换，并对提肛肌产生正向作用，提示SARMs用于性腺功能减退老年男性的治疗。在一种SARM（比卡鲁胺，150 mg/d）的早期临床研究中，比卡鲁胺能维持需要长期进行ADT治疗的前列腺癌患者的腰椎和髋关节BMD[84]。

SERMS和SARMs作为健身膳食补充剂，不受FDA的管制。FDA没有批准这两种药物成为男性用药的适应证。其作用机制、可能的副作用、与其他同类药物以及被批准的其他治疗方案相比的个体有效性等诸多方面均需要进行更加广泛的研究。

特定国家批准的药物

金属元素锶已被转化为药物雷奈酸锶（SR）（注意不要将其与另一种名为柠檬酸锶的能提高体能的营养饮料相混淆）。SR在欧洲和澳大利亚已经获批应用于男性骨质疏松症患者，但美国并未批准。与阿仑膦酸钠相比，SR使腰椎BMD增加22%，全髋BMD增加23%，这一结果与应用于绝经后女性患者的疗效相似[85]。新近的一项名为MALEO（MALE Osteoporosis）的临床研究首次验证了SR对低BMD男性患者的有效性和安全性，结果显示，经治疗后所有骨骼部位的BMD均有增加，椎体骨折的发生率降低，因此再次证实其与治疗绝经后女性骨质疏松症患者的疗效相似。SR会导致少量冠状动脉病变事件的发生，但仅限于有该病病史的患者。

需要注意的是，欧盟批准SR（欧洲称为Protelos/Osr）仅适用于高骨折风险并且不能使用其他已获批药物的男性和女性患者。必须定期监测患者，如果出现高血压、心绞痛等循环系统问题就必须停止治疗。患有循环系统疾病

（包括脑卒中和心脏病）的患者禁用 SR[86]。由于 SR 的作用是在骨中取代钙，因此会影响 BMD 检查结果。当骨骼中存在比钙分子量大的元素时，可能会导致通过 BMD 检查确定的骨骼强度比实际高，所以当骨骼中存在锶时，基于钙读数的常规 DXA 扫描必须进行相应调整[87]。

降钙素

降钙素是一种模拟甲状腺产生的天然激素作用的合成激素，在治疗男性骨质疏松症中作用有限。降钙素能抑制破骨细胞活性，减缓骨丢失速度，改善脊柱 BMD。短期而言，它也减轻了与椎体压缩性骨折相关的急性疼痛。降钙素的注射剂型被 FDA 批准用于睾酮水平正常和不耐受睾酮治疗的患者，而新近的鼻喷剂能更有效地吸收入血，引起的副作用也更少[88]。

在一项为期 1 年的鲑鱼降钙素鼻喷剂（SCT−200 IU/d）治疗男性骨质疏松症的临床研究中，降钙素组的腰椎 BMD 明显高于安慰剂组，但股骨颈或股骨转子 BMD 没有显著改变[89]。总体而言，降钙素治疗男性骨质疏松症的效果不如双膦酸盐类药物。降钙素对非创伤性骨质疏松性椎体压缩骨折（OVCF）有更重要的作用。男性和绝经后女性（n=100）使用 SCT 200 IU/d 治疗 4 周，与安慰剂相比，脊柱疼痛明显减轻，运动功能恢复更快[90]。对 13 项评估降钙素在 OVCF 中镇痛作用的临床研究结果的综合分析显示，尽管降钙素显著降低了近期 OVCF 急性疼痛的严重程度，但对于是否可以减轻陈旧性骨折引起的慢性疼痛尚缺乏证据[91]。降钙素与癌症之间存在的可能关系引发新的关注，加之与其他骨质疏松症药物相比其疗效有限，致使专家们对其临床应用提出质疑。如果医师处方该药，应建议患者定期进行个体化监测。

治疗的监测

一旦开始了某种治疗方法，临床医师就必须根据所用药物的疗效和患者的治疗依从性来评估治疗的反应。正如第 5 章和第 20 章中更为详细的描述所指出的，疗效监测需要包括一系列的 DXA 检查和骨转换标志物的检测。然而，这二者都有严重的缺陷。抑制骨吸收药物引起的 BMD 变化非常缓慢，往往要到治疗后的 2 年或更长时间，才会显现出超过机器测量误差的 BMD 变化，而只有这种变化结果才被认为有显著意义。此外，BMD 在治疗的第一年可能会下降，在治疗的第二年可能才反弹并增加[92]。与 BMD 检查不同，骨转换标志物在开始治疗后的 3~6 个月即可以观察到变化，这就给进行早期干预或者对治疗进行调整提供了机会。因此虽然骨转换标志物很难收集并存在很大的变异性，但在 BMD 发生变化之前，它们可被用来评估治疗效果，并且增加患者的依从性[93]。

在老龄化社会中，男性骨质疏松症的风险、严重后果及涉及身体、心理和经济方面的负担，已经成为公共卫生的热点。虽然随着世界范围内骨质疏松症发病率的不断上升，预防和治疗骨质疏松症的研究越来越多，但其仍被广泛认为是一种"女性疾病"。除非能采取更有效的措施促使人们更广泛地认识到男性骨质疏松症的短期和长期影响，否则男性骨质疏松症的研究发现可能仅仅局限于医学期刊和医学会议。使用全国性的临床指南并将其落实到临床医师的常规诊疗中，推广诸如骨折联络服务（FLS）所发展的教育项目，充分利用印刷媒体和社交媒体向广大公众传递医疗信息等举措才能确保科学研究成果转化为个体化治疗策略。

参考文献

1. QASEEM A, SNOW V, SHEKELLE P, et al. Screening for osteoporosis in men: a clinical practice guideline from the American College of Physicians. Ann Intern Med, 2008, 148(9):680–684.

2. EBERLING P. Osteoporosis in men: why change needs to happen. In: International Osteoporosis Foundation, 2014. http://www.iofbonehealth.org/data-publications/reports/osteoporosis-menwhy-change-needs-happen. Accessed 15 Apr 2015.

3. National Institute of Arthritis and Musculoskeletal and Skin Diseases. Osteoporosis in men. Washington, DC: 2012. http://www.niahs.nih.gov/health_infor/bone/osteoporosis.men/asp. Accessed 16 Apr 2015.

4. STEVEN JA, RUDD RA. The impact of decreasing U.S. hip fracture rates on future hip fracture estimates. Osteoporos Int, 2013, 24(10):2725–2728.

5. ORWOLL E. Osteoporosis in men. In: Rosen CJ, editor. Primer on the metabolic bone diseases and disorders of mineral metabolism. Ames: Wiley, 2013:510.

6. WILLSON T, NELSON SD, NEWBOLD J, et al. The clinical epidemiology of male osteoporosis: a review of the recent literature. Clin Epidemiol, 2015, 7:65–76.

7. RALSTON SH, DE CROMBRUGGHE B. Genetic regulation of bone mass and susceptibility to osteoporosis. Genes Dev, 2006, 20(18):2492–2506.

8. NILSSON M, SUNDH D, OHLSSON C, et al. Exercise during growth and young adulthood is independently associated with cortical bone size and strength in old Swedish men. J Bone Miner Res, 2014, 29(8):1798–1804.

9. WARDEN SJ, MANTILLA ROOSA SM. Physical activity completed when young has residual bone benefits at 94 years of age: a within-subject controlled study. J Musculoskelet Neuronal Interact, 2014, 14(2):239–243.

10. NIEVES JW, FORMICA C, RUFFING J, et al. Males have larger skeletal size and bone mass than females, despite comparable bone size. J Bone Miner Res, 2005, 20(2):529–535.

11. SEEMAN E. Pathogenesis of bone fragility in women and men. Lancet, 2002, 359(9320):1841–1850.

12. SUTTON RAL, DIAN L, GUY P. Osteoporosis in men: an underrecognized and undertreated problem. B C Med J, 2011, 53(10):535–540.

13. GIUSTI A, BIANCHI G. Treatment of primary osteoporosis in men. Clin Interv Aging, 2014, 10:105–115.

14. SARTORIUS G, SPASEVSKA S, IDAN A, et al. Serum testosterone, dihydrotestosterone, and estradiol concentrations in older men self-reporting very good health: the healthy man study. Clin Endocrinol (Oxf), 2012, 77(5):755–763.

15. WU FCW, TAJAR A, BEYNON J, et al. Identification of late-onset hypogonadism in middle-aged and elderly men. N Engl J Med, 2010, 363:123–135.

16. FALAHATI-NINI A, RIGGS BL, ATKINSON EJ, et al. Relative contributions of testosterone and estrogen in regulating bone resorption and formation in normal elderly men. J Clin Invest, 2000, 106(12):1553–1560.

17. TENOVER JS. Androgen replacement therapy to reverse and/or prevent age-associated sarcopenia in men. Baillieres Clin Endocrinol Metab, 1998, 12(3):419–425.

18. MAYO CLINIC. Male hypogonadism: causes. http://www.mayoclinic.org/diseases-conditions/male-hypogonadism/basics/causes/con-20014235. Accessed 16 Apr 2015.

19. BANU J. Causes, complications, and treatment of osteoporosis in men. Drug Des Devel Ther, 2013, 7:849–860.

20. VAN HENELRIJCK M, GARMO H, MICHAELSSON K, et al. Mortality following hip fracture for men with prostate cancer. PLOSone, 2013, 8(9), e74492.

21. ADLER RA, HOCHBERG MC. Glucocorticoid-induced osteoporosis in men. J Endocrinol Invest, 2011, 34(6):481–484.

22. RAO SS, BUDHWAR N, ASHFAQUE A. Osteoporosis in men. Am Fam Physician, 2010, 82(5):503–508.

23. SHEPHERD AJ, CASS AR, CARLSON CA, et al. Development and internal validation of male osteoporosis risk evaluation score. Ann Fam Med, 2007, 5(6):540–546.

24. SKEDROS JG, SYBROWSKY CL, STODDARD GJ. The osteoporosis self-assessment screening tool: a useful tool

for the orthopaedic surgeon. J Bone Joint Surg Am, 2007, 89(4):765–772.

25. CASS AR, SHEPHERD AJ. Validation of the male osteoporosis risk estimation score (MORES) in a primary care setting. J Am Board Fam Med, 2013, 26(4):436–444.

26. WATTS NB, ADLER RA, BILEZIKIAN JP, et al. Osteoporosis in men: an Endocrine Society clinical practice guideline. J Clin Endocrinol Metab, 2012, 97(6):1802–1822.

27. Clinician's guide to prevention and treatment of osteoporosis. National Osteoporosis Foundation, 2013:20.

28. KANIS JA, BIANCHI G, BILEZIKIAN JP, et al. Towards a diagnostic and therapeutic consensus in male osteoporosis. Osteoporos Int, 2011, 22(11):2789–2798.

29. World Health Organization Collaborative Centre for Metabolic Bone Diseases. FRAX: WHO fracture risk assessment tool. University of Sheffield, UK. https://www.shef.ac.uk/FRAX/tool.jsp. Accessed 08 Aug 2015.

30. BAUER DC, EWING SK, CAULEY JA, et al. Quantitative ultrasound predicts hip and non-spine fracture in men: the MrOS study. Osteoporos Int, 2007, 18(6):771–777.

31. BETHEL M, MACHUA W, CARBONE LD, et al. Osteoporosis workup: laboratory studies. http://emedicine.medscape.com/article/330598-workup. Accessed 5 May 2015.

32. RYAN CS, PETKOV VI, ADLER RA. Osteoporosis in men: the value of laboratory testing. Osteoporos Int, 2011, 22(6):1845–1853.

33. MEIER C, NGUYEN TV, CENTER JR, et al. Bone resorption and osteoporotic fractures in elderly men: the Dubbo osteoporosis epidemiology study. J Bone Miner Res, 2005, 20(4):579–587.

34. BAUER DC, GARNERO P, HARRISON SL, et al. Biochemical markers of bone turnover, hip bone loss, and fracture in older men: the MrOS study. J Bone Miner Res, 2009, 24(12):2032–2038.

35. SZULC P, MONTELLA A, DELMAS PD. High bone turnover is associated with accelerated bone loss but not with increased fracture risk in men aged 50 and over: the prospective MINOS study. Ann Rheum Dis, 2008, 67(9):1249–1255.

36. VASIKARAN S. Bone turnover markers: the impact of assay standardization on assessing and monitoring osteoporosis. In: American Association for Clinical Chemistry. 2013. https://www.aacc.org/publications/cln/articles/2013/july/bone-turnover-markets. 10 Aug 2015.

37. DAWSON-HUGHES B, HARRIS SS, KRALL EA, et al. Effect of calcium and vitamin D supplementation on bone density in men and women 65 years of age or older. N Engl J Med, 1997, 337(10):670–676.

38. TRIVEDI DP, DOLL R, KHAW KT. Effect of four monthly oral vitamin D3 (cholecalciferol) supplementation on fractures and mortality in men and women living in the community: randomized double blind controlled trial. BMJ, 2003, 326(7387):469.

39. KIEL DP, ZHANG Y, HANNAN MT, et al. The effect of smoking at different life stages on bone mineral density in elderly men and women. Osteoporos Int, 1996, 6(3):240–248.

40. OLOFSSON H, BYBERG L, MOHSEN R, et al. Smoking and the risk of fracture in older men. J Bone Miner Res, 2005, 20(7):1208–1215.

41. KIM MJ, SHIM MS, KIM MK, et al. Effect of chronic alcohol ingestion on bone mineral density in males without liver cirrhosis. Korean J Intern Med, 2003, 18(3):174–180.

42. TAKATA S, YASUI N. Disuse osteoporosis. J Med Invest, 2001, 48(3–4):147–156.

43. NIGRAM Y, KNIGHT J, JONES A. Effects of bedrest: musculoskeletal and immune systems, skin and self-perception. Nurs Times, 2009, 105(23):18–22.

44. HETLAND H, HAARBO J, CHRISTIANSEN C. Low bone mass and high bone turnover in male long distance runners. J Clin Endocrinal Metab, 1993, 77(3):770–775.

45. MACDOUGALL JD, WEBBER CE, MARTIN J, et al. Relationship among running mileage, bone density, and serum testosterone in male runners. J Appl Physiol, 1992, 73(3):1165–1170.

46. MUSSOLINO ME, LOOKER AC, ORWELL ES. Jogging and bone mineral density in men: results from NHANES III. Am J Public Health, 2001, 91(7):1056–1059.

47. Reents S. Exercise and osteoporosis. In: AthleteInMe.com. 2007–2014. http://www.athleteinme.com/ArticleView.

aspx?id=283. 10 Aug 2015.

48. HERRERA A, LOBO-ESCOLAR A, MATEO J, et al. Male osteoporosis: a review. World J Orthop, 2012, 3(12):223–340.

49. DRAKE MT, CLARKE B, KHOSLA S. Bisphosphonates: mechanism of action and role in clinical practice. Mayo Clin Proc, 2008, 83(9):1032–1045.

50. SIM IW, EBERLING PR. Treatment of osteoporosis in men with bisphosphonates: rationale and latest evidence. Ther Adv Musculoskelet Dis, 2013, 5(5):259–267.

51. ORWOLL E, ETTINGER M, WEISS S, et al. Alendronate for the treatment of osteoporosis in men. N Engl J Med, 2000, 343(9):604–610.

52. PLANAS J, TRILLA E, RAVENTOS C, et al. Alendronate also decreases the fracture risk in patients with prostate cancer on androgen-deprivation therapy and with severe osteopenia or osteoporosis. BJU Int, 2009, 104(11):1637–1640.

53. GREENSPAN S. Protecting bone health in men with prostate cancer undergoing ADT. In: Review of endocrinology. 2009. http://bmctoday.net/reviewofendo/2009/02/article.asp?f=review0209_04.php 20 Aug 2015.

54. STOCH SA, SAAG KG, GREENWALD M, et al. Once-weekly oral alendronate 70 mg in patients with glucocorticoid-induced bone loss: a 12-month randomized, placebo-controlled clinical trial. J Rheumatol, 2009, 36(8):1705–1714.

55. LE BLANC AD, DRISCOL TB, SHACKELFORD LC, et al. Alendronate as an effective countermeasure to disuse induced bone loss. J Musculoskelet Neuronal Interact, 2002, 2(4):335–343.

56. LEBLANC A, MATSUMOTO T, JONES J, et al. Bisphosphonates as a supplement to exercise to protect bone during long-duration space flight. Osteoporos Int, 2013, 24(7):2105–2114.

57. RINGE JD, FARAHMAND P, FABER H, et al. Sustained efficacy of risedronate in men with primary and secondary osteoporosis: result of a 2 year study. Rheumatol Int, 2009, 29(3):311 315.

58. REID DM, HUGHES RA, LAAN RFJM, et al. Efficacy and safety of daily risedronate in the treatment of corticosteroid-induced osteoporosis in men and women: a randomized trial. J Bone Miner Res, 2000, 15(6):1006–1013.

59. REID DM, ADAM S, DEVOGELAER JP, et al. Risedronate increases bone density and reduces vertebral fracture risk within one year in men on corticosteroid therapy. Calcif Tissue Int, 2001, 69(4):242–247.

60. ORWOLL ES, BINKLEY NC, LEWIECKI EM, et al. Efficacy and safety of monthly ibandronate in men with low bone density. Bone, 2010, 46(4):970–976.

61. LYLES K, COLON-EMETIC CS, MAGAZINE JS, et al. Zoledronic acid in reducing clinical fracture and mortality after hip fracture. N Engl J Med, 2007, 357:1799–809.

62. ERIKSON EF, LYLES KW, COLON-EMETIC CS, et al. Antifracture efficacy and reduction of mortality in relation to timing of the first dose of zoledronic acid after hip fracture. J Bone Miner Res, 2009, 24(7):1308–1313.

63. BOONEN S, REGINSTER J-V, KAUFMAN J-M, et al. Fracture risk and zoledronic acid therapy in men with osteoporosis. N Engl J Med, 2012, 367(18):1714–1723.

64. ORWOLL ES, SCHEELE WH, PAUL S, et al. The effect of teriparatide [human parathyroid hormone (1-34)] therapy on bone density in men with osteoporosis. J Bone Miner Res, 2003, 18(1):9–17.

65. KAUFMAN JM, ORWOLL E, GOEMAERE S, et al. Teriparatide effects on vertebral fractures and bone mineral density in men with osteoporosis: treatment and discontinuation of therapy. Osteoporos Int, 2005, 16(5):510–516.

66. FINKELSTEIN JS, HAYES A, HUNZELMAN JL, et al. The effects of parathyroid hormone, alendronate, and both in men with osteoporosis. N Engl J Med, 2003, 349(13):1216–1226.

67. WALKER MD, CUSANO NE, SLINEY JR J, et al. Combination therapy with risedronate and teriparatide in male osteoporosis. Endocrine, 2013, 44(1):237–246.

68. SAAG KG, ZANCHETTA JR, DEVOGELAER JP, et al. Effects of teriparatide versus alendronate for treating glucocorticoid-induced osteoporosis: thirty-six month results of a randomized, double-blind, controlled trial.

Arthritis Rheum, 2009, 60(11):3346–3355.

69. GLUER CC, MARIN F, RINGE JD, et al. Comparative effects of teriparatide and risedronate in glucocorticoid-induced osteoporosis in men: 18-month results of the EuroGIOPs trial. J Bone Miner Res, 2013, 28(6):1355–1368.

70. ORWOLL E, TEGLBJAERG CS, LANGDAHL BL, et al. A randomized, placebo-controlled study of the effects of denosumab for treatment of men with low bone mineral density. J Clin Endocrinol Metab, 2012, 97(9):3161–3169.

71. LANGDAHL BL, TEGLBJAERG CS, HO PR, et al. A 24-month study evaluating the efficacy and safety of denosumab for the treatment of men with low bone mineral density: results from the ADAMO trial. J Clin Endocrinol Metab, 2015, 100(4):1335–1342.

72. SMITH MR, EGERDIE B, HERNANDEZ TORIZ N, et al. Denosumab in men receiving androgen–deprivation therapy for prostate cancer. N Engl J Med, 2009, 361(8):745–755.

73. SMITH MR, MORTON RA, BARNETTE KG, et al. Toremifene to reduce fracture risk in men receiving androgen deprivation therapy for prostate cancer. J Urol, 2013, 189(1 Suppl):45–50.

74. THOMAS D, HENSHAW R, SKUBITZ K, et al. Denosumab in patients with giant-cell tumour of bone: an open-label, phase 2 study. Lancet Oncol, 2010, 11(3):275–280.

75. CHAWLA S, HENSHAW R, SEEGER L, et al. Safety and efficacy of denosumab for adults and skeletally mature adolescents with giant cell tumour of bone: interim analysis of an open-label, parallel-group, phase 2 study. Lancet Oncol, 2013, 14(9):901–908.

76. WHITAKER M, GUO J, KEHOE T, et al. Bisphosphonates for osteoporosis—where do we go from here? N Engl J Med, 2012, 366(22):2048–2051.

77. HAIDER A, MEERGANS U, TRAISH A, et al. Progressive improvement of T-scares in men with osteoporosis and subnormal serum testosterone levels upon treatment with testosterone over six years. Int J Endocrinol, 2014.

78. DANDONA P, ROSENBERG MT. A practical guide to male hypogonadism in the primary care setting. J Clin Pract, 2010, 64(6):682–696.

79. IE-WEN S, EBELING PR. Treatment of osteoporosis in men with bisphosphonates: rationale and latest evidence. Ther Adv Muscoloskelet Dis, 2013, 5(5):259–267.

80. SMITH MR, FALLON MA, LEE H, et al. Raloxifene to prevent gonadotropin-releasing hormone agonist induced bone loss in men with prostate cancer. J Clin Endocrinol Metab, 2004, 89(8):3841–3846.

81. STEINER MS, PATTERSON A, ISRAELI R, et al. Toremifene citrate versus placebo for treatment of bone loss and other complications of androgen deprivation therapy in patients with prostate cancer. J Clin Oncol: Proc 2004 Am Soc Clin Oncol Annu Meet, 2004, 22(14S):4597.

82. SMITH MR, MALKOWICZ SB, BRAWER MK, et al. Toremifene decreases vertebral fractures in men younger than 80 years receiving androgen deprivation therapy for prostate cancer. J Urol, 2011, 186(6):2239–2244.

83. NEGRO-VILAR A. Selective androgen receptor modulators (SARMs): a novel approach to androgen therapy for the new millennium. J Clin Endocrinol Metab, 1999, 84(10):597–617.

84. SIEBER PR, KEILLER DL, KAHNOSKI RJ, et al. Bicalutamide 150 mg maintains bone mineral density during monotherapy for localized or locally advanced prostate cancer. J Urol, 2004, 171(6.1):2272–2276.

85. RINGE JD, DORST A, FARAHMAND P. Efficacy of strontium ranelate on bone mineral density in men with osteoporosis. Arzneimittelforschung, 2010, 60(5):267–272.

86. European Medicines Agency. Protelos/Osseor to remain available but with further restrictions. 2014. http://www.ema.europa.eu/ema/index.jsp?curl=pages/medicines/human/referrals/Protelos_and_Osseor/human_referral_prac_000025.jsp&mid=WC0b01ac05805c516f. Accessed 20 Aug 2015.

87. BERKELEY WELLNESS. A new supplement for old bones. 2015. http://www.berkeleywellness.com/supplements.mineral/articles/new-supplement-old-bones. Accessed 21 Aug 2015.

88. Drugs for the treatment of osteoporosis: calcitonin and bisphosphonates. Endocrineweb. 2014. http://www.

endocrineweb.com/conditions/osteoporosis/newest-drugs-treatment-osteoporosis. 21 Aug 2015.

89. TROVAS GP, LYRITIS GP, GALANOS A, et al. A randomized trial of nasal spray salmon calcitonin in men with idiopathic osteoporosis: effects of bone mineral density and bone markers. J Bone Miner Res, 2002, 17(3):521–527.

90. LYRITIS GP, PASPATI I, KARACHALIOS T, et al. Pain relief from nasal salmon calcitonin in osteoporotic vertebral crush fractures. A double blind, placebocontrolled clinical study. Acta Orthop Scand Suppl, 1997, 276:112–114.

91. KNOPP-SIHOTA JA, NEWBURN-COOK CV, Homik J, et al. Calcitonin for treating acute and chronic pain of recent and remote osteoporotic vertebral compression fractures: a systematic review and meta-analysis. Osteoporos Int, 2012, 23(1):17–38.

92. CUMMINGS SR, PALERMO L, BROWNER W, et al. Monitoring osteoporosis therapy with bone densitometry: misleading changes and regression to the mean. Fracture Intervention Trial Research Group. JAMA, 2000, 283(10):1318–1321.

93. WHEATER G, ELSHAHALY M, TUCK SP, et al. The clinical utility of bone marker measurements in osteoporosis. J Transl Med, 2013, 11:201.

7 脑部和行为异常疾病中的骨骼疾病

作者：Christina V. Oleson, Tracy E. Ransom, Akinpelumi A. Beckley

译者：刘京宇 刘 楠

创伤性颅脑损伤

在过去的几十年里，由于车祸、暴力和运动相关的伤害，创伤性颅脑损伤（traumatic brain injury，TBI）在年轻人中更为常见。在过去的 10~15 年里，发生 TBI 的老年人比例一直在稳步上升，其主要原因是跌倒。由于 TBI 可能会导致认知缺陷、共济失调和易冲动，发生 TBI 的美国老年人骨折风险更高。甚至更年轻的 TBI 患者也有骨质疏松性骨折的危险因素，包括身体和功能障碍，改善行为、头痛、癫痫或疼痛的药物，创伤后癫痫发作，以及全身性营养不良[1]。虽然上述因素增加了 TBI 患者骨折的风险，但一些患者在发生损伤之前就已经存在低骨密度的因素。有相当比例的年轻 TBI 患者曾经历过治疗或未被诊断抑郁、焦虑和药物滥用[1, 2]。在为 TBI 患者制订骨骼健康最佳康复方案时，应考虑到上述因素。

流行病学

Banham-Hall 和他的同事调查了 51 名在同一家神经康复中心接受行为治疗的 TBI 患者（80% 为男性）发现，大多数研究对象都有一些已知的骨质疏松症风险因素[1]。在他们的研究中，最明确的危险因素是高龄、吸烟、体重过轻或近期体重减轻、合并骨折和制动。较不可靠的预测因素包括身高下降、家族史、目前的体力活动、肌肉力量以及酒精或钙的摄入量（表 7-1）。研究发现，36% 的骨量减少和 8% 的骨质疏松症发生在胫骨。所有研究对象中，桡骨未出现骨质疏松，但 18% 的对象发生了骨量减少。

表 7-1 TBI 患者的骨质疏松危险因素

因素	描述
移动性	
1. 无法移动	室内和室外均使用轮椅，有需要他人辅助的需求，需要或不需要行走辅助装置，在室内短距离行走
2. 辅助下行走	室外移动需要使用轮椅，但在室内可以不使用辅助而独立移动
吸烟史	由每天或每年的吸烟包数决定
用药史	包括当前和既往的抗精神病类处方药，此类药物可能影响活动功能
脆性骨折病史	由于可能导致活动量减少，与增加骨折风险和加重骨质疏松症有关
年龄	> 60 岁
性别	女性风险比男性高
种族	深色皮肤的种族风险较高

来源：Banham-Hall 等[1]，经授权后使用

创伤性颅脑损伤（TBI）后骨代谢的病理生理学

炎性递质

TBI 后骨代谢异常的研究大多不是针对骨质疏松症，而是针对异位骨化（heterotopic ossification，HO），即正常情况下在不发生骨化的部位和组织中，随着骨髓一起形成新骨的过程。这些区域通常位于关节附近，但不在关节内，通常发生在脑外伤患者的髋关节和肩部。通过检测骨形成指标，如骨钙素、骨特异性碱性磷酸酶（B-ALK）和 I 型前胶原氨基端前肽（P1NP），人们已经注意到，相对于没有 TBI 的新发骨折患者，TBI 后患者的骨形成指标较低[3]，但这些指标水平可能高于未受伤的健康受试者。骨钙素在 7 天的观察期内保持较低水平，但 P1NP 在 3 天后升高，这一结果与在单纯骨折的患者中观察到的结果相似。

据认为，HO 中的骨折加速愈合和成骨是中枢调控的，可能在 IL-6 等炎症标志物存在时加重[4]。在无骨折的 TBI 与实验诱导 TBI 的动物模型对比中，没有发现成骨强化模式，反而发现存在骨质疏松倾向[5]。在损伤当时，不合并骨折的 TBI 患者的骨形成和骨吸收标志物未明显增加。然而，损伤 1 周后 TBI 患者的 P1NP 和 CTX 均升高（$P=0.053$ 和 $P=0.059$），但升高水平均未达到统计学差异。虽然样本量较小可能是未出现显著性的原因，但这些因素可能只是部分原因。腰椎和股骨远端的影像学证据均显示，在仅仅 1 周的时间内骨密度就有了显著下降，这表明由于制动及潜在的生化和内分泌变化导致骨量迅速丢失，其机制仍未明确[5]。

在成人[6]和儿童[7]中，白细胞介素 6（IL-6）刺激垂体后叶加压素的分泌，导致抗利尿激素（antidiuretic hormone，ADH）水平升高。抗利尿激素分泌失调综合征（SIADH）在 TBI 后常见[8]，可导致低钠血症。SIADH 可能对功能预后产生的不利影响取决于其严重程度、持久性和对治疗的反应。Dimopoulou 等评估了接受小剂量皮质醇兴奋试验的特级护理受试者晨起血样中 IL-6 和肿瘤坏死因子 α（TNF-α）的基线水平，40 名受试者全部符合中度至重度脑损伤的定义。结果发现，15% 的受试者对小剂量刺激试验无反应，有反应的受试者的 IL-6 水平几乎翻倍，表明垂体功能障碍患者发生的根本改变是 IL-6 水平。相比之下，反应者和无反应受试者之间的 TNF-α 水平没有统计学差异。同时对肾上腺进行了 CT 扫描，并评估促肾上腺皮质激素（ACTH）的功能，发现在无直接肾上腺损伤时出现原发性和继发性肾上腺衰竭。通过药物诱导可出现类似表现，但这也表明炎症细胞因子包括 IL-6 可能导致下丘脑 - 垂体 - 肾上腺轴（HPA）的改变。

如果不能在病程早期进行临床纠正，IL-6 及其与 SIADH 的关系将带来相当大的危险。低钠血症是持续性 SIADH 的后果之一。一项调查了 5 122 名男性骨质疏松性骨折患者的研究发现，在低钠血症（血钠 <135 mmol/L）患者中，椎体骨折和髋关节骨折的发生率均显著性增加[9]。尤其是经过完全校正的模型，考虑了所有混杂因素后发现，在低钠血症患者中，形态学完全改变的脊柱骨折、部分形态学改变的脊柱骨折、髋关节骨折和其他非脊柱骨折均有所增加。早期在鹿特丹开展的一项大型前瞻性研究表明，即使是轻微的低钠血症也会增加非椎体骨折的风险，但与椎体骨折的关系尚不确定[10]。这项研究与 Jamal 的研究不同之处在于，其研究对象为 50% 女性和 8% 男性。其中男性患者比例较低，可能解释了为什么只有 1.6% 的研究对象出现低钠血症[9]。

对于低钠血症为什么会增加骨折的风险有许多可能的解释。由于低钠血症会导致步态不稳、平衡问题和注意力下降，所以与跌倒相关。在 Jamal 等的研究中[9]，31% 的低钠血症患者在评估前的 12 个月内出现过跌倒，而血清钠浓度正常的患者中只有 21% 发生过跌倒。动物研究的数据显示，持续低钠超过 90 天可导致大鼠的股骨骨密度与血钠水平正常的大鼠相比降低 30%[11]。无论是否发生骨折，低钠血症与骨质疏松症之间的关系在人类研究中也得到了证实[12~16]。但其结果也受到许多混杂因素的影响，包括噻嗪类利尿剂、其他易导致跌倒的药物、导致跌倒的不确定的心律失常状况以及效果尚不明确的药物或酒精使用。

内分泌情况

内分泌因素也容易导致 TBI 后骨质流失。

创伤后垂体功能减退（PTHP）是 TBI 后常见的并发症。最近的估算结果是，28%~35% 的新受伤患者受到 PTHP 的影响[17, 18]，同时患病 3~30 年的慢性 TBI 患者中 36%~68% 受 PTHP 影响[19~21]。下丘脑 - 垂体轴功能障碍不仅影响骨骼健康，还影响情绪控制、体温调节、血糖控制、肌肉力量、认知和生殖功能[22]。PTHP 会导致许多继发性内分泌异常，其中许多将导致骨质流失增加或使患者更容易骨折。由于许多障碍与 TBI 患者 PTHP 缺失的情况相似，因此很难确定患者功能、认知和情绪症状的主要原因。表 7-2[6, 8, 9, 22~25, 41, 51] 总结了患者由于 PTHP 所导致的各种内分泌异常。这些研究讨论了数个与 TBI 无关的 PTHP 障碍病例。

表 7-2　PTHP 后的内分泌异常

内分泌异常	TBI 后发生率	研究要点备注	与骨质疏松症或骨折的关系	来源
糖皮质激素缺乏 /ACTH 缺乏	11.8%（由于诊断标准及评估时间不同，在 0~47% 波动）	急性：1 个月 慢性：TBI 后数年	危及生命（卧床不动），疲劳，虚弱，注意力下降，不小心跌倒	Bonadenelli M. 等[22]
促性腺激素缺乏	28.8%（在 2%~62% 波动）	男性：低睾酮 女性：低雌激素 从 TBI 后第 2 天开始持续至少 2 个月，但在许多患者中仍持续存在	加速骨质疏松症的进展且降低年轻男性和女性的峰值骨量；低睾酮合并疲劳、肌萎缩、快感丧失；低雌激素合并运动速度下降、反应时间和警觉性降低	Dimpopoulo I. 等[6]，Clark JD. 等[23]，Woolf PD. 等[24]
生长激素缺乏	30%（在 14.6%~60% 波动）	主要见于急性期	肌萎缩，疲劳，收缩力减弱——导致更高的跌倒风险	Masel BE 等[25]
甲状腺功能减退	18.5%（在 3.6%~31% 波动）	见于总结若干研究的综述类文章	疲劳，肌肉失用，注意力和记忆力下降	Misra M 等[41]
高泌乳素血症	>50%	见于总结若干研究的综述类文章	刺激骨的重吸收	Powner DJ. 等[8] 和 Filipek PA. 等[51]
SIADH（如合并低钠血症）	20% ± 10%	见于总结若干研究的综述类文章	增加骨折风险	Powner DJ. 等[8] 和 Jamal SA. 等[9]

非药物治疗

由于平衡能力下降、攻击性、情绪冲动和突发肌无力等问题，急性 TBI 患者跌倒的风险明显增加。运动项目可能有助于预防，但要想最有效地预防骨质疏松症，这些项目包括负重和有氧健身内容，必须易于遵循实施，并考虑到这些患者认知和身体耐力的局限性。Schwandt 和他的同事发现，包括上肢的有氧运动对减少 TBI 患者的抑郁有积极作用[26]。其他学者也发现了类似的结果[26, 27]。许多研究选择了不需要负重的运动方式，如坐着骑自行车、手动自行车或游泳[26, 28]。一般来说，适当选择有氧运动对 TBI 后的身心健康有一定好处。

Banham-Hall 及其同事建议[1]，TBI 患者减少发生骨质疏松症的训练计划应包括以下内容。

·训练强度为中等至高强度。

·训练应针对常见骨折部位（髋部、脊柱、踝关节和腕部）。

·训练应当受到较少的干扰，患者用一条腿就可以平稳地站在地上。

·训练应该从适宜的强度逐渐提高到更剧烈的水平。

除了上述特点，运动的持续时间必须考虑到每个患者的身体状况和情绪耐力，特别是那些有暴力或冲动行为倾向的人。运动疗法应该简单并限定时间，一次做几个小时的活动可能并不利于学习或参与。尽管多样化的训练可以帮助患者分散注意力，但人们通常更倾向于使用更基本的、不断重复的流程，尤其是考虑到 TBI 患者在新知识学习方面存在困难。也可以进行部分前庭功能的再训练，因为 TBI 可能损害患者正常的防跌倒反应能力。

任何训练方案的最大挑战之一就是依从性。短期记忆障碍和情绪导致的心理抗拒可能会随时阻碍参与训练。另外，找到合适的训练地点也可能成为问题。健身房或训练中心的音乐或者周围环境人太多，可能会刺激一些患者，导致其焦虑、不安和恐慌。家庭环境由于没有足够的活动空间、地板不适合做拉伸活动或者在站立平衡训练中缺乏设备支持，可能不太安全。最终，TBI 患者在类似日常活动的训练中获益最大，因此每周 2 次的计划可能并不足够。最好是每天安排 1 次训练，但这种训练计划所需的协助受到家庭技能及医疗保险对门诊治疗的限制影响。如果患者选择去门诊治疗中心就诊，则门诊治疗中心应该在每次会面前通过电话提醒或短信提醒患者就诊。

药物治疗

考虑到激素调节对垂体功能减退患者的益处，补充雌激素、黄体酮或睾酮有助于保持骨密度。为了预防骨质疏松症和骨折等"未来健康问题"，对患者来说采用上述一种激素的治疗策略是一项艰巨的任务，因为他们需要服用许多其他药物来解决眼前的医疗问题。如果补充黄体酮或雌激素在保护骨骼的同时对 TBI 的恢复有好处，患者可能更愿意在受伤后的几周或几个月内考虑立刻使用它们。

选择性雌激素受体调节剂

选择性雌激素受体调节剂（SERM）已成功用于治疗女性骨质疏松症。雷洛昔芬是历史最悠久、试验最多的 SERM 类药物之一，可以减少 TBI 后的反应性胶质细胞增多症[29]。在一份报告中，该药物可以改善感觉运动功能和减少双侧皮质挫伤后的工作记忆缺陷[30]。对绝经后女性的研究也表明，雷洛昔芬可能有助于预防认知功能减退[31]和改善言语记忆[32]。

针对 TBI 后的神经保护，许多动物模型表明，选择包括雷洛昔芬在内的 SERM 促进轴突生长和突触标记物的表达，认为这种方式可能有助于功能性神经通路和修复 TBI 后受损的神经连接[33]。在其他模型中，检测到雷洛昔芬组大鼠的内啡肽和四氢孕酮水平升高。Genazzani和Bernardi等[34~36]的基础研究表明，雷洛昔芬可以调节大脑中神经活性物质的局部浓度水平，从而影响神经元的突触功能[33]。

黄体酮

与雌激素一样，黄体酮在妇女绝经后和围绝经期维持骨骼健康方面发挥着重要作用。黄体酮和雌二醇对 RANK 和 RANKL 的调控作用在骨代谢中独立发挥重要作用。黄体酮水平降低刺激 RANK 配体与 RANK 结合，上调破骨功能并促进骨的重吸收。通过这种方式，黄体酮在预防继发性骨质疏松症中发挥作用。在损伤后，有学者提出黄体酮通过抑制炎症细胞因子的生成、降低补体因子 C3 的水平、阻断炎症介导的小胶质细胞的活化、调节血管源性水肿的方式来预防炎症[37]。在人体进行的黄体酮临床前期试验表明，如果在受伤后数小时内使用黄体酮，有望降低死亡率[38, 39]。然而，Skolnick[37]进行的一项后续随访显示，安慰剂组和黄体酮组的死亡率结果没有显著差异。基于这一结果，TBI 患者可能不会急于将黄体酮作为预防骨质疏松症的其他选择之一。

双膦酸盐类和地舒单抗

在双膦酸盐、地舒单抗和其他没那么有效果的治疗方案如 SERM 中，医师可能强烈希望选择一种能够有效保证依从性的治疗方式。选择范围有每年静脉注射一次 5 mg 唑来膦酸、每年皮下注射 2 次地舒单抗 60 mg，或每 3 个月静脉注射一次伊班膦酸钠 3 mg。所有这些都需要在医院进行，以确保治疗成功。依从性差是影响不伴有神经系统疾病患者治疗效果的一个重要因素。对于那些有记忆障碍的人来说，坚持服药和遵循使用说明甚至是更大的挑战。

精神疾病对骨骼健康的影响

患病率、病理生理学和危险因素

精神疾病以及治疗精神疾病的药物都会影响骨骼健康，如导致骨质疏松症和骨量减少[40, 41]。对自闭症谱系障碍、双相情感障碍、边缘型人格障碍、抑郁症和思维障碍如精神分裂症等疾病都进行过相关研究，并归纳出导致骨密度下降的危险因素（BMD）[41~43]。治疗这些疾病的药物，如抗抑郁药物、苯二氮䓬类药物和抗精神病药物，都有一些副作用，包括骨密度降低[44~46]。除骨密度降低外，使用精神类药物的其他并发症如运动障碍、直立性低血压及镇静，都可能导致跌倒的风险增加[41]。

除精神状况和药物，许多其他因素也会影响骨密度，如年龄、种族、性别、营养和基因等[47]。Halbreich 和 Palter[40] 还报道，BMD 可能受到雌激素和睾酮水平下降、钙浓度减少、吸烟、酗酒、烦渴、白细胞介素活性增加、电解质和液体平衡紊乱、膳食失衡、高肾上腺皮质激素血症和高泌乳素血症等因素的影响。在精神疾病中，这些疾病的共病率可能相当高，特别是由于缺乏活动、健康状态差、缺乏晒太阳和药物因素[43, 46, 48]。精神疾病、药物治疗和骨骼健康之间的关系尚不清楚，但现已证实，神经内分泌系统受到低骨转换率的影响[49]。

孤独症谱系障碍

孤独症谱系障碍（autism spectrum disorders，ASD）是一种以行为障碍（包括重复性或限制性兴趣、活动)和社交困难为特征的障碍分类[50]。ASD 常伴发注意力障碍、精神发育迟缓、焦虑、抑郁、癫痫和强迫症[51]。这些情况对功能损害的影响可轻可重。Hediger 等[52] 对 75 名 4~8 岁的男孩进行了掌骨骨皮质厚度（metacarpal bone cortical thickness，BCT）的研究，发现无酪蛋白饮食、补充剂和药物对骨骼发育有影响。特别是，尽管研究对象和对照组显示 BCT 水平随年龄增长而增加，但在 7~8 岁出现了明显偏差，其饮食摄入，特别是钙和维生素 D（在不含奶制品的酪蛋白饮食中含量较低）几乎是对照组的 2 倍。研究人员还得出结论：其他因素，包括自然光照不足、低强度体育活动，以及其他胃肠道疾病导致这一人群的骨骼生长放缓[52-55]。

Neumeyer 等[56] 通过对美国急诊部门的一个大型数据库进行分析后证实，孤独症儿童和成人的低骨密度会导致髋关节、前臂和脊柱骨折显著增加。他们的研究得出以下结论：身体活动减少、维生素 D 摄入减少，以及抗精神病药物的使用导致现有的结果。Roke 等[57] 补充，在 10~20 岁因患有 ASD 并长期使用抗精神病药物治疗的男孩中，发现了高泌乳素血症的增加。这种抗精神病药引起的高泌乳素血症可能通过刺激骨重吸收、减少影响骨代谢的性激素分泌，从而影响骨形成。Filipek 等[51] 补充，除了营养不良，治疗 ASD 的药物经常会干扰骨代谢，抑制食欲。在对自闭症儿童的研究中也发现了维生素 D 缺乏[58-60]，正因为如此，血清抗 MAG 的自身抗体生成减少，导致研究对象的自身免疫状况改变。

双相情感障碍

双相情感障碍是一种以躁狂发作和重度抑郁发作为特征的情绪状态。躁狂发作是指特定时期内持续振奋、易怒或夸张情绪，以及至少 3 个其他症状，包括过度自负或自大、睡眠需求减少、言语急迫、思维奔逸或思维跳跃、思想不集中、目的性活动和冒险行为增加。经常出现抑郁症状，如感到悲伤或空虚，情趣缺乏，体重减轻，失眠，疲劳，感到一无是处。混合发作双相情感障碍的诊断标准：几乎每天有躁狂发作和重度抑郁发作，持续至少 1 周[50]。用于

治疗双相情感障碍的许多药物对骨代谢有影响[41]，特别是锂与甲状旁腺功能亢进症有着众所周知的联系，会抑制促甲状腺激素（thyroid-stimulating hormone，TSH），从而损害骨代谢[41]，增加骨转换和骨重吸收[61]。Misra 等[41] 还指出，抗惊厥药常被用作情绪稳定剂，用于治疗双相情感障碍，常与骨量减少有关。Yang 等的结果[49] 也支持这些研究，表明锂和丙戊酸盐等情绪稳定剂都能降低骨密度。他们对 19 名使用丙戊酸钠治疗双相情感障碍的患者进行研究表明，47.4% 的患者在 DEXA 扫描中可见 BMD 降低，同时，绝经前女性患有骨质疏松症的比例为 22.3%。

边缘型人格障碍

边缘型人格障碍（通常被诊断为重度抑郁症）表现为人际关系不稳定、自我形象不佳、明显的冲动性以及恐惧被抛弃（真实情况或想象中的）[50]。人格障碍没有特定的治疗方法，边缘性人格障碍往往需要多年的心理治疗，包括辩证的行为疗法[62]。很少有研究表明精神人格障碍对个体的骨密度有影响。然而，Kahl 等[63, 64] 研究了边缘性人格障碍伴重度抑郁症患者的骨质流失情况，发现其与能够激活破骨细胞的细胞因子之间可能存在联系。研究人员研究了 22 名患有边缘性人格障碍的患者（伴或不伴重度抑郁）以及 20 名健康的志愿者，测量了骨密度，包括骨转换率、内分泌和免疫指标。结果表明，边缘型人格障碍伴重度抑郁症的患者的骨密度显著低于健康受试者或单纯边缘型人格障碍的受试者。尤其是边缘性人格障碍合并重度抑郁症组患者的骨钙素、血清皮质醇、肿瘤坏死因子（tumor necrosis factor，TNF）、白介素 -6 明显高于其他两组。

研究人员得出结论，患有边缘型人格障碍伴发重度抑郁障碍的年轻女性患骨质疏松症的风险很高，但仅凭边缘性人格并不能作为骨骼

健康的独立风险。他们进一步提出，免疫和内分泌失衡是这些结果的背景因素[63, 64]。研究人员表示，他们的发现并不支持先前的假设，即维生素 D 或雌二醇缺乏以及骨代谢的改变是骨密度降低的原因。然而，它们确实为营养不良、儿童期忽视和缺乏赡养等因素提供支持，而这些因素往往是严重抑郁症影响整体健康的原因，并可能与低 BMD 有关。

抑郁症

情感障碍，包括抑郁症，可影响 5%~10% 的普通人群，是临床实践中仅次于高血压的第二常见症状[41, 65]。Aloumanis 和 Mavroudis[66] 进一步补充，抑郁症和骨质疏松症影响了很大一部分人群，二者对生活质量、发病率和预期寿命都有损坏。有趣的是，这些研究人员还进一步证实，抑郁症对骨骼健康的影响程度高于骨质疏松症。Cizza 等[65] 支持这一观点，他们指出抑郁情绪导致的免疫和内分泌变化，诱发骨质流失和骨折。Gebara 等[67] 也回顾总结了抑郁与骨密度下降之间的因果关系，揭示了神经递质血清素对骨骼健康的影响以及骨骼健康下滑与抑郁症恶化相关。与之相反，Wu 等[68] 报道，抑郁症和 BMD 降低并不一致。他们后来又对 14 项研究进行了荟萃分析，发现骨密度下降和抑郁症的关系具有临床意义，尤其对诊断为临床抑郁症的女性来说，抑郁与脊柱和髋关节的骨质流失有关。Misra 等的研究显示，不论男女影响神经内分泌功能的情感障碍与 BMD 降低之间存在很强的相关性[41]。根据年龄、性别、活动、激素、药物使用和生活方式等条件进行调整后发现，抑郁症状导致骨钙素和脱氧吡啶啉（骨形成和再吸收的指标）水平较低。

此外，随着时间的推移，抑郁会导致激素皮质醇水平的升高，从而导致骨丢失水平的增加以及骨转换率的降低[41]。下丘脑 - 垂体 - 肾上腺（HPA）轴和皮质醇的作用往往导致肾上腺皮质醇增多症，这是 BMD 损失的一个原因[65]。此外，免疫因子和细胞因子活性，如 IL-1、IL-6 和 TNF-α 刺激下丘脑轴并可能导致更高的皮质醇水平[65, 69, 70]。需要注意的是，食欲和体重的下降通常与情感障碍一起发生，很多时候会导致进食障碍，如神经性厌食症，这也可能与 BMD 损失有关。然而，即使在控制体重指数（body mass index，BMI）时，Misra 等的研究显示，重度抑郁症可以作为一个独立的危险因素，导致 BMD 的降低[41]。较少的体力活动会减少对骨骼的生物应力，而过度的体力活动也会影响 BMD[41]。抑郁症应被视为骨骼健康和骨质疏松症的危险因素[67, 68]。

思维障碍 / 精神分裂症

研究表明，患有包括精神分裂症在内的思维障碍的患者，骨质流失和骨代谢的变化会增加。思维障碍（或精神分裂）具有典型的症状，包括妄想、幻觉、语言混乱、精神紧张行为或负性症状（如情感贫乏、失语、意志力下降）[50]。精神分裂症影响约 1% 的人口，但它是导致长期残疾的十大原因之一。精神疾病以及精神分裂症和情感分裂障碍等相关疾病以两种方式影响 BMD，一种是由于疾病过程引起的性腺功能减退，另一种是由于使用神经抑制剂（一种常见的治疗思维障碍的药物）导致催乳素升高。对 160 篇同行评审的文章进行 meta 分析[41]，Hummer 等表明[71]，用于治疗思维障碍的抗精神病药物与催乳素显著相关。Bishop 等特别指出[72]，当抗精神病药物阻断多巴胺 D_2 受体时，催乳素分泌增加。研究人员发现，在调整了年龄导致衰老的因素后，使用抗精神病药物治疗精神分裂症的男性患者的腰椎区域 BMD 显著降低。另一方面，女性的骨转换率较高，但 BMD 正常。

此外，营养、吸烟和促性腺激素分泌不足等

影响因素也可见于这类人群[41]。Levine等[73]研究了一组年轻的精神分裂症男性患者，发现血浆同型半胱氨酸水平升高，高同型半胱氨酸血症被认为与骨质疏松性骨折有关。据报道，近85%的精神分裂症患者是烟民，普遍认为吸烟对成骨细胞和对骨骼健康有保护作用的雌激素产生毒性作用[41, 72]。Kinon[43]和Takahashi等[74]进一步支持抗精神病药物治疗的患者应普遍关注催乳素水平，认为催乳素升高导致BMD降低。Okita等[46]不仅研究了催乳素，还在167例精神分裂症患者和60例对照受试者中研究了睾酮、雌二醇和骨吸收因子（TRACP-5b）对骨健康的影响。与对照组相比，精神分裂症患者的催乳素水平明显升高，而TRACP-5b水平较低。Wang等[47]研究了163例按处方服用传统或非典型抗精神病药物达12个月的患者，其结果也支持本研究。治疗12个月后，服用两种抗精神病药物患者的骨密度值都显著低于健康对照组，而传统抗精神病药物组患者的骨密度损失更为显著。非典型性抗精神病药物导致骨质改变通常是由于体内催乳素水平的降低。

药物及治疗效果

抗精神病药物

如前所述，抗精神病治疗会增加骨质疏松和骨量减少的风险[46]。研究人员提出，由于催乳素和TRACP-5b水平受到影响，以及对性激素的抑制作用损害骨骼健康[46, 74]。当与氟哌啶醇、利培酮等高危抗精神病药物联合使用时，对催乳素有保护作用的药物，如阿立哌唑，有助于保持催乳素水平的正常化[74]。Wang等[47]比较了使用传统抗精神病药物（奋乃静、舒必利和氯丙嗪）和非典型抗精神病药物（氯氮平、奎硫平和阿立哌唑）的两组受试者。在他们的研究中，使用传统抗精神病药物的受试者的BMD

值明显低于非典型抗精神病药物治疗组。Wang等[47]进一步补充，抗精神病药物的代谢会影响肝功能，从而导致胃肠道系统维生素D水平和钙吸收的减少。药物治疗的镇静副作用也很可能导致兴趣匮乏的发生率增加[47]，这与活动水平降低和缺乏自然光照相关。此外，目前认为精神分裂症与多巴胺和血清素功能过度活跃有关，血清素（5-HT）受体尤其能促进催乳素的释放。所有抗精神病药物均阻断多巴胺D$_2$受体，这将影响催乳素释放，导致高催乳素血症[61]。

抗抑郁药物

Cizza等关于抗抑郁药物对骨量和骨折的影响在过去30年中已在精神病患者中得到证实[65]。抗抑郁药物，如选择性血清素再吸收抑制剂（SSRI）和三环类抗抑郁药（TCA）并不像抗精神病药物那样导致显著的高催乳素血症[41]。虽然TCA治疗显示催乳素水平在一定程度升高（如使用三甲丙咪嗪、去甲丙咪嗪和氯丙咪嗪），但与类似的药物如噻奈普定相比，丙咪嗪似乎不会显著增加催乳素水平[41]。较早期的单胺氧化酶抑制剂（MAOI），如巴吉林和莫氯贝胺，仅使催乳素水平显示出微小的变化[41]。SSRI如氟西汀、帕罗西汀、氟伏沙明、舍曲林和西酞普兰被广泛用于抑郁症的治疗。有趣的是，Misra等发现，在SSRI的短期治疗或治疗的初期阶段，催乳素水平有所增加，但与此相反，长期治疗中似乎在总体上能保持皮质醇、催乳素和生长激素的平稳变化。Aloumanis和Kostanitos[66]指出，用药会合并骨折风险增加，特别是在使用抗抑郁药物（包括巴比妥酸盐和SSRI）控制潜在风险的老年人群。然而，Cizza等[65]认为，心律失常或直立性低血压可能是使用SSRI导致跌倒和骨折风险的因素。此外，Cizza等[69]补充，晕厥、头晕、眩晕、共济失调、嗜睡和视物模糊是抗抑郁药、催眠药和镇静剂的常见副作用,而这些副作用反过来又与跌倒,特别是髋关节骨折有关。Gebara 等[67]认为,两项针对骨转化率的小型研究表明,使用 SSRI 依他普仑和血清素 – 去甲肾上腺素再摄取抑制剂(SNRI)文拉法辛治疗时,骨吸收标志物 β–CTX 减少,但只有在抗抑郁药物不能缓解抑郁症状的情况下。

从生物学的角度看,Cizza 等[65]提出血清素转运体受体已经在成骨细胞发育中得到了证实。Hodge 等[75]认为 SSRI 在骨髓中的隔离程度高于脑组织或血液,因此增加了骨发育的风险,但成骨细胞与破骨细胞发育的关系尚不清楚。Diem 等在 2 700 多名老年妇女(平均年龄 78.5 岁)中做了进一步补充研究[42],阻断血清素再摄取可影响骨代谢和 BMD。调整混杂因素后,采用 SSRI 治疗的抑郁组患者髋关节 BMD 每年下降 0.82%,而 TCA 治疗组和非治疗组为 0.47%。然而,Diem 等[76]对一大批中年妇女进行了研究,发现与对照组相比,SSRI 和 TCA 的使用与 BMD 降低程度没有相关性,因此尚不确定 SSRI 和 TCA 的使用是否影响 BMD。Haney 等[77]也在一大批男性受试者中显示了好坏参半的结果:使用 SSRI 治疗的男性 BMD 较低,但与其他使用抗抑郁药物治疗的男性患者相比没有显著性改变。Winterhalder 等[78]补充研究发现,使用 SSRI 治疗的年轻抑郁症患者似乎在 12 个月期间具有稳定的 BMD。特别是 Haney 等[77]的研究表明,血清素和抗抑郁药物治疗与骨骼健康结局和骨密度有关,提示服用 SSRI 的人可能需要筛查骨质流失情况,但生活方式也是不可忽视的显著混杂因素。

骨骼健康和精神疾病(表 7-3),以及精神病药物治疗,是临床医师非常关注的问题。虽然在研究中,许多生活方式等因素在该人群中发挥作用,但这些影响因素(如缺乏体育锻炼、自然光照不足、营养不足、酒精和药物使用等)似乎在骨骼健康和 BMD 方面发挥着巨大的额外作用,并为这一领域的进一步研究提出了挑战。

表 7-3 精神疾病和骨骼健康

疾病	对骨骼健康的影响
孤独症谱系障碍(ASD)	
以行为障碍为特征进行的分类。注意力障碍、智力发育迟缓、焦虑、抑郁、癫痫和强迫症都可能伴随 ASD 发生	缺乏维生素 D 是由于低水平的体力活动和缺乏光照,导致骨骼生长缓慢
双相情感障碍	
分为以躁狂发作和重度抑郁发作为特征的情绪状态	锂通过抑制 TSH,影响骨代谢
	用作情绪稳定剂的抗惊厥剂与骨量减少有关
边缘型人格障碍	
以不稳定的行为、情绪和人际关系为特征的精神疾病	用于激活的细胞因子功能障碍,导致低 BMD
	疾病影响免疫功能,导致骨骼健康差
抑郁症	
被归类为情感性精神障碍,是临床上最常见的症状	是否会导致骨骼健康下降和神经递质血清素分泌减少
	抑郁症引起的皮质醇水平升高也会导致骨转换的减少
思维障碍精神分裂症	
这些障碍的特征是妄想、幻觉、语言紊乱、紧张症行为和负性症状	性腺功能低下
	催乳素水平升高

参考文献

1. BANHAM-HALL N, KOTHWAL K, PIPKIN J, et al. Prevalence of low bone mineral density in inpatients with traumatic brain injury receiving neurobehavioral rehabilitation: a postoperative, observational study.

Physiotherapy, 2013, 99(4):328–334.

2. CHAN J, PARMENTER T, STANCLIFFE R. The impact of traumatic brain injury on the mental health outcomes of individuals and their family carers. Aus e-J Adv Ment Health, 2009, 8(2):155–164.

3. TRENTZ OA, HANDSCHIN AE, BESTMANN L, et al. Influence of brain injury on early posttraumatic bone metabolism. Crit Care Med, 2005, 33(2):399–406.

4. BEETON CA, CHATFIELD D, BROOKS RA, et al. Circulating levels of interleukin-6 and its soluble receptor in patients with head injury and fracture. J Bone Joint Surg Br, 2004, 86(6):912–927.

5. LEE JI, KIM JH, KIM HW, et al. Changes in bone metabolism in a rat model of traumatic brain injury. Brain Inj, 2005, 19(14):1207–1211.

6. DIMOPOULOU I, TSAGARAKIS S, KOUYIALIS AT, et al. Hypothalamic-pituitary-adrenal axis dysfunction in critically ill patients with traumatic brain injury: incidence, pathophysiology, and relationship to vasopressor dependence and peripheral interleukin-6 levels. Crit Care Med, 2004, 32(2):404–408.

7. GIONIS D, ILIAS I, MOUSTAKI M, et al. Hypothalamicpituitary-adrenal axis and interleukin-6 activity in children with head trauma and syndrome of inappropriate secretion of antidiuretic hormone. J Pediatr Endocrinol Metab, 2003, 169(1):49–54.

8. POWNER DJ, BOCCALANDRO C, ALP MS, et al. Endocrine failure after traumatic brain injury in adults. Neurocrit Care, 2006, 5(1):61–70.

9. JAMAL SA, ARAMPATZIS S, HARRISON SL, et al. Hyponatremia and fractures: findings from the MrOS study. J Bone Miner Res, 2015, 30(1):970–975.

10. HOORN EJ, RIVADENEIRA F, VAN MEURS JB, et al. Mild hyponatremia as a risk factor for fractures: the Rotterdam Study. J Bone Miner Res, 2011, 26(8):1822–1828.

11. VERBALIS JG, BARSONY J, SUGIMURA Y, et al. Hyponatremiainduced osteoporosis. J Bone Miner Res, 2010, 25(3):554–563.

12. GANKAM KF, ANDRES F, SATTAR C, et al. Mild hyponatremia and risk of fracture in the ambulatory elderly. QJM, 2008, 101(7):583–588.

13. TOLOUIAN R, AL HAMAD T, FARAZMAND M, et al. The correlation of hip fracture and hyponatremia in the elderly. J Nephrol, 2012, 25(5):789–793.

14. SANDHU HS, GILLES E, DEVITA MV, et al. Hyponatremia associated with large-bone fracture in elderly patients. Int Urol Nephrol, 2009, 41(3):733–737.

15. ARAPATZIS S, GAETCKE LM, FUNK GC, et al. Diuretic-induced hyponatremia and osteoporotic fractures in patients admitted to the emergency department. Maturitas, 2013, 75(1):81–86.

16. KINSELLA S, MORAN S, SULLIVAN MO, et al. Hyponatremia independent of osteoporosis is associated with fracture occurrence. Clin J Am Soc Nephrol, 2013, 5(2):275–280.

17. AIMARETTI G, AMBROSIA MR, DI SOMMA C, et al. Traumatic brain injury and subarachnoid haemorrhage are conditions at high risk for hypopituitarism: screening study at 3 months after the brain injury. Clin Endocrinol (Oxf), 2004, 61(3):320–326.

18. AGHA A, ROGERS B, SHERLOCK M, et al. Anterior pituitary dysfunction in survivors of traumatic brain injury. J Clin Endocrinol Metab, 2004, 89(10):4929–4936.

19. BONDANELLI M, DE MARINIS L, AMBROSIO MR, et al. Occurrence of pituitary dysfunction following traumatic brain injury. J Neurotrauma, 2004, 21(5):685–696.

20. LIEBERMAN SA, OBEROI AL, GILKISON CR, et al. Prevalence of neuroendocrine dysfunction in patients recovering from traumatic brain injury. J Clin Endocrinol Metab, 2001, 86(2):2752–2756.

21. KELLY DF, GONZALO IT, COHAN P, et al. Hypopituitarism following traumatic brain injury and aneurysmal subarachnoid hemorrhage: a preliminary report. J Neurosurg, 2000, 93(5):743–752.

22. BONDANELLI M, AMBROSIO MR, ZATELLI MC, et al. Hypopituitarism after traumatic brain injury. Eur J Endocrinol, 2005, 152(5):679–691.

23. CLARK JD, RAGGATT PR, EDWARDS OM. Hypothalamic hypogonadism following major head injury. Clin Endocrinol (Oxf), 1988, 29(2):153–165.

24. WOOLF PD, HAMILL RW, MCDONALD JV, et al. Transient hypogonadotrophic hypogonadism after head trauma: effects on steroid precursors and correlation with sympathetic nervous system activity. Clin Endocrinol (Oxf), 1986, 25(3):265–274.

25. MASEL BE. Rehabilitation and hypopituitarism after traumatic brain injury. Growth Horm IGF Res, 2004, 14(Suppl A):S108–S113.

26. SCHWANDT M, HARRIS JE, THOMAS S, et al. Feasibility

and effect of aerobic exercise for lowering depressive symptoms among individuals with traumatic brain injury: a pilot study. J Head Trauma Rehabil, 2012, 27(2):99–103.

27. STRÖHLE A. Physical activity, exercise, depression and anxiety disorders. J Neural Transm (Vienna), 2009, 116(6):777–784.

28. GORDON WA, SLIWINSKI M, ECHO J, et al. The benefits of exercise in individuals with traumatic brain injury: a retrospective study. J Head Trauma Rehabil, 1998, 13(4):58–67.

29. BARRETO G, SANTOS-GALINDO M, DIZ-CHAVES Y, et al. Selective estrogen receptor modulators decrease reactive astrogliosis in the injured brain: effects of aging and prolonged depletion of ovarian hormones. Endocrinology, 2009, 150(11):5010–5015.

30. KOKIKO ON, MURASHOV AK, HOANE MR. Administration of raloxifene reduces sensorimotor and working memory deficits following traumatic brain injury. Behav Brain Res, 2006, 170(2):233–240.

31. YAFFE K, KRUEGER K, CUMMINGS SR, et al. Effect of raloxifene on prevention of dementia and cognitive impairment in older women: the Multiple Outcomes of Raloxifene Evaluation (MORE) randomized trial. Am J Psychiatry, 2005, 162(4):683–690.

32. JACOBSEN DE, SAMSON MM, EMMELOT-VONK MH, et al. Raloxifene improves verbal memory in late postmenopausal women: a randomized, double-blind, placebo-controlled trial. Menopause, 2010, 17(2):309–314.

33. AREVALO MA, SANTOS-GALINDO M, LAGUNAS N, et al. Selective estrogen receptor modulators as brain therapeutic agents. J Mol Endocrinol, 2011, 46(1):R1–9.

34. GENAZZANI AR, BERNARDI F, STOMATI M, et al. Raloxifene analog LY 117018 effects on central and peripheral beta-endorphin. Gynecol Endocrinol, 1999, 13(4):249–258.

35. GENAZZANI AR, BENARDI F, STOMATI M, et al. Effects of estradiol and raloxifene analog on brain, adrenal and serum allopregnanolone content in fertile and ovariectomized female rats. Neuroendocrinology, 2000, 72(3):162–170.

36. BERNARDI F, PLUCHINO N, STOMATI M, et al. CNS: sex steroids and SERMs. Ann N Y Acad Sci, 2003, 997:378–388.

37. SKOLNICK BE, MAAS AI, NARAYAN RK, et al. A clinical trial of progesterone for severe traumatic brain injury. N Engl J Med, 2014, 371(26):2467–2476.

38. WRIGHT DW, KELLERMANN AL, HERTZBERG VS, et al. ProTECT: a randomized clinical trial of progesterone for acute traumatic brain injury. Ann Emerg Med, 2007, 49(4):391–402.

39. XIAO G, WEI J, YAN W, et al. Improved outcomes from the administration of progesterone for patients with acute severe traumatic brain injury: a randomized controlled trial. Crit Care, 2008, 12(2):R61.

40. HALBREICH U, PALTER S. Accelerated osteoporosis in psychiatric patients: possible pathophysiological processes. Schizophr Bull, 1996, 22(3):447–454.

41. MISRA M, PAPAKOSTAS GI, KLIBANSKI A. Effects of psychiatric disorders and psychotropic medications on prolactin and bone metabolism. J Clin Psychiatry, 2004, 65(12):1607–1618.

42. DIEM SJ, BLACKWELL TL, STONE KL, et al. Use of antidepressants and rates of hip bone loss in older women: the study of osteoporotic fractures. Arch Intern Med, 2007, 167(12):1240–1245.

43. KINON BJ, LIU-SEIFERT H, STAUFFER VL, et al. Bone loss associated with hyperprolactinemia in patients with schizophrenia. Clin Schizophr Relat Psychoses, 2013, 7(3):115–123.

44. HANEY EM, WARDEN SJ, BLIZIOTES MM. Effects of selective serotonin reuptake inhibitors on bone health in adults: time for recommendations about screening, prevention and management? Bone, 2010, 46(1):13–17.

45. AMAN MG, LAM KSL, VAN BOURGONDIEN ME. Medication patterns in patients with autism: temporal, regional, and demographic influences. J Child Adolesc Psychopharmacol, 2005, 15(1):116–126.

46. OKITA K, KANAHARA N, NISHIMURA M, et al. Secondgeneration antipsychotics and bone turnover in schizophrenia. Schizophr Res, 2014, 157(1–3):137–141.

47. WANG M, HOU R, JIAN J, et al. Effects of antipsychotics on bone mineral density and prolactin levels in patients with schizophrenia: a 12-month prospective study. Hum Psychopharmacol, 2014, 29(2):183–189.

48. PACK AM, GIDAL B, VAZQUEZ B. Bone disease associated with antiepileptic drugs. Cleve Clin J Med, 2004, 71 Suppl 2:S42–S48.

49. YANG J, JOE SH, LEE MS, et al. Effects of long-term combination treatment with valproate and atypical antipsychotics on bone mineral density and bone

metabolism in premenopausal patients with bipolar disorder: a preliminary study. Psychiatry Investig, 2011, 8(3):256–261.

50. American Psychiatric Association. Diagnostic and statistical manual of mental disorders. 5th ed. Arlington: American Psychiatric Publishing, 2013.

51. FILIPEK PA, ACCARDO PJ, BARANEK GT, et al. The screening and diagnosis of autistic spectrum disorders. J Autism Dev Disord, 1999, 29(6):439–484.

52. HEDIGER ML, ENGLAND LJ, MOLLOY CA, et al. Reduced bone cortical thickness in boys with autism or autism spectrum disorder. J Autism Dev Disord, 2008, 38(5):848–856.

53. MILLWARD C, FERRITER M, CALVER S, et al. Gluten- and casein-free diets for autistic spectrum disorder. Cochrane Database Syst Rev, 2004, 16(2):CD003498.

54. SCHRECK KA, WILLIAMS K, SMITH AF. A comparison of eating behaviors between children with and without autism. J Autism Dev Disord, 2004, 34(4):433–438.

55. WILLIAMS PG, DALRYMPLE N, NEAL J. Eating habits of children with autism. Pediatr Nurs, 2000, 26(3):259–264.

56. NEUMEYER AM, O'ROURKE JA, MASSA A, et al. Brief report: bone fractures in children and adults with autism spectrum disorders. J Autism Dev Disord, 2015, 45(3):881–887.

57. ROKE Y, VAN HARTEN PN, BUITELAAR JK, et al. Bone mineral density in male adolescents with autism spectrum disorders and disruptive behavior disorder with or without antipsychotic treatment. Eur J Endocrinol, 2012, 167(6):855–863.

58. MOSTAFA GA, AL-AYADHI LY. Reduced serum concentrations of 25-hydroxy vitamin D in children with autism: relation to autoimmunity. J Neuroinflammation, 2012, 9:201.

59. KNIVSBERG AM, REICHELT KL, HØIEN T, et al. A randomised, controlled study of dietary intervention in autistic syndromes. Nutr Neurosci, 2002, 5(4):251–261.

60. KNIVSBERG AM, REICHELT KL, NØDLAND M. Reports on dietary intervention in autistic disorders. Nutr Neurosci, 2001, 4(1):25–37.

61. GYULAI L, JAGGI J, BAUER MS, et al. Bone mineral density and L-thyroxine treatment in rapidly cycling bipolar disorder. Biol Psychiatry, 1997, 41(4):503–506.

62. LINEHAN MM. Cognitive-behavioral treatment of borderline personality disorder. New York: Guilford Press, 1993.

63. KAHL K, RUDOLF S, STOECKELHUBER BM, et al. Bone mineral density, markers of bone turnover, and cytokines in young women with borderline personality disorder with and without comorbid major depressive disorder. Am J Psychiatry, 2005, 162(1):168–174.

64. KAHL K, GREGGESEN W, RUDOLF S, et al. Bone mineral density, bone turnover, and osteoprotegerin in depressed women with and without borderline personality disorder. Psychosom Med, 2006, 68(5):669–674.

65. CIZZA G, PRIMMA S, CSAKO G. Depression as a risk factor for osteoporosis. Trends Endocrinol Metab, 2000, 20(8):367–373.

66. ALOUMANIS K, MAVROUDIS K. The "depressive" face of osteoporosis and the "osteoporotic" face of depression. Hormones, 2013, 12(3):350–362.

67. GEBARA MA, SHEA ML, LIPSEY KL, et al. Depression, antidepressants, and bone health in older adults: a systematic review. J Am Geriatr Soc, 2014, 62(8):1434–1441.

68. WU Q, MAGNUS JH, LIU J, et al. Depression and low bone mineral density: a meta-analysis of epidemiologic studies. Osteoporos Int, 2009, 20(8):1309–1320.

69. CIZZA G, RAVN P, CHROUSOS GP, et al. Depression: a major, unrecognized risk factor for osteoporosis? Trends Endocrinol Metab, 2001, 12(4):198–203.

70. CIZZA G. Major depressive disorder is a risk factor for low bone mass, central obesity, and other medical conditions. Dialogues Clin Neurosci, 2011, 13(1):73–87.

71. HUMMER M, MALIK P, GASSER R, et al. Osteoporosis in patients with schizophrenia. Am J Psychiatry, 2005, 162(1):162–167.

72. BISHOP JR, ALEXANDER B, LUND BC, et al. Osteoporosis screening and treatment in women with schizophrenia: a controlled study. Pharmacotherapy, 2004, 24(4):515–521.

73. LEVINE J, STAHL Z, AMI B, et al. Elevated homocysteine levels in young male patients with schizophrenia. Am J Psychiatry, 2002, 159:1790–1792.

74. TAKAHASHI T, UCHIDA H, JOHN M, et al. The impact of prolactin-raising antipsychotics on bone mineral density in patients with schizophrenia: findings from a longitudinal observational cohort. Schizophr Res, 2013, 147(2–3):383–386.

75. HODGE JM, WANG Y, BERK M, et al. Selective serotonin reuptake inhibitors inhibit human osteoclast and osteoblast

formation and function. Biol Psychiatry, 2013, 74(1):32–39.

76. DIEM SJ, RUPPERT K, CAULEY JA, et al. Rates of bone loss among women initiating antidepressant medication use in midlife. J Clin Endocrinol Metab, 2013, 98(11):4355–4363.

77. HANEY EM, BENJAMIN KS, CHAN MS, et al. Association of low bone mineral density with selective serotonin reuptake inhibitor use by older men. Arch Intern Med, 2007, 167(12):1246–1251.

78. WINTERHALDER L, ESER P, WIDMER J, et al. Changes in volumetric BMD of radius and tibia upon antidepressant drug administration in young depressive patients. J Musculoskelet Neuronal Interact, 2012, 12(4):224–229.

8 卒中和痫性发作疾病的骨质疏松症

作者：Christina V. Oleson
译者：张　娜　刘　楠

　　骨质疏松症是继心脑血管疾病之后又一常见的疾病，导致髋部骨折发生率增高，骨折并发症致患者发病率和死亡率增高，医疗费用、疼痛和不适增加，卒中患者家庭成员的护理负担加重。卒中后骨质疏松症的原因包括卒中前的骨质疏松、制动、药物和平衡障碍，导致负重活动减少以及骨密度降低。跌倒、力量减弱、平衡、本体感觉和认知功能也都起重要作用。本章将回顾卒中人群中骨质疏松症特有的病因，阐明跌倒的功能学和生物学危险因素，并讨论治疗方法。

　　在医院和亚急性期护理机构住院康复患者的主要致残原因中，卒中是最常见的诊断[1]。在急性期康复机构中，美国每年因卒中导致残疾和功能缺陷入院者，比任何其他单一疾病诊断都多[2]。然而卒中后骨质疏松症很少受到关注。在第一次卒中事件发生前，必须及早识别骨质疏松症的危险因素，而且必须对卒中后可能增加跌倒风险的危险因素进行评估。若卒中后第一年发生骨质疏松症，此时骨吸收显著加快，因此必须尽快开始治疗。

卒中后骨质疏松症的流行病学

　　虽然骨质疏松症在老年人群中非常普遍，但一旦发生卒中，必须确认患者病前是否存在骨质疏松症，这一点很重要。2008年韩国的一项研究描述了新发卒中患者的基线BMD和骨折情况，Kim等[3]对卒中后30天内的48名患者进行了评估，特别是双侧全髋、股骨颈和腰椎的骨密度，胸椎和腰椎也进行了X线平片检查，结果表明，全髋骨质疏松发生率为37.5%，股骨颈为39.8%，腰椎为31%。48名患者中有43.8%在卒中发病时就存在骨质疏松症，39.6%是骨量减少；此外，25%的患者至少有一个胸椎或腰椎椎体骨折，16.7%有2处或2处以上的椎体骨折。

　　在12个已经出现骨折的患者中，只有4个人知道骨折情况。考虑到卒中后进一步的骨丢失和功能障碍，必须给其进行BMD初步筛查，以及胸腰椎X线检查。如前几章所述，骨质疏松性脊椎压缩性骨折通常无痛，往往被忽视。然而，如果患者在卒中后跌倒，这种类型的骨折可导致其他骨折或当前骨折成角，可能危及脊髓，导致毁灭性后果。对这些患者而言，早期筛查骨质疏松症对制订安全有效的康复计划是必须的。

　　既往很多研究已经报道卒中后骨质疏松症的发病率。德国一项大型队列研究中，78 461名骨质疏松症患者随访6年，结果显示，与健康对照组相比，无功能障碍的卒中患者骨质疏松性骨折的风险增加[4]，而有功能障碍的卒中患

© Springer International Publishing Switzerland 2017

C.V. Oleson, *Osteoporosis Rehabilitation,* DOI 10.1007/978-3-319-45084-1_8

者骨质疏松症并没有增加，但高于有同等功能障碍的非卒中对照人群。整体功能较好的卒中患者中，下肢骨折的相对风险高于上肢。就绝对风险而言，研究数据明确显示，丧失功能的患者因受累侧肢体瘫痪导致骨折发生率更高，但已恢复功能的卒中患者骨折发生率异常增加就需要进一步分析了。卒中患者，甚至是没有功能障碍的患者，骨折风险增高，其原因尚不明确。卒中患者与骨质疏松症患者有很多共同临床特点，包括饮酒过量、吸烟和钙摄入不足[5-7]。研究表明，血管钙化可能与脑血管事件有关，后者可导致缺血、氧化应激和慢性炎症[8]。

另一项研究阐述了卒中后 6~12 个月时卒中和骨丢失的关系，Liu 等[9] 入组 69 例男性和 35 例女性卒中患者，完善基线资料，并在卒中后 7 个月随访，研究结果显示上肢骨丢失 15.2%，肱骨 BMD 值下降 11.6%，桡骨远端下降 15.6%，总股骨下降 5%，股骨近端下降 7.4%。更常见的随访时间是卒中后 12 个月，多项研究表明，上肢（肱骨或桡骨远端）的骨丢失率为 12%~16%，下肢（总的或股骨颈）的骨丢失率为 5%~12%[10-14]。骨丢失通常发生在卒中病变侧，上肢比下肢多[15]。Sato 观察到偏瘫侧肢体上肢 BMD 降低比下肢多见，且上肢 BMD 值下降更显著，此外，在卒中后的第一年未受累侧肢体 BMD 也下降[16]。这种意想不到的 BMD 下降可能是以下因素导致：因偏瘫导致负重减少，或因户外活动少或不外出导致日照减少；因功能严重障碍短期或长期安置在护理机构导致日照不足；因吞咽障碍或因抑郁厌食导致钙或维生素 D 摄入不足等。

通过比较卒中后平均 203 天的研究和很多其他随访 1 年的研究发现，就像脊髓损伤一样，卒中后偏瘫侧肢体在运动功能丧失后会很快发生骨丢失[15, 16]。骨丢失的确切病理生理学机制

包含 5 个因素：①部分或完全瘫痪，行动不便，骨骼负重减少；②内分泌变化促进骨丢失；③营养原因；④高龄；⑤药物影响[9, 15]。

瘫痪、行动不便和骨骼负荷减少

卒中后瘫痪侧快速骨丢失的机制包括肢体无力的程度、持续时间以及重新开始活动的时间。瘫痪恢复越快，骨破坏越少。活动和负重急剧减少，破骨活性上调，导致骨丢失。尽管在骨折的情况下成骨细胞活性代偿性上调，但卧床患者因负重减少导致成骨活性降低，骨皮质变薄[17]。卒中后早日恢复功能性活动以及受累肢体的治疗强度不仅对预防骨质疏松症有意义，还能更好地促进运动功能恢复[18, 19]。而且，Liu 等[9] 发现由 DXA 测定的肱骨骨丢失与骨转化标记物（尿吡啶啉和脱氧吡啶啉）增加有关。

内分泌变化和营养

日照减少、维生素 D 含量高的食物摄入不足以及卒中后抑制 PTH 分泌都可能导致骨质疏松症。骨丢失引起的高钙血症会阻断和 / 或减少 PTH 分泌，从而阻断肾脏合成 1，25- 二羟维生素 D_3。活性维生素 D 的合成受阻导致卒中后骨质疏松症[15]。Sato[20] 对卒中后的骨质疏松症患者相关因素进行了研究，发现维生素 D 显著降低，与门诊患者相比，住院患者下降更显著。Sato 及其同事更早的一项研究[21] 发现，64% 的慢性卒中患者血清 25- 羟维生素 D_3 浓度低于 10 ng/mL，处于骨软化症的范围，而 82% 的因其他新发疾病到医院就诊的慢性卒中患者也处于这个水平。实际上，分别有 17% 和 47% 的患者低于 5 ng/mL。此外，Sato[20] 指出很多高龄患者卒中后很少参加户外活动，而其他卒中患者因维生素 D 水平过低导致继发性甲状旁腺功能亢进，进一步影响骨吸收。

维生素 K 通过 Gla 蛋白羧基化，这对骨基质构建至关重要。Gla 蛋白低的卒中患者其髋部骨折发生率增加[15]。Sato[20] 还发现血清维生素 K 水平和瘫痪 1 年内卒中患者的相关性，他们的研究也证实了补充维生素 K 后 BMD 得以改善。

卒中、颅脑损伤还有其他各种类型的副肿瘤综合征患者易患抗利尿激素分泌异常综合征（SIADH），通常限制液体入量，有时需要口服盐剂治疗。在这种情况下，Antonios 及其同事的研究结果值得注意，高盐摄入会导致羟脯氨酸排泄增多[22]。羟脯氨酸是骨骼分解产物之一，在高钠饮食的情况下，通过改变钠钙交换机制中的钙平衡，使骨骼发生分解。

痉挛的影响

脊髓损伤中，痉挛对 BMD 起中立或积极的作用[23]，而在卒中却是明确的负面作用。一项 47 例 50 岁及以上有部分行动能力的慢性（>1 年）卒中患者的研究发现，双侧 BMD 值差异显著。痉挛以及慢性失用、肌无力，对骨骼质量的几个参数造成不利影响。基于改良 Ashworth 量表（MAS）回归分析显示，仅痉挛就占骨矿物质含量和 BMD 变化的 23.2%，这是由瘫痪侧和非瘫痪侧的定量 CT 测定的。在个体回归模型中，尽管痉挛、肌无力和失用三个因素有累积效应，但痉挛是独立的[24]。

在一项研究中，58 例受试者在卒中后 1 年进行髋部 BMD 检查，结果显示瘫痪侧和非瘫痪侧肢体 MAS 和股骨近端 BMD 值没有显著相关性。随着痉挛程度加重，BMD 值越低，这种关系却没有达到统计学意义，部分原因是相对保留的活动其痉挛评分较低。痉挛受试者的 MAS 评分中位数为 1，范围为 0~4。在这种情况下，痉挛引起主动或被动关节活动度（ROM）受限进而导致地面反作用力不足，或因痉挛肌肉容

积相对保留，足以转化为肌肉拉力积极作用于骨骼上，这都不影响 BMD[25]。另一项研究调查了胫骨远端的 BMD，发现该部位的 BMD 与痉挛呈负相关；痉挛程度越高，BMD 越低[26]。

痉挛可分为"阳性"和"阴性"，代表上运动神经元系统活动能力。这些术语不是指对患者有益（积极）或有害（消极），相反，这两种症状都可导致卒中痉挛患者出现功能障碍。表 8-1 是痉挛的阳性和阴性症状。

表 8-1　痉挛的阳性和阴性症状

阳性症状	阴性症状
深部腱反射增强	深部腱反射减弱
强直	迟缓
肌张力障碍	疲劳
屈肌痉挛	无
伸肌痉挛	无
过度肌紧张引起挛缩	关节活动度不足以引起挛缩

痉挛会增加跌倒风险，削弱患者转移能力，还因影响步行和负重等功能活动而导致骨质疏松症，因此治疗上应在不影响安全、功能和生活质量的前提下改善以上功能。许多药物，包括巴氯芬、苯二氮䓬类如地西泮和氯硝西泮，甚至是 α2 受体激动剂如替扎尼丁，都会导致疲劳、姿势不稳、无力、低血压、精神错乱和注意力不集中，而这些都可能导致跌倒[27]。

偏瘫侧肢体肌肉广泛痉挛的卒中患者，适合口服药物。巴氯芬作用于 GABA-B 受体，但随着活动增多会有中度低血压、肌肉疲劳和无力的副作用。它最适合强直性痉挛，其特征是肌张力影响了主动和被动关节活动度。但当剂量高到足以降低某个肢体的肌张力时，可能影响患者未受累肢体或者核心肌力。

长效苯二氮䓬类药物地西泮和中效苯二氮䓬类药物氯硝西泮，对持续性或发作性痉挛和阵挛有效。两种药物都可增强 GABA-A 受体的

作用,可减轻肌肉痉挛和抽搐。但这些药物常导致嗜睡、意识混乱加重,还可使已患或易患抑郁症的患者抑郁病情加重[28],并增加共济失调风险进而发生跌倒。因警觉性和精神活动方面的副作用,苯二氮䓬类药物最好夜间服用。此类药物的优势包括改善睡眠,通常可持续 8 小时完整睡眠时间[29]。因其肾脏清除率较慢,氯硝西泮半衰期长达 20~60 小时,地西泮半衰期长达 35~100 小时,所以老年患者使用此类药物尤其要注意[28]。此外,规律使用苯二氮䓬类药物会导致反弹性失眠[28]和药物依赖,所以停药前要逐渐减量[30]。

替扎尼定,一种作用于中枢神经的 α_2 肾上腺素能激动剂,可快速起效,但半衰期短仅 2.5 小时,它在所有常见治疗痉挛的口服药物中是最短的。其优势包括无药物依赖,无药物滥用。然而,替扎尼定有显著的镇静作用,可导致意识模糊或幻觉,即使小剂量药物也可导致严重低血压。另一个问题是肝酶升高,但不常见。从镇静作用或血压调节的角度看,卒中患者通常不能耐受引起肝损伤所需的药物剂量,所以很少观察到这种副作用。此外,使用氟喹诺酮类抗生素是它的禁忌证。氟喹诺酮类抗生素是一类抗菌药物,可每天 1 次或 2 次口服,因其有效性和耐受性常在医院使用。

最后,丹曲林是治疗卒中患者痉挛的常用药物,它作用于外周的肌浆网钙通道,其认知功能副作用的风险显著降低,但可见疲劳、肌无力、低血压和肝酶升高等。肝毒性高于其他抗痉挛药物[27]。

鉴于以上对口服药物的考虑,局部治疗也是一个方法。肌内局部注射 A 型肉毒素,神经或运动点局部注射酒精或苯酚,有利于对痉挛肢体进行靶向治疗,同时避免口服抗痉挛药物产生的全身性副作用。注射酒精或苯酚可引起神经溶解或软组织溶解,从而阻断过度的神经冲动传导至肌肉,但会导致痛性感觉障碍等副作用。酒精或苯酚的优点是作用持续时间长达 6 个月,且与肉毒素相比花费显著降低。

最好在肌电图(EMG)引导下,将 A 型肉毒素直接注射到痉挛肌肉最活跃的区域,可使肌肉可逆性放松。尽管 A 型肉毒素最常用于肱二头肌、肘关节和腕关节以改善卒中后 ADL,但从患者负重角度看,还可用于治疗踝关节马蹄内翻足[27]。若踝关节张力降低,患者可负重和站立,但随着时间推移,这项治疗将会显著影响患者骨密度。

药物的影响

除严重的出血性卒中外,作为卒中二级预防的一部分,应控制卒中危险因素如心律不齐(心房颤动、期前收缩),一旦认为血栓事件风险高于卒中后出血风险,应立即口服抗凝药物治疗。此外,在抗凝治疗起效前,通常皮下注射肝素预防深静脉血栓(DVT)。肝素抑制成骨细胞分化,损害成骨细胞功能,导致骨形成减少[31,32]。在肝素的作用下,骨保护素(OPG)上调 RANKL,从而促进破骨细胞分化,进而增加骨吸收。通常肝素只作为卒中后使用华法林的桥梁,一般连续应用 14~30 天,这取决于出血风险。大多数研究发现,华法林和骨丢失有关,华法林使用时间较长,以月或年为单位[33]。华法林用于卒中的长期预防,已证实其会减少骨钙素的羧基化、破坏骨钙素的钙结合力[31]。

维生素 K 对骨密度的维持很重要,而华法林会减少维生素 K 的贮备。1998 年,Sato 等[34]给不需使用华法林的慢性卒中患者补充维生素 K,发现患者骨密度有所改善。新型抗凝药物,如阿哌沙班和利伐沙班,这类药物不会损耗维生素 K,随着它们在医疗机构和第三方支付者中逐渐获得认可，骨密度在未来几年受影响的程度将减轻。有关新型抗凝药物的对照研究很少，但初步结果发现新型抗凝药物比很多传统抗凝药物对骨密度的危害小。

非药物治疗

减少跌倒

大多数卒中后骨折源于跌倒，且主要发生在瘫痪侧。Ramnemark 等[35]研究发现，过去 3 年内的 1 139 例卒中患者中，120 例患者发生 154 处骨折，其中 84% 源于跌倒。髋部骨折是最常见的骨折类型，而且大部分骨折发生在卒中后 24 个月内，此时瘫痪侧出现的骨质疏松已有足够的时间进展。除了已有的骨量减少或骨质疏松症，卒中患者还有很多原因导致跌倒。

- 无力。
- 共济失调或任务执行障碍。
- 视力差或单侧忽略。
- 认知障碍。
- 兴奋或冲动。
- 尿失禁。
- 忘记使用或无法使用轮椅、助行器或手杖。
- 忘记穿戴或无法获得稳定步态的矫形器。

预防跌倒和预防骨质疏松症与许多非药物干预措施密切相关，可通过物理治疗增强肌力、改善平衡、预先制订计划并学习日常生活技能，尤其常发生跌倒的情况，如转移进／出厕所以及穿衣和洗澡时。

除了对技能的指导，还推荐使用髋关节护具，以减少高危患者跌倒的影响。同样，可以在床边的地面上放置垫子，并选择一个比标准高度矮的床，这有助于患者在没有辅助的情况下下床。老年患者或有认知障碍的冲动患者，从床上摔下来并试图夜间行走是很常见的。

运动的作用

运动可以治疗肌无力、疼痛、痉挛和平衡障碍，除此之外，运动还常作为加速卒中患者骨质疏松康复的额外干预措施。运动不仅有助于降低跌倒发生率，还有助于保持骨骼健康。Eng 等指出，卒中后的前 6 个月骨丢失的数量最多，所以早期干预和运动疗法是必不可少的[36]。可以导致骨折的跌倒次数是相对较少的（约占总跌倒次数的 10%），因此为保证统计功效需要大样本，以确保准确评估运动[36]以减少骨折。在一项 560 例卒中患者的研究中，编者发现结构化运动计划使髋部骨折风险降低 64%，检验能力为 60%，P 值为 0.05。Eng 及其同事在为期 19 周的运动健身计划后发现很多益处。"FAME" 计划，如反复练习坐到站、踏板、快步走以及其他步行耐力练习，可提高有氧代谢能力、肌肉力量、体力和活动耐力，并保持髋部骨密度。干预组股骨颈骨密度仅下降 0.7%，而对照组下降 2.5%。相比之下，没有卒中的同龄老年人每年骨丢失 0.5%~0.9%。

药物治疗

卒中后几个月内骨质快速丢失，可通过口服双膦酸盐预防骨转化增加及破骨细胞上调。一些研究调查了卒中后口服双膦酸盐的使用情况。在 Sato 等[37]研究中，试验组从急性卒中后 2 天开始，每日服用 2.5 mg 利塞膦酸钠，持续 1 年，对照组为安慰剂。375 例亚裔妇女接受检查，结果显示髋部骨折风险降低，BMD 改善。一项非常相似的研究是在亚裔男性中进行的[38]。280 例受试者随访 18 个月，安慰剂组 10 例发生骨折，而利塞膦酸钠组仅 2 例。每日服用 2.5 mg 利塞膦酸钠的试验组，卒中后 18 个月髋部 BMD 升高 2.5%，安慰剂组却下降了 3.5%。尽管使用低于标准剂量的利塞膦酸钠存在局限性，而且对其他种族缺少适用性，但该研究显示，对卒中后能很快口服药物的患者来说，前景很好。两项研究验证依替膦酸盐（一种不太有效的口服双膦酸盐）的效果，但结果都局限于掌骨区域 BMD 改善，采用的是计算机 X 线密度测定法，而不是公认的 DXA 技术作为 BMD 的评估工具[15]。

急性卒中后口服双膦酸盐有几个缺点。因为许多需要吞咽的药片都很大，有吞咽困难或反流的患者很难接受。如果患者必须粉碎药物，应避免使用每周或每月 1 次的双膦酸盐，如阿伦膦酸盐或伊班膦酸盐。每日服用的阿仑膦酸钠剂型仍然存在，但对生活方式要求相同：服药后 30~60 分钟坐直，服药前 2 小时不能进食[17]。

静脉输注双膦酸盐没有吞咽困难和依从性的问题。大部分都是每年 1~2 次，因此认知障碍不是问题。Poole 及其同事[17]研究了发病 35 天内的 27 例急性卒中患者，他们接受静脉输注 4 mg 唑来膦酸或安慰剂。药物治疗组偏瘫侧全髋平均 BMD 变化为 0，而安慰剂组偏瘫侧全髋 BMD 下降 5.5%，转子下区域下降 8.1%。药物治疗组卒中患者健侧骨密度提高了 1%，而安慰剂组健侧下降了 2.7%。有趣的是，随访中 72% 的患者发生跌倒，但两组均未发生骨折。

有关静脉输注双膦酸盐结果的研究很有限。在给药前应仔细评估获益及风险，包括水化状态和肾功能，尤其是老年患者[39]。鉴于吞咽困难和口服药物依从性的问题，静脉或皮下形式的骨质疏松症的预防和治疗值得进一步研究。

癫痫和慢性痫性发作疾病

神经系统疾病包括痫性发作疾病患者骨质疏松症发生率增加。痫性发作和癫痫不同，癫痫发作是由神经元异常过度活动引发的一过性事件，本质上是同步的。在美国，癫痫累及 240

万名成人（占 18 岁及以上人口的 1.8%）和 46 万名儿童（占 0~17 岁儿童的 1%）[40]。它表现为反复多次自发的痫性发作，其特征是遗传易感性导致大脑神经元过度活动，造成长期的神经生理、认知、心理和社会影响[41]。癫痫的定义是国际抗癫痫联盟（ILAE）于 2005 年制订的[42]，并于 2014 年修订。必须满足以下任一条件，才能诊断为癫痫[43, 44]。

（1）至少 2 次自发痫性发作，间隔 24 小时以上。

（2）1 次自发或反射性痫性发作后，未来 10 年内再次发作的概率，相当于总体复发风险的概率（60%），典型见于 2 次自发痫性发作后。

（3）癫痫综合征的诊断：年龄相关综合征患者，但已超过适用年龄（通常是 16~21 岁），或者 10 年无痫性发作且已停药 5 年。

新的定义将癫痫分类为疾病而不是功能障碍，有潜在严重性，并增加了"已治愈癫痫"的概念，它意味着尽管癫痫会复发，但可能性很小，人们可能认为自己没有疾病。

不符合癫痫定义的人群却可能患有其他痫性发作疾病，也可导致骨质疏松症和骨代谢相关疾病如骨软化症。大面积卒中后颅内压增高、出血性卒中、其他非创伤性颅脑功能障碍如脑动脉瘤或脑肿瘤的患者可以反复痫性发作。然而，人们通常认为这些患者的痫性发作是被诱发的，除个例外，都不属于广义癫痫。单纯的癫痫可以从儿童期开始，但骨骼疾病仅在几年后才会显现出来。本书后面章节涉及特定人群痫性发作疾病的部分，将讨论这些年轻人面临的长期影响。

痫性发作疾病的骨质疏松症流行病学

痫性发作疾病患者出现 BMD 降低和骨质疏

松症会增加骨折的风险，但这只是导致这一人群骨折的众多因素之一。很多试验已证实并描述了住院及门诊患者的髋部、脊柱及其他骨骼BMD降低。Hamed 等发现[45]，在服用常规抗癫痫药物（AED）如卡马西平（CBZ）和丙戊酸钠（VPA）的患者中，病程在 6~25 年的患者腰椎和股骨颈 BMD 变化显著，有统计学意义，其中男性多于女性。Pack 等[46]对 141 例使用酶诱导 AED 超过 3 年的患者进行了回顾性横断面研究，因其他基线特征没有显著差异，样本中男性和女性患者一起进行分析。假定 50 岁以下健康绝经后女性骨量减少占 15.3%，骨质疏松症小于 1%，则服用 AED 的患者股骨颈骨量减少占 40.2%，骨质疏松症占 10.3%，而腰椎骨量减少占 32.7%，骨质疏松症占 13.7%。对于 50 岁以上患者，研究结果更为惊人，股骨颈骨量减少占 50.9%，骨质疏松症占 22.6%，而腰椎骨量减少占 35.3%，骨质疏松症占 25.2%。

AED 的服用时间也是导致 BMD 下降增多的一个原因[45, 47]。但是与丙戊酸钠为焦点的试验结果有所冲突。Triantafyllou 等[48]发现丙戊酸钠单药治疗的时间和剂量与服用该药物至少 2 年的患者其 BMD 没有相关性，但是Boluk 等[47]进行的为期 6 个月的前瞻性研究发现丙戊酸钠单药治疗可导致 BMD 显著降低。这两个试验的患者都来自流动的社区，此外，研究年龄也相似。由于丙戊酸钠不属于传统酶诱导 AED，理论上应比某些药物能更好地保护BMD，但多项研究发现这种非酶诱导药物可降低 BMD 并增加骨折风险。

骨折流行病学

Sheth[41]研究发现 AED 治疗至少 5 年，导致 50 岁及以上的患者骨质疏松性骨折风险增加1 倍。过去 30 年的许多研究发现痫性发作疾病

的患者骨折风险增加，但是这些药物对骨折的影响程度仍然存在争议。2005 年，Vestergaard[49]对与癫痫有关的骨质疏松症和骨折的风险进行了最全面的评估。在他对 12 项 BMD 研究的回顾中，研究年龄、AED 暴露和共病明显不同，结果显示不仅脊柱和髋部 BMD 显著降低（Z 值分别是 –0.38 和 –0.56），而且骨折风险也增加，脊柱骨折的相对危险度（RR）是 6.2，髋部是 5.3。大多数研究证实，不论使用酶诱导 AED 还是非酶诱导 AED，BMD 都有略微降低。虽然 BMD值低于年龄匹配的对照组，但仅 BMD 低不能解释骨折发生率的显著升高。其他因素，包括药物和功能性因素在内，均可导致跌倒风险增加，从而增加骨折发生率。

Vestergaard 回顾性研究的 10 年后，第二次荟萃分析[50]再次调查了 AED 和骨折风险的关系，使用 RR 计算进行病例对照、横断面和队列研究。它包括对 50 岁以上成人"任何骨折"或孤立性髋部骨折进行评估的研究，但没有一项研究是针对脊柱骨折的。使用任何亚型的 AED患者发生骨质疏松性骨折 RR 是 1.86。使用酶诱导的 AED 的患者 RR 是 1.6，而使用非酶诱导的AED 的患者 RR 是 1.27；使用任何亚型的 AED的患者发生孤立性髋部骨折 RR 是 1.9。AED 和BMD 下降之间的紧密关系毋庸置疑，而且还有进一步的迹象表明某些 AED 可能比其他 AED危险更大。

病理生理学

引起骨生物学变化的代谢及药理机制

骨矿化减少不是痫性发作的直接结果。相反，它是多因素的，常是使用抗癫痫药物（AED）导致维生素 D 水平减低。与弱效酶诱导 AED（奥卡西平和托吡酯）或非酶诱导的 AED（加巴喷丁、左乙拉西坦和拉莫三嗪）相比，强效的酶

诱导 AED（卡马西平、苯巴比妥和苯妥英钠）更易增加骨折风险（表 8-2）[51~54]。

表 8-2　常见抗癫痫药物的骨折风险

药物	肝诱导的 AED（Nicholas 等[53]）	对骨折风险的影响（Jette 等[54]）	研究对象（Jette 等[54]）
卡马西平	是	1.81（1.46~2.23）	计算当前 AED 和骨折之间相关性的优势比和 95% 置信区间。模型是根据社会人口统计学变量＋家庭护理＋共病＋所有 AED 同时调整
氯硝西泮	否	1.24（1.05~1.47）	
左乙拉西坦	否	N/A	
加巴喷丁	否	1.49（1.10~2.02）	
苯巴比妥	是	1.60（1.16~2.19）	
苯妥英钠	是	1.91（1.58~2.30）	
丙戊酸钠	否	1.10（0.70~1.72）	

来源：改编自 Nicholas 等[53] 和 Jette 等[54]

维生素 D 对钙的吸收和骨骼强健是必不可少的，维生素 D 缺乏是骨丢失的另一个原因。卡马西平、苯巴比妥（PB）和苯妥英钠（PHT）等 AED 可增加肝脏代谢率，导致维生素 D 减少。它们通过诱导 P450 酶系统，促使维生素 D 在肝脏羧基化增加，变成非活性代谢产物，使生物可利用的维生素 D 减少[55]。其结果是继发甲状旁腺功能亢进，进而使骨转化增加，降低骨密度，这二者都是骨质疏松症发展的关键因素。而且干扰维生素 D 代谢可导致骨软化或骨矿化异常，这与骨质疏松症明显不同[56]。骨软化和骨质疏松症都与骨折有关。

同时，最近对服用酶诱导 AED 的患者进行横断面研究发现骨密度降低，甚至在不缺乏维生素 D 的患者也是如此[57~59]。这一发现与 Vestergaard 和 Sheth 等的荟萃分析结果一致[49, 57]。

使用 AED 导致骨丢失也有其他机制，包括对其他维生素或钙的间接代谢作用。对药物作用进行评估的研究[41, 60] 发现，长期使用苯妥英钠和卡马西平可通过对人成骨样细胞的直接抑制作用导致 BMD 降低。钙吸收障碍或因富含钙的食物摄入不足，或因钙摄入充足，但因质子泵抑制剂等药物导致叠加浪费综合征。这些药物会阻断胃酸的产生，造成不利于钙在消化道吸收的化学环境。Kruse 和 Kracht[61] 提出，抑制降钙素分泌也可能导致骨丢失，这可能是下丘脑神经束释放多巴胺所致。

影像学证据表明骨质疏松症与长期使用丙戊酸钠、苯妥英钠、卡马西平和苯巴比妥有关[41]。然而，尽管影像学可显示骨质疏松症的最终结果，但不能建立直接的因果关系。例如，在上述 AED 中，丙戊酸钠不会诱导 P450 系统的肝药物代谢酶，这意味着其他机制也与骨质疏松症有关。

以下概述了慢性痫性发作疾病患者骨质疏松症的一些常见代谢原因[62]。

· 使用酶诱导 AED 导致肝维生素 D 代谢加速。

· 使用 AED 导致降钙素水平下降。

· 其他药物抑制钙吸收。

· 饮食中钙摄入不足。

· 同时使用 H^+ 抑制剂或 H_2 受体拮抗剂导致钙吸收不足。

· 饮食中维生素 D 摄入不足。

· 药物改变维生素 K 代谢。

· 激素变化引起胰岛素样生长因子结合蛋白 1 或 3 减少。

· 因住院导致日照减少。

· 内分泌改变导致雌激素、睾酮或性激素结合蛋白水平减低。

对于诊断癫痫导致的骨质疏松症，双能 X 线吸收法测定 BMD 仍然是金标准。然而，骨重塑标志物已经成为评估骨形成及骨再吸收率的重要工具，并帮助临床医师及时预测骨折风险并完美预防骨折。如本书前几章所述，核因子κ受体活化因子配体（RANKL）在破骨细胞活性增强的情况下升高。RANKL 刺激位于破骨细胞表面的 RANK，进一步促进其分化。骨保护素（OPG）是一种 RANK 诱饵蛋白，使 RANK 与 OPG 结合，而不是 RANKL。在这种情况下，RANKL 不能结合 RANK 形成刺激骨再吸收细胞活动所需的单位，所以破骨细胞不会被激活[63]。

Hamed 等研究[45]发现，癫痫患者或持续痫性发作疾病患者与对照组之间存在显著差异，患者骨形成标志物（OPG）和促进骨形成的营养物质（血清钙和血清 25- 羟维生素 D_3）较低，而骨吸收标记物包括 RANKL 和 RANKL/OPG 比值升高。而且，结果显示 DXA 值和 AED 类型无关，但 BMD 和血清 25- 羟维生素 D_3 水平、OPG 水平、RANKL 水平、AED 使用时间（任何类型）以及总的病程长短有关。与对照组相比，癫痫患者股骨颈和腰椎（L_{2-4}）BMD 值显著降低。

骨质疏松症和骨折的非药物原因

除了药物影响外，近期或长期有癫痫发作史的患者也可能患骨质疏松症。因活动受限和长骨负重减少导致失用，进而使骨矿化减少。营养不良也可影响 BMD。社会经济地位低下可能与营养状况有关，并与急诊就诊次数更多、药物依从性差以及使用廉价而非控制发作的最佳药物有关[64]。此外，资金不足的患者还可能被迫服用与抗癫痫药物相当的仿制药，这类药物种类很少，并且在质量和效果上与处方药存在显著差异。因为最终发出的药物在预防痫性发作方面可能不太有效，而即使有效的药物也可能服用不当，所以痫性发作控制不佳，患者可能突发疾病导致跌倒。突然失去平衡可导致

意外跌倒，严重者可引起骨折、疼痛或其他损伤。

在癫痫或其他导致频繁痫性发作的疾病患者中，影响肌肉失用时间的因素与患者负重活动减少有关。癫痫患者在抽搐时因骨骼肌强力收缩导致骨折风险增加。在这种情况下，脊椎或四肢负荷突然增加可引起关节脱位，特别是癫痫突然发作时。关节脱位可导致失去平衡进而跌倒。骨折的第二个原因是发作当时或发作后意识不清，其特征是反应性降低、反应时间延迟及意识模糊。此时，门诊患者可能会失去平衡，疲劳加剧。最后，如果反复发生实质损伤，痫性发作累积发生化学变化，慢性癫痫患者可能会跌倒。

药物治疗

双膦酸盐

对长期使用抗癫痫药物的患者进行骨质疏松药物治疗预防进一步骨丢失的研究为数不多。Lazzari 等[65]观察利塞膦酸钠与安慰剂治疗 80 例男性退伍军人的疗效，这些退伍军人服用一种 AED 至少 2 年，如卡马西平、苯妥英钠、苯巴比妥或丙戊酸钠。两组同时接受钙剂和维生素 D 补充治疗，在随访 1 年和 2 年时进行 DXA 检查。第一年，安慰剂组双侧股骨近端 BMD 无显著下降，而利塞膦酸盐组 BMD 显著增加 3.5%。对于脊柱，利塞膦酸盐组 BMD 同样显著增加 5.2%，而安慰剂组没有明显变化。第二年研究结果相似，但安慰剂组全身 BMD 明显下降。

研究结束时，安慰剂组任何评估部位的 BMD 都显著改善，这可能归因于钙和维生素 D 的补充。然而，利塞膦酸盐组的骨增长率好得多，70% 患者 BMD 显著增加，尤其是 L_{1-4} 增加显著，明显超过安慰剂组。而且利塞膦酸盐组没有发生骨折，而安慰剂组发生 5 处骨折。

钙和维生素 D

在没有治疗骨丢失的其他药物（双膦酸盐、地舒单抗、SERM 或其他药物）的情况下，单纯使用维生素 D 和钙进行治疗的试验结果各不相同。Lazzarri 等研究发现，在补充维生素 D 和钙的情况下，安慰剂组 65% 的患者某个部位 BMD 显著改善[65]。其他研究也发现类似的正相关[66]。然而，在一项 3 304 例慢性痫性发作疾病的退伍军人的大型试验中，Espinosa 及其同事[67]发现补充治疗并不能影响骨折患病率。Meier 和 Kraenzlin 建议，使用酶诱导 AED 的患者每天补充 2 000~4 000 IU 维生素 D，而使用非酶诱导 AED 的患者每天补充 1 000~2 000 IU 维生素 D[55]。对患者个人而言，这种补充可能有益，很少有害[68]。Drezner 进一步建议，患者在开始服用任何 AED 时，要同时开始补充维生素 D，尤其 AED 联合用药、住院或户外活动受限的患者可从 2 000 IU 开始补充。BMD 确诊的骨质疏松症患者，每天可能需要高达 4 000 IU 的剂量[69]。

在所有情况下，都应跟踪血清钙和 PTH 水平，监测继发性甲状旁腺功能亢进。若未严密监测血清电解质（钙和磷）、25- 羟维生素 D_3 和 PTH 情况下，不应补充钙剂。如果维生素 D 缺乏和骨活检提示骨软化，补充维生素 D 剂量可能需要每天 5 000~15 000 IU，持续 3~4 周，在此期间必须密切关注钙和磷的水平。血清水平恢复正常通常需要 1 个多月的时间，所有患者都应由专门培训过的内分泌学专家或风湿病学专家进行监测[68]。

非药物治疗

任何长期使用 AED 进行临床治疗的患者都应接受骨质疏松症的基本筛查，包括血清 25- 羟维生素 D_3、钙和 PTH。如果上述任何一项检查发现明显异常，急性期护理或住院康复患者

出院时应继续门诊治疗，并有一位骨科专家参与。神经系统疾病如出血性卒中或颅脑肿瘤伴有水肿，或有痫性发作风险的患者或癫痫患者可能需要长期服用 AED。因此，考虑到长期使用药物将进一步导致骨质疏松症，应该强烈建议神经科医师与患者一起协调，提前制订干预方案。

专门训练平衡和步态稳定性是减少跌倒潜在的最好方法。强化住院康复或专业护理机构学习的技能，患者可以在回家后的几周内与居家治疗师一起完成。然而，这种形式的个体化治疗是有限的，30~60 天后，患者将独自进行居家康复。患者必须持续进行平衡和耐力训练，如果允许，家人或照料者可进行监督，以确保这些技能得以维持。因缺乏训练导致平衡和力量方面的功能丧失，以及反复进行安全转移和步态训练的失败，可导致患者跌倒风险增加。

控制痫性发作的外科技术正在迅速发展，可以更好地控制病情，并减少对药物的需求。抗癫痫药物不一定长期有效，还可造成不良的副作用，给患者和家人带来经济负担。Nowell 及其同事讲述了几种改善传统手术结局的新方法[70]。控制痫性发作的手术结局受到成像技术不理想的限制。致痫灶成像效果将有助于外科医生更彻底地消融痫性发作核心部位。一张显示痫性发作概率的脑轮廓图可以帮助外科医师在消融接近重要脑功能区的病灶时获取风险获益比。一种新型的三维磁共振成像技术可帮助临床医师识别不同患者之间的独特差异，这种差异在二维图像中可能看不到。

除了传统的脑外科神经消融术，美国和加拿大已经开始两种电刺激治疗癫痫，即迷走神经电刺激和深部脑刺激。对于病灶位于不可切除的脑组织部位的患者，以及传统抗癫痫药物无法控制症状或有严重副作用无法耐受的患者，可以考虑采取这种手术[71]。尽管手术费用昂贵，

但并非没有风险，却有助于减少痫性发作，提高生活质量。如果深部脑刺激或迷走神经刺激允许停用破坏骨骼的抗癫痫药物，可能有助于改善 BMD，降低骨折风险。

未来方向

最终，包括传统癫痫在内的痫性发作疾病患者代谢性骨病面临着挑战，这取决于治疗的时间、药物的选择以及整个治疗团队的付出，包括将持续的骨骼健康作为长期护理计划的重点。绝大多数情况下，患者和医务工作者对紧急医疗问题的管理不知所措，对癫痫患者而言，资金和资源主要用于药物治疗和痫性发作的监测。治疗癫痫的药物非常昂贵，可能有巨额的自付部分。用于维持骨骼健康的其他昂贵药物的资金以及用于早期诊断骨质疏松症的检查（包括实验室检查及 DXA 成像）的资金有限或根本没有。此外，在其他医疗问题更为紧迫的时候，开始讨论未来的健康问题可能不受欢迎，甚至会被召回。采用骨骼健康作为预防策略，在患者首次使用 AED 时开始服用预防剂量的维生素 D，并在诊断之初提高患者身体功能和活动能力，这可能是保持癫痫和痫性发作相关疾病患者骨骼健康的最佳方法。

参考文献

1. DUNCAN PA, ZOROWITZ R, BATES B, et al. Management of adult stroke rehabilitation care: a clinical perspective. Stroke, 2005, 36:e100–e143.

2. Centers for Medicare & Medicaid Services, U.S. Department of Health and Human Services. Report to Congress: Post-Acute Care Payment Reform Demonstration (PAC–PRD). 2012. http://www.medpac.gov/documents/reports/mar13_entirereport.pdf?sfvrsn=0.

3. KIM HW, KANG E, IM S, et al. Prevalence of pre-stroke low bone mineral density and vertebral fracture in first stroke patients. Bone, 2008, 43:183–186.

4. BENZINGER P, RAPP K, KÖNIG HH, et al. Risk of osteoporotic fractures following stroke in older persons. Osteoporos Int, 2015, 26:1341–1349.

5. PALOMÄKI H, KASTE M. Regular light-to-moderate intake of alcohol and the risk of ischemic stroke. Is there a beneficial effect? Stroke, 1993, 24(12):1828–1832.

6. ABBOTT RD, CURB JD, RODRIGUEZ BL, et al. Effect of dietary calcium and milk consumption on risk of thromboembolic stroke in older middle-aged men. The Honolulu Heart Program. Stroke, 1996, 27(5):813–818.

7. GILLUM RF, MUSSOLINO ME, INGRAM DD. Physical activity and stroke incidence in women and men. The NHANES I epidemiologic follow-up study. Am J Epidemiol, 1996, 143(9):860–869.

8. LAMPROPOULOS CE, PAPAIOANNOU I, D' CRUZ DP. Osteoporosis: a risk factor for cardiovascular disease. Nat Rev Rheumatol, 2012, 8(10):587–598.

9. LIU M, TSUJI T, HIGUCHI Y, et al. Osteoporosis in hemiplegic stroke patients as studied with dual-energy X-ray absorptiometry. Arch Phys Med Rehabil, 1999, 80(10):1219–1226.

10. JØRGENSEN L, CRABTREE NJ, REEVE J, et al. Ambulatory level and asymmetrical weight bearing after stroke affects bone loss in the upper and lower part of the femoral neck differently: bone adaption after decreased mechanical loading. Bone, 2000, 27(5):701–707.

11. LAZOURA O, GROUMAS N, ANTONIADOU E, et al. Bone mineral density alterations in upper and lower extremities 12 months after stroke measured by peripheral quantitative computed tomography and DXA. J Clin Densitom, 2008, 11(4):511–517.

12. RAMNEMARK A, NYBERG L, LORENTZON R, et al. Progressive hemiosteoporosis on the paretic side and increased bone mineral density in the nonparetic arm the first year after severe stroke. Osteoporos Int, 1999, 9(3):269–275.

13. JØRGENSEN L, JACOBSEN BK. Changes in muscle mass, fat mass, and bone mineral content in the legs after stroke: a 1 year prospective study. Bone, 2001, 28(6):655–659.

14. JØRGENSEN L, JACOBSEN BK. Functional status of the

paretic arm affects the loss of bone mineral in the proximal humerus after stroke: a 1-year prospective study. Calcif Tissue Int, 2001, 68(6):11–15.

15. CARDA S, CISARI C, INVERNIZZI M, et al. Osteoporosis after stroke: a review of the causes and potential treatments. Cerebrovasc Dis, 2009, 28(2):191–200.

16. SATO Y, MARUOKA H, HONDA Y, et al. Development of osteopenia in the hemiplegic finger in patients with stroke. Eur Neurol, 1996, 36(5):278–283.

17. POOLE KE, REEVE J, WARBURTON EA. Falls, fractures, and osteoporosis after stroke: time to think about protection? Stroke, 2002, 33(5):1432–1436.

18. BOAKE C, NOSER EA, RO T, et al. Constraint-induced movement therapy during early stroke rehabilitation. Neurorehabil Neural Repair, 2007, 21(1):14–24.

19. TANAKA N, SONODA S, ARITA M, et al. Biochemical markers of bone turnover in hemiplegic patients relation to time from stroke onset and grip strength of the affected side. Jpn J Rehabil Med, 1997, 34(5):332–336.

20. SATO Y. Abnormal bone and calcium metabolism in patients after stroke. Arch Phys Med Rehabil, 2000, 81(1):117–121.

21. SATO Y, MARUOKA H, OIZUMI K, et al. Vitamin D deficiency and osteopenia in the hemiplegic limbs of stroke patients. Stroke, 1996, 27(12):2183–2187.

22. ANTONIOS TF, MACGREGOR GA. Deleterious effects of salt intake other than effects on blood pressure. Clin Exp Pharmacol Physiol, 1995, 22(3):180–184.

23. LÖFVENMARK I, WERHAGEN L, NORRBRINK C. Spasticity and bone density after a spinal cord injury. J Rehabil Med, 2009, 41(13):1080–1084.

24. PANG MY, ASHE MC, ENG JJ. Muscle weakness, spasticity and disuse contribute to demineralization and geometric changes in the radius following chronic stroke. Osteoporos Int, 2007, 18(9):1243–1252.

25. PANG MY, ENG JJ, MCKAY HA, et al. Reduced hip bone mineral density is related to physical fitness and leg lean mass in ambulatory individuals with chronic stroke. Osteoporos Int, 2005, 16(12):1769–1779.

26. PANG MY, ASHE MC, ENG JJ. Compromised bone strength index in the hemiparetic distal tibia epiphysis among chronic stroke patients: the association with cardiovascular function, muscle atrophy, mobility, and spasticity. Osteoporos Int, 2010, 21(12):997–1007.

27. ESQUENAZI A. Falls and fractures in older post-stroke patients with spasticity: consequences and drug treatment considerations. Clinical Great, 2004, 12 (8) In: Consultant360.com. 2004. http://www.consultant360.com/articles/falls-and-fractures-older-post-stroke-patientsspasticity-consequences-and-drug-treatment. Accessed 06 Dec 2015.

28. RISS J, CLOYD J, GATES J, et al. Benzodiazepines in epilepsy: pharmacology and pharmacokinetics. Acta Neurol Scand, 2008, 118(2):69–86.

29. WUIS EW, DIRKS MJ, TERMOND EF, et al. Plasma and urinary excretion kinetics of oral baclofen in healthy subjects. Eur J Clin Pharmacol, 1989, 37(2):181–184.

30. LEE-CHIONG T. Sleep medicine: essentials and review. New York: Oxford University Press, 2008.

31. PANDAY K, GONA A, HUMPHREY MB. Medication-induced osteoporosis: screening and treatment strategies. Ther Adv Musculoskelet Dis, 2014, 6(5):185–202.

32. RAJGOPAL R, BEAR M, BUTCHER MK, et al. The effects of heparin and low molecular weight heparins on bone. Thromb Res, 2008, 122(3):293–298.

33. HIRSH J, BAUER KA, DONATI MB, et al. Parenteral anticoagulants: American College of Chest Physicians Evidence-Based Clinical Practice Guidelines (8th edition). Chest, 2008, 133(6 Suppl):141S–59.

34. SATO Y, HONDA Y, KUNO H, et al. Menatetrenone ameliorates osteopenia in disuse-affected limbs of vitamin D-and K-deficient stroke patients. Bone, 1998, 23:291–296.

35. RAMNEMARK A, NYBERG L, BORSSÉN B, et al. Fractures after stroke. Osteoporos Int, 1998, 8(1):92–95.

36. ENG JJ, PANG MY, ASHE MC. Balance, falls, and bone health: role of exercise in reducing fracture risk after stroke. J Rehabil Res Dev, 2008, 45(2):297–313.

37. SATO Y, IWAMOTO J, KANOKO T, et al. Risedronate therapy for prevention of hip fracture after stroke in elderly women. Neurology, 2005, 64(5):811–816.

38. SATO Y, IWAMOTO J, KANOKO T, et al. Risedronate sodium therapy for prevention of hip fracture in men 65 years or older after stroke. Arch Intern Med, 2005, 165(5):1743–1748.

39. MYINT PK, POOLE KE, WARBURTON EA. Hip fractures after stroke and their prevention. QJM, 2007, 100(9):539–945.

40. Centers for Disease Control and Prevention. Epilepsy fast facts. Centers for Disease Control and Prevention, 2015: http://www.cdc.gov/epilepsy/basic/fast-facts.html. Accessed 08 Dec 2015.

41. SHETH RD. Bone health in epilepsy. Epilepsia, 2002, 43(12):1453–1454.

42. International League Against Epilepsy. Definition of epilepsy. West Hartford: International League Against Epilepsy; 2015. http://www.ilae.org. Accessed 08 Dec 2015.

43. Epilepsy Foundation. What is epilepsy? Landover: Epilepsy Foundation; 2015. http://www.epilepsy.com/. Accessed 08 Dec 2015.

44. FISHER RS, ACEVEDO C, ARZIMANOGLOU A, et al. ILAE official report: a practical clinical definition of epilepsy. Epilepsia, 2014, 55(4):475–482.

45. HAMED SA, MOUSSA EM, YOUSSEF AH, et al. Bone status in patients with epilepsy: relationship to markers of bone remodeling. Front Neurol, 2014, 5:142.

46. PACK AM, OLARTE LS, MORRELL MJ, et al. Bone mineral density in an outpatient receiving enzyme-inducing antiepileptic drugs. Epilepsy Behav, 2004, 4(2):169–174.

47. BOLUK A, GUZELIPEK M, SAVLI H, et al. The effect of valproate on bone mineral density in adult epileptic patients. Pharmacol Res, 2004, 50(1):93–97.

48. TRIANTAFYLLOU N, LAMBRINOUDAKI I, ARMENI E, et al. Effect of long-term valproate monotherapy on bone mineral density in adults with epilepsy. J Neurol Sci, 2010, 290(1–2):131–134.

49. VESTERGAARD P. Epilepsy, osteoporosis and fracture risk –a meta-analysis. Acta Neurol Scand, 2005, 112(5):277–286.

50. SHEN C, CHEN F, ZHANG Y, et al. Association between use of antiepileptic drugs and fracture risk: a systematic review and meta-analysis. Bone, 2014, 64:246–253.

51. TEAGARDEN DL, MEADOR KJ, LORING DW. Low vitamin D levels are common in patients with epilepsy. Epilepsy Res, 2014, 108(8):1352–1356.

52. KIM SH, LEE JW, CHOI KG, et al. A 6-month longitudinal study of bone mineral density with antiepileptic drug monotherapy. Epilepsy Behav, 2007, 10(2):291–295.

53. NICHOLAS JM, RISDALE L, RICHARDSON MP, et al. Fracture risk with use of liver enzyme inducing antiepileptic drugs in people with active epilepsy: cohort study using the general practice research database. Seizure, 2012, 22(1):37–42.

54. JETTE N, LIX LM, METGE CJ, et al. Association of antiepileptic drugs with nontraumatic fractures. Arch Neurol, 2011, 68(1):107–112.

55. MEIER C, KRAENZLIN ME. Antiepileptics and bone health. Ther Adv Musculoskelet Dis, 2011, 3(5):235–243.

56. FITZPATRICK LA. Pathophysiology of bone loss in patients receiving anticonvulsant therapy. Epilepsy Behav, 2004, 5:S3–S15.

57. SHETH RD, WESOLOWSKI CA, JACOB JC, et al. Effect of carbamazepine and valproate on bone mineral density. J Pediatr, 1995, 127(2):256–262.

58. ANDRESS DL, OZUNA J, TIRSCHWELL D, et al. Antiepileptic drug-induced bone loss in young male patients who have seizures. Arch Neurol, 2002, 59(5):781–786.

59. FARHAT G, YAMOUT B, MIKATI MA, et al. Effect of antiepileptic drugs on bone density in ambulatory patients. Neurology, 2002, 58(9):1348–1353.

60. FELDKAMP J, BECKER A, WITTE OW, et al. Long-term anticonvulsant therapy leads to low bone mineral density—evidence for direct drug effects of phenytoin and carbamazepine on human osteoblast-like cells. Exp Clin Endocrinol Diabetes, 2000, 108:37–43.

61. KRUSE K, KRACHT U. Inhibitory effect of calcium on serum prolactin. Acta Endocrinol (Copenh), 1981, 98:339–344.

62. BARTL R, FRISCH B. Osteoporosis and drugs. In: Osteoporosis: diagnosis, prevention and therapy. 2nd ed. Berlin: Springer, 2009.

63. SATTLER AM, SCHOPPET M, SCHAEFER JR, et al. Novel aspects on RANK ligand and osteoprotegerin in osteoporosis and vascular disease. Calcif Tissue Int, 2004, 74(1):103–106.

64. Szaflarski M. Social determinants of health in epilepsy. Epilepsy Behav, 2014, 41:283–289.

65. LAZZARI AA, DUSSAULT PM, THAKORE-JAMES M, et al. Prevention of bone loss and vertebral fractures in patients with chronic epilepsy—antiepileptic drug and osteoporosis prevention trial. Epilepsia, 2013, 54(11):1997–2004.

66. MIKATI MA, DIB L, YAMOUT B, et al. Two randomized vitamin D trials in ambulatory patients on anticonvulsants:

impact on bone. Neurology, 2006, 67(11):2005–2014.

67. ESPINOSA PS, PEREZ DL, ABNER E, et al. Association of antiepileptic drugs, vitamin D, and calcium supplementation with bone fracture occurrence in epilepsy patients. Clin Neurol Neurosurg, 2011, 113(7):548–551.

68. DREZNER MK. Treatment of anticonvulsant drug-induced bone disease. Epilepsy Behav, 2004, 5(Suppl2):S41–S47.

69. COLLINS N, MAHER J, COLE M, et al. A prospective study to evaluate the dose of vitamin D required to correct low 25-hydroxyvitamin D levels, calcium, and alkaline phosphatase in patients at risk of developing antiepileptic drug-induced osteomalacia. Q J Med, 1991, 78(286):113–122.

70. NOWELL M, MISEROCCHI A, MCEVOY AW, et al. Advances in epilepsy surgery. J Neurol Neurosurg Psychiatry, 2014, 85(11):1273–1279.

71. CHAMBERS A, BOWEN JM. Electrical stimulation for drug-resistant epilepsy: an evidence-based analysis. Ont Health Technol Assess Ser, 2013, 13(18):1–37.

9 脊髓疾病中的骨质疏松症

作者：Christina V. Oleson

译者：邢华医　刘　楠

急性创伤性脊髓损伤（spinal cord injury，SCI）会导致突发的肌力丧失和运动失能。由于活动突然减少，在损伤后最初数月内的骨转换加快，故骨质疏松变得非常普遍[1]。此外，还存在非创伤性脊髓损伤，在本章中将进行简单讨论，有关伴有脊髓压迫的转移性脊柱破坏病变、脊髓脱髓鞘病变所致感觉运动丧失的内容也将有所涉及。与成人和儿童创伤性脊髓损伤所致的快速进展的骨流失形成鲜明对比的是，脊柱裂在出生时就已存在，发病机制也完全不同。这些不同疾病和不同的治疗途径之间的区别将在本章中进行讨论。

创伤性脊髓损伤

创伤性脊髓损伤在美国每年可累及约12 500 例患者，患病人数接近 276 000 人[2]。机动车交通事故是急性创伤性脊髓损伤最常见的原因，其次为高处坠落 / 跌倒。暴力行为（包括枪伤）所致脊髓损伤的百分比已有所下降，而伴随着老龄人群的增加，高处坠落 / 跌倒所致的损伤人数快速增长。对于 60 岁以上人群，跌倒是目前最常见的损伤原因。

创伤性脊髓损伤可以通过神经损伤平面（neurological level of injury，NLI）来描述，包括颈、胸、腰段等。也可以通过严重程度来描述，从 A 级至 E 级，其中 A 级代表脊髓损伤平面以下运动及感觉功能完全丧失，E 级则代表最轻微的功能障碍。用于确定损伤平面和严重程度的体格检查部位及分级方法见图 9-1[3]。

脊髓损伤相关骨质疏松的部位和病理生理

创伤性脊髓损伤是导致失用性骨质疏松和病理性骨折的神经系统疾病之一，但其骨质疏松发生率与其他疾病有所不同。急性脊髓损伤后约 2 周，骨吸收大于骨形成的过程开始出现并快速进展，主要是破骨细胞功能上调所致[4, 5]。由于骨转换率加快[6, 7]，在脊髓损伤后的最初 4 个月内，松质骨比皮质骨更容易受累。根据文献报道[5, 8, 9]，伤后 6 个月内，骨形成标志物水平可表现为轻度下降或升高。即使骨形成标志物轻度升高，这一代偿性过程也不足以对抗同时存在的显著骨吸收。Roberts 及同事[9]发现，损伤后短期内尿液中总脱氧吡啶啉、游离脱氧吡啶啉、总吡啶啉及 NTX 水平均快速升高。骨吸收标志物水平升高自损伤后 1 周开始出现，16~20 周达高峰，随后逐渐下降。部分标志物最高值可达正常上限的 10 倍。由于骨丢失在损伤后短期内就开始出现，骨密度明显下降多发生于伤后 4~6 个月，因此损伤后早期应立即采取积极措施预防骨丢失[10-12]。

© Springer International Publishing Switzerland 2017

C.V. Oleson, *Osteoporosis Rehabilitation*, DOI 10.1007/978-3-319-45084-1_9

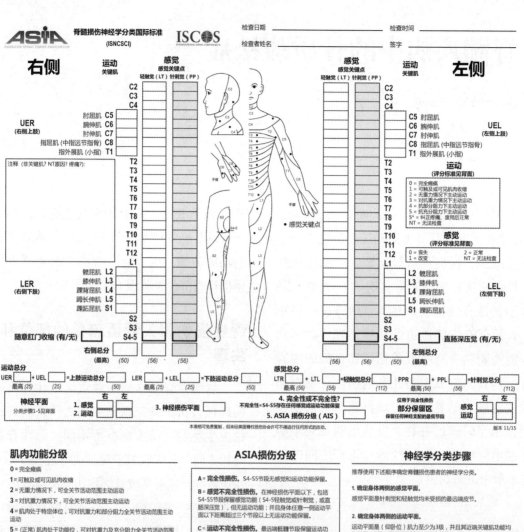

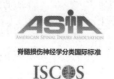

图 9-1　脊髓损伤神经学分类国际标准的官方分级记录表（来源：Courtesy of American Spinal Injury Association，Atlanta，Georgia）

放射学证据提示，损伤平面以下的骨密度在损伤后最初 4 个月内下降约 25%，在伤后 16 个月时将下降 33%[1, 13]，使患者达到或接近发生骨折的阈值[1]。另外的研究将观察时间扩展至损伤后 2 年，发现股骨颈骨密度下降 30%~40%，股骨远端下降 37%~52%[14, 15]，胫骨近端下降 50%~70%，且大部分骨丢失发生于损伤后 12 个月以内。脊髓损伤后的骨丢失易发生于损伤平面以下。在某些部位，伤后急性期骨丢失进展速度可达每周 1%[16]。太空飞行的骨丢失速度为每周 0.25%[17]，无神经系统损伤患者卧床的骨丢失速度为每周 0.1%[18]，与这些情况相比，急性脊髓损伤所致的骨丢失速度高达 10~40 倍，并且迄今仍对治疗更有抵抗作用。干预措施应在损伤后早期介入，以阻止骨丢失的快速进展。但是由于导致骨丢失加速的代谢因素非常复杂，且急性期住院期间可能同时存在其他临床并发症，所以这些干预措施可能难以实施。

具体来说，脊髓损伤患者会出现损伤平面以下的骨质疏松，即瘫痪平面以下的骨丢失[14]。脊髓损伤后，骨代谢异常会在以下部位快速发生：股骨近端、股骨远端和胫骨近端[8, 9]。与之不同的是，无脊髓损伤的患者骨质疏松性骨折更易发生在中轴骨。脊髓损伤人群的附肢骨骼更易出现在骨骼脱矿的部位，这是因为患者处于卧位和坐位时这些部位的负重减少[14]。

损伤平面以下的局部骨密度而非全身骨密度，是未来发生"脆性骨折"即在非创伤性的低冲击或极小作用力下发生骨折最有力的预测因素之一[19, 20]。脊髓损伤后骨质疏松的最重要危险因素是根据美国脊柱损伤学会（American spinal cord injury association，ASIA）分级（ASIA impairment scale，AIS）A~E 级所确定的损伤完全性[21]。完全性损伤患者比损伤平面以下有运动保留的患者发生骨质疏松的风险更高。与保留

了部分下肢活动能力的运动不完全性损伤（AIS C/D 级）患者相比，AIS A 级（完全性损伤）者更容易出现损伤平面以下的骨丢失（图 9-2）。不过，不完全性脊髓损伤（图 9-3）并不意味着下肢一定能够行走或负重。由 ASIA 原创开发的这一分级系统已经作为《脊髓损伤神经学分类标准》进行应用。更高的损伤平面以下骨质疏松发生率还与损伤后年数的增加[6, 22]、年龄的增长[21, 23]、女性[24]、受伤时年龄 <16 岁（尚未达到峰值骨量）[14]等因素相关。

脊髓损伤后骨质疏松症的流行病学

损伤程度较重（完全性或接近完全性损伤）的脊髓损伤患者发生骨质疏松症的风险增高，尤其是高龄、颈段损伤、痉挛较轻和损伤后慢性期患者[8]。发生骨质疏松症的患者比例还受到损伤后年数、性别、神经损伤平面（颈、胸或腰段，完全性或非完全性损伤）的影响。尽管绝大多数的运动完全性损伤患者和大量的运动不完全性损伤患者将不可避免地发生骨丢失，但仍有其他因素对损伤平面以下骨丢失的速度和程度产生影响。除了脊髓损伤的严重程度和神经损伤平面以外，营养、生活方式/活动水平、吸烟、家族史等因素都应加以考虑。不过，这些因素可能对受伤前骨密度的影响比对损伤后骨丢失的预防提示作用更大。患者受伤时骨密度降低越严重，理论上可以提示在发生骨质疏松前的骨丢失量越大。

Gifre 及同事开发了一种损伤后 12 个月发生骨质疏松症的预测模型[25]。他们检查了 35 例伤后 6 个月以内的运动完全性脊髓损伤患者，发现股骨总骨密度 <1 g/cm^2（RR=3.61）和腰椎骨密度 <1.2 g/cm^2（RR=2.83）是伤后 1 年内发生骨质疏松症的最强预测因素。一名患者同时存在上述两个因素时提示发生骨质疏松症的可能性达 96.8%。尽管作者基于相对较小的样本量

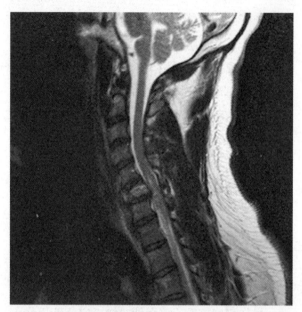

图 9-2　完全性颈脊髓损伤的 MRI 影像。一例因摩托车交通事故导致 C_6 AIS A 级创伤性脊髓损伤的 30 岁男性 MRI 矢状位影像。图像显示 C_6 爆裂骨折，碎骨片向后突入椎管导致脊髓挫伤和中央管变窄（来源：Courtesy of Thomas Jefferson University, Department of Radiology）

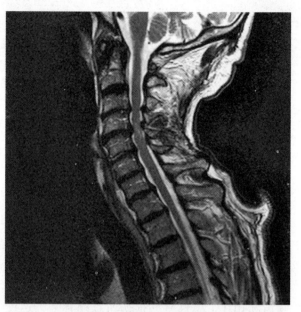

图 9-3　不完全性颈脊髓损伤 MRI 影像。一例因跌倒导致 C_4 AIS C 级创伤性脊髓损伤的 81 岁男性矢状位影像。颈椎可见多个节段的退行性变，以 C_4~C_5 最为显著，相应水平可见髓内异常信号。此外，C_5~C_6 椎间盘可见 T_2 信号增高，与椎前液体信号接近（来源：Courtesy of Thomas Jefferson University, Department of Radiology）

建立了这一模型，但其纳入的研究对象是平均年龄 30 岁的青年男性，比部分脊髓损伤患者群体的健康状况好（有许多更年轻的患者受伤时尚未达到峰值骨量）。从总体上来看，这一研究中有 52% 的研究对象在伤后 1 年发生了骨质疏松症。其他研究表明，伤后第一年发生骨质疏松症的比率范围很宽。一项纳入超过 1 000 例加拿大（其中接近 55% 为完全性损伤）的患者自我报告研究中，21% 的患者表示已经被诊断为骨质疏松症[26]。这是一项自我报告研究，它预估的发病率可能比实际偏低，其结果还因难以确定骨质疏松症与脊髓损伤发生的时间关系而进一步受到影响。在另外的研究中，脊髓损伤患者的骨质疏松发病率远远高于这一数值，许多 DXA 检查 T 值尚未达到 -2.5 阈值的研究对象而被归类为骨量减少（T 值为 -1.5~-2.49）。

在 Hammond 等的一项调查研究中，纳入了就诊于某门诊 115 例女性和 264 例男性慢性期脊髓损伤患者。其中 34.9% 达到了骨质疏松症的临床标准，另有 46.7% 被诊断为骨量减少[27]。Lazo 及其同事报道，在一组受伤后时间平均为 15 年的男性退役军人患者（年龄中位数为 55 岁）中，骨质疏松症的发生率相当高。在这一研究中，有 61% 的患者符合骨质疏松症的诊断标准，另有 19.5% 为骨量减少[28]。骨质疏松症发生率最高的报道见于 Shojaei 等的一项伊朗脊髓损伤退伍军人的研究，其中 81.5% 的患者股骨颈骨密度达到骨质疏松症标准，另有 13.1% 为骨量减少。在类似的研究中，腰椎骨质疏松的程度较低，因为在转移过程中腰部需要负重。采用比前后位扫描（如本书之前章节中所述）更为敏感的腰椎侧位扫描，发现 16.7% 的患者存在骨质疏松症，18.2% 存在骨量减少[29]。表 9-1 总结了关于脊髓损伤后损伤平面以下骨质疏松症的大量研究，其中包括前瞻性研究和横断面研究[15, 22, 24, 30-36]。

表 9-1　脊髓损伤患者损伤平面以下骨密度研究（按前瞻性/横断面研究排序）

作者	研究类型	受伤后时间	男性/女性	年龄（岁）	检查部位	骨密度（Z值，SD，下降百分比或骨密度减少量）
Biering 等[30]	前瞻性	9天~53个月	8:0	—	股骨颈	−30%~−40%
					股骨远端	−48%
					胫骨近端	−45%
					股骨干	−25%
					胫骨干	−25%
Garland 等[31]	前瞻性	—	6:0	—	股骨远端	−27%
					胫骨近端	−32%
Uebelhart 等[32]	前瞻性	>6个月	6:0	—	下肢	−6.4%
Warden 等[33]	前瞻性	1~6个月	15:0	19~40	跟骨	（−7.5±3.0）%
					胫骨近端	（−5.3±4.2）%
Dauty 等[15]	横断面	>1年	31:0	18~60	股骨颈	−30%
					股骨粗隆	−39%
					股骨远端	−70%
					胫骨近端	−52%
Finsen 等[34]	横断面	7个月~33年	19:0	15~64	胫骨干远端	−26%
					胫骨远端干骺端	−45%
Zehnder 等[22]	横断面	<1年	16:0	18~60	股骨颈	（−0.03±0.25）SD
		<1年	16:0		胫骨骨骺	（−0.34±0.22）SD
		1~9年	38:0		股骨颈	（−1.65±0.17）SD
		1~9年	38:0		胫骨骨骺	（−3.81±0.13）SD
		10~19年	31:0		股骨颈	（−1.76±0.25）SD
		10~19年	31:0		胫骨骨骺	（−4.00±0.21）SD
		20~29年	13:0		股骨颈	（−1.76±0.28）SD
		20~29年	13:0		胫骨骨骺	（−4.12±0.24）SD
Garland 等[24]	横断面	2~8年	0:6	20~30	膝关节	−37.90%
					髋关节	−17.50%
		3~30年	0:16	31~50	膝关节	−41.30%
					髋关节	−25%
		9~44年	0:9	53~77	膝关节	−47%
					髋关节	−25.50%
Jones 等[35]	横断面	7~372个月	20:0	17~52	股骨	−27%
					髋关节	−37%

来源：经 Jiang 等[36]允许进行修改

97

维生素 D 在脊髓损伤后的作用

除了本书之前章节中介绍的一般营养预防策略，脊髓损伤患者还存在一些特有的营养不良危险因素。血清 25- 羟维生素 D_3 水平降低可见于大量脊髓损伤急性期和慢性期患者[37~41]。对于人类来说，日晒是获取维生素 D 的主要来源，通常可提供每日所需量的 90%[42, 43]。脊髓损伤患者通过日照吸收维生素 D 的能力受到季节、极端冷 / 热 / 潮湿 / 干燥气候、肤色、步行能力和看护者提供辅助能力等因素的限制。四肢瘫患者通常需要依赖他人帮助才能离开床，但并不一定能够在阳光最强烈的特定时间得到帮助。另外，损伤平面位于 T_6 以上的患者还面临体温调节的挑战，他们对于极端湿热天气非常敏感，而另一部分存在呼吸问题的患者则容易受到极端干燥天气的不良影响。

所有皮肤感觉异常的患者都存在发生晒伤的风险，但完全性脊髓损伤患者的风险格外高。尽管使用 SPF>8 的防晒霜可以阻断有害的紫外线辐射并预防这类晒伤，但皮肤合成的维生素 D 也将因此减少 95% 以上[42-44]。在美国境内的大多数气候条件下，白人在春季、夏季和早秋上午 10 时至下午 3 时接受日晒 15 分钟即足以获得充分的维生素 D。居住在北部各州的人只有在暮春或早秋才能达到这一获益效果[45]。尽管如此有限的时间不会导致晒伤，但由于存在自主神经系统改变所致的体温调节异常，损伤平面位于颈段或上胸段的部分脊髓损伤患者仍无法耐受这一较短的时间。

观察脊髓损伤患者维生素 D 水平与季节和种族相关性的研究发现，只有 35% 的夏季受伤患者和 16% 的冬季受伤患者维生素 D 水平能够达到足量治疗水平（>32 ng/mL）。其余患者均需要补充维生素 D 以达到这一水平。相关研究发现归纳于表 9–2[39]。

表 9-2　创伤性脊髓损伤急性期患者维生素 D 水平与季节的关系

创伤性脊髓损伤急性期患者夏季与冬季维生素 D 水平		
血清 25- 羟维生素 D_3（ng/mL）	夏季（% 总人数 / 季节）	冬季（% 总人数 / 季节）
足量治疗（≥ 32）	34.5	15.4
未达足量（20~31.99）	31.0	30.8
不足（13~19.99）	27.6	23.0
缺乏（0~12.99）	6.9	30.8

上述报道纳入的研究对象人群为伤后 2~6 个月的男性和女性成人创伤性脊髓损伤患者。研究对象来自亚拉巴马州伯明翰，是美国夏季和冬季阳光均较为充足的地带。夏季数据在 6~9 月采集，冬季数据在 12 月至次年 2 月采集（来源：改变自 Oleson 等[39]）

脊髓损伤后骨折的流行病学

骨折频率和部位

与不完全性损伤相比，完全性脊髓损伤患者在伤后发生骨折的风险显著增高，最常见的部位为股骨远端和胫骨近端[16]。Bauman 等观察了从轮椅上跌落或因轮椅运动所致的髋部骨折，发现大多数骨折发生于下肢，通常不存在暴力或仅有极轻微的暴力，多在从轮椅向小汽车内转移时、低速跌倒膝过伸时、不慎碰上未注意到的物体时[26]、行驶的交通工具突然停下使股骨快速前屈（即使患者仍然保持坐位并有安全带保护）时发生。在 Akhigbe 和其同事开展的一项研究中，4 例因机动车交通事故所致的骨折均发生于股骨。与其他研究类似，骨折最常（43%）发生在与轮椅相关的活动中，包括轮椅上转移。不过也有 22% 的骨折发生于和轮椅无关的转移过程中[46]。

不伴有创伤的骨折发生的可能性与高危部位（损伤平面以下）的骨密度水平密切相关。根据 Garland 的研究，当骨密度下降 36% 时即达到引起骨折风险增加的阈值[47]。不过，这一数值并不能作为判断骨折风险的绝对标准，因为患者的初始骨密度的影响最为重要[25]。

虽然已有大量关于脊髓损伤后骨质疏松症的研究，但骨折发生率的研究报道较少。许多研究纳入的研究对象不仅受伤后时间范围较宽，年龄和损伤平面也有很大差异。Pelletier 等[26]研究了脊髓损伤患者的 1 年骨折发生率，基线资料和随访数据均通过电话 / 网络问卷的方式获取。在共纳入 1 137 例患者的队列中，84 例（7.8%）在研究期间发生过一次骨折，仅有 55% 的研究对象为完全性脊髓损伤。与骨折风险增加有强相关性的因素包括运动和感觉均完全性损伤（OR=2.2），运动完全性而感觉不完全性损伤（OR=1.7），以及同时存在以下危险因素中的 3 种或 3 种以上：神经损伤平面、损伤时年龄、损伤后时间和女性。由于该研究观察时间仅为脊髓损伤后 1 年，所以报道的骨折发生率低于其他研究。Gifre 等观察了脊髓损伤后 10 年的骨折发生率，发现完全性损伤患者有 25% 在离开住院康复机构后发生过至少一次骨折，最易发生于伤后 6~10 年，且这一数据是同一项研究中不完全性损伤患者骨折发生率的 4 倍。

在上述 Akhigbe 及其同事的研究中[46]，一组退伍军人在 5 年中的骨折发生率为 13.7%，但其中超过 1/3 的人骨折发生在脊髓损伤之后研究开始之前。在一项对 3 125 例患者进行了 6 个月观察的研究中，Morse 等发现约 10% 的患者出现过脊髓损伤平面以下的低暴力骨折（研究排除了高暴力骨折的病例）[20]。该研究值得注意的是，骨折相关并发症可导致住院天数（35 天）较正常情况下延长，包括骨折不愈合 / 延迟愈合、肌痉挛程度增加和疼痛（见于不完全性脊髓损伤患者）、自主神经反射异常、骨折部位异位骨化等。作者进一步指出，因骨折相关问题住院的患者均未在住院期间进行骨质疏松症评价。在 Akhigbe 的研究中，有 83% 的患者在观察期

间发生了新的骨折，表明对于改良的适应性装置如轮椅、转移装置、下肢支具等具有迫切的需求。

遗憾的是，Pelletier 等[26]和 Gifre 等（2016年的研究）观察的患者中，大部分未能在骨折后得到恰当的诊断检查（如 DXA 等）。此外，两项研究均提示确诊为骨质疏松症和脊髓损伤相关的骨质疏松性骨折的患者远多于得到治疗的患者人数。例如，Morse 等[20]的研究发现在发生低暴力骨折之前的一年中，有 13% 的患者会补充钙剂，33% 会补充维生素 D，2% 应用过双膦酸盐，没有患者应用过特立帕肽。在骨折后的第一年中，未见到针对骨质疏松症用药的实质性处方调整，但补充钙剂的患者比例增至 30%，补充维生素 D 的患者比例由 33% 增至 38%，双膦酸盐的处方比例由 2% 增至 7%，没有患者应用特立帕肽。上述数据表明，有大量的研究对象仍未得到治疗。

骨折及其对生活质量和死亡率的影响

在 Pelltier[26]的研究中，由发生过一次骨折的患者评价骨折对自身整体功能和日常生活活动的影响。22.6% 的患者表示骨折"完全没有影响"或"影响很小"，21.4% 的患者承认他们的生活在一定程度上受到骨折的影响，而令人担忧的是，56% 的患者表示骨折"完全"或"很大程度"地影响了日常生活。另有结果发现，骨折并发症也会影响功能性步行能力和日常生活活动的参与，包括有感觉保留的患者疼痛加剧、下肢痉挛程度增加、解剖位置不正导致的肌肉挛缩和压疮风险等。上述因素将影响患者的独立性。此外，如果发生了压疮，可能需要延长卧床时间，进一步带来更多并发症，例如深静脉血栓形成、直立性低血压和潜在的抑郁[20, 25, 26, 46, 48]。

除了生活质量，骨折还会影响寿命。Carbone 等[48]观察了与下肢骨折相关的死亡

率，发现在所有脊髓损伤研究对象（完全性和不完全性损伤）中的死亡风险度（hazard ratio，HR）为1.38，在全年龄段的完全性脊髓损伤退伍军人中为1.46。不过，对于年龄较大（≥50岁）的男性完全性脊髓损伤患者，死亡危险度明显增高至3.13。与之形成对比的是，较年轻（<50岁）的男性完全性脊髓损伤患者，死亡危险度相对较低（1.71）。上述报道提示脊髓损伤相关骨质疏松症所致的骨折不仅影响生活质量，还会影响生存时间。

骨质疏松性骨折的管理

对于脊髓损伤患者，初级目标是预防骨折。在慢性脊髓损伤患者中，25%~49%会发生脆性骨折[49, 50]。对于不具备步行能力的患者，应选择比软夹板保守治疗更积极的干预。损伤平面以下任何部位的未治疗骨折均可能导致痉挛程度增加、自主神经反射异常等并发症，骨折愈合后的肢体畸形还将使转移变得更加困难，这一问题不仅出现在骨折恢复期间，还会在此后长期存在[51]。股骨颈骨折一般愈合很差，是在治疗方面最有挑战的骨折类型之一。愈合过程将受到骨骼不稳和近端骨盆移位的影响，可导致骨盆倾斜、坐位平衡改变，最终导致坐骨结节压疮的发生。石膏夹板会在患者未察觉的情况下导致皮肤破溃或血液循环受阻[50]。由于克氏针固定经常导致骨折不愈合，因此推荐进行关节置换，但内收肌痉挛引起的髋关节半脱位可能不利于关节置换。如果关节置换对患者最为有益，康复医师应考虑让患者在术后进行住院康复治疗，尤其是针对痉挛的管理和自主神经反射异常的预防。住院康复的其他目的还包括进行压力分布测定以预防压疮，以及评价功能性步行特别是转移的安全性。

胫骨近端和股骨远端是脊髓损伤后制动所致的骨丢失最严重的部位。在Sugi等[52]的研究中纳入了一个包含9例各种原因导致脊髓病变的患者系列，其中的每例患者都至少发生过一次下肢长骨骨折。结果表明，患者预后优于之前的研究报道。9例患者在术后末次门诊随访时均恢复到了功能基线水平。没有患者出现围手术期及术后并发症，包括骨折不愈合或感染等。采用脊髓损伤生活质量评定工具发现术后的生活满意度得到了明显提高。由于脊髓损伤患者生存时间延长和55岁以上患者骨折发生率增高的共同作用，未来患者在生理和心理上的消耗以及患者和医疗卫生系统的经济花费会逐渐升高[10~12, 53, 54]。随着机器人步行设备和辅助步行技术（如全身外骨骼支架）的不断涌现，完全性截瘫患者将成为步行康复项目的理想受众。只有骨密度达标且不存在活动期不稳定骨折等禁忌证的患者才有可能参与这类项目。

治疗

非药物干预

已有研究探索了大量用于预防和治疗脊髓损伤后继发性骨丢失的非药物干预措施。重力作用、机械刺激和电刺激，以及其他形式的运动或姿势训练均已被用于提高骨密度。多项研究表明静态负重训练（站立架）[55, 56]和部分减重跑台训练[57, 58]未能带来骨密度的明显改变。对于功能性电刺激（functional electrical stimulation，FES）的研究结果存在不一致[32, 59, 60]。近年来的研究认为FES是一种有前景的治疗方式，但这些研究在急性脊髓损伤后的治疗起始时机、研究对象的年龄和健康状况、治疗持续时间等方面各不相同，因此将所有研究得出的结果进行综合考虑时难以得出确切的结论。表9-3总结了大量关于急性脊髓损伤后应用FES的研究[61~65]。

表 9-3　急性脊髓损伤患者应用 FES/EMS 提高骨密度的研究

来源	理疗类型	研究对象数量和人口学特征	结果 / 发现
Arija-Blazquez 等[61]	肌肉电刺激(electromyostimulation, EMS) 每日 47 分钟，每周 5 日	n=8，男性急性脊髓损伤患者，AIS A 级，伤后 8 周，分为 EMS 与对照组	与对照组相比，EMS 未能带来骨标志物或骨密度上的明显差异
Eser 等[62]	FES 踏车	n=38，截瘫及四肢瘫患者，伤后 4~5 周	对照组和 FES 组在 3~10 个月均出现胫骨皮质骨密度下降。FES 未能显著缓解骨丢失
	功率自行车 30 分钟，康复治疗期间（平均 6 个月）每周训练 3 天		
Clark 等[63]	下肢肌肉间断 FES 15 分钟，每日 2 次，每周 5 日，共训练 5 个月	n=23，脊髓损伤（C_4~T_{12}）患者（AIS A~D），分为 FES 与对照组	治疗 3 个月时 FES 组与对照组之间存在显著差异，但此后未再发现差异
Lai 等[64]	FES 踏车	n=24，脊髓损伤（C_5~T_8）患者，伤后 26~52 天，分为 FES 与对照组，平均年龄 28 岁	训练 3 个月时 FES 组股骨远端骨密度下降速度显著低于对照组。3 个月后未再发现差异
	功率自行车 30 分钟，每周训练 3 天，共训练 3 个月		
Sheilds 等[65]	一侧下肢进行神经肌肉电刺激，另一侧作为对照，治疗时间 ≥ 2 年	n=7，AIS A 级，损伤平面位于 T_{12} 以上，损伤后 6 周以内	训练侧下肢松质骨骨密度比未训练侧下肢高 31%

药物治疗

起始干预措施包括补充钙剂和维生素 D，但在缺少其他辅助治疗时这些措施不足以预防骨折和提高骨密度。多项研究显示，脊髓损伤后急性期避免补充钙剂不是发生肾脏疾病的危险因素。事实上，在大多数病例中，减少或限制膳食钙只会诱发患者早期出现骨丢失[16]。

噻嗪类利尿剂

噻嗪类利尿剂可能是一种预防骨质疏松的新方式，其药理机制是防止钙从尿液排出，因此能够促进骨密度的提高。在一篇纳入 21 项观察性研究的 meta 分析中，共有超过 40 万各种严重程度的脊髓损伤患者由于其他疾病而应用过噻嗪类利尿剂，结果发现髋部骨折的风险降低了 24%[66]。Carbon 等[48] 对 6 969 名不同损伤平面的退伍军人使用噻嗪类用药情况进行了为期 3 年的队列研究。在 1 433 名因为骨保护以外的目的而应用噻嗪类药物的研究对象中发现，

骨质疏松症风险降低了 1/4（HR=0.75），同时补充维生素 D 的患者尤为明显。

口服双膦酸盐类

一些研究者已经探索了不同种类双膦酸盐在预防脊髓损伤急性期和慢性期骨丢失中的应用。Zehnder 等发现，联合使用口服阿仑膦酸盐和钙剂可以使骨密度维持在治疗前水平，而仅补充钙剂则出现骨密度的逐渐下降[67]。另一项试验研究发现，每周 1 次接受阿仑膦酸盐治疗的研究对象比接受安慰剂治疗者骨密度下降程度减少[68]。不过，脊髓损伤后立即口服双膦酸盐治疗也面临许多挑战。由于术后需要维持脊柱稳定、用于维持坐位稳定性的支具配备延迟、体位性自主神经功能异常和疼痛等限制因素，患者可能难以达到直立体位。应用口服双膦酸盐类药物可能出现糜烂性食管炎，除非患者能够在服药后维持完全坐直的体位[67, 68]。由于静脉剂型可以在仰卧位时给药，研究者已经探索

了脊髓损伤急性期双膦酸盐类的静脉应用。

静脉双膦酸盐类

Nance 及其同事是最早进行静脉应用双膦酸盐研究的团队之一，每 4 周应用 1 次帕米膦酸盐，共治疗 6 个月。尽管试验结束时 AIS D 级不完全性损伤的患者骨密度有提高，6 个月随访时完全性脊髓损伤患者的骨密度也略有改善，但这些获益在 1 年随访时未能得到维持[69]。Bauman 等[70] 在随后的一项研究中也支持这些发现。

唑来膦酸（Zoledronic acid，ZA）是一种通过抑制破骨细胞活性而治疗脊髓损伤后骨质疏松症的药物。已有研究显示，这一药物干预比其他双膦酸盐类能更有效地调节酶活性（法尼基二膦酸合酶），因此能够对一般人群的骨密度有更强的促进作用[71, 72]。目前关于脊髓损伤亚急性期患者的研究已经完成，进一步研究正在探索唑来膦酸对脊髓损伤急性期患者的疗效。

有 4 项规模较小的研究探索了唑来膦酸在脊髓损伤亚急性期中的应用。第一项为 Shapiro 等开展的双盲安慰剂对照试验，观察了 17 例 AIS A/B 级脊髓损伤患者在伤后 10~12 周静脉应用唑来膦酸的疗效[73]。4 例研究对象接受 4 mg 静脉唑来膦酸，4 例接受 5 mg 唑来膦酸，其余 9 例接受安慰剂。唑来膦酸治疗组的转子间区和骨干皮质骨密度均维持在接近基线水平达 12 个月，而对照组的骨密度则出现下降。与之不同的是，唑来膦酸治疗组的股骨颈骨密度在 6 个月时较基线水平升高，但在 12 个月时回落至基线水平。

第二项试验为 Bubbear 等完成的一项随机开放标签研究，14 例脊髓损伤急性期患者（平均伤后 58 天）在 3 个月内接受了 4 mg 静脉唑来膦酸或常规治疗[74]。研究对象的神经损伤平面

在 C_4~L_3，包括 11 例完全性损伤（实验组 5 例，对照组 6 例）和 3 例不完全性损伤（实验组 2 例，对照组 1 例）。用药后 12 个月，唑来膦酸治疗组的以下 3 个部位骨密度明显高于对照组：腰椎增高 3%（$P<0.05$），全髋增高 12%（$P<0.05$），大转子增高 11%（$P<0.05$）。股骨颈骨密度虽然增高了 5%，但没有统计学差异。在唑来膦酸治疗组中，全髋和大转子的骨密度维持在基线水平，但股骨颈骨密度较基线值下降了 10%。上述两项研究均在伤后 2~3 个月才开始进行药物干预，此时已经发生了明显的骨量丢失。此外，两项研究均未评价股骨远端和胫骨近端骨密度，而这两个部位是脊髓损伤后损伤平面以下骨折的高危部位。

第三项研究是以伤后 16 周以内的退伍军人为研究对象的非随机临床试验[75]，6 例患者接受静脉唑来膦酸治疗，7 例患者接受安慰剂治疗。髋部和股骨干近端的骨密度处于维持水平，但股骨远端和胫骨近端未能达到这一效果。不过这一研究存在局限性，对照组有 71% 的患者同时应用了大剂量类固醇激素，而治疗组的这一比例仅有 33%。此外，组间 AIS 分级构成情况存在差异，并且有 3 例患者（治疗组 2 例，对照组 1 例）在研究期间由完全性损伤转变为不完全性损伤。Schnitzer 等[76] 新开展的一项研究以伤后 12 周以内的脊髓损伤亚急性期患者为研究对象，发现与 6 例对照者相比，6 例接受唑来膦酸治疗的患者髋部和股骨颈骨丢失程度减轻，膝关节骨密度情况未达到同样良好的效果。所有上述研究的样本量均很小。另外，纳入的脊髓损伤患者为 AIS 分级 A/B/C 级的混杂人群，结果评价在 6 个月时进行。

单克隆抗体

第一项专门针对脊髓损伤患者应用单克隆抗体（地舒单抗）的研究最近由 Gifre 等发表[77]，

但研究仅纳入了14例伤后12~18个月的患者，此时患者已经发生了显著的骨丢失。从人口学特征上来看，所有研究对象均为男性，平均年龄为39岁，神经损伤平面为C_4~C_8，其中12例为AIS A级，其余两名分别为AIS B级和AIS C级。纳入研究的条件是患者必须已经符合基于门诊DXA检查的骨质疏松症诊断标准。与研究基线值相比，尽管患者的骨密度的确有所提高，但是否能够恢复至受伤前的骨密度尚存疑问。研究得到的令人鼓舞的结果是，经过相隔6个月的两次地舒单抗治疗后，腰椎骨密度提高了7.8%（尽管这通常不是脊髓损伤后骨丢失最严重的部位），全髋骨密度提高了2.4%，股骨颈骨密度提高了3.5%。由于这种药物会增加患者发生皮肤和泌尿系统感染的风险，因此，在伤后较长时间开始用药对于脊柱外科医师和主管医师来说更容易接受。上述研究提示，对于损伤后急性期未接受其他形式抗骨质疏松症治疗的患者来说，地舒单抗可能是一个较好的选择。

甲状旁腺激素

Gordon等[78]于2013年发表了一项针对脊髓损伤慢性期患者的试验研究，12例患者接受了为期6个月的每周3次机器人辅助步行训练联合每日20μg特立帕肽治疗，随后继续使用特立帕肽6个月而不再进行机器人训练。所有患者在研究起始时骨量均较低，但尚不影响减重机器人训练的安全性。损伤平面位于C_1~T_{10}，但未提供AIS分级信息，仅说明所有患者均无步行能力。12个月后的结果发现，腰椎骨密度有增加趋势但无统计学意义，髋部骨密度未见明显改变。由于破骨细胞功能在急性期增强，但在慢性期出现下降，理论上应同时给予促合成药物更为合理。不过就这一项试验而言，未能发现脊髓损伤患者的获益。不可否认的是，这种药物一个主要缺点是其给药途径（每日皮下注射，疗程为1~2年）可能影响患者依从性。其次，特立帕肽的基本费用每年接近12 000美元，与之相比，应用唑来膦酸每年只需1 000~1 200美元。

未来的治疗措施

在本书出版之际，抗骨硬化蛋白抗体制剂尚在进行临床前试验，不过这类药物可能代表着一种挽救脊髓损伤患者骨密度的潜在途径，因为它们同时具有抗破骨和促成骨作用。最近一项关于绝经后女性的临床前研究发现该药能够提高腰椎、股骨颈和全髋骨密度[79]。不幸的是，romosozumab单抗的生产商发现应用该药后的股骨不典型骨折发生率与口服双膦酸盐类相同[80]。如之前章节中所述，雷奈酸锶目前在部分欧洲国家正在应用，但无法用于脊髓损伤患者，因为其具有较高的致静脉血栓栓塞性疾病或深静脉血栓形成的风险，在脊髓损伤患者群体中尤为明显。

最后，参与FDA开展的非针对脊髓损伤的骨质疏松症药物临床试验，或者参与尚未得到FDA批准的新药临床试验，对于脊髓损伤患者来说可能都是行不通的，因为患者大部分需要同时应用其他药物，例如促进神经恢复的药物等。许多患者必须在相互冲突的临床试验之间做出选择，即使面临着可能被分配到安慰剂组的风险。未来的目标是使骨质疏松症预防干预措施成为"常规惯例治疗"的一部分，因为这些药物已经可以在医院获取并且能够由第三方支付，患者无须加入临床试验就可以得到最佳治疗。

儿童脊柱裂

脊柱裂，意为"脊柱裂开"，是一种以脑、脊髓及其保护性被膜（脑脊膜）发育不完全为特征的出生缺陷。作为美国最常见的神经系统缺陷，在每年出生的超过 400 万婴儿中有 1 500~2 000 例受累，估计目前美国国内患者总数为 166 000 例。神经管（一个由外胚层组织构成的窄细中空管状结构）在妊娠的第一个月开始发育，最终演变为脑、脊髓和神经系统。这一发育过程的畸形会导致神经管上任意位置的闭合不全，脊髓外露[81]。

病因和症状

脊柱裂的病因尚不明确，一般认为是遗传、环境和营养因素共同作用的结果。由于叶酸水平低被认为是发生脊柱裂的潜在原因之一，美国疾病预防控制中心推荐所有育龄女性每日补充 0.4 mg 叶酸，对于既往有脊柱裂患儿娩出史的女性，应在妊娠前 1~3 个月和妊娠期的前 3 个月内每日补充 0.4 mg 叶酸[82]。不过，即使遵从了这一推荐意见，仍然有 30% 的脊柱裂病例会发生[83]。

脊柱裂通常分为 3 种类型，每种类型都有其特征和症状，如图 9-4 所示。

1. 脊髓脊膜膨出 最严重的一种类型，也是"脊柱裂"这一名词最常指的类型。脊髓脊膜膨出的特征表现为从患儿背部裂口处突出的

液囊，内含受损的部分脊髓和神经。这一类型的脊柱裂常与 Chiari Ⅱ 型畸形伴随出现，表现为脑干和小脑突入椎管压迫脊髓，影响颅内和脊髓的脑脊液循环通路，最终导致脑积水。脑内部和周围的液体积聚产生具有损害性的压力，可引起呼吸、进食和吞咽困难，高达 90% 的患儿会发生脑积水。脊髓脊膜膨出还有可能导致"栓系"或脊髓的异常牵拉，导致神经受到冲击，运动和感觉功能受损。其他并发症包括二便失禁和（或）尿潴留、中重度残疾（截瘫、认知障碍等）、学习能力受损、躯体协调性缺陷和语言处理能力差等。

2. 脑脊膜膨出 患儿背部突出的液囊，有时可被皮肤覆盖，囊内不含脊髓和神经组织。症状差异大，可以是轻微功能障碍，也可以出现截瘫、膀胱和肠道功能障碍的严重后果。

3. 隐性脊柱裂（"隐匿性"脊柱裂） 是本病程度最轻和最常见的类型，可以通过腰骶部皮肤的凹痕、一簇毛发或胎记来识别，没有通向脊柱的裂口，也不存在囊形结构。一般没有或只有很轻微的症状，通常在长大甚至成年后才被发现[81, 84]。

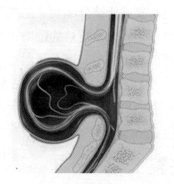 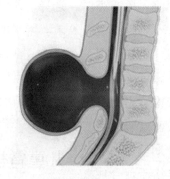 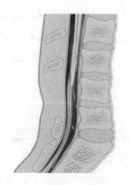

脊髓脊膜膨出　　　　　　脑脊膜膨出　　　　　　隐性脊柱裂

图 9-4　脊髓脊膜膨出、脑脊膜膨出和隐性脊柱裂的解剖改变（来源：佐治亚洲亚特兰大疾病控制中心友情提供，公开资源）

诊断和治疗

为了明确发生脊髓脊膜膨出的可能性，可以在妊娠中期（4~6个月）进行一系列检查。产前母体血清甲胎蛋白（alpha-fetoprotein，AFP）筛查若发现其水平升高，通常提示胎儿可能存在开放性神经管缺陷。不过，单纯AFP水平升高并不能确诊。最近的证据显示，应将胎儿超声检查作为主要的筛查工具，母体AFP水平作为辅助筛查手段。超声检查在敏感性和安全性方面具有较好的优势，能够筛查多种先天性畸形，且不受胎动的影响。另一个检查选择羊膜穿刺术，将羊水从羊膜囊中取出，检测染色体异常，这对于高危妊娠尤为重要。如果父母和咨询人员需要进一步评价胎儿中枢神经系统来决定是否终止或继续妊娠，进行产前MRI检查也可能有帮助[81, 85]。

由于没有治愈的方法，脊柱裂基本以手术治疗为主，同时配合物理治疗和辅助装置，以及缓解二便失禁的药物和操作。对于脊髓脊膜膨出的患儿，手术通常在出生后数天内进行，以闭合缺损、保护神经组织免受创伤及预防感染为主。为了验证出生前修复带来的神经功能恢复优于出生后修复的假说，一项前瞻性随机研究对接受出生前修复和常规出生后修复的儿童进行了比较[86]。宫内手术改善了出生后30个月时的运动功能，降低了需要进行脑内液体分流的比例，提高了患儿脱离支具或辅助装置步行的可能性。不过，这一手术也可能增加早产、子宫裂开和母婴死亡的风险。需要进一步对研究中的儿童进行持续随访，以便评价上述早期获益是否能够维持。

关于体育活动，疾控中心推荐：根据疾病严重程度，患者应每日参与体育活动60分钟，包括与朋友玩耍、参加合适的运动项目、步行或根据物理治疗师的建议进行运动等[87]。辅助

装置的使用因缺陷部位而异。一般来说，脊柱较高节段的缺陷将导致更大范围的瘫痪而需要轮椅，较低节段的瘫痪则有可能使用外骨骼支架和助行器。图9-5展示了神经损伤平面、受累肌肉和相关功能缺陷与骨质疏松症风险及促进功能恢复所需适应性设备的相关性。

脊柱裂儿童的骨质疏松症

骨质疏松症的流行病学

下肢运动和感觉功能受损、活动减少和下肢失用、体育活动减少是脊髓脊膜膨出患儿发生骨折和骨质疏松症风险增加的潜在因素。研究发现，这类患儿普遍存在骨密度下降，与骨折发生率密切相关。在一项纳入了35例有或无步行能力的6~19岁患者的研究中，Quan等发现桡骨远端骨密度低于正常值1~2个标准差，这一发现可以解释这类患者较高的骨折发生率。无步行能力的患者尿吡啶啉水平（反映骨吸收）和尿钙水平均高于有步行能力者，导致无步行能力者的骨密度降低。发生过多次骨折的8例患者骨密度明显低于其余未发生过骨折的患者[88]。随后的一项研究证实，骨密度下降对脊髓脊膜膨出患者有着严重威胁，重点指出具有步行能力的患儿骨密度明显高于依赖轮椅的患儿。在该研究中，未发现骨折与骨密度降低的相关性[89]。

在更近的一项基于37例脊髓脊膜膨出患儿的研究中，研究者报道，既往有骨折史的患儿具有相似的低Z值和一次或更多次骨折。由于样本量太小，未能分析Z值与骨折的相关性[90]。事实上，这些研究并未发现骨密度降低和骨折发生之间的直接关系（但并非一定不相关），提示治疗骨密度降低可能无法降低这类患儿的骨折发生率[91]。

	T₆~T₁₂	L₁	L₂	L₃	L₄	L₅	S₁	S₂	S₃	S₄
躯干	腹肌 躯干前屈 躯干下段伸肌									
髋		髂腰肌屈髋			臀中肌 髋外展					
		髋内收肌				臀大肌 伸髋				
膝			股四头肌 伸膝		腘绳肌－伸髋 屈膝					
踝					胫前肌 踝背屈、内翻		腓骨肌 踝外翻			
					小腿三头肌 踝跖屈	胫后肌 踝跖屈、内翻				
足					趾伸肌	趾屈肌 足内在肌				
会阴								括约肌		
神经支配	T₆~T₁₂	L₁	L₂	L₃	L₄	L₅	S₁	S₂	S₃	S₄
概述	完全性下肢瘫痪 脊柱后凸 脊柱侧弯 髋、膝关节屈曲挛缩 马蹄足 肠道和膀胱功能障碍	早发髋关节脱位 髋关节屈曲外展挛缩 脊柱前凸 膝关节屈曲挛缩 马蹄足 肠道和膀胱功能障碍			迟发髋关节脱位 脊柱后弯、脊柱前凸 仰趾足 膝关节伸直挛缩 髋、膝关节屈曲挛缩 肠道和膀胱功能障碍		仰趾足 肠道和膀胱功能障碍		肠道和膀胱功能障碍 仰趾足	
骨质疏松症	几乎全部病例均会发生骨质疏松症	骨质疏松症发生率高			部分病例发生骨质疏松症		骨质疏松症发生率明显降低			
步行	使用适应性设备或支具步行的可能性低 HKAFO、KAFO、RGO、动力型和静态站立架	使用适应性设备和支具可以进行室内步行 KAFO、RGO、动力型站立架			借助支具可以进行室内和社区内步行 KAFO、地面反作用式AFO、AFO、助行架、拐杖		可以进行社区内步行 踝足支具、UCB 足跟垫			

图 9-5 脊柱裂患者的节段性神经支配和相应的功能缺陷与骨质疏松症情况。以脊柱节段为单位，将身体部位与节段性神经支配和相应神经平面的肌群进行匹配。表格下半部分比较了不同神经损伤平面患者可能发生骨质疏松症的百分比。最底部一行介绍了在需要或不需要辅助装置和下肢支具的情况下进行步行的潜力。缩略语：髋膝踝足矫形器（hip knee ankle foot orthoses，HKAFO），膝踝足矫形器（knee ankle foot orthoses，KAFO），往复式步行支具（reciprocating gaitorthoses，RGO），踝足矫形器（ankle foot orthoses，AFO），加州大学伯克利分校（University of California，Berkeley，UCB）。UCB 足跟垫对足跟和足弓起支撑作用，从而矫正轻度踝关节外翻

骨折的流行病学

骨折发生率在 2~10 岁儿童中（23/1 000）和 11~18 岁青少年中（29/1 000）远远高于 19~59 岁成年人（18/1 000）[92]。根据发生初次骨折的年龄中位数为 11 岁这一数据，Dosa 等提出假说，认为体力活动增加而监护减少，同时患儿本身缺乏经验或判断力差，会增加骨折发生率。除此外，他们认为与骨折独立相关的其他因素只有年龄较小和病变部位所在节段较高：病变位于胸段水平者有 26% 发生过骨折，病变位于中腰段者为 25%，位于下腰段者为 19%。Marreiros 等的研究已经明确了骨折机制和步行能力及损伤平面的关系。神经损伤平面较高的患者被限制在轮椅上活动，更容易发生病理性骨折，而损伤位于骶段的患者则不发生自发性骨折[93]。

脊柱裂患儿骨质疏松症的治疗

由于针对脊柱裂患儿骨质疏松症的非药物治疗及药物治疗的研究数量有限，因此参考对其他儿科疾病有效的治疗措施的思路是合理的。不过，脊柱裂的基本特征可能会阻碍这些治疗措施的直接应用。以物理治疗为例，任何预期通过使用站立架或振动平台得到的正性作用，都可能因为脊柱裂软瘫儿童的骨骼反应与痉挛性脑瘫患儿的反应相反而变为负面影响[91]。Mazur 等在一项关于 12~20 岁高位脊柱裂（推测神经损伤平面位于胸段）患者是否能够从早期步行训练中获益的研究中发现，与那些从早期开始依赖轮椅的患者相比，参与步行训练项目的患者骨折发生次数更少，独立性更强，转移能力更好[94]。

考虑到与该病相关的若干附加因素，应对脊柱裂患儿的钙和维生素 D 摄入进行常规监测。Baum 等基于 166 例研究对象的分析结果显示，

75% 的研究对象其血清维生素 D 水平不理想（<30 ng/mL），其中 40% 为维生素 D 缺乏（< 20 ng/mL），35% 为维生素 D 不足（21~0 ng/mL）。他们进一步阐明，无负重患儿发生骨折比有步行能力者更常见，胸段损伤者发生骨折比腰骶段损伤者更常见[95]。钙摄入量应仔细检测，因为补充钙剂可能会加重脊柱裂患儿的便秘症状，还有可能增加高钙血症的风险，从而加剧代谢性高钙尿症[91]。碳酸钙导致便秘的可能性远远高于柠檬酸钙。

双膦酸盐类在脊柱裂儿童中的应用存在一定问题，特别是目前仍缺乏专门针对该药对这一患者群体影响的试验研究。在两项关于无步行能力儿童的研究中，均只纳入了一名脊柱裂患儿。Steelman 等[96]的研究显示，静脉应用帕米膦酸盐同时具有良好的耐受性和疗效，6 个月后所有患者的脊柱骨密度 Z 值均增高。Sholas 等[97]开展的另一项对纳入 10 例无步行能力患儿进行阿仑膦酸盐治疗的试验发现，随访期间仅发生过一次骨折，而在进行阿仑膦酸盐治疗之前共发生过 17 次骨折。双膦酸盐类在脊柱裂患儿中的疗效不应仅依靠与其他疾病相关的研究来推测，而必须对剂量和治疗持续时间等不确定因素进行探索调整。

根据说明书信息，尚在生长期的儿童禁止使用唑来膦酸。部分报道认为地舒单抗也有类似的用药警告，但也有小样本研究认为在不合并其他疾病如巨细胞瘤[98]、成骨不全症[99, 100]等的情况下具有较好的安全性。到目前为止，尽管尚未完成过任何一种类型脊柱裂患者的临床试验，但根据其他疾病的研究数据，地舒单抗可能在儿童群体中有较好的安全性，未来有望成为有潜力的治疗形式。

脊髓脊膜膨出患儿预防骨折的措施包括早期规律康复治疗、增加脊柱负重、预防跌倒、将结构式运动治疗项目分解为若干个短期疗程、

石膏固定不超过 4 周等[101]。无论药物治疗效果如何，若未配合其他辅助措施而仅单纯用药则无法预防骨折发生。

成人脊柱裂

对于脊柱裂患者，从儿童到成人过渡阶段的照护服务现状与脑瘫患者类似：专家对这一群体的认识和兴趣有限，不注意回顾原始诊断和目前用药，患者父母不愿意放弃"看护者"角色，大部分情况下没有为从一家医疗系统向另一家医疗系统协调有效的转移做足准备。越来越多的患者被转诊给脊髓损伤康复医师，他们在处理神经源性膀胱、肠道问题和功能性移动能力方面具有更好的设备条件，但可能无法认识到脊柱裂患者仍然存在儿科的相关问题。另外，日常生活照料者通常意识不到患有开放性脊髓脊膜膨出的个体在出生时具有较高的死亡率。

2009 年，一项纳入 117 例平均年龄为 40 岁的英国患者的队列研究结果显示，有 40 例患者死于 5 岁以前，随后的 35 年中死亡 31 例，这一死亡率是正常人群平均水平的 10 倍。存活的另外 39% 为出生时病情最轻的患者。5 岁以后死亡的最常见原因为急性脑积水、肾性败血症、肺栓塞和癫痫发作[102]。

尽管治疗措施和相关技术的进步可以提高存活数量，但患者仍面临着一系列医疗和康复挑战。例如，经过术后若干年的无症状时期，用于控制脑积水的分流通路可能会因阻塞或感染而失去作用，从而需要进行更换。如果漏诊则可能导致慢性并发症甚至死亡。分流失败最常发生于植入后第一年，但有报道最远可发生在植入后 20 年，此时患者已经不再接受这一并发症的连续监测。在一项关于 110 例成人患者分流功能不良的研究中，Tomlinson 和 Sugarman

发现队列中仅有 40% 的患者接受了包括分流功能评价在内的定期检查[103]。

脊柱裂的另外两项并发症（Chiari 畸形脑干受压和脊髓栓系）也可能与分流失败相关[104]。脊柱侧弯、早发性关节炎、移动能力下降、肥胖和肾衰竭（由于清洁间歇导尿的推广现在已经明显减少）是成人脊柱裂患者需要面临的远期问题。这些问题说明这一年龄渐长的患者群体需要更优化的多学科医疗卫生服务网络，同时提高定期检查预期及非预期临床问题的依从性。

成人脊柱裂患者的骨质疏松症

如 Valtonen 等的研究结果所示，接近 50% 的成人脊柱裂患者在 20~40 岁出现早发骨质疏松症[105]。目前认为，由于步行能力受损和体力活动减少，脊髓脊膜膨出患者会在较年轻时开始出现骨质疏松症。发生骨质疏松症的另一项危险因素是神经源性膀胱功能障碍导致的肾衰竭。尿流改道术曾是肾功能障碍的常用治疗方式，由于其仍然可能导致酸中毒和骨质疏松症，故目前已经被膀胱扩大术代替。目前膀胱扩大术已成为脊柱裂患者肾功能障碍外科处理的基础[106]。抗癫痫药物也有可能引起骨质疏松症的发生。一项纳入 71 例有步行能力并接受抗惊厥治疗 6 个月的患者的研究（42 例成人，29 例儿童和青少年）发现，成人患者的骨密度下降，并且每组均有 50% 的患者 25- 羟维生素 D_3 水平较低[107]。最后，口服可的松治疗超过 3 个月也是另一危险因素。

成人脊柱裂患者的骨折

预防骨折是应对脊柱裂患者骨质疏松症的主要目标之一。与青少年患者 29/1 000 的发生率不同，成人骨折发生率为 18/1 000。成人患者骨折仅与年龄和损伤平面独立相关。Dosa 等在一项纳入 109 例年龄在 19~58 岁的成人脊柱裂患者的研究中报道，31 例损伤平面位于胸段的患者中有 8 例发生过骨折，81 例运动平面位于中腰段者有 20 例发生过骨折，而 79 例运动平面位于下腰段者有 15 例发生过骨折[92]。骨折通常由意外跌倒和运动 / 物理治疗相关事件引起。这些脊柱裂患者可以通过改良转移技术、更好地认识到自身能力的局限性、以坐位为主的生活方式等措施来防止骨折的发生。未来需要针对骨质疏松症和骨折的发生开展进一步的研究，尤其是纵向研究，以更好地理解和评价成人脊髓脊膜膨出患者骨质疏松的潜在危险因素和治疗选择。

成人脊柱裂患者骨质疏松症的治疗

Valtonen 等分析了 21 例（平均年龄为 30 岁）脊髓脊膜膨出患者的骨密度 T 值，发现 3 例患者出现腰椎骨量减少，2 例为腰椎骨质疏松症。在 15 例测量结果较为可靠的研究对象中，有 7 例存在股骨颈或转子间区骨质疏松症。尽管这一研究基于的假说是步行和体力活动能够促进骨密度提升，但其结果发现单纯进行步行反而有骨密度下降的"趋势"。之前提到的危险因素可以导致股骨颈和转子间区的骨密度下降，无步行能力者中的这一效应比有步行能力者更强，推荐定期筛查骨密度[105]。

目前已经明确用于脊髓脊膜膨出患者的骨质疏松症治疗选择很有限。补充钙剂和维生素 D 可能会加重便秘和肾结石。氢氯噻嗪由于能够减少钙离子经尿排出，因而有可能作为一种潜在的治疗选择。表 9-4 列出了成人和儿童脊柱裂相关骨病治疗上的差异[87~89, 95, 97, 100, 105]。站立训练的作用尚不明确。部分患者由于存在胃食管反流，所以可能无法使用双膦酸盐类药物。

双膦酸盐类药物治疗在脑瘫和脊髓损伤患者中起到的阳性作用提示在成人脊柱裂患者中也可能得到类似的结果[105]。

表 9-4 成人和儿童脊柱裂相关骨病的治疗差异

治疗	成人 vs. 儿童
钙 + 维生素 D 补充剂[87~89, 95]	成人
	儿童
口服阿仑膦酸盐[97, 105]	成人：已获批准，但由于其胃肠道副作用而耐受性有限
	儿童：有一项研究认为有效，但对于安全剂量和治疗持续时间存在担忧
静脉应用帕米膦酸盐[96]	成人：应用已获批准，但疗效有限
	儿童：耐受性良好，有一项研究发现 6 个月后有获益。对安全性的担忧同口服阿仑膦酸盐
静脉应用唑来膦酸	成人：未见在成人脊柱裂患者中应用的报道
	儿童：尚在生长期的儿童为用药禁忌，未见其他文献报道
皮下注射地舒单抗[99, 100]	成人：截至本书出版，未见用于成人脊柱裂患者的试验研究
	儿童：未见用于儿童脊柱裂患者的研究，但在其他儿科疾病中有效

来源：疾病控制中心[87]，Quan 等[88]，Apkon 等[89]，Baum 等[95]，Steelman 等[96]，Sholas 等[97]，Yamashita[99]，Grasemann 等[100]，Valtonen 等[105]

参考文献

1. GARLAND DE, STEWART CA, ADKINS RH, et al. Osteoporosis after spinal cord injury. J Orthop Res, 1992, 10(3):371-378.
2. SCI NATIONAL Statistical Center. Spinal cord injury facts and figures at a glance. J Spinal Cord Med, 2015, 39(3):370-371.
3. American Spinal Injury Association. The international standards for the classification of spinal cord injury, examination sheet, 2015, http://asia-spinalinjury.org/wp-content/uploads/2016/02/International_Std. Accessed 5 Jun 2016.

4. CHANTRAINE A, HEYNEN G, FRANCHIMONT P. Bone metabolism, parathyroid hormone, and calcitonin in paraplegia. Calcif Tissue Int, 1979, 27(3):199–204.

5. REITER AL, VOLK A, VOLLMAR J, et al. Changes of basic bone turnover parameters in short-term and long-term patients with spinal cord injury. Eur Spine J, 2007, 16(6):771–776.

6. ESER P, FROTZLER A, ZEHNDER Y, et al. Fracture threshold in the femur and tibia of people with spinal cord injury as determined by peripheral quantitative computed tomography. Arch Phys Med Rehabil, 2005, 86(3):498–504.

7. SHIELDS RK, DUDLEY-JAVOROSKI S, BOALDIN KM, et al. Peripheral quantitative computed tomography: measurement sensitivity in persons with and without spinal cord injury. Arch Phys Med Rehabil, 2006, 87(10):1376–1381.

8. BIERING-SORENSEN F, BOHR H, SCHAADT O. Bone mineral content of the lumbar spine and lower extremities years after spinal cord lesion. Paraplegia, 1988, 26(5):293–301.

9. ROBERTS D, LEE W, CUNEO RC, et al. Longitudinal study of bone turnover after acute spinal cord injury. J Clin Endocrinol Metab, 1998, 83(2):415–422.

10. GALEA MP. Spinal cord injury and physical activity: preservation of the body. Spinal Cord, 2012, 50(5):344–351.

11. BIERING-SORENSEN F, HANSEN B, LEE BSB. Non-pharmacological treatment and prevention of bone loss after spinal cord injury: a systematic review. Spinal Cord, 2009, 47(7):508–518.

12. FATTAL C, MARIANO-GOULART D, THOMAS E, et al. Osteoporosis in persons with spinal cord injury: the need for a targeted therapeutic education. Arch Phys Med Rehabil, 2011, 92(1):59–67.

13. MINAIRE P, NEUNIER P, EDOUARD C, et al. Quantitative histological data on disuse osteoporosis: comparison with biological data. Calcif Tissue Res, 1974, 17(1):57–73.

14. CRAVEN BC, ROBERTSON LA, MCGILLIVRAY CF, et al. Detection and treatment of sublesional osteoporosis among patients with chronic spinal cord injury: proposed paradigms. Top Spinal Cord Inj Rehabil, 2009, 14(4):1–22.

15. DAUTY M, PERROUIN VERBE B, MAUGARS Y, et al. Supralesional and sublesional bone mineral density in spinal cord injured patients. Bone, 2000, 27(2):305–309.

16. BAUMAN WA, CARDOZO CP. Osteoporosis in individuals with spinal cord injury. PM R, 2015, 7(2):188–201.

17. VICO L, COLLET P, GUIGNANDON A, et al. Effects of long-term microgravity exposure on cancellous and cortical weight-bearing bones of astronauts. Lancet, 2000, 355(9215):1607–1611.

18. LEBLANC AD, SCHNEIDER VS, EVANS HJ, et al. Bone mineral loss and recovery after 17 weeks of bed rest. J Bone Miner Res, 1990, 5(8):843–850.

19. ASHE MC, CRAVEN C, KRASSIOUKOV A, et al. Bone health following spinal cord injury. Spinal Cord Inj Rehabil Evid, 2007, 9:61–69.

20. MORSE LR, BATTAGLINO RA, STOLZMANN KL, et al. Osteoporotic fractures and hospitalization risk in chronic spinal cord injury. Osteoporos Int, 2009, 20(3):385–392.

21. GARLAND DE, ADKINS RH, KUSHWAHA V, et al. Risk factors for osteoporosis at the knee in the spinal cord injury population. J Spinal Cord Med, 2004, 27(3):202–206.

22. ZEHNDER Y, LUTHI M, MICHEL D, et al. Long-term changes in bone metabolism, bone mineral density, quantitative ultrasound parameters, and fracture incidence after spinal cord injury: a cross-sectional observational study in 100 paraplegic men. Osteoporos Int, 2004, 15(3):180–189.

23. FRISBIE JH. Fractures after myelopathy: the risk quantified. J Spinal Cord Med, 1997, 20(1):66–69.

24. GARLAND DE, ADKINS RH, STEWART CA, et al. Regional osteoporosis in women who have a complete spinal cord injury. J Bone Joint Surg Am, 2001, 83-A(8):1195–1200.

25. GIFRE L, VIDAL J, CARRASCO JL, et al. Risk factors for the development of osteoporosis after spinal cord injury: a 12-month follow-up study. Osteopath Int, 2015, 26(9):2273–2280.

26. PELLETIER CA, DUMONT FS, LEBLOND J, et al. Self-report of one-year fracture incidence of osteoporosis prevalence in a community cohort of Canadians with spinal cord injury. Top Spinal Cord Inj Rehabil, 2014, 20(4):302–309.

27. HAMMOND ER, METCALF HM, MCDONALD JW, et al. Bone mass in individuals with chronic spinal cord injury: associations with activity based therapy, neurologic and functional status, a retrospective study. Arch Phys Med Rehabil, 2014, 95(2):2342–2349.

28. LAZO MG, SHIRAZI P, SAM M, et al. Osteoporosis and risk of fracture in men with spinal cord injury. Spinal Cord, 2001, 39(4):208–214.

29. SHOJAEI H, SOROUSH MR, MODIRIAN E. Spinal cord injury-induced osteoporosis in veterans. J Spinal Disord

Tech, 2006, 19(2):114–117.

30. BIERING-SORENSEN F, BOHR HH, SCHAADT OP. Longitudinal study of bone mineral content in the lumbar spine, the forearm and the lower extremities after spinal cord injury. Eur J Clin Invest, 1990, 20(3):330–335.

31. GARLAND DE, ADKINS RH, SCOTT M, et al. Bone loss at the os calcis compared with bone loss at the knee in individuals with spinal cord injury. J Spinal Cord Med, 2004, 27(3):207–211.

32. UEBELHART D, HARTMANN D, VUAGNAT H, et al. Early modifications of biochemical markers of bone metabolism in spinal cord injury patients. A preliminary study. Scand J Rehabil Med, 1994, 26(4):197–202.

33. WARDEN SJ, BENNELL KL, MATTHEWS B, et al. Quantitative ultrasound assessment of acute bone loss following spinal cord injury: a longitudinal pilot study. Osteoporos Int, 2002, 13(7):586–592.

34. FINSEN V, INDREDAVIK B, FOUGNER KJ. Bone mineral and hormone status in paraplegics. Paraplegia, 1992, 30(5):343–347.

35. JONES LM, LEGGE M, GOULDING A. Intensive exercise may preserve bone mass of the upper limbs in spinal cord injured males but does not retard demineralisation of the lower body. Spinal Cord, 2002, 40(5):230–235.

36. JIANG SD, DAI LY, JIANG LS. Osteoporosis after spinal cord injury. Osteoporos Int, 2006, 17(2):180–192.

37. BAUMAN WA, YOU-GON Z, SCHWARTZ E. Vitamin D deficiency in veterans with chronic spinal cord injury. Metabolism, 1995, 44(12):1612–1616.

38. VAZIRI ND, PANDIAN MR, SEGAL JL, et al. Vitamin D, parathormone, and calcitonin profiles in persons with long-standing spinal cord injury. Arch Phys Med Rehabil, 1994, 75(7):766–769.

39. OLESON CV, PATEL PH, WUERMSER LA. Influence of season, ethnicity, and chronicity on vitamin D deficiency in traumatic spinal cord injury. J Spinal Cord Med, 2010, 33(3):202–213.

40. HEANEY RP, ABRAMS S, DAWSON-HUGHES B, et al. Peak bone mass. Osteoporos Int, 2000, 11(12):985–1009.

41. HEANEY RP. Lessons for nutritional science from vitamin D. Am J Clin Nutr, 1999, 69(5):825–826.

42. HOLICK MF. Vitamin D: the underappreciated D-lightful hormone that is important for skeletal and cellular health. Curr Opin Endocrinol Diabetes, 2002, 9:87–98.

43. HOLICK MF. Environmental factors that influence the cutaneous production of vitamin D. Am J Clin Nutr, 1995,

61 Suppl 3:638S–45.

44. NOAA's National Weather Service. Network for detection of atmospheric composition change. http://www.ndsc.ncep. noaa.gov/UVSpect_web/Health. Accessed 10 May 2016.

45. HOLICK MF. Sunlight and vitamin D for bone health and prevention of autoimmune diseases, cancers, and cardiovascular disease. Am J Clin Nutr, 2004, 80 Suppl 6:1678S–88.

46. AKHIGBE T, CHIN AS, SVIRCEV JN, et al. A retrospective review of lower extremity fracture care in patients with spinal cord injury. J Spinal Cord Med, 2014, 38(1):2–9.

47. GARLAND DE, ADKINS RH, STEWART CA. Fracture threshold and risk for osteoporosis and pathologic fractures in individuals with spinal cord injury. Top Spinal Cord Inj Rehabil, 2005, 11(1):61–69.

48. CARBONE LD, CHIN AS, BURNS SP, et al. Mortality after lower extremity fractures in men with spinal cord injury. J Bone Miner Res, 2014, 29(2):432–439.

49. MCCLUNG M, GEUSEN P, MILLER P, et al. Effect of risedronate on the risk of hip fracture in elderly women. N Engl J Med, 2001, 344(5):333–340.

50. LOMBARDI JR I, LEDA MO, MONTERIO CR, et al. Evaluation of physical capacity and quality of life in osteoporotic women. Osteoporos Int, 2004, 15(1):80–85.

51. SOBEL M, LYDEN JP. Long bone fracture in a spinal-cord-injured patient: complication of treatment – a case report and review of the literature. J Trauma, 1991, 31(10):1440–1444.

52. SUGI MT, DAVIDOVITCH R, MONTERO N, et al. Treatment of lower-extremity longbone fractures in active, nonambulatory, wheelchair-bound patients. Orthopedics, 2012, 35(9):e1376–e1382.

53. VESTERGAARD P, KROGH K, REJNMARK L, et al. Fracture rates and risk factors for fractures in patients with spinal cord injury. Spinal Cord, 1998, 36(11):790–796.

54. COMARR AE, HUTCHINSON RH, BORS E. Extremity fractures of patients with spinal cord injuries. Top Spinal Cord Inj Rehabil, 2005, 11(1):1–10.

55. DUDLEY-JAVOROSKI S, SHIELDS RK. Muscle and bone plasticity after spinal cord injury: review of adaptations to disuse and to electrical muscle stimulation. J Rehabil Res Dev, 2008, 45(2):283–296.

56. QIN W, BAUMAN W, CARDOZO C. Bone and muscle loss after spinal cord injury: organ interactions. Ann N Y Acad Sci, 2010, 1211:66–84.

57. COUPAUD S, JACK LP, HUNT KJ, et al. Muscle and

bone adaptations after treadmill training increase bone mass and reverse muscle atrophy in incomplete spinal cord injury: a case study using peripheral quantitative computed tomography. J Musculoskelet Neuronal Interact, 2009, 9(4):288–297.

58. GIANGREGORIO LM, WEBBER CE, PHILLIPS SM, et al. Can body weight supported treadmill training increase bone mass and reverse muscle atrophy in individuals with chronic incomplete spinal cord injury? Appl Physiol Nutr Metab, 2006, 31(3):283–291.

59. KUNKEL CF, SCREMIN AM, EISENBERG B, et al. Effect of "standing" on spasticity, contracture, and osteoporosis in paralyzed males. Arch Phys Med Rehabil, 1993, 74(1):73–78.

60. GARLAND DE, ADKINS RH, MATSUNO NN, et al. The effect of pulsed electromagnetic fields on osteoporosis at the knee in individuals with spinal cord injury. J Spinal Cord Med, 1999, 22(4):239–245.

61. ARIJA-BLÁZQUEZ A, CERUELO-ABAJO S, DÍAZ-MERINO M, et al. Effects of electromyostimulation on muscle and bone in men with acute traumatic spinal cord injury: a randomized clinical trial. J Spinal Cord Med, 2014, 37(3):299–309.

62. ESER P, DE BRUIN ED, TELLEY I, et al. Effect of electrical stimulationinduced cycling on bone mineral density in spinal cord-injured patients. Eur J Clin Invest, 2003, 33(4):412–419.

63. CLARK JM, JELBART M, RISCHBIETH H, et al. Physiological effects of lower extremity functional electrical stimulation in early spinal cord injury: lack of efficacy to prevent bone loss. Spinal Cord, 2007, 45(1):78–85.

64. LAI CH, CHANG WH, CHAN WP, et al. Effects of functional electrical stimulation cycling exercise on bone mineral density loss in the early stages of spinal cord injury. J Rehabil Med, 2010, 42(2):150–154.

65. SHIELDS RK, DUDLEY-JAVOROSKI S. Musculoskeletal plasticity after acute spinal cord injury: effects of long-term neuromuscular electrical stimulation training. J Neurophysiol, 2006, 95(4):2380–2390.

66. AUNG K, HTAY T. Thiazide diuretics and the risk of hip fracture. Cochrane Database Syst Rev, 2011, 5(10):CD005185.

67. ZEHNDER Y, RISI S, MICHEL D, et al. Prevention of bone loss in paraplegics over 2 years with alendronate. J Bone Miner Res, 2004, 19(7):1067–1074.

68. GILCHRIST NL, FRAMPTON CM, ACLAND RH, et al.

Alendronate prevents bone loss in patients with acute spinal cord injury: a randomized, double-blind, placebo-controlled study. J Clin Endocrinol Metabol, 2007, 92(4):1385–1390.

69. NANCE PW, SCHRYVERS O, LESLIE W, et al. Intravenous pamidronate attenuates bone density loss after acute spinal cord injury. Arch Phys Med Rehabil, 1999, 80(3):243–251.

70. BAUMAN WA, WECHT JM, KIRSHBLUM S, et al. Effect of pamidronate administration on bone in patients with acute spinal cord injury. J Rehabil Res Dev, 2005, 42(3):305–313.

71. DUNFORD JE, THOMPSON K, COXON FP, et al. Structure-activity relationships for inhibition of farnesyl diphosphate synthase in vitro and inhibition of bone resorption in vivo by nitrogencontaining bisphosphonates. J Pharmacol Exp Ther, 2001, 296(2):235–242.

72. COXON FP, HELFRICH MH, VAN'T HOF R, et al. Protein geranylgeranylation is required for osteoclast formation, function, and survival: inhibition by bisphosphonates and GGTI-298. J Bone Miner Res, 2000, 15(8):1467–1476.

73. SHAPIRO J, SMITH B, BECK T, et al.Treatment with zoledronic acid ameliorates negative geometric changes in the proximal femur following acute spinal cord injury. Calcif Tissue Int, 2007, 80(5):316–322.

74. BUBBEAR JS, GALL A, MEDDLETON FR, et al. Early treatment with zoledronic acid prevents bone loss at the hip following acute spinal cord injury. Osteoporos Int, 2011, 22(1):271–279.

75. BAUMAN WA, CIRNIGLIARO C, LAFOUNTAINE MF, et al. Zoledronic acid administration failed to prevent bone loss at the knee in persons with SCI. J Bone Miner Metab, 2015, 33(4):410–421.

76. SCHNITZER TJ, KIM K, MARKS J, et al. Zoledronic acid treatment after acute spinal cord injury: results of a randomized, placebo-controlled pilot trial. PM R, 2016, 8(9):831–843.

77. GIFRE L, VIDAL J, CARRASCO JL, et al. Denosumab increases sublesional bone mass in osteoporotic individuals with recent spinal cord injury. Osteoporos Int, 2016, 27(1):405–410.

78. GORDON KE, WALD MJ, SCHNITZER TJ. Effect of parathyroid hormone combined with gait training on bone density and bone architecture in people with chronic spinal cord injury. PM R, 2013, 5(8):663–671.

79. MCCLUNG MR, GRAUER A, BOONEN, et al. Romosozumab in postmenopausal women with low bone mineral density. N Engl J Med, 2014, 370(5):412–420.

80. Amgen press release. http://www.amgen.com/media/news-releases/2016/02/amgen-anducb-announce-positive-top-line-results-from-the-phase-3-study-of-romosozumab-inpostmenopausal-women-with-osteoporosis/. Accessed 15 Jun 2016.

81. National Institute of Neurological Disorders and Stroke. Spina bifida fact sheet. http://www.ninds.nih.gov/disorders/spina_bifida/detail_spina_bifida.htm. Accessed 23 Nov 2015.

82. Centers for Disease Control. Effectiveness in disease and injury prevention use of folic acid for prevention of spina bifida and other neural tube defects – 1983–1991. MMWR Wkly, 1991, 40(30):513–516.

83. BREI T, PAYNE C, WORLEY G. A guide for medical professionals. Spina Bifida Association National Resource Center: 800-621-3141. http://spinabifidaasssociation.org/infosheets/aguide-for-medical-proessionals. Accessed 23 Nov 2015.

84. National Center on Birth Defects and Developmental Disabilities, Centers for Disease Control and Prevention. Spina Bifida Facts. 2015. http://www.cdc.giv/ncbddd/spinbifida/facts/htm. Accessed 28 Nov 2015.

85. WILSON RD, SOGC GENETICS COMMITTEE, WILSON RD, et al. Prenatal screening, diagnosis, and pregnancy management of fetal neural tube defects: SOGC clinical practice guideline. J Obstet Gynaecol Can, 2014, 36(10):927–942.

86. ADZICK NS, THORN EA, SPONG CY, et al. A randomized trial of prenatal versus postnatal repair of myelomeningocele. N Engl J Med, 2011, 364(11):993–1004.

87. National Center on Birth Defects and Developmental Disabilities, Centers for Disease Control and Prevention. Spina bifida: health issues & treatments. 2014/2015. http://www.cdc.gov/nncbddd/spinabifida/treatment.html.

88. QUAN A, ADAMS R, EKMARK E, et al. Bone mineral density in children with myelomeningocele. Pediatrics, 1998, 34(102):e34.

89. APKON SD, FENTON L, COLL JR. Bone mineral density in children with myelomeningocele. Dev Med Child Neurol, 2008, 51(1):63–67.

90. SZALAY EA, CHEEMA A. Children with spina bifida are at risk of low bone density. Clin Orthop Relat Res, 2011, 469(5):1253–1257.

91. MARREIROS HF, LOFF C, CALADO E. Osteoporosis in paediatric patients with spina bifida. J Spinal Cord Med, 2012, 35(1):9–21.

92. DOSA NP, ECKRICH M, KATZ DA, et al. Incidence, prevalence and characteristics of fractures in children, adolescents, and adults with spina bifida. J Spinal Cord Med, 2007, 30 Suppl 1:S5–S9.

93. MARREIROS H, MONTEIRO L, LOFF C, et al. Fractures in children and adolescents with spina bifida: the experience of a Portuguese tertiary-care hospital. Dev Med Child Neurol, 2010, 52(8):754–759.

94. MAZUR JM, SHURTIEFF D, MENELAUS M, et al. Orthopaedic management of high-level spina bifida. Early walking compared with early use of a wheelchair. J Bone Joint Surg Am, 1989, 71(1):56–61.

95. BAUM M, STEIN D, FELDMAN H, et al. Vitamin D deficiency in children with spina bifida. Conference presentation at the Second World Congress on Spina Bifida Research and Care 2012. 2012. Las Vegas.

96. STEELMAN J, ZEITLER P. Treatment of symptomatic pediatric osteoporosis with cyclic single-day intravenous pamidronate infusions. J Pediatr, 2003, 142(4):417–423.

97. SHOLAS MG, TANN B, GAEBLER-SPIRA D. Oral bisphosphonates to treat disuse osteopenia in children with disabilities: a case study. J Pediatr Orthop, 2005, 25(3):326–331.

98. FEDERMAN N, BRIEN EW, NARASIMHAN V, et al. Giant cell tumor of bone in childhood: clinical aspects and novel therapeutic targets. Paediatr Drugs, 2014, 16(1):21–28.

99. Yamashita S. Bone and joint diseases in children. Bisphosphonates in osteogenesis imperfecta. Clin Calcium, 2010, 20(6):918–924.

100. GRASEMANN C, SCHUNDEIN MM, HOVEL M, et al. Effects of RANK-ligand antibody (denosumab) treatment on bone turnover markers in a girl with Juvenile Paget's disease. J Clin Endocrinol Metab, 2013, 98(8):3121–3126.

101. AKBAR M, BRESCH B, RAISS P, et al. Fractures in myelomeningocele. J Orthop Traumatol, 2010, 11(3):175–182.

102. OAKESHOTT P, HUNT GM, POULTON A, et al. Expectation of life and unexpected death in open spina bifida: a 40 year complete, non-selective, longitudinal cohort study. Dev Med Child Neurol, 2010, 53(8):749–753.

103. TOMLINSON P, SUGARMAN ID. Complications with shunts in spina bifida. BMJ, 1995, 311(7000):286–287.

104. BREI T, MERKENS M. Health care issues for adults with spina bifida Presented at the 2003 Evidence-Based Practice in Spina bifida Conference. 2003. http://www.

spinabifidasupport.com/adultsbhealthcare.htm. Accessed 1 Dec 2015.

105. VALTONEN KM, GOKSOR LA, JONSSON O, et al. Osteoporosis in adults with meningomyelocele: an unrecognized problem at rehabilitation clinics. Arch Phys Med Rehabil, 2006, 87(12):376–382.

106. WIENER JS, ANTONELLI J, SHEA AM, et al. Bladder augmentation versus urinary diversion in patients with spina bifida in the United States. J Urol, 2011, 186(1):161–165.

107. FARHAT G, YAMOUT B, MIKATI MA, et al. Effect of antiepileptic drugs on bone density in ambulatory patients. Neurology, 2002, 58(9):1348–1353.

10　多发性硬化中的骨质疏松症

作者：Christina V. Oleson

译者：祁文静　刘　楠

多发性硬化（multiple sclerosis，MS）是一种中枢神经系统炎症性疾病，由于淋巴细胞损害髓鞘和轴突，导致感觉、运动障碍以及最终的认知障碍。该病常引起骨骼肌无力、容易跌倒，晚期会影响意识以及运动指令和本体感觉。多发性硬化患者发生骨质疏松症和跌倒的风险显著增加。本章将讨论多发性硬化的病因和发病机制，介绍疾病的不同形式，并概述药物治疗以及物理治疗、心理治疗和认知康复的方法。

多发性硬化分为 4 种基本类型：复发 - 缓解型、继发进展型、原发进展型和进展 - 复发型。复发 - 缓解型多发性硬化（relapsing-remitting multiple sclerosis，RRMS）和继发进展型多发性硬化（secondary progressive multiple sclerosis，SPMS）占全部病例的 85%，主要见于女性（表 10-1，图 10-1）[1, 2]。相反，原发进展型多发性硬化（primary progressive multiple sclerosis，PPMS）的特点是病情持续进展，没有缓解和加重的反复变化，仅占 10%，无性别差异。进展 - 复发型多发性硬化（progressive-relapsing multiple sclerosis，PRMS）是最少见的类型，仅占全部多发性硬化病例的 5%。因为进展 - 复发型多发性硬化的特点是疾病稳步进展、偶尔加重，所以难与原发进展型多发性硬化区分[3, 4]。

表 10-1　多发性硬化的 4 种类型

	患病率	性别差异	临床特点
复发 - 缓解型多发性硬化（RRMS）	与继发进展型多发性硬化（SPMS）共同占全部多发性硬化的 85%	主要见于女性	以阵发性神经功能恶化发作（复发、突然发作或加重）为特征，可恢复至基线功能水平，或恢复至基线水平以下、遗留部分功能障碍
继发进展型多发性硬化（SPMS）	与复发 - 缓解型多发性硬化（RRMS）共同占全部多发性硬化的 85%	主要见于女性	最初类似于 RRMS 病程，但进展速度可变，也包括偶尔复发和轻微缓解
原发进展型多发性硬化（PPMS）	占全部多发性硬化的 10%	无性别差异	特点为持续进展，没有缓解和加重的反复变化，偶尔进入平台期伴随短暂轻微改善
进展 - 复发型多发性硬化（PRMS）	占全部多发性硬化的 5%	无性别差异	疾病稳步进展，偶尔加重和缓解

来源：Campagnolo and Vollmen[1]，多发性硬化学会[2]

© Springer International Publishing Switzerland 2017

C.V. Oleson, *Osteoporosis Rehabilitation*, DOI 10.1007/978-3-319-45084-1_10

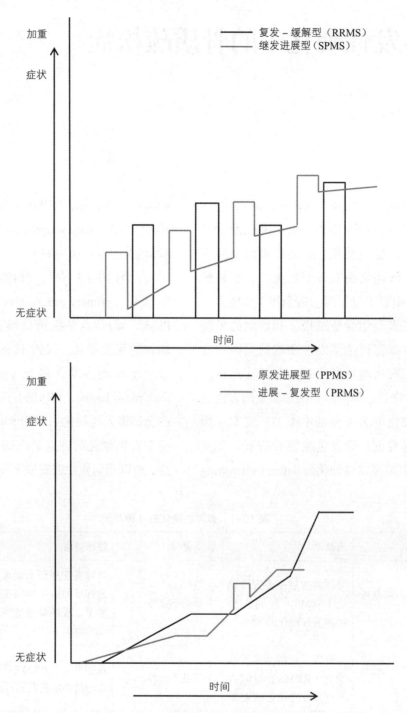

图 10-1　多发性硬化 4 种类型的临床症状演变（y 轴）与时间（x 轴）的关系。上图：RRMS（黑）与 SPMS（灰）对比。下图：PPMS（黑）和 PRMS（灰）对比（修订自 Campagnolo 和 Vollmen[1]）

导致多发性硬化患者骨量丢失和异常的因素包括：躯体功能减退、跌倒风险导致对运动的恐惧、疼痛或过度疲劳、生化和自身免疫因素、营养不良尤其是维生素 D 水平降低，以及皮质类固醇和抗癫痫药等药物副作用。跌倒依然是由于外界帮助有限或担忧而阻碍患者进行活动的主要问题，也是导致多发性硬化患者发生骨折的直接原因之一。已有多种药物用于多发性硬化及其变异型合并骨质疏松症的治疗。本章将重点考虑上述问题，并提出针对多发性硬化患者骨质疏松症的功能改善和药物治疗策略。最后将提出用于及时评估和早期治疗多发性硬化继发骨质疏松症的策略，该策略可在住院康复期间启动并可在长期的住院或社区环境中持续实施。

骨量丢失的危险因素

物理因素

与复发‒缓解型多发性硬化相比，继发进展型和原发进展型多发性硬化的运动、感觉、肠道、膀胱、认知功能障碍的严重程度更高。Kurtzke扩展功能障碍状态量表（expanded disability status scale，EDSS）可用于描述个体的功能级别[5]。该量表的分值范围为1~10，增量为0.5，主要评价患者的相对功能障碍，并根据是否需要适应性设备支持进行日常生活活动的能力进行分类（表10-2）[6]。由于EDSS评分高于6.5分的患者活动能力有限，必然会增加发生骨质疏松症的风险。下肢活动和负重受限意味着骨骼的机械负荷减少，从而减弱成骨细胞的活性，最终导致骨

表 10-2　Kurtzke 扩展功能障碍状态量表

得分	描述
0.0	神经学检查正常
1.0	单系统轻微体征，没有功能障碍
1.5	多系统轻微体征，没有功能障碍
2.0	单系统轻微功能障碍
2.5	单系统轻度功能障碍或多系统轻微功能障碍
3.0	单系统中度残疾或多系统轻度残疾，能独立行走
3.5	单系统中度残疾和多系统轻度残疾，能独立行走
4.0	无辅助地独立行走；生活自理；至少一个系统重度残疾，但每天非卧床时间超过 12 小时；无辅助行走 500 米
4.5	无辅助地独立行走；生活自理；每天大部分时间为非卧床；能够工作一整天，但可能有一些受限或需要极少辅助；无辅助步行 300 m
5.0	无辅助步行 200 m；由于重度残疾无法全天工作
5.5	无辅助步行 100 m；由于重度残疾妨碍日常活动
6.0	需要间断或单侧持续的手杖、拐杖或支具辅助，在休息或不休息的情况下行走约 100 m
6.5	需要双侧持续的手杖、拐杖或支具辅助，在不休息的情况下行走约 20 m
7.0	仅限轮椅移动；辅助下行走不超过 5 m；使用标准轮椅能够自行操作、自行移动；能每天在轮椅上度过 12 小时
7.5	仅限轮椅移动；辅助下行走仅数步；可能需要电动轮椅，移动过程中可能需要辅助；不能每天在轮椅上度过 12 小时
8.0	保留许多自我照护功能和几乎全部上肢功能；基本仅限于床、椅或利用轮椅移动，但每天大部分时间可离床
8.5	保留部分自我照护功能和部分上肢功能；基本仅限于床上活动
9.0	能交流和进食，其他仅限于床上活动
9.5	不能进食、吞咽或有效交流；完全限于床上
10.0	由于多发性硬化导致死亡

引自 Kurtzke[6]

8 个功能系统：锥体系、小脑、脑干、感觉、直肠和膀胱、视功能、大脑、其他

量丢失。此外，炎症会上调破骨细胞，导致骨吸收多于骨形成。

早期的研究表明，与行走受限或不能行走的人相比，那些保留行走功能的多发性硬化患者的总体骨无机物水平更高[7-9]。一项对26~50岁绝经前女性、44~64岁绝经后女性和25~70岁男性的调查显示，多发性硬化患者股骨和椎骨的骨量丢失显著高于对照组。这项研究只检查了EDSS评分为6~7分的受试者，提示均处于疾病的晚期。此外，多发性硬化患者的骨折发生率为22%，而对照组仅为2%。在一项涉及43 832名55岁及以上妇女的大型队列研究中，发现多发性硬化妇女的骨折发生率（15%）位列第二，尽管仅有272名参与者合并多发性硬化，但已确诊心脏病的患者超过31 000例[4]。进展型多发性硬化通常比临床孤立综合征或复发-缓解型多发性硬化的骨量丢失更广泛[8]，这直接关系到整体功能状态和EDSS值。

Terzi等[10]对52例EDSS评分低于5分的绝经前期女性复发-缓解型多发性硬化患者与年龄匹配的对照者观察比较，发现多发性硬化患者总体骨密度低于对照组。组间相比，多发性硬化组骨质疏松症占10%，而对照组为0；多发性硬化组骨量减少为38.4%，而对照组为20%；多发性硬化组骨密度正常仅占52%，而健康对照组为72%。作者发现功能独立性量表（functional independence measurement，FIM）总分与股骨粗隆骨密度之间呈正相关，但其他骨骼区域并非如此。他们还发现，即使多发性硬化患者的功能水平相对较高，腰椎2~4节段骨密度与多发性硬化持续时间之间也存在显著负相关。此外，较高的EDSS评分与FIM评分相关，且腰椎2~4节段、股骨大转子和股骨颈骨密度显著降低。

细胞和自身免疫因素

多发性硬化加重需要皮质类固醇治疗的频率及次数能够反映多发性硬化的进展。每次加重可能都意味着一段时间的卧床休息和活动减少，从而会上调破骨细胞功能。而当疾病发作时，炎症会加剧，破骨细胞功能会上调。许多炎症分子能激活促进骨吸收的因子。细胞因子（B细胞、T辅助细胞和CD8+T细胞的产物）有助于破骨细胞的形成，从而导致骨吸收。主要负责此过程的特异性细胞因子包括白介素1、6、11（IL-1、IL-6、IL-11）和肿瘤坏死因子α（TNF-α）[11]。核因子受体激活因子RANKL可增强破骨细胞活性，与残疾程度无关。研究结果表明，尽管EDSS评分提示残疾程度较低，但多发性硬化患者RANKL明显高于对照组[12]。

骨桥蛋白（osteopontin，OPN），是一种由巨噬细胞、白细胞和T细胞组成的蛋白质，是一种促炎性细胞因子，具有使选择性介导骨吸收的γ-干扰素和白介素水平增加的作用[13]。与对照组相比，复发-缓解型多发性硬化患者脑脊液骨桥蛋白水平更高[12]，而且恰好在多发性硬化临床加重前增高[13]。Vogt等研究发现骨桥蛋白水平与骨降解标志物——C末端肽呈正相关。该研究还发现，骨桥蛋白水平高的复发-缓解型多发性硬化患者血清25-羟维生素D$_3$水平较低。而且，25-羟维生素D$_3$水平和骨桥蛋白水平均与复发-缓解型多发性硬化患者IgG水平有关，这表明二者可能在多发性硬化的炎症反应中发挥相反的作用[12]。转化研究表明，除了激素水平对骨骼的影响以外，异常的骨桥蛋白水平可能与股骨骨密度降低有关，但该研究结果与基础科学研究结果存在部分矛盾，需要进一步研究。

由于维生素D能够刺激胃对钙元素的吸收，因此通常认为维生素D是预防骨量丢失的基本药物；然而，维生素 D 的活性形式——1，25- 二羟维生素 D₃ 也可能在多发性硬化进展过程中发挥免疫调节作用[14]。这种活性形式是由肝和肾先后进行羟基化而产生（图 10-2）[15]，但这不是维生素 D 的储存形式，不能用于临床上衡量维生素 D 的状态。它亦称作二羟基维生素 D，其功能由维生素 D 受体（vitamin D receptor，VDR）调节。VDR 的表达受到中枢神经系统多个细胞系的调节。

维生素 D 通过与中枢神经系统巨噬细胞和抗原提呈细胞表面的维生素 D 受体结合而发挥免疫调节作用。研究结果表明，维生素 D 水平降低与脑内神经生长因子（nerve growth factor，NGF）水平下降有关。相反，维生素 D 受体转录与神经生长因子和各种神经营养因子以及神经信号传导相关因子的产生有关[16]，从而产生神经保护效应。

抗原提呈细胞和细胞因子直接参与多发性硬化和其他炎性疾病的发病机制。抗原提呈细胞和促炎细胞因子的产生都受到 1，25- 二羟维生素 D₃ 水平的抑制。1，25- 二羟维生素 D₃ 能够使具有髓鞘和轴突保护作用的 T 淋巴细胞的产生增多[14]。除了 T 淋巴细胞以外，B 淋巴细胞及其作用也可能受到二羟基维生素 D 的影响，但似乎只有激活的 B 淋巴细胞受到影响。维生素 D 活性形式抑制产生不良的免疫球蛋白，并诱导破坏有害的免疫球蛋白，从而达到使炎症减少的净效应[17]。

β- 干扰素（INF-β）是治疗多发性硬化的一线药物，通常用于早期复发 - 缓解型多发性硬化患者。除了对中枢神经系统的疾病调节作用外，β- 干扰素还诱导一氧化氮的产生，是一种参与血管调节、促进中枢神经系统多种正性变化和作用的物质。此外，β- 干扰素可抑制破骨细胞的形成。在破骨细胞的形成过程中，由 RANKL 介导的负反馈回路会产生 β- 干扰素[11]。

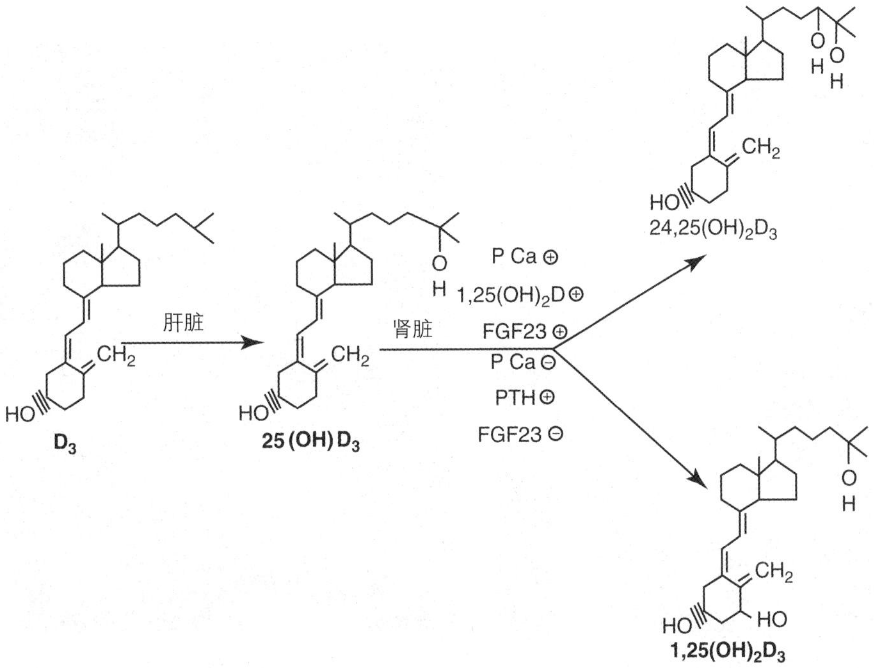

图 10-2　维生素 D 的代谢。第一步，由肝脏将维生素 D₃ 转化为 25（OH）D₃。第二步，在肾脏增加另一个 OH 基团，形成 1，25（OH）₂D₃ 和 24，25（OH）₂D₃。甲状旁腺激素（PTH）升高以及血清磷、钙和 FGF23 降低会促进 1，25（OH）₂D₃ 的形成，而甲状旁腺激素降低及血清磷、钙和 FGF23 升高有利于 24，25（OH）₂D₃ 的产生（经许可引自 Bikle 等[15]）

越来越多的证据表明，包括激素（例如雌激素和孕酮）、细胞因子、维生素 D 和甲状旁腺激素在内的骨标志物不仅具有骨代谢调节作用，还具有免疫调节功能。骨免疫学领域的研究者们越来越关注骨骼在骨髓免疫系统发育和成熟过程中的作用以及骨骼对适应性免疫的影响。这些关系对于进一步研究骨调节因子对骨质疏松症及多发性硬化疾病进展、多发性硬化复发频率和发作严重性的作用及其双重作用机制是非常重要的[12, 18]。疾病发作常涉及脱髓鞘病变，因此建议定期监测颅脑（图 10-3）和脊柱（图 10-4）MRI 扫描，特别是当患者新发意识模糊或无力症状时。

营养障碍和维生素 D 缺乏

由于饮食和环境因素的综合作用，多发性硬化患者存在维生素 D 水平降低的风险[19]。与脊髓损伤（SCI）患者一样，多发性硬化患者

可能会出现胃食管反流或神经源性肠道相关的问题，进而影响乳制品的摄入。某些形式的钙补充剂，如牡蛎壳钙或碳酸钙可能会引起便秘，而柠檬酸钙容易导致稀便。维生素 D 能增加肠道对钙的吸收，但肠道对钙的吸收可能受到钙摄入量的限制。

阳光是天然维生素 D 的重要来源之一，而多发性硬化患者接受的阳光照射通常不足[20]。多发性硬化患者由于不耐受炎热而导致户外停留时间减少，无法利用阳光产生充足的维生素 D。害怕跌倒也会阻止患者外出进行娱乐或日常活动，除非是在有辅助的情况下。由于缺乏运输和监护所需的人力以及医疗保险不能覆盖的花费，功能障碍较严重的患者可能无法离开家去医院就诊。在上述研究中，Terzi 等还检测了血清 25- 羟维生素 D_3 和甲状旁腺激素（PTH）的水平。随着血清 25- 羟维生素 D_3 水平下降，甲状旁腺激素在次级反馈机制中被上调。甲状旁

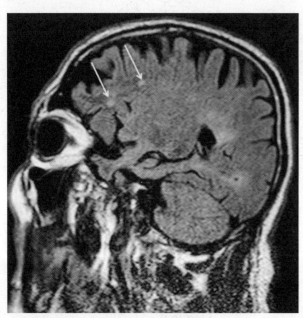

图 10-3 脑实质内卵圆形脱髓鞘病变。一例原发进展型多发性硬化患者 T_2 增强成像显示卵圆形区域为脱髓鞘病变（经患者允许，引自托马斯·杰斐逊大学）

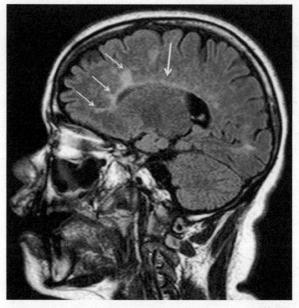

图 10-4 代表脱髓鞘病变区域的 Dawson 手指征。脱髓鞘区见于沿侧脑室顶部分布以及广泛的 T_2WI 高信号区，其长轴垂直于胼胝体透明隔分界面。这是一位女性继发进展型多发性硬化患者的脱髓鞘病变区域（引自托马斯·杰斐逊大学放射学部）

腺激素水平升高刺激破骨细胞吸收更多的骨质[10]。

尽管多发性硬化患者已经确定了血清25-羟维生素 D_3 水平，但这一因素不可能是多发性硬化患者骨质疏松症的唯一原因[20]。然而，饮食中钙和维生素 D 摄入不足或阳光照射减少限制了通过上皮和胃肠道的充分吸收。血钙降低和间接的血清维生素 D 降低可诱发甲状旁腺功能亢进，进而导致破骨大于成骨。

药物

用于多发性硬化急性加重期治疗和长期预防的药物均对骨骼有不利的影响。最初认为治疗多发性硬化急性加重的皮质类固醇比多发性硬化二级预防药物对骨骼的危害更大，但由于患者经常更换预防药物，因此后者尚未得到深入研究，从而混淆了对长期观察结果的解释。此外，许多用于疾病进展的新药问世，而其他药物则处于临床试验的后期阶段；然而，大多数药物对骨骼的影响都未经过专门检查。

糖皮质激素

糖皮质激素对骨骼的不良作用已广为人知[21, 22]。多发性硬化患者在急性加重期通常接受 3~5 天静脉或口服糖皮质激素治疗。尽管已知持续使用皮质类固醇会增加骨折和骨质疏松症概率，但对于周期性多发性硬化发作的间歇性皮质类固醇治疗与骨折的关系及证据有限。不少于 15 mg/d、连续数日一个疗程、重复数个疗程的治疗方案会增加骨质疏松症的风险[23]。而连续的皮质类固醇治疗使多发性硬化患者的骨折发生率增加[24]。一些研究[8, 25]显示累积皮质类固醇剂量与大转子骨密度之间存在相关性。Ayatollahi 等[26]发现与年龄匹配的对照组相比，多发性硬化患者组股骨骨密度（而非腰椎骨密度）降低，但未发现骨密度与糖皮质激

素之间的关系。这些发现多数会受到参与者年龄、多发性硬化患病年数和 EDSS 评分的影响[10]。

Tuzun 等[27]研究显示，与对照组相比，多发性硬化患者股骨和腰椎等多部位的骨密度更低；而多发性硬化病程较长的女性患者股骨骨密度更低，但糖皮质激素对骨密度无正性或负性影响。Schwid[28]发现，如果 EDSS<5 分的患者使用皮质类固醇后骨密度会更高，但 EDSS>5分的患者骨密度会更低。Terzi 对 EDSS 均 <5 分的多发性硬化患者研究未发现短疗程皮质类固醇的影响。皮质类固醇可能有助于功能水平更高的多发性硬化患者至少恢复部分行走活动（即使不能完全恢复行走），并减轻白介素等炎症分子的不良作用，而炎症分子可提高破骨细胞功能和骨吸收。因此，皮质类固醇对于 EDSS 分数处于行走范围的患者有益。然而，皮质类固醇不太可能帮助已丧失行走能力的患者恢复功能，在这种情况下将观察到皮质类固醇对骨骼的不利影响。

抗癫痫药

由于脑内的炎症等病变，多发性硬化患者发生癫痫的风险增加。有癫痫发作史的患者以及有多处脑实质病变的患者经常预防性应用抗癫痫药物，治疗时间为 6 个月至数年不等。许多研究表明，持续使用传统的抗癫痫药物（特别是苯妥英钠、卡马西平和苯巴比妥）会导致骨密度降低[11]。这些药物诱导一种细胞色素 P450 生化级联反应，可促进维生素 D 失活，不利于钙通过肠道吸收。这种机制使患者易患继发性甲状旁腺功能亢进[29]。此外，动物研究显示对成骨细胞直接的不利影响以及羧化骨钙素的减少会导致骨矿化不全。丙戊酸是一种非酶诱导抗癫痫药，与低磷血症导致的骨折有关，也会影响骨矿化。

更令人担忧的发现是，其他非酶诱导抗癫

痛药物也与骨折有关，许多抗癫痫药物不用于癫痫发作，而是用于神经病理性疼痛，后者是多发性硬化患者的重要临床问题之一。虽然加巴喷丁、普瑞巴林、拉莫三嗪及丙戊酸等药物引起骨折的风险比苯妥英钠和苯巴比妥等传统的抗癫痫药物更低，但依然是存在风险的。Brazilier 等[30]建议减少抗抑郁药和抗惊厥药使用以及限酒或戒酒、戒烟等生活方式改变。神经病理性疼痛患者经常将饮酒或吸烟作为应对压力的手段，但这种不良的生活方式会对骨骼逐渐产生不利影响。此外，尼古丁会抑制食欲，有直接的骨骼毒性作用，而且在脊髓损伤患者中会加重神经病理性疼痛[31]。

由于使用许多传统的抗癫痫药物如苯妥英钠时需要监测血药浓度水平，因此它更常用于医院内多发性硬化急性加重期，在社区内并不常用。如果患者需要间歇性使用抗生素以及持续使用改变抗惊厥药物代谢的其他药物或饮食结构变化，则很难维持有效的药物浓度。许多患者缺乏恰当的持续随访机制来确保治疗性血药浓度。低血药浓度可能导致癫痫发作风险增加，而超过治疗浓度可能导致其他器官系统中毒。新型药物如左乙拉西坦在使用过程中不需要监测血药浓度，而且具有不影响骨骼的优点。

抗抑郁药

与许多慢性病尤其是会引起功能障碍的疾病一样，抑郁在多发性硬化患者中非常普遍。一项研究称其 12 个月内患病率高达 15.7%[32]，比一般人群升高 2~3 倍[32, 33]。合并慢性疼痛的患者中抑郁患病率高达 67%~77%。抑郁常见于疾病首次明确诊断或出现严重的功能障碍时。严重的功能障碍包括从能够步行状态下降至坐轮椅、转移需要辅助、视力丧失以及神经源性肠道和膀胱的出现或进展。

抗抑郁药物对骨密度均有不利影响，最显著的是选择性 5- 羟色胺重摄取抑制剂（selective serotonin reuptake inhibitor，SSRI）和血清素 - 去甲肾上腺素再摄取抑制剂（serotonin-norepinephrine reuptake inhibitor，SNRI）。由于 SSRI 比 SNRI 早出现多年，因此关于 SSRI 的研究更多。属于 SSRI 的氟西汀、舍曲林、帕罗西汀和西酞普兰自全面上市以来已成为常用的处方药物，也是最有可能由第三方支付者或医疗保险药物目录覆盖的药物。属于 SNRI 的度洛西汀通常被推荐用于合并抑郁症状和神经病理性疼痛的患者，但这种药物缺乏等效的仿制药，因此价格相对更高。Ensrud 等研究[34]表明，服用 SSRI 的患者其骨密度较低，骨折风险增加。

调整血清素水平药物导致骨质流失的确切机制尚未完全阐明。两项研究表明，血清素通过增加破骨细胞分化而促进骨吸收[35, 36]。然而，由于血清素受体同时存在于成骨细胞和破骨细胞，其作用可能不局限于破骨细胞[37]。事实上，许多通路似乎都与此有关，包括内分泌、旁分泌、自分泌和神经分泌通路，这可以解释为什么在骨密度未下降时，骨折的发生率仍然增加。

虽然对适应障碍等新型参与受限的心理评估和治疗非常有效，但很少有多发性硬化患者在完成急性期住院康复后接受适当的咨询服务[38]。也许更不利的是保险公司仅覆盖部分 SSRI 药物，但会让患者承担 50%~100% 的咨询费用。支持小组可能会有所帮助，但由于行动不便和对照护人员的依赖以及前往被认为"非医疗必需"地点的交通经费不足而难以实现。药物的选择只能到此为止；对于最严重的抑郁症类型，常常需要采取综合的治疗方法。

质子泵抑制剂

许多关于普通人群的研究[39~41]显示，质子泵抑制剂（proton pump inhibitor，PPI）会增加骨折的风险。骨折在接受 PPI 治疗超过 1 年的患者中更为常见。Lau 和 Ahmed[42] 报道髋部骨折的风险增加了 20%~62%，椎体压缩骨折的风险增加了 40%~60%。短期使用 PPI 似乎不会引起严重的骨折风险[29]，然而 Pouwels 等[43] 观察发现，使用 PPI 最初 3 个月后骨折校正比值比（adjusted odds ratio，AOR）增至 1.2，而使用 PPI 超过 3~12 个月的校正比值比增至 1.26。2012 年 9 月，美国食品药品监督管理局警告临床医师，使用 PPI 会增加骨质疏松相关骨折的风险，特别是髋部、脊柱和腕部骨折[44]。

对于多发性硬化急性加重期静脉注射皮质类固醇引起应激性溃疡的预防，患者通常使用 PPI 或其他胃肠道预防药物，如组胺（H_2）受体阻滞剂。对于长期使用轮椅的患者一旦突然卧床，下肢深静脉血栓形成（deep vein thrombosis，DVT）的预防随即开始，直到恢复原来的每天坐轮椅至少 6~8 小时的功能水平。对于因新诊断多发性硬化或功能从步行状态突然下降到非步行状态而暂时卧床的患者，短期使用抗凝药物，如每日 3 次普通肝素或每日 1 次依诺肝素可用于预防静脉血栓的形成。在此期间，应用 PPI 可抵消抗凝药物的不良影响。一般建议是继续进行深静脉血栓形成的预防以及 PPI 或 H_2 受体阻滞剂，直到患者每天至少行走 61 m 或适应较低的轮椅移动水平至少 4 周。这些指导原则是从脊髓损伤患者中得来的[45]，但经常适用于多发性硬化截瘫或四肢瘫患者。

推荐抗凝治疗持续数天至数周，以抵消功能水平下降的影响。由于抗凝治疗易导致消化道出血，因此建议同时使用 PPI 或其他抑酸药物。对于大多数多发性硬化患者而言，只有在必须抗凝治疗时才持续应用消化道出血预防药物，通常不超过 1 个月。在这种情况下，若非剂量非常高，PPI 不会对骨密度产生严重的长期影响。对于有活动性消化道出血或大便潜血阳性的患者，在对活动性出血进行电凝或其他干预的等

待时间内，可每次给予泮托拉唑或奥美拉唑 40 mg，每日 2 次。该治疗通常持续一段时间。

使用 PPI 导致骨折增加的机制尚不完全清楚，但初步研究结果表明这类药物能抑制胃酸分泌，从而降低肠道对钙的吸收。当钙吸收不足引起低钙血症时，可出现继发性甲状旁腺功能亢进，进一步增加骨折的风险。双膦酸盐通过维持骨钙而降低血钙水平。双膦酸盐通常用于预防骨折，但根据上述机制，当它与 PPI 联用时，会增加骨折的风险。骨组织钙隔离的减少以及消化道对钙的吸收减少，会导致成骨减少甚至不足，即使破骨活动减少也无法逆转[46, 47]。

H_2 受体阻滞剂，也称为 H_2 受体拮抗剂，是 PPI 的替代品。它们通过阻断组胺（一种重要的产生胃酸的物质）来减少胃酸的产生。与 PPI 的作用机制相似，H_2 受体拮抗剂可能对骨骼也有不利影响，但远低于 PPI，而一些研究显示这种风险没有增加。Kwok 及其同事证明，H_2 受体阻滞剂与脊柱或髋部骨折无关，而 PPI 与二者均相关[48]。Pouwels 等研究对上述观点提出了质疑，数据表明使用 H_2 受体拮抗剂一段时间后的校正比值比为 1.19。尽管研究规模很大（n=33 104），但由于是基于人群的大型研究，却无法评估导致或预防骨量丢失的其他因素[43]。大多数 H_2 受体阻滞剂比 PPI 价格便宜，在美国可从药店购买。法莫替丁可通过静脉内注射，用于不能吞咽药片或因插管无法经口进食的住院患者。静脉内注射通常是在 ICU 开始，当患者恢复吞咽时改为口服药物，通常是 PPI。可考虑继续口服 H_2 阻滞剂而非改用 PPI，尤其是当患者有其他危险因素，如同时使用抗癫痫药、抗凝药、双膦酸盐或皮质类固醇。

PPI 对骨骼的长期影响值得关注。Yang 等[49] 对 13 556 例年龄超过 50 岁的髋部骨折患者进行了大型队列研究，比较了使用 PPI 药物患者与未使用 PPI 患者之间的差异。骨折的比值比随着使

用年限的增加而依次增加：PPI 使用 1 年为 1.22，2 年为 1.41，3 年为 1.54，4 年为 1.59。每日使用高剂量 PPI 的患者发生骨折的可能性也更大。幸运的是，许多多发性硬化患者在抗凝或皮质类固醇治疗期间只需短期应用 PPI 或 H₂ 受体阻滞剂。研究结果也表明，停用 PPI 后发生骨折风险明显降低[40]。这种下降可能因为骨密度的长期变化是轻度的或仅与并发症同时出现[50]。Targonik 等[51]检查了 8 340 例患者的髋部、股骨颈和腰椎骨密度变化，并对 PPI 使用者和非使用者进行比较。初步分析显示，髋部和股骨颈骨密度降低，而腰椎骨密度未降低。然而排除混杂因素后，重复分析未发现 PPI 使用者骨密度降低。

Maggio 等对 1 038 位老年人进行研究发现，使用 PPI 与小梁骨密度降低有关。由于研究组受试者年龄均为 65 岁或以上，许多人可能具有其他危险因素，包括使用可导致骨质疏松症的其他药物。也许 Corley 等[52]研究结果能够最好地诠释相反的观点。在这项来自美国综合卫生服务数据库的 33 752 例髋部骨折患者和 130 471 例对照者的队列研究中，骨折风险增加仅见于具有一个以上危险因素的患者，包括糖尿病、肾病、关节炎、使用糖皮质激素和吸烟。而使用 PPI 超过 2 年或高于标准剂量受试者的髋部骨折风险更高。不幸的是，除了使用其他可能危害骨骼健康的药物以外，由于疾病本身和功能限制，多发性硬化患者具有骨折和骨量丢失的内在危险因素。多发性硬化患者很可能具有多种危险因素，因而使用 PPI 可能会增加骨折发生概率。

抗凝剂

多发性硬化进展期患者发生静脉血栓栓塞的风险增加。步行功能丧失或因脊髓病变导致运动和感觉功能丧失患者的发病风险必然更高。

深静脉血栓形成的风险通常比脊髓损伤患者低很多，因为即使多发性硬化进展期也通常不会导致完全性脊髓损伤。预防深静脉血栓形成作为医院标准方案的一部分，被应用于血栓形成风险增加的患者。无论是普通肝素还是低分子肝素均在多发性硬化患者入院后很快开始使用，其中许多患者的治疗持续至康复治疗期结束。如前所述，患者一旦能够在 24 小时内一次性行走或多次行走 46~61 m，就可以停止血栓预防药物。对于出院时无法达到此功能水平的患者，必须进行个体化风险 - 获益评估，包括评估患者的跌倒风险以及增加活动能力的其他措施。

普通肝素导致骨量丢失的机制已经明确。肝素可抑制成骨细胞分化，损害成骨细胞功能，导致骨形成减少[29, 53]。其次，肝素可使骨保护蛋白减少，使 RANKL 上调，从而诱导破骨细胞分化，增加骨吸收。一些研究表明，骨量丢失与肝素治疗相关[54, 55]，但大多数研究显示风险升高见于以月或年计的长期使用者[56, 57]。虽然一些小规模研究表明，与普通肝素相比，低分子肝素（LMWH）相关的低暴力骨质疏松性骨折的发生率更低，但 Backos 等[58]对孕妇进行的一项大型研究表明，与两种药物相关的骨折发生率无统计学差异。值得注意的是，孕妇具有血栓栓塞事件的许多其他危险因素[54]；对上述结果解释时应考虑这些方面。新型的肝素口服或皮下注射剂型，包括磺达肝素，在体外不会影响成骨细胞的分化[29, 59]。

华法林是最常用于新发深静脉血栓形成、肺栓塞患者[54]或慢性心脏病包括心律失常的长效抗凝剂之一。多发性硬化患者深静脉血栓形成的风险升高，但是疾病不容易导致心脏传导异常。从机制上讲，华法林会对骨密度产生负性影响，因为它会减少骨钙素的羧基化产物，并降低骨钙素与钙结合的能力[29]。虽然一些早期研究[60]表明，长期使用华法林会导致骨密度降低以及椎骨和肋骨骨折，但近期研究并未证明二者之间的关系[61]。对高危人群进行具体的研究，并根据易感因素和医学并发症进行精确分析将会是有价值的。

跌倒及其在骨折中的作用

许多因素可以增加多发性硬化患者的跌倒风险。为降低跌倒风险进行的家庭环境和工作环境改造措施包括消除房间杂物、紧固地毯或使用实体地板、优化照明和减少眩光。将常用物品放置于附近位置可避免频繁转移、减少步行距离，通过消除失去平衡及疲劳的风险，从而间接减少跌倒。无力、本体感觉丧失和共济失调等其他因素更难以治疗。表 10-3 总结了常见的跌倒原因。

表 10-3　导致多发性硬化患者跌倒的因素

躯体功能障碍	本体感觉障碍
	自主神经功能障碍
	疲劳
	视力障碍
	听力障碍
认知功能障碍	易怒
	冲动
	短时记忆丧失
社会功能障碍	家庭和照护者对平衡和功能障碍的否认
	家庭和照护者对认知障碍和独立性水平的否认

本体感觉障碍

多发性硬化患者可能存在认知疲劳以及本体感觉障碍。如前所述，由本体感觉障碍引起的跌倒风险显著增高，患者不知道双足的空间位置，在没有监督的情况下更容易跌倒。确保一定区域内有充足照明可以部分补偿本体感觉障碍。此外，疲劳以及尿潴留的自主神经效应会使患者在没有防备而且附近没有辅具时出现暂时性无力。据报道，很多跌倒都是在患者去卫生间的路上发生的，此时通常没有时间携带辅助器具或佩戴矫形器。强烈建议在床旁放置便器和控制夜间排尿频率，以减少夜间去卫生间的次数。

跌倒的认知因素

通过适当安排活动与休息，向患者传授减少体能消耗的技术，使其完成更繁重的体力活动和日常生活活动，均可以减少认知疲劳。证据表明，使用金刚烷胺可能有效。金刚烷胺是一种可能通过增加多巴胺含量而减少疲劳和肌肉僵硬的药物，也是一种弱效 N- 甲基 -D- 天冬氨酸（NMDA）受体拮抗剂[62]。在早晨和中午使用金刚烷胺能帮助患者度过白天特别是下午的疲劳，包括躯体和认知疲劳。在 15 时或 16 时后用药可能会干扰睡眠，因其常见副作用是失眠。其他副作用是抗胆碱效应：口干、便秘、视物模糊和尿潴留，但根据我们的经验和相关报道[63]，每天清晨和中午服用 100 mg 或清晨顿服 200 mg 不会干扰睡眠且耐受性良好。Asano 和 Finlayson 进行荟萃分析的[64]结论是金刚烷胺和莫达非尼都有助于预防多发性硬化患者出现疲劳相关的功能障碍，但单独应用时效果不明显。减少体能消耗技术指导以及疲劳和体能调节的教育被认为是比单独用药更有效的措施。

早期的金刚烷胺相关研究[65]发现，服用金刚烷胺的患者在 Stroop 干扰试验（一项采取分散注意力和干扰信息的注意力挑战测试）中表现更好。在注意力不集中的情况下，意外平衡丧失导致的跌倒和损伤风险明显增加。多年之后的后续研究证实，注意力改善与金刚烷胺及相关神经激活物质（如莫达非尼）浓度之间呈正性关系[66, 67]。对于多发性硬化患者，在转移和行走过程中减少跌倒和提高注意力是预防骨折最重要的非药物干预措施。

治疗方法

非药物治疗

一般策略

在住院康复过程中，医务人员必须注意患者的个人生活和工作环境以及日程安排。节约体能、调节温度、保持健康睡眠、促进注意力集中、降低跌倒风险是增强功能性活动和运动功能的最重要措施，从而促进骨密度的维持。该过程起始于组织和制订适当的物理治疗和作业治疗方案。制订的治疗方案应能够优化患者的参与和能量水平。在美国的急性期康复项目中，患者应参加每天至少3小时的物理和作业治疗训练（通常以45分钟为增量）以及额外的言语治疗、营养指导、娱乐治疗、小组学习和康复心理学课程。如何安排这些治疗对于患者个体能否成功至关重要[68]。

节约体能可通过制订一整天的活动计划实现。一些患者还需要将物理治疗训练分开，使第一次训练在早晨进行，另一次在晚些时候进行，两次治疗之间休息几个小时。通常患者在清晨和中午分别进行训练比将所有训练安排在午后表现得更好，因为午后疲劳出现时患者可能需要使用辅具，而早晨并不需要。治疗师和医师必须重视安全措施，并告知家属和患者应提前预知训练后的运动功能变化。

对于多发性硬化患者，适宜的室内温度有助于改善躯体运动能力和耐力。气温升高时神经传导受损，因此在凉爽的环境中患者的躯体功能更佳、训练时间更长。温度因各医院或治疗中心、季节、室内人数以及其他患者的需求而异。在训练场馆内较凉爽的地点或者在人数较少的时间进行治疗有助于个体更好地耐受环境。采用降温背心等方式有助于延长训练时间[68]。运动出汗后鼓励补充水分，但应仔细记录，因神经性膀胱患者在间歇性导尿期间需要限制液体入量。病房床边放置风扇也有助于训练期间降温[69]。

多发性硬化协会建议患者采取上述策略，尽量减轻训练中的不适症状（表10-4）[2]。

表10-4　多发性硬化患者训练建议

监测呼吸和（或）脉率
合理安排训练，避免过量
多发性硬化症状波动时应调整方案
合理安排训练时间与用药
调整训练，尤其是当双侧肢体肌力或运动功能不一致时
平衡障碍时应给予保护性监护或靠墙面站立或站在角落
运动或训练前一晚睡眠要充足
在每日体能最充足的时间安排躯体运动
天气炎热时，如上午10时至下午4时应避免户外活动
穿多层衣服，当体温改变时可增减衣服

来源：National MS Society[2]

治疗措施

肌力增强训练是多发性硬化患者运动疗法的主要组成部分。闭链运动能够使下肢/脊柱进行负重训练，是提高肌肉力量的理想方法，也能促进骨密度提高。这在多发性硬化患者合并骨质疏松症时尤为重要。闭链肌力训练比开链肌力训练的功能性更高，因其肌肉激活发生于行动及日常生活活动的模式中。在进行肌力增强训练时，应避免过度用力，施加阻力应确保患者能够保持适宜的生物力学运动。核心肌力增强训练作为多发性硬化患者运动治疗的组成部分，通过提高近端稳定性而支持远端活动性。多发性硬化合并骨质疏松症患者的核心肌力训练可以采取等长收缩的骨盆稳定性训练，预防躯干前屈。表 10-5 为身体各部位的目标肌肉及闭链功能训练示例。

表 10-5　肌群的训练技术 / 最大负重位

肱二头肌	对侧上肢够物、同侧上肢负重稳定性训练
肱三头肌	重复性床上活动，椅上俯卧撑
指屈肌	功能性抓握
腹肌	骨盆后倾稳定性训练，神经肌肉本体感觉再学习
躯干后伸肌	四足动物姿势训练
髋伸肌	高位跪姿、重复转移训练、部分单腿站立训练，以提高站立位稳定性
膝伸肌	微蹲，椭圆机
踝跖屈肌	提踵，上台阶训练，快速行走

平衡训练对于多发性硬化合并骨质疏松症患者可能是一项挑战，因为平衡障碍失代偿可能导致跌倒损伤。在高阶治疗阶段，治疗师可以设计最大限度挑战平衡的训练计划，同时使用保护或支持带保证安全。通常通过调整训练条件来进行静态平衡训练，例如不平的表面、缩窄步基、扰动和重心转移并够物等功能性任务。Berg 平衡量表是一个基于静态平衡挑战的跌倒预测工具。患者在无监督下做功能性活动时应教育其利用支持面。家庭训练计划中的平衡训练，可以选择在房间的角落进行，在患者前面放置一把椅子，这有助于降低丧失平衡的风险。

动态平衡训练的有效方法是在功能活动中挑战内部和外界条件。步速及方向变化、躲避障碍和增加环境刺激是促进功能恢复的训练方法。标准化动态平衡测试如动态步态指数（dynamic gait index，DGI）和 Tinetti 表现导向的活动性评估，用于多发性硬化患者可靠且有效。辅助设备或照护者的监督应注重动态平衡障碍，尽可能满足长时间维持多发性硬化患者运动安全的需要[69]。

耐力训练是多发性硬化运动训练中必不可少的内容。闭链运动和强制性负重的结合训练将有助于促进骨骼健康。如果患者跌倒风险很高，却无人监督或没有足够的力量参与训练，可考虑坐位治疗性训练，例如在固定自行车、带扶手的跑步机、座椅上训练。耐力训练前应进行热身及休息期，以减少体温的剧烈变化和增加血液循环及肌肉血流的需求[68]。对于多发性硬化患者可靠有效的标准化测试包括 12 分钟、6 分钟或 2 分钟步行测试，以及一组识别潜在全身损害或针对躯体和认知的评估工具，如平衡评估系统测试（balance evaluation systems test，BEST）和改良起立 - 行走计时测试。

步态障碍是多发性硬化的常见并发症。多发性硬化的共同步态特征包括步基改变、步长不等、步长缩短和步速降低[69]。步态异常可显著影响多发性硬化患者，因其可导致不对称负重及关节损伤、躯体生物力学异常从而引起肌肉拉伤以及机械性跌倒的可能性增加。

步行时摆动相肢体的足廓清不足可能导致步行运动学异常，从而导致跌倒风险增加。多发性硬化患者可能会因足底屈肌以及膝和（或）髋伸肌痉挛而绊倒，即机械性跌倒。髋内收肌痉挛可导致步基变窄或"剪刀"步态。痉挛可通过自我牵伸或手法牵伸或使用踝足矫形器治疗。站立位肢体或躯干痉挛可导致行走时重心偏移。在步态的站立相，意外的屈肌痉挛会引起地面反作用力的变化，从而导致关节不稳定。

导致摆动相肢体足廓清不足的另一个原因

是下肢抗重力肌肉包括踝背屈肌和髋屈肌无力。运动疲劳，即随收缩时间延长而肌肉无力加剧，会导致步行的周期性运动模式中肌纤维募集减少[69]。

如果出现小脑多发性硬化病变，步态异常可能包括步长改变、步基增宽和协调性下降[70]，从而导致摆动相肢体轨迹偏差。摆动相肢体不协调导致其轨迹偏差及步基改变，而后者会导致包括行走轨迹偏差、意外的下肢接触及步基不足以保持直立姿势而增加跌倒风险。由于多发性硬化患者经常出现姿势控制下降和平衡反应不足，因此跌倒风险增加。感觉性共济失调也是导致步态运动学异常包括姿势性不稳和足跟击地力量增加的原因之一[69]。

药物治疗

预防和治疗多发性硬化骨量丢失的药物包括抑制破骨和促进成骨的药物。由于多数多发性硬化患者相对年轻且未绝经，所以使用双膦酸盐或促成骨药物如人重组 N 末端甲状旁腺激素（也称为 PTH 1-34 或特立帕肽）的获益受到质疑。

双膦酸盐

目前还没有专门对多发性硬化患者进行双膦酸盐的前瞻性试验，但是有很多类似的肌肉失用情况包括脊髓损伤和下肢无力相关的研究。双膦酸盐通过三种机制降低破骨细胞的功能，从而抑制骨量丢失。第一，在骨吸收过程中双膦酸盐附着在骨表面，干扰骨吸收所需的破骨细胞在骨表面形成紧密连接的能力[71, 72]。双膦酸盐的第二个作用是减少破骨细胞祖细胞的发育和募集。第三，双膦酸盐直接促进破骨细胞凋亡[73]。双膦酸盐通过抑制破骨细胞的一种关键调节酶即法尼基二膦酸合酶而发挥作用。酶的抑制程度因双膦酸盐的不同类型而异。唑来

膦酸是目前作用最强的，比阿仑膦酸盐高 17 倍，比帕米膦酸盐高 67 倍。

在一项对 14 例急性创伤性脊髓损伤和运动完全性损伤患者使用唑来膦酸的研究中，Zehnder 等证明了其在保持全髋、大转子和腰椎骨密度方面有很大的益处[74]。接受唑来膦酸和安慰剂受试者其股骨颈骨密度无显著性差异。Shapiro 等对 17 名患者进行类似研究，发现在用药后 6 个月，股骨近端 3 个部位骨密度保持不变，但用药后 12 个月，仅 1 个部位骨密度保持不变[75]。上述研究分组的转化 EDSS 分数为 7.5 或更低。通过功能活动较多患者进行运动治疗的相对效益与功能活动较少患者的次优结果的比较，强烈建议采用药物治疗。

双膦酸盐存在一些副作用，多发性硬化患者口服双膦酸盐如阿仑膦酸盐或伊班膦酸盐后可能会出现胃炎和食管灼伤。第二个问题是使用唑来膦酸后 24~48 小时的急性期反应的耐受能力。一般而言，急性神经源性膀胱的症状表现为尿急和尿频。然而，慢性尿潴留仅见于晚期多发性硬化，但未发现广泛的肾衰竭或肌酐升高。多发性硬化患者单次使用唑来膦酸不太可能出现肾脏异常，发生罕见的肌酐升高的风险较低。因为多发性硬化患者可能每日服用多种药物，所以对于各种双膦酸盐口服制剂的依从性可能不佳。每半年或 1 年输注一次的氨基双膦酸盐可明显提高依从性。

地舒单抗

地舒单抗（denosumab）是一种抑制破骨细胞活化并干扰破骨细胞形成的抑制骨吸收药物。地舒单抗作为核因子 –kappa B 受体激活因子配体（receptor activator of nuclear factor kappa beta ligand，RANKL）的抑制性 G2 单克隆抗体，阻断 RANKL 与 RANK 的结合，从而干扰或阻断破骨细胞形成、激活、发挥功能及存活的多个

步骤[76]。因为它是一种人类单克隆抗体，不与其他蛋白质发生反应，理论上不会影响免疫系统，尽管使用它的副作用之一是增加蜂窝织炎的风险[77]，但使用甲状旁腺素（特立帕肽）所担心的肿瘤发生或发展风险没有增加。与唑来膦酸不同的是，地舒单抗对肾功能受损患者安全且有效[78]。

在一项名为骨质疏松症患者使用地舒单抗半年骨折发生率降低评价（fracture reduction evaluation of denosumab in osteoporosis every six months，FREEDOM）的大型队列研究（7 658 名受试者）中[79]，Cummings 等研究了躯体活动正常的 60~90 岁绝经后女性应用地舒单抗的效果。他们发现，使用地舒单抗的妇女新发骨折显著降低，其中椎体降低 68%，非椎体降低 20%，髋部降低 40%。以上数字为治疗 36 个月的结果。在最初的 FREEDOM 试验延长至 8 年的随访研究发现骨密度有所改善。FREEDOM 延长试验结果显示，年龄 60~90 岁的受试者腰椎骨密度增加 19.2%，髋部骨密度增加 8.2%[80]，除骨质疏松以外，未发现明确的躯体活动障碍。因为大多数多发性硬化患者都比较年轻且接近绝经期，因此应谨慎将上述结果应用于多发性硬化人群。

在副作用和严重不良事件方面，最初 FREEDOM 研究[79]发现药物不存在中和抗体，未发现颌骨坏死（osteonecrosis of the jaw，ONJ）病例。与对照组相比，未发现癌症、感染、心血管事件、骨折延迟愈合或低钙血症的风险增加。地舒单抗组蜂窝织炎的发生率明显较高，属于严重不良事件，但总体感染率未见显著增加。地舒单抗组湿疹的发生率也较高。与对照组相比，地舒单抗组的肠胃胀气发生率存在统计学差异。大便失禁或便秘均未见报道。

地舒单抗的其他研究中关于副作用的结果有所差异。Sugimoto 等未发现湿疹、皮肤或呼吸系统感染的风险增加，但报道了一例颌骨坏死后经口服抗生素治愈的病例。另一项研究[81]未发现皮肤感染增加，但观察到呼吸系统感染的发生率升高，尤其是住院的多发性硬化患者或在社区环境等任何多发性硬化疾病晚期患者。

关于湿疹恶化或皮肤感染方面，多发性硬化患者对热敏感，在劳累或运动时会出汗。而出汗增多时，发生蜂窝织炎的风险会增加。避免蜂窝织炎风险的一个方法是避免在温度升高的月份如 6~9 月使用地舒单抗。如有必要，建议在 9 月末至次年 6 月初使用。

特立帕肽

特立帕肽（重组人甲状旁腺激素 1~34，商品名复泰奥）每日皮下注射 20 μg，通过成骨作用以提高骨密度。它刺激骨形成，使骨转换标志物升高，特别是在用药最初数月期间。停药会造成最初的骨密度获益消失，除非立即开始使用双膦酸盐或类似的抑制骨吸收药物。

目前尚无在多发性硬化患者或导致躯体活动受限的急性脊髓伤病患者应用特立帕肽的前瞻性临床试验。特立帕肽的初步研究已在绝经后女性或使用皮质类固醇的患者中进行。其中一项大型试验显示了其早期疗效，一项欧洲复泰奥观察研究项目招募了 1 649 名绝经后女性并随访 36 个月，前 18 个月使用特立帕肽每日 20~40 μg，后 18 个月停用特立帕肽（观察期）。研究的主要目的是评估骨折发生率而不是骨密度数值。每 6 个月 1 次的评估显示，接受药物治疗受试者的骨折发生率稳步下降。在治疗的最初 6 个月内新发骨折 1 119 例，但在最后 6 个月内仅 654 例。此外，观察期最后 6 个月报道的骨折发生率仅为 327 例。在讨论 30~36 个月骨折发生率时应注意，超过 70% 的受试者经过前 18 个月特立帕肽治疗后正在遵医嘱使用双膦酸盐，以帮助维持骨密度的获益[82]。评价特立帕肽单用相比特立帕肽和阿仑膦酸盐联用治疗效果的9项随机对照试验汇总显示，单用特立帕肽的受试者其腰椎和全髋骨密度均显著增加，而股骨颈的增加程度较低。

有证据表明，特立帕肽有助于减轻肌肉骨骼伤病所致的腰背痛症状[82]；因此，它对骨质疏松症患者可能有双重作用，适用于骨质疏松症、压缩性骨折及骨折引起的脊柱周围疼痛患者的药物干预。然而，尚无关于这种情况的研究。为多发性硬化患者选择特立帕肽治疗骨质疏松症前，应考虑患者个体的风险获益比。长期使用特立帕肽会增加骨肉瘤的风险，因此美国食品药品监督管理局规定特立帕肽的终生使用期限为24个月。虽然该药物相关的骨肉瘤风险增加源于动物试验，但这足以使食品药品监督管理局设定终生使用限制[83]。特立帕肽的其他常见副作用是胃肠道功能紊乱，表现为恶心、呕吐、小腿抽搐和头晕。没有证据表明静脉血栓栓塞或感染发生率增加。

由于没有针对多发性硬化患者应用任何抑制破骨药物或促进成骨药物的研究，所以临床医师应根据患者个体需要自行判断，首先选择最安全的药物。英国国家卫生与保健优化研究所（National Institute for Health and Care Excellence）为英国的骨质疏松管理选择提供了指南；这些建议已经应用于多发性硬化患者[11]。该研究机构推荐阿仑膦酸盐作为治疗骨质疏松的一线药物，其次是另两种双膦酸盐。

多发性硬化患者骨量维持策略

表10-6显示了多发性硬化患者骨质疏松症治疗的策略。

简而言之，首要原则是保持躯体活动。即使需要使用辅具，也应鼓励患者坚持负重活动。医务人员应通过定期化验以监测患者血清钙和维生素D水平处于治疗目标范围。对于快速或持续丧失运动功能或行走能力的患者，即使徒手肌力测试的分级基本保持不变，也应通过DXA筛查评估骨密度。除了伴有最轻微的感觉或运动障碍的患者，所有多发性硬化患者应定期监测骨标志物。

表 10-6　多发性硬化患者骨量维持的最佳策略

功能 /EDSS 评分	评估	治疗
EDSS 评分 1~4.5 分	关注饮食和运动情况、FRAX 评分、血清钙和 25– 羟维生素 D$_3$	补充钙和维生素 D
EDSS 评分 5~6.5 分	以上评估以及功能评定，P1NP、CTX 和 DXA 检查	以上治疗，再加 PT/OT 咨询，考虑停止相关药物（抗癫痫药、PPIS），根据 DXA 结果给予治疗骨质疏松症的药物
EDSS 评分 7~9 分	以上评估以及反复功能评定，每年进行 DXA 检查，根据治疗情况复查骨标志物	订制适宜的辅具，修订 PT/OT 治疗计划，调整治疗骨质疏松症的药物

参考文献

1. CAMPAGNOLO DI, VOLLMEN TL. Multiple sclerosis. In: Kirshblum S, Campagnolo DI, editors. Spinal cord medicine. Philadelphia: Lippincott, Williams and Wilkins, 2011:617–631.

2. National MS Society. http://www.nationalmssociety.org/ What-is-MS/Types-of-MS. Accessed 22 Dec 2015.

3. THOMSON A. FTY720 in multiple sclerosis: the emerging evidence of its therapeutic value, Core Evid, 2006, 1(3):157–

167.

4. GREGSON CL, DENNISON EM, COMPSTON JE, et al. Disease-specific perception of fracture risk and incident fracture rates: GLOW cohort study. Osteoporos Int, 2014, 25(1):85–95.

5. HUGHES S, SPELMAN T, TROJANO M, et al. The Kurtzke EDSS rank stability increased 4 years after the onset of multiple sclerosis: results from the MSBase Registry. J Neurol Neurosurg Psychiatry, 2012, 83(3):305–310.

6. KURTZKE JF. Rating neurologic impairment in multiple sclerosis: an expanded disability status scale (EDSS). Neurology, 1983, 33(11):1444–1452.

7. COSMAN F, NIEVES J, KOMAR L, et al. Fracture history and bone loss in patients with MS. Neurology, 1998, 51(4):1161–1165.

8. WEINSTOCK-GUTTMAN B, GALLAGHER E, BAIER M, et al. Risk of bone loss in mean with multiple sclerosis. Mult Scler, 2004, 10(2):170–175.

9. FORMICA CA, COSMAN F, NEIVES J, et al. Reduced bone mass and fat-free mass in women with multiple sclerosis: effects of ambulatory status and glucocorticoid use. Calcif Tissue Int, 1997, 61(2):129–133.

10. TERZI T, TERZI M, TANDER B, et al. Changes in bone mineral density and bone metabolism markers in premenopausal women in multiple sclerosis and the relationship to clinical variables. J Clin Neurosci, 2010, 17(10):1260–1264.

11. GUPTA S, AHSAN I, MAHFOOZ N, et al. Osteoporosis and multiple sclerosis: risk factors, pathophysiology, and therapeutic interventions. CNS Drugs, 2014, 28(8):731–742.

12. VOGT MHJ, TEN KATE J, DENT RJM, et al. Increased osteopontin plasma levels in multiple sclerosis patients correlate with bone-specific markers. Mult Scler, 2010, 16(4):443–449.

13. JOSYULA S, MEHTA BK, KARMON Y, et al. The nervous system's potential role in multiple sclerosis associated bone loss. J Neurol Sci, 2012, 319(1–2):8–14.

14. SMOLDERS J, DAMOISEAUX J, MENHEERE P, et al. Vitamin D as an immune modulator in multiple sclerosis, a review. J Neuroimmunol, 2008, 194(1–2):7–17.

15. BIKLE D, ADAMS JS, CHRISTAKOS S. Vitamin D: production, metabolism, mechanism of action, and clinical requirements. In: Rosen CJ, editor. Primer on the metabolic: bone diseases and disorders of mineral metabolism. Ames: Wiley, 2013:235–244.

16. GARCION E, WION-BARBOT N, MONTERO-MENEI CN, et al. New clues about vitamin D functions in the nervous system. Trends Endocrinol Metab, 2002, 13(3):100–105.

17. CHEN S, SIMS GP, CHEN XX, et al. Modulatory effects of 1,12-dihydrozyvitamin D3 on human B cell differentiation. J Immunol, 2007, 179(3):1634–1647.

18. NAKASHIMA T, TAKAYANAGI H. Osteoimmunology: crosstalk between the immune and bone systems. J Clin Immunol, 2009, 29(5):555–567.

19. SIOKA C, KYRITSIS AP, FOTOPOULOS A. Multiple sclerosis, osteoporosis, and vitamin D. J Neurol Sci, 2009, 287(1–2):1–6.

20. ZIKAN V. Bone health in patients with multiple sclerosis. J Osteoporos, 2011, 2011:1–9.

21. MITCHELL DR, LYLES KW. Glucocorticoid-induced osteoporosis: mechanisms for bone loss; evaluation of strategies for prevention. J Gerontol, 1990, 45(5):M153–M158.

22. ZIEGLER R, KASPERK C. Glucocorticoid-induced osteoporosis: prevention and treatment. Steroids, 1998, 63(5):344–348.

23. DE VRIES F, BRACKE M, LEUFKENS HGA, et al. Fracture risk with intermittent high-dose oral glucocorticoid therapy. Arthritis Rheum, 2007, 56(1):208–214.

24. BERRIS KK, REPP AL, KLEEREKOPER M. Glucocorticoid-induced osteoporosis. Curr Opin Endocrinol Diabetes Obes, 2007, 14(6):446–450.

25. OZGOCMEN S, BULUT S, ILHAN N, et al. Vitamin D deficiency and reduced bone mineral density in multiple sclerosis: effect of ambulatory status and functional capacity. J Bone Miner Metab, 2005, 23(4):309–313.

26. AYATOLLAHI A, MOHAJERI-TEHRANI MR, NAFISSI S. Factors affecting bone mineral density in multiple sclerosis patients. Iran J Neurol, 2013, 12(1):19–22.

27. TÜZÜN Ş, ALTWNTAŞ A, KARACAN İ, et al. Bone status in multiple sclerosis: beyond corticosteroids. Mult Scler, 2003, 9(6):600–604.

28. SCHWID SR, GOODMAN AD, PUZAS JE, et al. Sporadic corticosteroid pulses and osteoporosis in multiple sclerosis. Arch Neurol, 1996, 53(8):753–757.

29. PANDAY K, GONA A, HUMPHREY MB. Medication-induced osteoporosis: screening and treatment strategies.

Ther Adv Musculoskel Disord, 2014, 6(5):185–202.

30. BRAZELIER MT, VAN STAA TP, UITDEHAAG BM, et al. A simple score for estimating the long-term risk of fracture in patients with multiple sclerosis. Neurology, 2012, 79(9):922–928.

31. RICHARDS JS, KOGOS SC, NESS TJ, et al. Smoking and neuropathic SCI pain: two case studies. J Spinal Cord Med, 2005, 28(4):330–332.

32. PATTEN SB, METZ LM, REIMER MA. Biopsychosocial correlates of lifetime major depression in a multiple sclerosis population. Mult Scler, 2000, 6(2):115–120.

33. EHDE DM, BOMBARDIER CH. Depression in persons with multiple sclerosis. Phys Med Rehabil Clin N Am, 2005, 16(2):437–448.

34. ENSRUD KE, BLACKWELL T, MANGIONE CM, et al. Central nervous system active medications and risk for fractures in older women. Arch Intern Med, 2003, 163(8):949–957.

35. INOSE H, ZHOU B, YADAV VK, et al. Efficacy of serotonin inhibition in mouse models of bone loss. J Bone Miner Res, 2011, 26(9):2002–2011.

36. KARSENTY G, YADAV VK. Regulation of bone mass by serotonin molecular biology and therapeutic implications. Annu Rev Med, 2011, 62:323–331.

37. WU Q, BENCAZ AF, HENTZ JG, et al. Selective serotonin reuptake inhibitor treatment and risk of fractures: a meta-analysis of cohort and case–control studies. Osteoporos Int, 2012, 23(1):365–375.

38. BIRNBAUM G. Management of multiple sclerosis symptoms. In: Birnbaum G, editor. Multiple sclerosis: clinician's guide to diagnosis and treatment. New York: Oxford University Press, 2009:97–110.

39. ADAMS AL, BLACK MH, ZHANG JL, et al. Proton-pump inhibitor use and hip fractures in men: a population-based case-control study. Ann Epidemiol, 2014, 24(4):286–290.

40. YU E, BLACKWELL T, ENSRUD K, et al. Acid-suppressive medications and risk of bone loss and fracture in older adults. Calcif Tissue Int, 2008, 83(4):251–259.

41. VESTERGAARD P, REJNMARK L, MOSEKILDE L. Proton pump inhibitors, histamine H2 receptor antagonists, and other antacid medications and the risk of fracture. Calcif Tissue Int, 2006, 79(2):76–83.

42. LAU YT, AHMED NN. Fracture risk and bone mineral density reduction associated with proton pump inhibitors. Pharmacotherapy, 2012, 32(1):67–79.

43. POUWELS S, LALMOHAMED A, SOUVEREIN P, et al. Use of proton pump inhibitors and risk of hip/femur fracture: a population-based case-control study. Osteoporos Int, 2011, 22(3):903–910.

44. AHMAD NA, ANDERSON J, BRENNER DM, et al. Selected summaries: the final word on proton pump inhibitors and osteoporosis. Gastroenterology, 2013, 144:650–653.

45. Consortium for Spinal Cord Medicine. Clinical Practice Guidelines: prevention of thromboembolism in spinal cord injury. 2nd ed. Washington, DC: Paralyzed Veterans Association, 2003.

46. VAN DER KALLEN J, GILES M, COOPER K, et al. A fracture prevention service reduces further fractures two years after incident minimal trauma fracture. Int J Rheum Dis, 2014, 17(2):195–203.

47. LEE J, YOUN K, CHOI N, et al. A population-based case-control study: proton pump inhibition and risk of hip fracture by bisphosphonate. J Gastroenterol, 2013, 48(9):1016–1022.

48. KWOK C, YEONG J, LOKE Y. Meta-analysis: risk of fractures with acid-suppressing medication. Bone, 2011, 48(4):768–776.

49. YANG Y, LEWIS J, EPSTEIN S, et al. Long-term proton pump inhibitor therapy and risk of hip fracture. JAMA, 2006, 296(24):2947–2953.

50. GERSON LB. The final word on proton pump inhibitors and osteoporosis? Gastroenterology, 2013, 144(3):650–653.

51. TARGOWNIK LE, LESLIE WD, DAVISON KS, et al. The relationship between proton pump inhibitor use and longitudinal change in bone mineral density: a population-based from the Canadian Multicentre Osteoporosis Study (CaMos). Am J Gastroenterol, 2012, 107(9):1361–1369.

52. CORLEY D, KUBO A, ZHAO W, et al. Proton pump inhibitors and histamine-2 receptor antagonists are associated with hip fracture among at-risk patients. Gastroenterology, 2010, 139(1):93–101.

53. RAJGOPAL R, BEAR M, BUTCHER M, et al. The effects of heparin and low molecular weight heparins on bone. Thromb Res, 2008, 122(3):293–298.

54. HAWKINS D, EVANS J. Minimising the risk of heparin-induced osteoporosis during pregnancy. Expert Opin Drug

Saf, 2005, 4(3):583–590.

55. BILEN O, TERUYA J. Complications of anticoagulation. Dis Mon, 2012, 58(8):440–447.

56. HIRSH J, BAUER KA, DONATI MB, et al. Parenteral anticoagulants: American College of Chest Physicians evidence-based clinical practice guidelines. Chest J, 2008, 133(6):1415–1459.

57. MONREAL M, LAFOZ E, OLIVE A, et al. Comparison of subcutaneous unfractionated heparin with a low molecular weight heparin (Fragmin) in patients with venous thromboembolism and contraindications to coumarin. Thromb Haemost, 1994, 71(1):7–11.

58. BACKOS M, RAI R, THOMAS E, et al. Bone density changes in pregnant women treated with heparin: a prospective, longitudinal study. Hum Reprod, 1999, 14(11):2876–2880.

59. HANDSCHIN AE, TRENTZ OA, HOERSTRUP SP, et al. Effect of low molecular weight heparin (dalteparin) and fondaparinux (Arixtra ®) on human osteoblasts in vitro. Br J Surg, 2005, 92(2):177–183.

60. CARABELLO PJ, HEIT JA, ATKINSON EJ, et al. Long-term use of oral anticoagulants and the risk of fracture. Arch Intern Med, 1999, 159(15):1750–1756.

61. WOO C, CHANG LL, EWING SK, et al. Single-point assessment of warfarin use and risk of osteoporosis in elderly men. JAGS, 2008, 56(7):1171–1176.

62. PDR Network. Physicians' Desk Reference, 70th ed. Montvale, NJ, 2016.

63. National Multiple Sclerosis Society: Amantadine. www.nationalmssociety.org/Treating-MS/Medications/Amantidine. Accessed 1 Jan, 2015.

64. ASANO M, FINLAYSON ML. Meta-analysis of three different types of fatigue management interventions for people with multiple sclerosis: exercise, education, and medication. Mult Scler Int, 2014.

65. COHEN RA, FISHER M. Amantadine treatment of fatigue associated with multiple sclerosis. Arch Neurol, 1989, 46(6):676–680.

66. LOVERA JF, FROHMAN E, BROWN TR, et al. Memantine for cognitive impairment in multiple sclerosis: a randomized placebo-controlled trial. Mult Scler, 2010, 16(6):715–723.

67. SAILER M, HEINZE HJ, SCHOENFELD MA, et al. Amantadine influences cognitive processing in patients with multiple sclerosis. Pharmacopsychiatry, 2000, 33(1):28–37.

68. SANDOVAL AEG. Exercise in multiple sclerosis. Phys Med Rehabil Clin N Am, 2013, 24(4):605–618.

69. STEVENS V, GOODMAN K, ROUGH K, et al. Gait impairment and optimizing mobility in multiple sclerosis. Phys Med Rehabil Clin N Am, 2013, 24(4):573–592.

70. SOSNOFF JJ, SANDROFF BM, PULA JH, et al. Falls and physical activity in persons with multiple sclerosis. Mult Scler Int, 2012, 2012:315620.

71. RODMAN GA, FLEISCH HA. Bisphosphonates: mechanisms of action. J Clin Invest, 1996, 97(12):2692–2696.

72. FLEISH HA. Bisphosphonates: mechanisms of action. Endocr Rev, 1998, 19(1):80–100.

73. HUGHES DE, WRIGHT KR, UY HL, et al. Bisphosphonates promote apoptosis in murine osteoclasts in vitro and in vivo. J Bone Miner Res, 1995, 10(10):1478–1487.

74. ZEHNDER Y, RISI S, MICHEL D, et al. Prevention of bone loss in paraplegics over 2 years with alendronate. J Bone Miner Res, 2004, 19(7):1067–1074.

75. SHAPIRO J, SMITH B, BECK T, et al. Treatment with zoledronic acid ameliorates negative geometric changes in the proximal femur following acute spinal cord injury. Calcif Tissue Int, 2007, 80(5):316–322.

76. BEKKER PJ, HOLLOWAY DL, RASMUSSEN AS, et al. A singledose placebo-controlled study of AMG 162, a fully human monoclonal antibody to RANKL, in postmenopausal women. J Bone Miner Res, 2005, 20(12):2275–2282.

77. HAMDY NA. Targeting the RANK/RANKL/OPG signaling pathway: a novel approach in the management of osteoporosis. Curr Opin Investig Drugs, 2007, 8(4):299–303.

78. JAMAL SA, LJUNGGREN Ö, STEHMAN-BREEN C, et al. Effects of denosumab on fracture and bone mineral density by level of kidney function. J Bone Miner Res, 2011, 26(8):1829–1835.

79. CUMMINGS SR, SAN MARTIN J, MCCLUNG MR, et al. Denosumab for prevention of fractures in postmenopausal women with osteoporosis. N Engl J Med, 2009, 361(8):756–765.

80. PAPAPOULOS S, LIPPUNER K, ROUX C, et al. Eight

years of denosumab treatment in postmenopausal women with osteoporosis: results from the first five years of the FREEDOM extension. J Bone Miner Res, 2013, 28 Suppl 1:S503.

81. REID IR. Efficacy, effectiveness and side effects of medications used to prevent fractures. J Int Med, 2014.

82. FAHRLEITNER-PAMMER A, LANGDAHL BL, MARIN F, et al. Fracture rate and back pain during and after discontinuation of teriparatide: 36-month data from the European Forsteo Observational Study (EFOS). Osteoporos Int, 2011, 22(10):2709–2719.

83. DADDONA PE, MATRIANO JA, MANDEMA J, et al. Parathyroid hormone (1–34)-coated microneedle patch system: clinical pharmacokinetics for treatment of osteoporosis. Pharm Res, 2011, 28(1):159–165.

11　周围神经病变患者的骨质疏松症

作者：Mendel Kupfer, Christina V. Oleson
译者：范东伟

周围神经病变，以相互连通的神经元的损伤或破坏为特征，影响着三种类型的神经：感觉、运动和自主神经（控制非随意或半随意神经，从而影响心率、血压和消化等功能[1]）。仅一个神经损伤称为单神经病变；当身体不同部位的两个或多个孤立神经受损时，称为多发性神经病变。多发性神经病变意味着同时涉及多个神经。与遗传性神经病变相反，后天性神经病变有许多致病因素，包括全身性疾病、药物和毒素、创伤、感染、自身免疫性疾病和维生素失衡。其症状包括手脚麻木和刺痛，严重疼痛或根本无法感到疼痛，失去协调和反射，以及肌无力[2,3]。糖尿病是周围神经病变的主要原因，本章将讨论糖尿病神经病变、危重病多发性肌病和多发性神经病变及其与制动和药物的关系。两种自身免疫性疾病，吉兰－巴雷综合征和慢性炎性脱髓鞘性多发性神经病在本章中也有涉及。

糖尿病

流行病学

糖尿病（DM）在发达国家和发展中国家都是一种普遍流行的疾病。国际糖尿病基金会报告称，截至 2014 年，全球约有 3.87 亿人患有糖尿病，估计到 2035 年将增加到 5.92 亿人[4]。

如果以目前的趋势持续下去，美国的糖尿病患病率可能会从 2010 年的 14% 上升到 21%，到 2050 年可能增加 33%，这取决于人口老龄化的健康状况、糖尿病患者的寿命以及越来越多的高危少数群体的生存状况[5]。

糖尿病分为 1 型和 2 型变异型，以前称为胰岛素和非胰岛素依赖型糖尿病，二者都存在高血糖的可能性[6]。1 型糖尿病（T1DM）占所有糖尿病患者的 5%~10%，与类风湿性自身免疫反应有关，该反应会破坏胰岛 B 细胞，导致胰岛素产生减少，并在短时间内完全停止分泌。它以前称为青少年糖尿病，通常在儿童期开始，但也可以在老年人中发展。1 型糖尿病不能预防，但可以通过每日胰岛素注射或胰岛素泵来控制[6]。

在 2 型糖尿病（T2DM）中，90%~95% 的糖尿病患者胰腺继续产生胰岛素，但遇到外周受体抵抗 / 胰岛素抵抗，当脂肪、肌肉和肝细胞不能对胰岛素起反应，血液中的糖不能进入这些细胞作为能量储存起来，从而导致血液中糖的积累，引起高血糖症。虽然胰腺最初通过产生更多的胰岛素来应对，但是它不能产生足够的量以满足身体的需要。大约 37% 的 20 岁以上的成年人患有胰岛素抵抗（前驱糖尿病）的早期迹象，并且发生 T2DM 的风险很高[7,8]，这种情况特别针对超重和肥胖人群。改变生活方式可以有效地治疗 T2DM，包括减轻体重、改

© Springer International Publishing Switzerland 2017
C.V. Oleson, *Osteoporosis Rehabilitation*, DOI 10.1007/978-3-319-45084-1_11

善饮食和提高身体活动水平。此外，二甲双胍（glucophage）单独使用或与胰岛素一起使用，可提高胰岛素敏感性并降低血糖水平，而不会出现低血糖和体重增加的风险。

糖尿病与许多疾病并发症有关，包括心血管疾病，如心脏病、卒中、肾病、失明和其他视力问题，以及最常见的并发症，即周围神经病变。周围神经病变的症状与所涉及的神经类型有关，可能是感觉神经、运动神经、自主神经或其组合。糖尿病病程越长，糖尿病神经病变的风险就越大。糖尿病神经病变由多种因素引起，主要是高血糖水平和高血脂水平。糖尿病神经病变的诊断基于症状和体征，包括四肢刺痛、灼热、麻木和肌无力，以及协调、平衡和步行方面的问题；还采用了实验室检查和电诊断检查结果[9]。

最常见的糖尿病神经病变，称为慢性远端感觉运动对称性多发性神经病（DSPN），可影响多达 50% 的糖尿病患者。它通常表现为足部和下肢的灼热和深度疼痛，并且在身体的两侧以相对对称的方式发生。DSPN 导致足部溃疡和 Charcot 骨关节病的风险增加，骨和关节完整性的渐进性破坏，并且它仍然是小腿截肢的主要原因[10]。

糖尿病患者骨质疏松症的病因学和病理生理学

T1DM 和 T2DM 都对骨骼有严重影响，两种形式的骨形成、骨微结构和骨质都有所改变。就骨密度而言，证据表明，T1DM 患者中骨密度降低，T2DM 患者升高。在 T2DM 中发现骨折的风险增加，但程度较轻。鉴于 T1DM 和 T2DM 的发病机制不同，不存在糖尿病性骨病的统一发病模式[11]。大约 70 年前，在双能 X 线吸收测定法发展之前，Albright 和 Reifenstein 首次证明了儿童糖尿病患者骨量减少与血糖控制不良之间存在关联。在此后的几年里，我们进行了大量试验，以检查两种类型糖尿病患者骨密度和骨折的性质和程度；虽然已经出现了一些概括性结论，但在很大程度上，结果仍然没有定论。

糖尿病骨病的机制

糖尿病通过以下机制影响骨骼[12]。

1. 胰岛素不足直接对成骨细胞和破骨细胞功能的代谢产生影响。

2. 胰岛 B 细胞改变内分泌促分泌素，特别是胰岛淀粉样多肽，导致骨完整性降低（特别是在 T1DM 中）。

3. 周围神经病变对本体感觉和运动水平的影响。

4. 高血糖症中骨丢失与血管功能障碍和骨微循环受损之间的关系。

5. 糖尿病视网膜病变引起视力障碍、活动减少，导致功能下降、失用性骨量减少和骨质疏松症。

6. 治疗糖尿病的药物对骨病理的影响。

尽管 T1DM 与骨质流失和成骨细胞活性降低广泛相关，但 T2DM 的特征在于骨矿物质密度保持增加。正如 Vestergaard 所确定的[13]，T1DM 患者的髋部和脊柱骨密度 Z 值降低 0.2，而 T2DM 则增加 0.3~0.4。然而，尽管有这些数据，T2DM 的骨折率仍高于正常人群的骨折率，表明骨骼的结构强度受损。

在本节中，我们将回顾与糖尿病骨丢失相关的机制。鉴于骨密度与骨折风险之间的复杂关系，应强调 BMD 只是负责骨强度和骨质量的变量之一。了解糖尿病与骨之间潜在机制和推进这种相互作用的研究对于开发抑制骨质流失的新疗法至关重要，特别是随着人类寿命的增加，伴随着日渐衰老的糖尿病患者的并发症不断增加。以下着重讨论糖尿病对骨的影响，主要针对 T1DM 患者，如 T2DM 适用也可参考。

胰岛素和胰岛素促泌剂

在历史上，以及近年来，大多数关注 T1DM 骨骼状态的研究发现脊柱和髋部的骨密度均下降。50%~60% 的 T1DM 患者存在骨量减少，14%~20% 的患者发生骨质疏松症[14]。骨量减少和骨质疏松症在男性中比在女性中更普遍。一项调查报告称，和女性患者相比，14% 的男性患者符合骨质疏松症的标准[15]。糖尿病男性与女性之间也出现了类似的骨量减少趋势[16]。雌激素也可能对女性产生保护作用。

在儿童期和青春期发生 T1DM 的患者经常发生长期骨丢失，对达到峰值骨量的能力产生负面影响。胰岛素被认为对骨形成具有合成代谢作用，基于数据表明青少年生长速度下降引起胰岛素不足，进而损害成骨细胞功能并导致骨微结构异常[17]。一项为期 7 年的 T1DM 骨密度前瞻性研究发现，胰岛素强化治疗显著增加了体重指数并稳定了所有部位的 BMD，尽管视网膜病变患者的体重持续减少[18]。

除胰岛素外，T1DM 患者不能产生胰岛素促泌剂胰岛淀粉样多肽——胰岛 B 细胞与胰岛素共同分泌的肽激素。胰岛淀粉样多肽（Amylin）通过减缓消化，抑制胰高血糖素（一种提高血糖水平的胰腺激素）的分泌，增强饱腹感，从而限制血糖"峰值"的可能性，使血糖水平保持相对稳定[19]。事实上，在动物模型中，补充胰岛淀粉样多肽维持了骨吸收生化标志物，刺激骨形成生化标志物升高[20]。胰高血糖素样多肽 2（GLP2）和胃抑制肽（GIP）是参与骨调节，但对 T1DM 有抑制作用的其他促分泌剂。已在破骨细胞上发现 GLP2 受体，其活化与骨再吸收减少有关。GIP 受体存在于成骨细胞上，它们的活化导致 1 型胶原蛋白的分泌增加[21]。尚不清楚导致 T1DM 的潜在自身免疫过程是否

在骨代谢中起作用。表 11-1[15, 18, 22~26] 描述了 T1DM 患者的骨骼变化。

高血糖

高血糖对 T1DM 和 T2DM 均有不良影响[19]。它导致各种骨蛋白的非酶糖基化，包括 1 型胶原，进而可能损害骨质[27]。在细胞水平上，糖尿病被认为通过增加破骨细胞的数量和它们的活性来刺激骨骼的再吸收，这些功能包括肿瘤坏死因子 α（TNF-α）、巨噬细胞集落刺激因子（M-CSF）和核因子-κB 配体（RANKL）的受体激活剂。这些细胞因子激活破骨细胞增殖和分化。如本文前面章节所述，高血糖症还通过减少与 RUNX 相关转录因子 2（RUNX2）的表达，降低骨钙素和骨桥蛋白表达以及减少成骨细胞增殖来抑制成骨细胞功能。由于高血糖会对骨微循环产生不利影响，因此会减少神经血管形成，从而减少骨形成并阻碍骨修复。这些作用的累积效应是骨形成的净减少。

骨骼健康指标

交感神经系统被认为对维持骨密度具有积极的作用，但在神经病变的情况下会降低骨密度，这在 T1DM 和 T2DM 中都是常见的现象。Rix 等的研究表明，T1DM 中的周围神经病变与脊柱、股骨和前臂远端骨量减少的风险增加相关，这表明它可能是 BMD 降低的独立危险因素，不仅局部肢体受影响，而且整个骨骼系统都受影响[28]。糖尿病神经病变和视网膜病变也可能降低骨密度，因为减少了增强骨骼和肌肉力量所需的身体活动，同时增加了跌倒的风险，导致骨折。

与此同时，一项对糖尿病神经病变与骨骼健康指标之间关系的研究进行的荟萃分析发现，在所回顾的 10 项研究中，有 7 项研究与周围骨骼健康状况不良无关[29]。然而，10 项研究中

表 11-1　1 型糖尿病患者的骨变化

来源	n	年龄（范围）（岁）	年龄（均数）（岁）	平均持续随访时间（年）	性别（女/男）	主要调查结果
Hamilton 等[22]（2008）	102	20~71	—	队列研究	52/50	与年龄匹配的对照组相比，成年男性与 T1DM 有较低的骨密度（髋关节、股骨颈、脊柱）（$P \le 0.048$）。T1DM 女性与年龄匹配的对照组的骨密度无显著性差异
Lumachi 等[23]（2009）	18	36~51	—	队列研究	8/10	与年龄匹配的对照组相比，T1DM 患者骨密度降低 60%
Rozadilla 等[24]（2000）	88	—	29	11	43/45	视网膜病变与骨密度低有关。骨质疏松症发病率为 3%。腰椎骨密度降低。T1DM 患者股骨颈骨密度无明显降低
Munoz-Torres 等[25]（1996）	88	—	30	12	49/45	T1DM 患者腰椎和股骨颈骨密度降低。骨质疏松症发病率为 19%。视网膜病变、主动吸烟和神经病变也与骨密度降低有关
Campos Pastor 等[18]（2000）	57	—	35	17	30/27	视网膜病变、血糖控制不良与骨质疏松症发生率和骨量减少有关（72% 与 53% 不伴有视网膜病变）；强化胰岛素治疗的益处
Kemink 等[15]（2000）	35	—	38	9	14/21	T1DM 患者腰椎和股骨颈骨密度降低。骨质疏松症与血清 IGF-1、骨形成标志物的含量降低有关
Tuominen 等[26]（1999）	56	—	61（女）62（男）	18	27/29	与年龄对照组相比，股骨颈骨密度降低（女性占 6.8%，男性占 7.6%）

有 4 项确实发现与没有神经病变的患者相比，神经病变患者的骨骼健康状况差。此外，作者承认所研究的方法学局限（例如，不同的神经病变的严重程度和分类方法）以及分析本身的局限性（涉及 T1DM 和 T2DM 患者的研究混淆以及研究过程中相关研究的排除不符合审查的标准）需要进一步调查。

脂肪因子：瘦素和脂联素

包括瘦素和脂联素在内的脂肪因子与 T1DM 密切相关。瘦素（一种由垂体前叶产生的激素）的血清水平与骨矿物质密度呈正相关，但在 T1DM 的情况下则降低[30, 31]。瘦素增加皮质骨，但减少松质骨形成。通过作用于下丘脑，它通过中枢神经系统（CNS）的交感神经部分来上调骨形成。糖尿病神经病变对周围神经系统发挥作用，而瘦素更多地与 CNS 相关的骨代谢相关，因此，瘦素的其他机制可能与 DM 有关。

瘦素通过对胰岛素样生长因子 -1（IGF-I）的作用对骨骼发挥直接作用[32]。证据进一步表明，瘦素可能是了解能量摄入与骨代谢之间联系的关键[33]。

相反，血清脂联素水平与骨矿物质密度呈负相关[34]。T1DM 与脂联素增加有关，脂联素与胰岛素敏感性有关。研究表明，脂联素是一种有效的胰岛素增强剂，可以将脂肪组织和全身的葡萄糖代谢联系起来[35]，并且它可能影响 T1DM 的免疫反应，就像瘦素影响自身免疫性糖尿病一样[36]。

然而，在某种程度上，这些脂肪因子的作用仍不清楚。瘦素参与全身炎症改变，并与动脉粥样硬化、高血压和血管性疾病伴内膜增厚有关[35]。脂联素在糖尿病个体中以较低水平存在，具有抗炎特性[37]，保护内皮细胞和血管平滑肌细胞，并在心肌重塑中发挥积极作用[35, 38]。就骨折而言，脂肪因子的积极作用可以通过它们对心血管系统的负面影响来抵消，使糖尿病患者易患跌倒并增加骨质疏松症的风险[19]。

糖基化终产物

虽然糖基化终产物对成骨细胞和破骨细胞形成和功能的影响显著影响总体 BMD，但 DM 患者的骨质量也通过其他几种代谢过程而降低。晚期糖基化终产物（AGE）的产生降低了 1 型胶原蛋白的水平，这反过来又增加了骨的柔韧性。在压力环境下，即使在较低的力量和较低的能量条件下，例如从坐姿或静止位置跌落或跌倒，一块不太坚硬的骨头也更容易骨折。表 11-2 总结了葡萄糖代谢受损对骨骼的不利影响。

微血管疾病

Shanbhogue 及其同事最近的一份报告考虑了另一种机制[39]。将患有 T1DM 的患者与年龄匹配的健康对照组进行比较，他们提出微血管疾病的存在可能是 T1DM 患者骨质流失的一

表 11-2 糖代谢异常对骨骼的不良影响

减少骨密度的因素	原因	解决方案
尿钙排泄增加	血糖控制不佳	评估和监测糖化血红蛋白 A1c
		改善饮食控制
		改变抗糖尿病药物
功能性甲状旁腺功能亢进	低骨转换率导致成骨细胞功能下降（晚期 T1DM）	纠正甲状腺素水平
		监测促甲状腺激素（TSH）水平
		优化维生素 D
		监测肾功能
甲状旁腺功能亢进	T1DM 早期出现过量皮质醇	优化/补充维生素 D 和监测血清 25-羟维生素 D_3 和甲状旁腺激素（甲状旁腺）水平
维生素 D 代谢改变	糖尿病肾病	补充维生素 D，很可能是骨化三醇而不是胆钙化醇
		考虑肾内科会诊
胰岛素和胰岛素样生长因子的全面影响	血糖控制不好可能增加对胰岛素的需求	考虑内分泌科会诊
		鼓励通过营养疗法改善血糖控制
		监测生长激素（GH）水平
		监测胰岛素样生长因子 -1（IGF-1）水平
雌激素缺乏	更年期早期	监测骨密度，获取关键的垂体激素水平 [促性腺激素，如卵泡刺激素（FSH），促黄体生成素（LH）以及生长激素（GH）和催乳素]；此外，考虑在围绝经期阶段的药物干预

个因素。具体而言，没有微血管疾病的患者和对照组之间没有差异。然而，患有微血管疾病的 T1DM 患者表现出较低的桡骨总骨密度、松质骨和皮质骨体积骨矿物质密度和骨皮质变薄的微结构改变，以及桡骨和胫骨较低的松质骨骨强度和较大的松质骨间隙。这可以部分解释这些受试者中明显较高的骨骼脆性水平。

在控制了年龄、DM 发病年数和前 3 年的平均糖化血红蛋白后，微血管病变阳性和阴性 T1DM 之间的差异仍然显著。维生素 D 不足和乳糜泻仍是糖尿病引起骨质疏松症的其他原因。

骨折风险

1 型糖尿病

Vestergaard 等已经报道了 T1DM 大多数骨骼部位骨折风险增加的趋势，以及出现并发症时骨折风险增加的明显趋势；在他的分析中，检查的大多数研究都集中在髋部骨折[13]。

例如，Nicodemus 等[40]报道，绝经后女性髋部骨折的可能性是其他妇女的 12.25 倍——这一发现得到了后续研究的证实，研究对象包括相关年龄组糖尿病男性和女性患者[41]，特别是 34~59 岁女性[42]。Weber 等最近的一项研究[43]，首次报告骨折风险增加始于儿童期和青春期，并延伸至 T1DM 患者的整个生命周期。60~69 岁的男性和 40~49 岁女性患者的骨折风险是非糖尿病患者的 2 倍。此外，视网膜病变和神经病变患者下肢骨折风险较高，跌倒是主要原因。

2 型糖尿病

近年来，以前主要与 T1DM 相关的骨折风险因素已成为 T2DM 患者日益关注的问题，尽管其影响程度仍较小。在髋部骨折方面，Nicodemus 等发现绝经后 T2DM 患者的髋部骨折风险比非糖尿病患者增加 1.7 倍[40]。他还发现并报告了较高骨折发生率与疾病持续时间延长、骨质量降低、糖尿病并发症、血糖控制不良、使用胰岛素或口服降糖药物以及跌倒风险增加等因素有关联。尽管 T2DM 患者骨密度增高与骨折风险增加相矛盾，但 Schwartz 等确定[44] 65 岁及以上女性患者髋部、肱骨近端和足部骨折的风险高于非糖尿病女性，部分原因是相关的并发症，包括骨质量下降、神经病变引起的平衡和步态受损以及由糖尿病视网膜病变和白内障引起的视力障碍。

认识到糖尿病会损害骨骼健康，特别是在人口老龄化方面，这就加强了将骨骼评估与可能的治疗方案相结合的需求，这是糖尿病长期护理的一个组成部分。2015 年国际骨质疏松症基金会对 T1DM 患者骨脆性进行评估[45]，并强烈建议对 T1DM 骨折风险进行早期和定期评估，同时实施骨折预防策略；此外，还提倡加大力度评估抗骨质疏松药物在糖尿病中的疗效。

与骨骼和身体功能相关的糖尿病并发症

Charcot 骨关节病

糖尿病及其神经病变被认为是 Charcot 骨关节病（COA）的最常见原因，也称为 Charcot 足。这是一种慢性的、进行性的、潜在威胁肢体的疾病，相对罕见，估计发生在 0.08%~7.5% 的 T1DM 和 T2DM 患者中[46]。

以破坏骨和关节完整性为特征，最初表现为红肿、肿胀、温度升高，进展为严重畸形，包括中足塌陷和导致截肢的溃疡。

COA 与血管钙化有关，包括各种大小的血管平滑肌中的异常钙化沉积物和动脉粥样硬化，导致血管僵硬、收缩压升高[47]。该疾病的主要潜在病因被认为是由于在外周和自主神经病变情况下关节的感觉反馈受损导致创伤增加。这种创伤通常在本质上是微不足道的，会导致促炎细胞因子（包括 TNF-α）的过量产生，反过来导致 RANKL 介导的破骨细胞活化增加，导致骨折和破坏[47, 48]。

治疗 COA 的第一步是控制发热和肿胀并稳定足部以防止疾病进展和减少畸形。非手术治疗通常包括使用全接触管型或双壳管型（aircast walker），然后使用支具和鞋类设计以适应已存在的畸形，缓解压力并确保关节稳定[48]。手术治疗是为复发性关节不稳和溃疡患者保留的，可能需要切除骨突、中足融合和重新排列截骨术。药物治疗包括双膦酸盐、降钙素和合成代谢药物，如人甲状旁腺激素正在作为治疗方案进行研究，并取得了早期成功[49]。

糖尿病药物对骨骼有害

在噻唑烷二酮类药物中（罗格列酮 / 文迪雅和吡格列酮），最明确地确定了骨折风险与糖尿病药物之间的联系。虽然已证明它们在控制高血糖症方面的功效，但长期使用此药会通过降低成骨细胞转录因子（如 RUNX2）和成骨细胞信号传导途径（如 ICF-1）的活性而对成骨细胞生长产生负面影响[50]。因此，噻唑烷二酮类药物可减少骨形成和骨矿物质密度，同时增加骨重吸收，从而导致更大的骨折风险。一项基于人群的大规模病例对照分析表明，在 2 型糖尿病患者中使用罗格列酮和吡格列酮 12 个月或以上可以导致髋关节和非脊椎骨质疏松性骨折[51]的风险增加 2~3 倍。现在发现，罗格列酮有不利心脏的副作用，吡格列酮有增加膀胱癌的风险[52]，经 FDA 警告后，限制了这两种药物的使用。

最近，卡格列净（Invokana，Invokamet），一种钠 - 葡萄糖协同转运蛋白 -2（SGLT2），已经与磺酰脲、吡格列酮或短效胰岛素联合使用，通过刺激肾脏，从尿液中去除糖来降低 T2DM 中的血糖。2015 年，美国食品药品监督管理局发布了关于使用卡格列净的两个警告，一个是涉及骨折风险和 BMD 降低[53]，另一个是由于酮类的大量产生导致血液中酸含量过高（酸中毒）[54]。

根据几项临床试验的结果，第一次警告是基于以下结果：使用卡格列净比使用安慰剂更频繁地发生骨折，并且是在开始治疗后的 12 周内发生骨折。对于 T1DM 患者，它不是美国食品药品监督管理局批准的。

抗癫痫药物如加巴喷丁和普瑞巴林通常用于治疗与糖尿病周围多发性神经病变相关的疼痛。它们影响机体平衡和协调，增加跌倒和骨折的风险；此外，它们还导致 25- 羟维生素 D_3 不足和缺乏[55]。抗癫痫药物需要大规模的随机对照试验以及长期随访来阐明它们在神经病理性疼痛中的疗效[56]。患有糖尿病多发性神经病变的患者也可能接受选择性 5- 羟色胺去甲肾上腺素再摄取抑制剂（SNRI），它是一类抗抑郁药物，与骨矿物质密度降低、跌倒增加，以及包括髋部骨折在内的非脊柱骨折风险增加有关[57]。

预防和治疗与糖尿病相关的骨病

治疗糖尿病患者中的骨病需要多管齐下的方法。以下几种疗法通常适用于骨质疏松症，其他则与糖尿病特异性疾病有关。

非药物干预

第一步是尽量减少对骨质脱钙产生不利影响，以及增加骨折风险的事件，包括血糖控制不良、有害药物和跌倒。T1DM 患者骨质疏松性骨折的风险特别高，T2DM 患者受到较小程度的影响；但是，应该让两组患者了解糖尿病患者骨质疏松症的主要原因，特别是胰岛素缺乏症以及周围神经病变和视网膜病变的影响。正如 Brown 等强调，对于糖尿病患者，没有可采用的骨质疏松症筛查建议，但对于患有 T1DM 并发症的男性和女性（特别是瘦小的女性）进行筛查被认为是谨慎的做法[58]。在 T2DM 中，传统的双能X线吸收测量扫描可能会产生误导，因为在这种情况下，较高的 BMD 与主要由跌倒导致的骨折风险增加共存[19]。

营养不良和不良的生活方式是导致糖尿病患者发生骨质疏松症的因素。糖尿病患者应保持摄入足量钙和维生素 D 或其补充剂的饮食，以维持骨骼健康和控制最佳血糖；应避免吸烟和过量饮酒。对于 T1DM 过度瘦小的女性和患有 T2DM 的肥胖和超重女性，体重管理是一个问题。跌倒的风险因素如高龄、家庭危险和平衡能力受损也应尽量减少（表 11-3）。

表 11-3　导致糖尿病患者跌倒增加的因素

因素	原因	解决方案
糖尿病神经病变	感觉和本体感觉及平衡的改变，以及足部溃疡导致负重改变	穿合适的鞋子 物理治疗师评估 使用辅助设备（拐杖、助行器） 尽可能控制好血糖
糖尿病视网膜病变和白内障	多年血糖控制不良引起视网膜血管改变，损害视力	常规光学评估
直立性低血压	新药物、过量降压药物或脱水	教育患者从坐的位置起床 避免降压药物剂量的剧烈变化
低血糖	可能引起晕厥或头晕	每天密切监测血糖水平

预防进一步衰退和持续治疗的下一个因素是定期物理治疗，以发展本体感觉和平衡技能，

并增加和保持骨骼和肌肉的力量。在物理治疗师的帮助下，如果需要，应鼓励糖尿病患者步行、慢跑、跳舞以及练习瑜伽，并进行负重和抗阻训练。根据沃尔夫定律（骨骼适应于其上的载荷），骨强度与运动直接相关。鉴于疼痛性周围多发性神经病、视网膜病变、本体感觉不良以及可能的心脏功能改变和冠状动脉血管意外事件，糖尿病患者的活动减少。相反，保持适当的活动水平不仅有助于健康的骨骼重建以及肌肉协调和平衡，而且对血糖控制、动脉粥样硬化风险和体重控制也有益处[58]。

药物治疗

许多积极改变骨形成和重吸收平衡的药物已被证明可有效治疗糖尿病性骨质疏松症。在第一种情况下，重组胰岛素疗法通过成骨细胞受体发挥作用，对成骨细胞产生成骨作用[12]。正如 Gopalakrishnan 等[59]已经表明，胰岛素与雌二醇组合可抵消高浓度葡萄糖对成骨细胞增殖和功能的有害影响。

抗糖尿病药物二甲双胍对骨转换有积极影响，并与降低骨折风险有关。它不仅在所有葡萄糖浓度下都具有直接的成骨作用[60]，而且在动物研究中，它已被证明在体内和体外对成骨细胞的分化和功能都产生积极影响[61]。二甲双胍用于治疗长期 T2DM，但最近却变得越来越重要，成为一项拟议研究的焦点，该研究检验了其治疗几种与年龄相关的疾病（包括心血管疾病、癌症和认知障碍）的疗效，这与仅针对一种疾病的治疗研究有很大不同[62]。

切除卵巢的和未切除卵巢大鼠的研究表明，格列美脲作为治疗 T2DM 的一线药物，能抑制因切除卵巢引起雌激素不足大鼠的骨质变化，增加骨形成，这表明它可减少骨质疏松症的风险，尤其是绝经后女性[63]。

就骨质疏松症的处方药而言，双膦酸盐——

特别是阿仑膦酸盐、利塞膦酸盐和帕米膦酸盐，已成为治疗骨质疏松症的一线用药。它们通过降低破骨细胞的活性抑制骨吸收，从而防止骨质流失并诱导增加 BMD。有趣的是，最近的研究表明，阿仑膦酸盐的使用可能与每日胰岛素需求量的减少以及 T2DM 本身的减少有关。阿仑膦酸盐作为治疗老年性 T1DM 的治疗方法，能引起 BMD 的增加伴随着每日所需胰岛素消耗的减少，这可能是因为它减轻了骨质疏松症患者的一些疼痛、僵硬和运动受限，使患者能够改善他们的身体活动[64]。

对 T2DM 患者使用阿仑膦酸盐的研究显示，阿仑膦酸盐使用者患骨质疏松症的风险降低，而未接受该药物的患者发生该疾病的风险增加 21%。体力活动增加也可能是这一分析中的一个因素[65]。同样，英国的一项研究发现，长期使用双膦酸盐可使患 T2DM 的机会减少 50%，女性患病风险降低 51%，男性患病风险降低 23%；在接触双膦酸盐 1~2.5 年风险略有增加，之后持续下降[66]。这些发现有待确认。尽管小规模的研究已显示帕米膦酸盐在 COA 中的疗效，但很少有对同时患有糖尿病和骨质疏松症的患者进行过双膦酸盐治疗的研究[58]。

与双膦酸盐相比，选择性雌激素受体调节剂雷洛昔芬表现出相对适度的 BMD 增加，但导致椎骨骨折的减少与双膦酸盐类似。一项涉及 40 名绝经后 T2DM 女性的随机临床试验发现，雷洛昔芬不影响血糖控制或胰岛素敏感性[67]。虽然 FDA 批准降钙素用于治疗患有骨质疏松症的绝经后女性，但该药被认为是二级疗法，因为有更多的有效药物可供选择，降钙素缺乏有效预防骨折的明确证据，最近的研究表明降钙素可能与癌症有因果关系[68]。

经 FDA 批准，甲状旁腺激素（PTH）通常用于骨折风险最高的患者，但有 2 年的伸用限制，这不仅是因为它的成本，还因为它可能增加骨肉瘤的风险[58]。这种风险仅在实验室动物身上观察到，但是具有高风险条件的个体，例如 Paget 病或先前接受过放疗的患者应该避免使用 PTH[69]。

未来的治疗方法

PPAR-γ 蛋白，是目前研究 T2DM 中增加胰岛素敏感性努力的焦点，作为一种新的骨形成治疗方法，PPAR-γ 蛋白显示了初步但有希望的结果。PPAR-γ 可以抑制骨髓干细胞的产生，防止细胞发育成骨、软骨和结缔组织。在一项涉及小鼠和人体组织的试验中，Marciano 等发现当用抑制 PPAR-γ 活性的化合物处理干细胞时，破骨细胞形成显著增加，导致骨形成增加。下一步研究是在骨丢失、衰老、肥胖和糖尿病的动物模型中测试该化合物[70]。这些和其他与 PPAR-γ 相关的研究以及新药物的开发即将出现。

危重病多发性神经病和危重病多发性肌病

危重病多发性神经病（CIP），特别是与败血症和系统性炎症反应综合征（SIRS）相关时，是危重疾病最常见的神经肌肉并发症之一。轴突退行性多发性神经病变表现为肢体和呼吸肌无力，CIP 主要影响远端运动纤维，而不是近端运动纤维[71]。它经常被认为是患者脱离呼吸机困难的潜在因素，从而增加了重症监护发病率的风险；也可能导致更大的感染易感性和器官衰竭[72]。CIP、重叠综合征和危重病肌病（CIM）被认为发生在 25%~50% 的患有 SIRS 或败血症的重症监护室的患者中[73]。

危重病多发性神经病的病因尚不清楚。对其临床过程的观察推测，它可能是由于轴突中营养物质运输的缺陷引起的——这一过程需要大量的能量消耗，可能由于败血症和影响细胞呼吸的各种白细胞介素和细胞因子缺乏而致。此外，脓毒症及其心血管后果以及与糖尿病性多发性神经病变相关的高葡萄糖水平可能损害周围神经的微循环[74]。

在诊断方面，Latronico 和 Bolton[75] 提出了以下危重病多发性神经病的标准。

1. 患者是多器官功能障碍重症患者。

2. 在排除非神经肌肉病因后，患者的肢体无力或脱离呼吸机生存困难。

3. 存在轴突运动和感觉多发性神经病的电生理学证据。

4. 缺乏对重复神经刺激的有害反应，因此排除神经肌肉接头病变。

如果满足以上这 4 个标准，则建立 CIP 诊断。在没有肢体无力或呼吸机脱离困难的情况下，但在其他标准存在的情况下，危重病多发性神经病被认为是可能的，但无法确诊。

CIP 的医疗护理强调强化胰岛素治疗（IIT）、通过物理疗法的早期活动和肌肉电刺激。研究表明，严格控制血糖可以减轻 CIP 及其伴随的高血糖[76]。一项 2001 年随机对照试验（RCT）招募了 1 548 例外科 ICU 患者，证明 IIT 将血糖水平维持在 110 mg/dL 或者低于 110 mg/dL，使整体院内死亡率降低 34%，CIP 降低 44%，患者不太可能需要长时间的机械通气和重症监护[76]。在这些结果的基础上，IIT 被广泛使用。然而，随后的 2009 年试验涉及 3 054 例 IIT 患者和 3 054 例常规血糖控制患者，报告显示 IIT 将 90 天死亡的绝对风险提高 2.6%，并建议采用 180 mg/dL 或更低的血糖水平。IIT 也被认为能增加低血糖的风险[77]。

富含免疫球蛋白 M 的静脉注射免疫球蛋白（IVIG）的早期治疗最初似乎很有希望，但最终在多器官衰竭和败血症/SIRS 患者中预防和治疗危重病多发性神经病方面效果不佳，也不影响 ICU 停留时间或这些患者的死亡率[78]。早期活动与 ICU 中的物理治疗相结合，在改善功能独立性以及减少炎症和残疾方面显示出有限但有希望的结果。由多学科团队进行的渐进式四步活动和步行计划是旨在减少机械通气持续时间和住院时间的潜在干预措施之一[79]。

然而，应该指出的是，最近的两次系统评价（一项涉及躯体康复对日常生活活动和生活质量的影响[80]，另一项涉及 ICU 出院后运动干预的影响[81]）产生不确定的结果，主要归因于研究之间的显著差异、实施和呈现方式的变异性，未达到纳入标准，以及方法学严谨性不足。我们需要进一步的研究，以阐明物理治疗在各种危重疾病中的益处，以及产生最佳结果所需的身体活动的强度和频率[82]。

作为主动运动的替代方案，肌肉电刺激（ESTIM）正在成为 ICU 患者安全有效的治疗方法，特别是对于患有心力衰竭和慢性阻塞性肺疾病（COPD）的患者。在研究 ESTIM 对肌肉力量的影响时，Karatzanos 等表明 ESTIM 对 ICU 患者的肌肉力量有益，主要是在受到刺激的肌肉群方面，但也包括未参与的肌肉群，表明其具有提高整体肌肉力量和促进早期活动的潜在能力[83]。治疗 CIM 和 CIP 的方法如图 11-1 所示[72]。

与骨相关的并发症

危重病和 ICU 护理可能与骨矿化减少有关，部分原因是与这种情况相关的制动。制动是一种历史悠久但很少被认可的复发性高钙血症的原因，反过来又会导致多器官功能障碍、肾功能受损、胃肠功能紊乱以及包括虚弱和抑郁在内的神经症状[84]。在败血症的情况下，由于促炎细胞因子如 IL1、IL6 和 TNF-α，加速破骨细胞的吸收，制动导致的高钙血症可能会恶化。

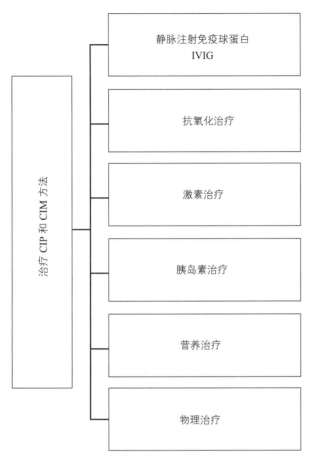

图 11-1 治疗 CIP 和 CIM 的方法。该图说明了许多治疗方法，在顶部采用更积极的治疗方法，而在下面采用不太积极的治疗措施。虽然对 IVIG 的初步研究表明，它可能是一种治疗方法，但后来更有力的研究发现它的益处大大减少。本图并不意味着治疗的逐步进展；事实上，所有 CIP 和 CIM 患者都应该进行营养治疗和物理治疗（来源：Zhou 等 [72]。经许可使用）

治疗高钙血症的药物

治疗高钙血症的药物主要是双膦酸盐，特别是帕米膦酸盐和唑来膦酸，以及人单克隆抗体地舒单抗。

Gallacher 等研究表明，剂量低至 10 mg 的帕米膦酸盐在制动相关的高钙血症中是安全有效的，并建议将脓毒症列入发生该疾病的危险因素列表中 [85]。在严重肾功能不全的情况下，双膦酸盐可能引起肾毒性；因此，不经肾脏排泄的地舒单抗已被引入作为降低血清钙浓度的替代药物，已取得了显著的成功 [86]。与静脉注射双膦酸盐不同，地舒单抗作为每年 2 次的皮下注射给药，这意味着它可以在没有监测的情况下能在护理机构中容易地给药；它可以在血液中保留数月，最终可能对制动性高钙血症患者有更广泛的适用性 [87]。双膦酸盐和单克隆抗体地舒单抗也用于治疗骨质疏松症。

与双膦酸盐类似，地舒单抗也与非典型股骨骨折有关 [88]；然而，这种骨折并不常见，两种药物都可能预防更多的骨折 [89]。作为 FDA 批准的用于治疗绝经后骨质疏松症的药物，地舒单抗治疗持续 6 年，耐受性仍然良好，减少了骨转换，增加了骨密度，降低了椎体和非椎体骨折的风险，同时维持了低骨折率，甚至低于安慰剂组预期的骨折率 [90]。

导致骨质流失的药物

除了制动，给重症患者服用的药物通常会影响骨矿物质密度和骨折风险。应该在疾病严重程度及其并发症以及支持药物疗效的证据的背景下考虑处方这些药物的益处和风险，特别是长期治疗。

质子泵抑制剂

质子泵抑制剂（PPI）被认为是胃食管反流病的主要治疗方法。组胺 -2 受体拮抗剂（H2RAs）通过抑制胃壁细胞中的组胺作用而发挥作用。包括奥美拉唑、泮托拉唑、埃索美拉唑和兰索拉唑在内的 PPI 阻断了这些细胞中产酸的部位，而法莫替丁和雷尼替丁等 H2RAs 则抑制组胺对胃壁细胞的作用，以减少胃酸的分泌。

关于 PPI 对骨折风险可能产生的影响的大量研究已经得出了相互矛盾的结果；使用 H2RAs 未发现与骨折风险有关或轻微下降。

尽管已发现 PPI 奥美拉唑在体外能减少骨吸收 [91]，但质子泵抑制剂与钙吸收的减少有关 [92]。

据推测，胃 pH 降低会抑制钙的吸收，因为有证据表明胃切除术（手术切除全部或部分胃）和胃酸过少（胃不能产生胃酸）的患者会减少钙的吸收。与这些结果相反的是，发现迷走神经切断术（手术切除部分迷走神经或切除迷走神经）但没有胃切除术的患者不会出现骨密度下降[93]。

一项涉及绝经后女性的试验表明，连续 30 天的 PPI 治疗并未改变功能性钙吸收[94]。此外，最近一项使用曼尼托巴骨矿物质密度数据库[95, 96]的研究发现，PPI 与骨质疏松症或加速 BMD 下降之间没有关联，与骨折风险无关。曼尼托巴省的研究将 2 192 名证实髋部骨质疏松症的受试者与 5 527 名正常对照组和 3 596 名患有腰椎骨质疏松症的受试者与 10 257 名正常对照但进行了匹配。质子泵抑制剂的使用被定义为在 5 年的时间内大于 1 500 个标准质子泵抑制剂剂量。在横断面和纵向分析中，结果表明长期使用 PPI 与髋部或腰椎的 BMD 丢失或骨质疏松症（通过骨矿物密度测定法测定）的可能性增加无关。大多数 CIP 患者不需要长期胃肠道预防，而是使用这些药物来完成目前的医院疗程，并且可能在住院后短时间内预防应激性溃疡，特别是在使用血液稀释剂用于深静脉血栓形成预防的情况下。这种情况与患有更严重的胃肠道反流或瓣膜性心脏病的慢性病患者所经历的情况形成对比，这些患者的剩余生命需要高剂量的抗凝剂。

正如有关 BMD 丢失的研究是相互矛盾的，同样，研究 PPI 与骨折风险之间的联系也是矛盾的。2006 年发表的两项大型试验报告了二者之间存在关联的证据。Vestergaard 等[97]证明 PPI 用药 1 年可使骨折风险轻度增高，与之形成对比的是，应用 1 年 H2RAs 则使骨折风险小幅度降低。在巢式病例对照研究中，Yang 等证实了 Vestergaard 等的研究结果，确定了当 PPI 服用超

过 1 年时，导致骨折风险增加，并且使用 PPI 的风险显著高于 H2RAs；此外，长期服用高剂量 PPI 的患者校正后的骨折率明显较高[98]。

在 PPI 使用率仍相对较低的时期，一项检查 PPI 与髋部骨折关系的试验发现，在没有其他医学风险因素（如酒精依赖和神经系统疾病）的情况下，患者的骨折风险没有增加。随后对参加妇女健康倡议的 13 万多名绝经后女性进行的研究显示，7 年随访期间 PPI 与髋部骨折无关，但确定脊柱骨折风险增加 47%，前臂 / 腕部骨折风险增加 26%。3 年 BMD 变化的边缘效应出现在髋部，而不是在其他部位[99]。

在这些和其他流行病学研究的基础上，2010 年 FDA 对处方药和非处方药 PPI 进行了产品标签变更，其中包括一项警告，即"PPI 治疗可能与骨质疏松症相关的髋部骨折风险增加有关，在接受高剂量、长期 PPI 治疗 1 年或更长时间的患者中，腕部或脊柱骨折的风险增加。"1 年之后，FDA 取消了对非处方 PPI 的裁决，理由是低剂量的药物不太可能导致骨折，建议短期使用[100]。

自 FDA 裁决以来，研究人员继续指出 PPI 与骨折风险之间存在联系，但风险程度仍然不确定。与早期研究相反，较新的试验表明腰椎和髋部骨质疏松症的风险较低，脊柱、前臂 / 腕部和全部骨折的风险增加幅度较小[101]。然而，调查结果仍然矛盾。加拿大的一项研究发现，PPI 使用超过 10 年与加速骨矿物质密度丢失无关[102]。然而，一项涉及近 80 000 名绝经后女性的美国大型试验[103]报道，与非使用者相比，定期服用 PPI 至少 2 年的女性证实髋部骨折风险增加 35%，使用时间越长，风险越大。在调整体重指数、体力活动、钙摄入量和使用影响骨折风险的药物（双膦酸盐、皮质类固醇）后，这种关系得以维持。在考虑了其他导致髋部骨折的因素之后，发现只有一个吸烟因素与骨折

风险有独立作用：在现在和以前的吸烟者中，髋部骨折的风险增加到 50% 以上。

虽然绝经后女性仍然是 PPI 研究的焦点，但男性和年轻人也被研究。在一项涉及男性服用奥美拉唑和泮托拉唑的试验中，使用 PPI 尤其是长期 PPI 使用者、最忠实使用者和大多数近期使用者中均与骨折风险增加有关[104]。这种关联以及剂量反应效应在年轻人中也很明显，但在儿童中则不然[105]。

到目前为止，已经进行了大约 35 项涉及 200 万名参与者的 PPI 和骨折研究[106]。在评估结果时，一些分析指出，这些几乎是回顾性的观察性研究，这些研究具有更大的偏倚可能性并产生不太准确的估计[107]。尽管如此，鉴于 PPI 使用量的显著增加——估计每年在全球范围内填补 1.13 亿份处方（不包括非处方药）[108]——对 PPI 使用的担忧似乎是必要的。同样应考虑治疗的风险和益处，特别是在 PPI 被认为过度使用的时候。一般而言，PPI 适用于严重的酸性消化性疾病，包括胃食管反流病（GERD）、消化性溃疡和消化不良，并标明不能高剂量或长期使用[101]。应定期监测绝经后女性、老年人、营养不良以及罹患骨质疏松症的高风险患者。

大多数患有上消化道症状的患者可以用最低有效剂量治疗，或用更便宜的 H2RAs 治疗，这些治疗与骨折风险增加很少或没有关联。

需要进行大规模的前瞻性随机对照试验，以确认或反驳过去对 PPI 的观察性研究结果，以及确定因果关系和风险程度。PPI 与骨折之间的关系背后，最广泛的"假设"机制[92]包括长期使用药物导致钙吸收增加，进而导致钙平衡的负增加，骨质疏松、骨丢失和骨折风险增加。然而，一个明确定义的、无争议的机制可能有待进一步调查。

祥利尿剂

尽管与脓毒症没有直接关联，但祥利尿剂是 ICU 环境中常用于治疗充血性心脏病和极度全身性水肿的一类药物。在 2006 年对绝经后女性进行的一项试验中，Rejnmark 等报道祥利尿剂和布美他尼能抑制钠和氯的重吸收，从而阻止钙重吸收，增加肾脏排泄和骨转换，并显著降低 2% 的全髋和前臂的骨矿物质密度[109]。

相比之下，一项针对参加女性健康倡议[110]的绝经后女性的大型前瞻性研究发现，祥利尿剂的使用与骨密度、跌倒发生率、总体椎体骨折发生率无显著相关性。该研究证实了长期使用（超过 3 年）与骨折风险增加之间的联系。是否有足够的能力来解决祥利尿剂与骨折之间的关系受到质疑，因为数据只记录了长期使用者[111]。

关于老年女性和男性髋关节骨质流失的其他两项研究发现了相互矛盾的研究结果。据 Lim 等报道，与非使用者相比，女性祥利尿剂平均持续时间为 4.4 年的使用者的骨质丢失率虽小但显著较高[112]。在男性中，间歇性祥利尿剂使用者的调整损失率高 2 倍，而连续使用者中则高 2.5 倍。这些不确定的结果可能部分归因于潜在的偏差、异质性、残余混杂、缺乏相关数据，以及其他方法问题，从而留下了是否关联以及在多大程度上可以证实这种联系的问题。2015 年的 113 项研究荟萃分析表明，祥利尿剂使用者与全身骨折和髋部骨折的总体风险呈显著正相关[113]。

抗凝血药

预防深静脉血栓形成（DVT）通常以未分级或低分子量肝素的形式给予患者，这两种药物都与骨代谢受损有关。已经发现静脉注射肝素不仅以剂量和时间依赖的方式减少松质骨的体积，而且还产生剂量依赖性的碱性磷酸酶（一种骨形成标志物）降低，以及尿 1 型胶原交联吡啶啉（PYD）（一种骨吸收标志物）的剂量依赖性增加。也有假设认为，肝素对骨骼的影响持续很长时间，并且在高剂量的肝素治疗后多年出现缺陷[114]。

低分子量肝素是肝素的衍生物，是普通肝素的常用替代品，具有较少的血液学副作用。虽然已知标准肝素会导致肋骨和椎骨自发性骨折，但研究证明，低分子量肝素降低发生骨质疏松症的风险[115]。Monreal 等研究发现，接受普通肝素治疗的非妊娠妇女在开始治疗后 6 个月内有 15% 报告椎体骨折，而低分子量肝素（达肝素）治疗仅有 2.5% 报告有类似骨折[116]。磺达肝癸钠，一种人工合成的抗凝剂，与低分子量肝素类似，但通常用于肝素诱导的血小板减少症患者，它与骨代谢或完整性的变化无关[114]。

吉兰 – 巴雷综合征（GBS）/ 慢性炎性脱髓鞘性多发性神经病（CIDP）

流行病学

吉兰 – 巴雷综合征（GBS）是一种由髓鞘损伤，感觉神经、运动神经或自主神经纤维绝缘引起的周围神经的急性炎性疾病。它也被称为急性炎性脱髓鞘性多发性神经病（AIDP）。症状包括肢体麻木、虚弱和痉挛、呼吸困难，并在 2~4 周发展迅速，随后在大多数病例中进入平稳期并最终改善；没有复发，几乎没有进一步恶化。由于其急性发作和快速下降，GBS 可能与危重病多发性神经病（CIP）容易混淆。表 11-4 比较了 CIP 和 GBS[72] 的特征。

慢性炎性脱髓鞘性多发性神经病（CIDP）被认为是慢性形式的 GBS（AIDP）。虽然

AIDP 和 CIDP 都是因髓磷脂被攻击引起的，但它们在发病和进展方面存在差异。与 GBS 不同，CIDP 发展得更慢，并且可能长达 8 周，且有可能复发；如果没有治疗，大约 30% 的 CIDP 患者主要通过轮椅活动[117]。尽管 CIDP 存在于几种不同的表型变体中，但其主要特征在于感觉丧失或异常感觉，如刺痛和疼痛，以及与反射丧失相关的虚弱，表现为行走困难。正如对不同类型 GBS 的认识已经导致治疗方法的进步一样，对这些表型的深入理解将有助于指导 CIDP 的诊断和治疗策略[118]。表 11-5 对 CIDP 和 GBS 进行了比较[117, 119-121]。

表 11-4　危重病多发性神经病（CIP）与吉兰 – 巴雷综合征（GBS）的比较

	CIP	GBS
前驱征兆	脓毒症和多脏器衰竭	呼吸道或胃肠道感染
临床表现	通常在进入重症监护室后发病	通常在进入重症监护室之前发病
电生理	轴突运动与感觉神经病	神经无反应或脱髓鞘性多发灶神经病；自发神经元活动；轴突运动与感觉神经病
脑脊液	通常正常	蛋白细胞分离
磁共振成像	没有任何重大发现	有时会有迹象表明脊髓神经根高信号
活检	主要是周围神经末梢轴突变性，无炎症	主要伴有脱髓鞘过程与炎症，或运动轴突变性，或运动和感觉轴突变性
治疗	通常脓毒血症治疗是适当的，但没有特效治疗	血浆置换、静脉注射免疫球蛋白
结果	患者在不同时间点可自发恢复；50% 的患者完全康复	通常超过 75% 的患者完全康复

来源：Zhou 等[72]。经许可使用

表 11-5 慢性炎性脱髓鞘性多发性神经病（CIDP）与吉兰 - 巴雷综合征（GBS）的区别

	CIDP	GBS
这是什么？	一种神经系统疾病，其特点是渐进性虚弱，以及腿部和手臂的感官功能受损。被认为是 GBS 的慢性对应疾病	周围神经的一种急性炎症性疾病，导致髓鞘的自身免疫性攻击，使得髓鞘丢失
如何来区分	患者有 GBS，发病后 8 周出现再次恶化或恶化发生 3 次或以上，考虑 CIDP	症状包括足趾和手指麻木，反射丧失（如膝跳反射），神经传导速度减慢，脑脊液蛋白含量高
骨质疏松症可能性	不太可能；服用类固醇情况下风险增加；老年患者发病率高	不太可能；疼痛治疗增加骨折风险
神经病可能性	更有可能；多发性	不太可能，在某些情况下可能会发生

来　源：National Institute of Neurological Disorders and Stroke[119]

National Institute of Neurological Disorders and Stroke[120]
Center for Peripheral Neuropathy[121]
John Hopkins Medicine. Guillain–Barre and CIDP. http：//www.hopkinsmedicine.org/neurology_neurosurgery/centers_clinics/peripheral_nerve/conditions/guillain_barre_and_cidp.html. Accessed 17 Jan 2016

治疗 GBS

区分 GBS 和 CIDP 对于确定最佳疗法很重要。为了促进病情改善，GBS 通常用血浆交换或高剂量静脉注射免疫球蛋白（IVIG）治疗，二者都有同样的疗效。因为它更易于管理，所以 IVIG 在诊断后应尽快治疗。一些患者恢复迅速，但其他患者仍存在残余缺陷[122]。Cochrane 综述了皮质类固醇在 GBS 中的应用，中等质量的证据表明，单独给予皮质类固醇不会显著加

速恢复或影响长期疗效[123]。新的临床试验正在进行，以验证这一假设，即补体抑制剂（如依库丽单抗）可能控制炎症，减少神经损伤和预防 GBS 无力进展[124]。

患有 GBS 的患者在康复期间通常需要积极康复以维持身体功能。20%~30% 的患者需要机械通气，并且可能需要其他机器来辅助身体功能。手动操纵患者的肢体作为第一步，然后再进行物理治疗，包括安全转移和平衡训练、被动关节活动度训练、部分体重支持系统的使用、气道清除技术和水疗[125]。

与 GBS 一样，CIDP 对静脉注射免疫球蛋白、血浆交换，以及在有限程度上对皮质类固醇的反应都是短期的，具有相似的效果。IVIG 改善残疾至少需要 2~6 周，最多 48 周，与血浆交换和口服泼尼松的疗效相似；然而，长期的好处是未知的[126]。从适度到高质量的证据表明，血浆置换可在短期内改善残疾状况，但治疗停止后不久就会出现快速恶化[127]。皮质类固醇通常被广泛使用，一项研究显示每月使用地塞米松和每日使用泼尼松之间没有显著差异。

正如 Gorson 所观察到的那样，静脉注射免疫球蛋白既耗时又昂贵；血浆置换是侵入性的，只能由专业中心训练有素的人员进行，血液学检测在整个输液过程中势在必行；皮质激素有几种严重的副作用，长期耐受性差[128]。关于 CIDP 的最佳长期策略尚未达成共识。在考虑新的药物时，相对安全的静脉注射免疫球蛋白 / 血浆交换疗法的益处必须与目前正在研究的药物尚未确定的风险相权衡[129]。

与骨相关的 GBS/CIDP 并发症

维生素 D 缺乏症与自身免疫相关的神经系统疾病有关，包括 GBS 和 CIDP。尽管血清中维生素 D 缺乏可能导致免疫反应异常，但与骨骼受累的关系尚不清楚，因为维生素 D 的活性形

式，特别是 1，25- 二羟维生素 D_3，在自身免疫性疾病中可能不会波动。Elf 等的一项研究发现，原发性免疫介导的周围神经病变患者缺乏维生素 D，血清中 25- 羟维生素 D_3 水平显著低于健康对照组[130]，这表明需要监测维生素 D 状态，确保免疫细胞对维生素 D 的改善作用做出反应。如前所述，皮质类固醇的使用可能对 GBS 的治疗无效，还可能有害，而用于 CIDP 时，能独立地将已经减少的 25- 羟维生素 D_3 水平降低至严重水平[131]。

糖皮质激素诱导的骨质疏松症是继发性骨质疏松症最常见的形式，50% 的患者服用糖皮质激素类药物，并且即使在早期治疗阶段也会通过削弱成骨细胞分化和功能，增加骨吸收，从而对骨形成产生深远影响[132]。到目前为止，糖皮质激素似乎无论其剂量如何都会影响骨骼[133]。糖皮质激素诱导的骨质疏松症患者的骨折发生率高于绝经后骨质疏松症[134]。因此，治疗绝经后骨质疏松症的指南不应适用于服用糖皮质激素类固醇的患者。相反，维生素 D 和钙，以及双膦酸盐被用于使用糖皮质激素 3~6 个月的患者[133]。三种药物联合使用，可增加 BMD，是单独使用维生素 D 增加量的 2 倍。此外，随着维生素 D 的使用，双膦酸盐的功效进一步增强[135]。

GBS 被证明与骨折风险没有任何独立关联。唯一的例外发生在接受疼痛治疗的患者中，这使得骨折的风险增加 1 倍——这一发现在治疗疼痛的对照组中也很明显[136]。GBS 后来表现为 CIDP 的患者可能会长时间制动，从而增加骨吸收，导致高钙血症[87]。提出的机制是破骨细胞驱动的再吸收增加，表现为骨形成减少和成骨细胞活性降低，抵消了骨代谢向再吸收的平衡。最直接的治疗方法包括步行、被动和主动活动练习，以及其他形式的物理治疗。在患者不能活动的情况下，双膦酸盐及地舒单抗是优选的药物治疗。但是，如果选择双膦酸盐，肾功能不全的患者必须谨慎使用[86]。

有超过 100 种不同类型的周围神经病变，每种都有其自身的病因、症状和疗法。预后取决于潜在的病因和神经损伤的程度；诊断越早，减缓或逆转这一过程的可能性就越大。在某些情况下，神经损伤是永久性的，疼痛可持续一生。研究的重点是广泛的影响因素，包括所涉及的生物学机制和基因突变对神经营养因子影响的作用，以及缓解神经病理性疼痛的新策略。

参考文献

1. National Institute of Diabetes and Digestive and Kidney Diseases. Diabetic neuropathies: the nerve damage of diabetes. U.S. Department of Health and Human Services, National Institutes of Health, 2013. http://www.niddk.nih.gov/health-information/health-topics/Diabetes/diabetic-neuropathies-nerve-damage-diabetes/Pages/diabetic-neuropathies-nervedamage.aspx. Accessed 5 Dec 2015.

2. National Institute of Neurological Disorders and Stroke. Peripheral neuropathy fact sheet, 2016. http://www.ninds.nih.gov/disorders/peripheralneuropathy/detail_peripheralneuropathy.htm. Accessed 15 Jan 2016.

3. Cleveland Clinic. Diseases and conditions: neuropathy. http://my.clevelandclinic.org/services/neurological_institute_neuromuscular-center/diseases-conditions/peripheralneuropathies. Accessed 15 Jan 2016.

4. International Diabetes Foundation. IDF Diabetes Atlas. Brussels, Belgium. http://www.idf.org/sites/default/files/Atlas-poster-2014_EN.pdf. Accessed 5 Dec 2015.

5. BOYLE JP, THOMPSON TJ, GREGG EW, et al. Projection of the year 2050 burden of diabetes in the US adult population: dynamic modeling of incidence, mortality, and prediabetes prevalence. Popul Health Metrics, 2010.

6. ALBERTI KG, ZIMMET PZ. Definition, diagnosis and classification of mellitus and its complications. Part 1: diagnosis and classification of diabetes mellitus provisional report of a WHO consultation. Diabet Med, 1998, 156(87):539–553.

7. Center for Disease Control and Prevention. National diabetes statistics report, 2014. http://www.cdc.gov/diabetes/pubs/statsreport14/national-diabetes-report-web.pdf. Accessed 5

Dec 2015.

8. TABAK AG, HERDER C, RATHMANN W, et al. Prediabetes: a high-risk state for diabetes development. Lancet, 2012, 379(9833):2279–2290.

9. BOULTON AJM, VINIK AI, AREZZO JC, et al. Diabetic neuropathies: a statement by the American Diabetes Association. Diabetes Care, 2005, 28(4):956–962.

10. TESFAYE S, BOULTON AJM, DICKERSON AH. Mechanisms and management of diabetic painful distal symmetrical polyneuropathy. Diabetes Care, 2013, 36(9):2456–2465.

11. LEIDIG-BRUCHNER G, ZIEGLER R. Diabetes mellitus a risk for osteoporosis? Exp Clin Endocrinol Diabetes, 2001, 109 Suppl 2:S493–S514.

12. WONGDEE K, CHAROENPHANDHU N. Osteoporosis in diabetes mellitus: possible cellular and molecular mechanisms. World J Diabetes, 2011, 2:41–48.

13. VESTERGAARD P. Discrepancies in bone mineral density and fracture risk in patients with type 1 and type 2 diabetes—a meta-analysis. Osteoporos Int, 2007, 18(4):427–444.

14. RAKEL A, SHEEHY O, RAHME E, et al. Osteoporosis among patients with type 1 and type 2 diabetes. Diabetes Metab, 2007, 34:193–205.

15. INGBERG CM, PALMER M, AMAN J, et al. Body composition and bone mineral density in long-standing type 1 diabetes. J Intern Med, 2004, 255(3):392–398.

16. KEMINK SA, HERMUS AR, SWINKELS LM, et al. Osteopenia in insulindependent diabetes mellitus; prevalence and aspects of pathophysiology. J Endocrinol Invest, 2000, 23(5):295–303.

17. THRAILKILL KM, LUMPKIN CK, BUNN RC, et al. Is insulin an anabolic agent in bone? Dissecting the diabetic bone for clues. Am J Physiol Endocrinol Metab, 2005, 289(5):E735–E745.

18. CAMPOS PASTOR MM, LOPEZ-IBARRA PJ, ESCOBAR-IMENEZ F, et al. Intensive insulin therapy and bone mineral intensity in Type 1 diabetes mellitus: a prospective study. Osteoporos Int, 2000, 11(5):455–459.

19. HOFBAUER LC, BRUECK CC, SINGH SK, et al. Review: osteoporosis in patients with diabetes mellitus. J Bone Mineral Res, 2007, 22(9):1317–1328.

20. HORCAJADA-MOLTENI MN, CHANTERANNE B, LEBECQUE P, et al. Amylin and bone metabolism in streptozotocin-induced diabetic rats. J Bone Miner Res, 2001, 16(5):958–965.

21. CLOWES JA, KHOSLA S, EASTELL R. Potential role of pancreatic and enteric hormones in regulating bone turnover. J Bone Miner Res, 2005, 20(9):1497–1506.

22. HAMILTON EJ, RAKIC V, DAVIS WA, et al. Prevalence and predictors of osteopenia and osteoporosis in adults with type 1 diabetes. Diabet Med, 2009, 26:45–52.

23. LUMACHI F, CAMOZZI V, TOMBOLAN V, et al. Bone mineral density, osteocalcin, and bone-specific alkaline phosphatase in patients with insulin-dependent diabetes mellitus. Ann N Y Acad Sci, 2009, 1173 Suppl 1:E64–67.

24. ROZADILLA A, NOLLA JM, MONTANA E, et al. Bone mineral density in patients with type 1 diabetes mellitus. Joint Bone Spine, 2000, 67:215–218.

25. MUNOZ-TORRES M, JODAR E, ESCOBAR-JIMENEZ F, et al. Bone mineral density measured by dual X-ray absorptiometry in Spanish patients with insulin-dependent diabetes mellitus. Calcif Tissue Int, 1996, 58:316–319.

26. TUOMINEN JT, IMPIVAARA O, PUUKKA P, et al. Bone mineral density in patients with type 1 and type 2 diabetes. Diabetes Care, 1999, 22:1196–1200.

27. VASHISHTH D, GILSON GJ, KHOURY JI, et al. Influence of nonenzymatic glycation on biomechanical properties of cortical bone. Bone, 2001, 28(2):195–201.

28. RIX M, ANDREASSEN H, ESKILDSEN P. Impact of peripheral neuropathy on bone density in patients with type I diabetes. Diabetes Care, 1999, 22(5):827–831.

29. BARWICK AL, DE JONGE XAKJ, TESSIER JW, et al. The effect of diabetic neuropathy on foot bones: a systematic review and meta-analysis. Diabet Med, 2014, 31(2):136–147.

30. THOMAS T, GORI, SPELSBERG TC, et al. Response of bipotential human marrow stromal cells to insulin-like growth factors: effect of binding protein production, proliferation, and commitment to osteoblasts and adipocytes. Endocrinology, 1999, 140(11):5036–5044.

31. HOLLOWAY WR, COLLIER FM, AITKEN CJ, et al. Leptin inhibits osteoclast generation. J Bone Miner Res, 2002, 17(2):200–209.

32. MARTIN A, DAVID V, MALAVAL L, et al. Opposite effects of leptin on bone metabolism: a dose-dependent balance related to energy intake and insulinlike growth factor –1 pathway. Endocrinology, 2007, 148(7):3419–3425.

33. KHOSLA S. Leptin—central or peripheral to the regulation of bone metabolism. Endocrinology, 2002, 143(11):4161–4164.

34. KANAZAWA I. Adiponectin in metabolic bone disease.

Curr Med Chem, 2012, 19(32):5481–5492.

35. BERG AH, SCHERER PE. Adipose tissue, inflammation, and cardiovascular disease. Circ Res, 2005, 96(6):939–949.

36. IMAGAWA A, FUNAHASHI T, NAKAMURA T, et al. Elevated serum concentration of adipose-derived factors, adiponectin, in patients with type 1 diabetes. Diabetes Care, 2002, 25(9):1665–1666.

37. OUCHI N, WALSH K. Adiponectin as an anti-inflammatory factor. Clin Chim Acta, 2007, 380(1–2):24–30.

38. SHIBATA R, SATO K, PIMENTEL DR, et al. Adiponectin protects again myocardial ischemia-reperfusion injury through AMPK-and COX-2-dependent mechanisms. Nat Med, 2005, 11(10):1096–1103.

39. SHANBHOGUE VV, HANSEN S, FROST M, et al. Bone geometry, volumetric density, microarchitecture, and estimated bone strength assessed by HR-pQCT in adult patients with type 1 diabetes mellitus. J Bone Miner Res, 2015, 30(12):2188–2199.

40. NICODEMUS KK, FOLSOM AR. Type 1 and type 2 diabetes and incident hip fractures in postmenopausal women. Diabetes Care, 2001, 24(7):1192–1197.

41. MIAO J, BROSSARD K, NOREEN O, et al. Elevated hip fracture risk in type 1 diabetic patients: a population-based cohort study in Sweden. Diabetes Care, 2005, 28(12):2850–2855.

42. Janghorbani M, Feskanich D, Willett WC, Hu F. Prospective study of diabetes and risk of hip fractures: the Nurses' Health Study. Diabetes Care, 2006, 29(7):1573–1578.

43. WEBER DR, HAYNES K, LEONARD MR, et al. Type 1 diabetes is associated with an increased risk of fracture across the life span: a population-based cohort study using the Health Improvement Network (THIN). Diabetes Care, 2015, 38(120):19113–19120.

44. SCHWARTZ AV, SELIMEYER DE, ENSRUD KE, et al. Older women with diabetes have an increased risk of fracture: a prospective study. J Clin Endocrinol Metab, 2001, 86(1):32–38.

45. International Osteoporosis Foundation. IOF urges early evaluation of fracture risk in diabetes. 2015. http://www.iofbonehealth.org/news/iof-urges-early-evaluation-fracture-risk-diabetes. Accessed 8 Feb 2016.

46. KAYNAK G, BIRSEL O, GUVEN MF, et al. An overview of the Charcot foot pathophysiology. Diabet Foot Ankle, 2013.

47. PETROVA NL, SHANAHAN CM. Neuropathy and the vascular-bone axis in diabetes: lessons from Charcot osteoarthropathy. Osteoporos Int, 2014, 25(4):1197–1207.

48. GOUVERI E, PAPANAS N. Charcot osteoarthropathy in diabetes: a brief review with an emphasis on clinical practice. World J Diabetes, 2011, 2(5):59–65.

49. PETROVA NL, EDMONDS ME. Acute Charcot neuro-osteoarthropathy. Diabetes Metab Res Rev, 2016, 32(Suppl S1):281–286.

50. MEIER C, SCHWARTZ AV, EGGER A, et al. Effects of diabetes drugs on the skeleton. Bone, 2016, 82:93–100. doi:10.1016/jbone.2015.04.026.

51. MEIER C, KRAENZLINM ME, BODMER M, et al. Use of thiazolidinediones and fracture risk. Arch Intern Med, 2008, 168(8):820–825.

52. LECKA-CZERNIK B. Safety of anti-diabetic therapies on bone. Clin Rev Bone Miner Metab, 2013, 11(1):49–58.

53. U.S. Food and Drug Administration. FDA drug safety communication: FDA revises label of diabetes drug canagliflozin (invokana, invokamet) to include updates on bone fracture risk and new information on decreased bone mineral density. 2015. http://www.fda.gov/Drugs/DrugSafety/ucm461449. Accessed 2 Feb 2016.

54. U.S. Food and Drug Administration. FDA drug safety communication: FDA warns that SGLT2 inhibitors for diabetes may result in a serious condition of too much acid in the blood. 2015. http://www.fda.gov/Drugs/DrugSafety/ucm446845. Accessed 2 Feb 2016.

55. MENON B, HARINARAYAN CV. The effect of anti-epileptic drug therapy on serum 25-hydroxyvitamin D and parameters of calcium and bone metabolism – a longitudinal study. Seizure, 2010, 19(3):153–158.

56. EISENBERG E, RIVER Y, SHIFRIN A, et al. Antiepileptic drugs in the treatment of neuropathic pain. Drugs, 2007, 67(9):1265–1289.

57. ENSRUD KE, BLACKWELL T, MANGIONE CM, et al. Central nervous system-active medications and risk for fracture in older women. Arch Intern Med, 2003, 163(8):949–957.

58. BROWN SA, SHARPLESS JL. Osteoporosis: an under-appreciated complication of diabetes. Clin Diabetes, 2004, 22(1):10–20.

59. GOPALAKRISHNAN V, VIGNESH RC, ARUNAKARAN J, et al. Effects of glucose and its modulation by insulin and estradiol on BMSC differentiation into osteoblastic lineages. Biochem Cell Biol, 2006, 84(1):93–101.

60. ZHEN D, CHEN Y, TANG X. Metformin reverses the deleterious effects of high glucose on osteoblast function. J

Diabetes Complicat, 2010, 24(5):334–344.

61. MOLINUEVO MS, SCHURMAN L, MCCARTHY AD, et al. Effects of metformin on bone marrow progenitor cell differentiation: in vivo and in vitro studies. J Bone Miner Res, 2010, 25(2):211–221.

62. NOVELLE MG, ALI A, DIEGUEZ C, et al. Metformin: a hopeful approach in the aging research. In: Olshansky SJ, Martin GM, Kirkland JL, editors. Aging: the longevity dividend. New York: Cold Spring Harbor Laboratory Press, 2016:179–190.

63. FRONCZEK-SOKOL J, PYTLIK M. Effect of glimepiride on the skeletal system of ovariectomized and non-ovariectomized rats. Pharmacol Rep, 2014, 66(3):412–417.

64. MAUGERI D, PANEBIANCO P, ROSSO D, et al. Alendronate reduced the daily consumption of insulin (DCI) in patients with senile type 1 diabetes and osteoporosis. Arch Gerontol Geriatr, 2002, 34(2):117–122.

65. CHAN DC, YANG RS, HO CH, et al. The use of alendronate is associated with decreased incidence of type 2 diabetes mellitus—a population-based cohort study in Taiwan. PLoS ONE, 2015, 10(4): e0123279.

66. TOULIS KA, NIRANTHARAKUMAR K, RYAN R, et al. Bisphosphonates and glucose homeostasis: a population-based, retrospective cohort study. J Clin Endocrinol Metab, 2015, 100:1933–1940.

67. ANDERSSON B, JOHANNSSON G, HOLM G, et al. Raloxifene does not affect insulin sensitivity or glycemic control in postmenopausal women with type 2 diabetes mellitus: a randomized clinical trial. J Clin Endocrinol Metab, 2002, 87(1):122–128.

68. U.S. Food and Drug Administration. Changes to the indicated population for miacalcin (calcitonin-salmon). http://www.fda.Drugs/DrugSafety/PostmarketDrugSafetyInformationfor PatientsandProviders/ucm 388641.htm. Accessed 7 Feb 2016.

69. Eli Lilly Company. Safety information and updates to prescribing information for Forteo. http://uspl.lilly.com/forteo/forteo.html#pi. Accessed 26 Feb 2016.

70. MARCIANO DP, KURUVILLA DS, BOREGOWDA SV, et al. Pharmacological repression of PPARγ promotes osteogenesis. Nat Commun, 2015, 6:7443. http://www.nature.com/ncomms/2015/150612/ncomms8443/full/ncoomms 8443./html. Accessed 7 Feb 2016.

71. BOLTON CF, BRYAN GY, ZOCHODNE DW. The neurological complications of sepsis. Ann Neurol, 1993, 33:94–100.

72. ZHOU C, WU L, NI F, et al. Critical illness polyneuropathy and myopathy; a systemic review. Neural Regen Res, 2014, 9(1):101–110.

73. LACOMIS D. Neuromuscular disorders in critically ill patients: review and update. J Clin Neuromuscul Dis, 2011, 12(4):197–218.

74. OSIAS J, MANNO E. Neuromuscular complications of critical illness. Crit Care Clin, 2014, 30(4):785–794.

75. LATRONICO N, BOLTON CF. Critical illness polyneuropathy and myopathy: a major cause of muscle weakness and paralysis. Lancet Neurol, 2011, 10(10):931–941.

76. VAN DEN BERGHE G, WOUTERS P, WEEKERS F, et al. Intensive insulin therapy in critically ill patients. N Engl J Med, 2001, 345(19):1359–1367.

77. FINFER S, CHITTOCK DR, SU SY, et al. Intensive versus conventional glucose control in critically ill patients. N Engl J Med, 2009, 360(13):1283–1297.

78. BRUNNER R, RINNER W, HABERLER C, et al. Early treatment with IgM-enriched intravenous immunoglobulin does not mitigate critical illness polyneuropathy and/or myopathy in patients with multiple organ failure and SIRS/sepsis: a prospective, randomized, placebo-controlled, double-blinded trial. Crit Care, 2013, 17(5):R213.

79. PERME C, CHANDRASEKHAR R. Early mobility and walking program for patients in intensive care units: creating a standard of care. Am J Crit Care, 2009, 18(3):212–221.

80. MEHRHOLZ J, POHL M, KUGLER J, et al. Physical rehabilitation for critical illness myopathy and neuropathy. Cochrane Database Syst Rev, 2015, 3:CD010942.

81. CONNOLLY B, SALISBURY L, O'NEILL B, et al. Exercise rehabilitation following intensive care unit discharge for recovery from critical illness. Cochrane Database Syst Rev, 2015.

82. ADLER J, MALONE D. Early mobilization in the intensive care unit: a systematic review. Cardiopulm Phys Ther J, 2012, 23(1):5–13.

83. KARATZANOS E, GEROVASLI V, ZERVAKIS D, et al. Electrical muscle stimulation: an effective form of exercise and early mobilization to preserve muscle strength in critically ill patients. Crit Care Res Pract, 2012.

84. CHENG CJ, CHOU CH, LIN S. An unrecognized cause of recurrent hypercalcemia: immobilization. South Med J, 2006, 99(4):371–374.

85. GALLACHER SJ, RALSTON SH, DRYBURGH FJ, et al. Immobilizationrelated hypercalcaemia—a possible novel

mechanism and response to pamidronate. Postgrad Med J, 1990, 66(781):918–922.

86. DE BEUS E, BOER WH. Denosumab for treatment of immobilization-related hypercalcaemia in a patient with advanced renal failure. Clin Kidney J, 2012, 5(6):566–571.

87. BOOTH KA, HAYS CI. Using denosumab to treat immobilization hypercalcemia in a post-acute care patient. J Clin Endocrinol Metab, 2014, 99(10):3531–3535.

88. THOMPSON RN, ARMSTRONG CL, HEYBURN G. Bilateral atypical femoral fractures in a patient prescribed denosumab– a case report. Bone, 2014, 61:44–47.

89. ASPENBERG P. Denosumab and atypical femoral fractures. Acta Orthop, 2014, 85(1):1.

90. BONE HG, CHAPURIAT R, BRANDI ML, et al. The effect of three or six years of denosumab exposure in women with postmenopausal osteoporosis: results from the FREEDOM extension. J Clin Endocrinol Metab, 2013, 98:4483–4492.

91. TUUKKANEN J, VAANANEN HK. Omeprazole, a specific inhibitor of H+K+ATPase inhibits bone resorption in vitro. Calcif Tissue Int, 1986, 38(2):123–125.

92. ITO T, JENSEN RT. Association of long-term proton pump inhibitor therapy with bone fractures and effects on absorption of calcium, vitamin B12, iron, and magnesium. Curr Gastroenterol Rep, 2010, 12(6):448–457.

93. MARCINOWSKA-SUCHOWIERSKA EB, TALALAZ MY, WLODARCYZK AW, et al. Calcium/phosphate/vitamin D homeostasis and bone mass in patients after gastrectomy, vagotomy, and cholecystectomy. World J Surg, 1995, 19(4):597–601.

94. HANSEN KE, JONES AN, LINDSTROM MJ, et al. Do proton pump inhibitors decrease calcium absorption? J Bone Miner Res, 2010, 25(12):2786–2795.

95. TARGOWNIK LE, LIX LM, LEUNG G, et al. Proton-pump inhibitor use is not associated with osteoporosis or accelerated bone mineral density loss. Gastroenterology, 2010, 138(3):896–904.

96. JUNG HK. Is there any association of osteoporosis with proton pump inhibitor use?(Gastroenterology 2010;138:896–904). J Neurogastroenterol Motil, 2010, 16(3):35–36.

97. VESTERGAARD P, EJNMARK L, MOSEKILDE L. Proton pump inhibitors, histamine H2 receptor antagonists, and other antacid medications and the risk of fracture. Calcif Tissue Int, 2006, 7(9):76–83.

98. YANG YX, LEWIS JD, EPSTEIN S, et al. Long-term proton-pump inhibitor therapy and risk of hip fracture. JAMA, 2006, 296(24):2947–2953.

99. GRAY SL, LACROIX AZ, LARSON J, et al. Proton pump inhibitor use, hip fracture, and change in bone mineral density in postmenopausal women: results from the Women's Health Initiative. Arch Intern Med, 2010, 170(9):765–771.

100. FDA Drug Safety Communication: possible increased risk of fractures at the hip, wrist, and spine with the use of proton pump inhibitors. U.S. Food and Drug Administration. 2010–2011. http://www.fda.gov/Drugs/DrugSafety/PostmarketDrugSafetyInformationforPatients andProviders/ucm213206.htm. Accessed 12 Jan 2016.

101. HEIDELBAUGH JJ. PPI therapy: when to worry about fracture risk. J Fam Pract, 2011, 60(5):255–260.

102. TARGOWNIK LE, LESLIE WD, DAVISON KS, et al. The relationship between proton pump inhibitor use and longitudinal change in bone mineral density: a population based [study] based [on] the Canadian Multicentre Osteoporosis Study (CaMos). Am J Gastroenterol, 2012, 107:1361–1369.

103. KHALILI H, HUANG ES, JACOBSON BC, et al. Use of proton pump inhibitors and risk of hip fracture in relation to dietary and lifestyle factors: a prospective cohort study. BMD, 2012, 344:e372.

104. ADAMS AL, BLACK MH, ZHANG JL, et al. Proton-pump inhibitor use and hip fractures in men: a population-based case-control study. Ann Epidemiol, 2014, 24(4):286–298.

105. FREEDBERG DE, HAYNES K, DENBURG MR, et al. Use of proton pump inhibitors is associated with fractures in young adults: a population-based study. Osteoporos Int, 2015, 26(10):2501–2507.

106. LEONTIADIS GI, MOAYYEDI P. Proton pump inhibitors and risk of bone fractures. Curr Treat Options Gastroenterol, 2014, 12(4):414–423.

107. Johnson DA, Oldfield IV EC. Reported side effects and complications of long-term proton pump inhibitor use. Clin Gastroenterol Hepatol, 2013, 11(5):458–464.

108. SHAH NH, LEPENDU P, BAUER-MEHREN A, et al. Proton pump inhibitor usage and risk of myocardial infarction in the general population. PLoS ONE, 2015, 10.11371/journal.pone.0124653.

109. REJNMARK L, VESTERGAARD P, HEICKENDORFF L, et al. Loop diuretics increase bone turnover and decrease BMD in osteopenic menopausal women, results from a randomized controlled study with bumetanide. J Bone Miner Res, 2006, 21(1):163–170.

110. CARBONE LD, JOHNSON KC, BUSH AJ, et al. Loop diuretic use and fracture in postmenopausal women: findings from the Women's Health Initiative. Arch Intern Med, 2009, 169(2):132–140.

111. BERGMAN DA. Perspective. In: Prolonged use of loop diuretics, fracture risk in postmenopausal women. Endocrine Today. 2009. http://www.healio.com/endocrinology/bone-mineralmetabolism/news/print/endocrine-today. Accessed 10 Feb 2016.

112. LIM LS, FINK HA, BLACKWELL T, et al. Loop diuretics use and rates of hip bone loss, and risk of falls and fractures in older women. J Am Geriatr Soc, 2009, 57(5):855–862.

113. XIAO F, QU X, ZHAI Z, et al. Association between loop diuretic use and fracture risk. Osteoporos Int, 2015, 26:775–784.

114. RAJGOPAL R, BEAR M, BUTCHER MK, et al. The effects of heparin and low molecular weight heparins on bone. Thromb Res, 2008, 122(3):293–298.

115. PETTILA V, KAAJA R, LEINONEN P, et al. Thromboprophylaxis with low-molecular weight heparin in pregnancy. Thromb Res, 1999, 96:275–282.

116. MONREAL M, LAFOZ E, OLIVE A, et al. Comparison of subcutaneous unfractionated heparin with a low molecular weight heparin (Fragmin) in patients with venous thromboembolism and contraindications to coumadin. Thromb Haemost, 1994, 71(1):7–11.

117. John Hopkins Medicine. Guillain-barre and CIDP. http://www.hopkinsmedicine.org/neurology_neurosurgery/centers_clinics/peripheral_nerve/conditions/guillain_barre_and_cidp. html. Accessed 17 Jan 2016.

118. MATHEY EK, PARK SB, HUGHES RAC, et al. Chronic inflammatory demyelinating polyradiculoneuropathy: from pathology to phenotype. J Neurol Neurosurg Psychiatry, 2014, 86:973–985.

119. National Institute of Neurological Disorders and Stroke. NINDS chronic inflammatory demyelinating polyneuropathy (CIDP). http://www.ninds.nih.gov/disorders/cidp/cidp.html. Accessed 17 Jan 2016.

120. National Institute of Neurological Disorders and Stroke. Guillain-barré syndrome fact sheet. http://www.ninds.nih.gov/disorders/gbs/detail_gbs.htm#3139_3. Accessed 17 Jan 2016.

121. Center for Peripheral Neuropathy. Guillain-barré syndrome/acute demyelinating polyneuropathy. http://peripheralneuropathycenter.uchicago.edu/learnaboutpn/typesofpn/inflammatory/guillainbarre.shtml. Accessed 17 Jan 2016.

122. VAN DEN BERG B, WAIGAARD C, DRENTHEN J, et al. Guillain-Barre syndrome: pathogenesis, diagnosis, treatment and prognosis. Nat Rev Neurol, 2014, 10:469–482.

123. HUGHES RA, SWAN AV, VAN KONINGSVELD R, et al. Corticosteroids for Guillain-Barre syndrome. Cochrane Database Syst Rev, 2006, 19(2): CD001446.

124. Inhibition of complement activation (Eculizumab) in Guillain-Barre Syndrome (ICA-GBS).National Health Service Great Glasgow and Clyde, University of Glasgow. 2014. https://clinicaltrials.gov/ct2/show/NCT02029378. Accessed 30 Oct 2015.

125. ORSINI M, DE FREITAS MRG, PRESTO B, et al. Guideline for neuromuscular rehabilitation in Guillain-Barre Syndrome: what can we do? Rev Neurocience, 2010, 18(4):572–580.

126. EFTIMOV F, WINER JB, VERMEULEN M, et al. Intravenous immunoglobin for chronic inflammatory demyelinating polyradiculoneuropathy. Cochrane Database Syst Rev, 2013, 12:CD001797.

127. MEHNDIRATTA MM, HUGHES RA, AGARWAL P. Plasma exchange for chronic inflammatory demyelinating polyradiculoneuropathy. Cochrane Database Syst Rev, 2015, (8):CD003906.

128. GORSON KC. An update on the management of chronic inflammatory demyelinating polyneuropathy. Ther Adv Neurol Disord, 2012, 5(6):359–373.

129. Mathey EK, Pollard JD. New treatment for chronic inflammatory demyelinating polyneuropathy. Eur Neurol Rev, 2013, 8(1):51–56.

130. ELF K, ASHMARK H, NYGREN I, et al. Vitamin D deficiency in patients with primary immune-mediated peripheral neuropathies. J Neurol Sci, 2014, 345(1–2):184–188.

131. SKVERSKY AL, JUMAR J, ABRAMOWITZ MK, et al. Association of glucocorticoid use and low 25-hyroxyvitamin D levels: results from the National Health and Nutrition Examination Survey (NHANES): 2001–2006. J Clin Endocrinol Metab, 2011, 96(12):3838–3845.

132. CANALIS E, MAZZIOTTI G, GLUSTINA A, et al. Glucocorticoid- induced osteoporosis: pathophysiology and therapy. Osteoporos Int, 2007, 18:1319–1328.

133. MAZZIOTTI G, CANALIS E, GIUSTINA A. Drug-

induced osteoporosis: mechanisms and clinical implications. Am J Med, 2010, 123(10):877–884.

134. VAN STAA TP, LAAN RF, BARTON JP, et al. Bone density thresholds and other predictors of vertebral fracture in patients receiving oral glucocorticoid therapy. Arthritis Rheum, 2003, 48(11):3224–3229.

135. AMIN S, LAVALLEY MP, SIMMS RW, et al. The comparative efficacy of drug therapies used for the management of corticosteroid-induced osteoporosis: a meta-regression. J Bone Miner Res, 2002, 17(8):1512–1526.

136. POUWELS S, DE BOER A, LEUFKENS HGM, et al. Risk of fracture in patients with Guillain-Barre syndrome. Osteoporos Int, 2014, 25(7):1845–1851.

12　风湿性和炎性疾病引起的骨质疏松症

作者：Christina V. Oleson

译者：李常虹

近年来，对于风湿性疾病患者因炎症诱发骨质疏松症的概念越来越受到医学界的重视。骨质疏松症可能始于炎症，但关节疼痛、活动受限、进行性功能丧失和糖皮质激素治疗也在本质上促使了骨量丢失的发生。许多风湿性疾病包括系统性硬化症被认为属于非炎症性疾病，但此类疾病或发病机制与此类疾病类似的其他疾病均可增加骨质疏松症发生的风险。本章我们将讨论类风湿关节炎（RA）、系统性红斑狼疮（SLE）和强直性脊柱炎（AS）等风湿性疾病相关的炎症和非炎症诱发骨质疏松症的发病机制、诊断和流行病学情况。同时，将讨论此类骨质疏松症的治疗方法，包括药物治疗和非药物治疗。

类风湿关节炎（RA）

病因和发病机制

类风湿关节炎的本质是一种慢性关节炎症，并由炎症诱导的关节侵蚀性破坏。在受累关节的局部，骨质破坏往往累及关节软骨和骨的边缘以及关节周围的软骨。

然而，骨量丢失也可见于机体的整个骨骼，这一过程导致了临床上可见的骨质疏松症。疾病的严重程度是骨质疏松症发生的独立风险因素。

预测因素和模型

在由 Haugenberg 及其同事[1]发起的一项标志性研究中提出哪些类风湿关节炎患者应该筛查骨质疏松症，主要包括 5 个方面的参考因素：年龄、体重、炎症程度、肢体制动和曾经使用糖皮质激素的情况。

最近，Hauser 等提出了一个预测模型用于评估 RA 患者继发骨质疏松症的最主要影响因素[2]。该模型称之为类风湿关节炎骨质疏松预测工具（OPRA），它使得临床医师能够根据两个骨质疏松发生的最强预测因素进行预测。尽管作者评估了红细胞沉降率（ESR）、Larsen 评分和女性绝经年份等因素，但只有老龄和低 BMI 是 RA 继发骨质疏松症的独立预测参数[2]。

RA 继发骨质疏松症的流行病学

在美国，据估计大约有 150 万例 RA 患者，其中女性发生 RA 的风险是男性的 3 倍，最常见的始发年龄在 30~60 岁。尽管骨质疏松症是 RA 常见的关节外表现之一，但相关的流行病学研究却存在高度的异质性。一些相对久远的研究可能高估了 RA 继发骨质疏松症的发生率，因为这些研究大部分是在比较大的风湿病诊疗中心进行的，纳入的患者绝大多数都是病情比较严重的 RA。2000 年，一项纳入 925 例女性绝

C.V. Oleson, *Osteoporosis Rehabilitation*, DOI 10.1007/978-3-319-45084-1_12

经后 RA 患者的研究发现，采用 DXA 法检测的骨质疏松症发生率在腰椎为 28.8%，在股骨颈为 36.2%[3, 4]。尽管该研究纳入的患者数量足够多，但骨质疏松症的发生率似乎再次被高估，因为入组的患者来源于 21 个风湿病诊疗中心，均是去寻求更好的治疗措施，病情相对较重。在近期的文献报道中，人们也致力于更为精确地评估 RA 继发骨质疏松症的情况。以人群为基础的研究更能代表实际的疾病发生情况。一项纳入 394 例 RA 患者的挪威研究提示，RA 患者发生骨质疏松症的发生率是同居住区域年龄匹配人群的 2 倍[5]。如采用标准的骨质疏松症诊断方法 DXA 检测，人群整体的腰椎（$L_2 \sim L_4$）的骨质疏松症发生率为 16.8%，股骨颈和全髋的骨质疏松症发生率为 14.7%。但在随后的每个 10 年内，骨质疏松症的发生率呈逐渐增加的趋势，尤其是 60~70 岁年龄组拥有最高的骨质疏松症发生率和最大的 BMD 下降发生率。低骨量的预测因素主要是老龄、糖皮质激素使用和肢体残疾。

自从 2000 年 Haugenberg 及其同事的报道以来[5]，临床医师已经开始在疾病早期使用更强的能改善病情的抗风湿药（DMARDs）进行干预治疗。这一改变的最终目的就是降低骨质疏松症的发生率或延缓骨质疏松症的发生。此外，近期研究者们开展了更多这方面的研究。在 Hauser 等[2]的研究中，纳入的所有 RA 患者基本都接受了 DMARD 治疗，同时有 50% 以上的患者接受了口服或肌内注射糖皮质激素或既往使用过激素。结果发现有 29.9% 的 RA 患者出现了骨质疏松症，而与年龄、性别匹配的非 RA 患者中骨质疏松症发生率为 17.4%。女性、年龄、绝经年限、红细胞沉降率（ESR）和体重指数（BMI）是骨质疏松症发生最重要的危险因素。

在许多大型研究中，女性患者是主要或唯一的研究对象，但对于男性 RA 患者继发骨质疏松症的情况仅有小部分试验研究，结果提示骨质疏松症的发生率为 10%~29%。之所以发生率差异较大，主要是因为大部分研究纳入的对象较少以及关注了不同年龄段的患者[6-9]。他们发现 50 岁的男性患者有较高的骨质疏松症发生率，而研究对象的平均年龄为 67 岁。髋部骨质疏松症的发生率为 29%，腰椎骨质疏松症的发生率为 19%。有意思的是，骨量减少与睾酮水平无关，这与老年性骨质疏松症有所不同[6]。

RA 患者的骨折

很多研究已经探讨过 RA 合并或不合并骨质疏松症患者发生骨折的情况。其中一项纳入 110 例 RA 患者，随访 8.4 年，发现糖皮质激素使用年限、高残疾指数、老龄和肢体活动受限以及既往有骨质疏松症是骨折发生的预测因素。尤其是椎体骨折，影像学上椎体畸形的证据、糖皮质激素使用超过 1 年以及既往髋部骨量减少可预测腰椎骨折的发生。害怕跌倒或既往有过跌倒史与髋部骨折的发生显著相关。Kaz 及其同事的研究[10]发现压痛关节数和既往残疾水平可预测跌倒的风险，但该研究并未探讨跌倒与骨折的关系。女性 RA 患者且不能自行站立、不能直立行走或行走受限，同时有高水平的 ESR、健康评估问卷高评分[11]以及拥有较多的压痛关节数更容易出现骨折。

另一项研究[12]发现，跌倒和害怕跌倒与骨折的关系是类似的，且该研究更多地集中于疼痛的控制。Jamison 等发现有害怕跌倒思想的 RA 患者除了有更多的疾病并发症和更差的功能活动状态外，更容易出现疼痛强度的增加。与既往的研究结果相反，Amin 及其同事[13]的研究发现，年轻的 RA 患者较年龄大的 RA 患者更易出现骨折（<50 岁 OR 值 4.3；≥ 51 岁 OR 值 1.7）。究其原因可能与年轻患者有更多的体力活动，参加更多具有跌倒风险的活

动有关。

RA 合并骨质疏松症的治疗

药物干预

基于 RA 患者使用糖皮质激素治疗的剂量和疗程，患者可能会经历一个钙离子负平衡以及血清维生素 D 的低状态，而且通常会低于骨骼保护所要求的最低水平（30 ng/mL）[14]。鉴于较低的花费、低毒性和减少骨折风险的潜在益处，2000 年 Cochrane 综述分析指出所有使用糖皮质激素治疗的患者均应补充维生素 D 和钙剂[15]。应该根据机体每天摄入的钙量计算最佳的补钙剂量。血清 25- 羟维生素 D_3 的水平是反映体内维生素 D 生理状态的最佳指标。最低要求达到 30 ng/mL，但是对于服用激素的患者应该达到 40~60 ng/mL 的理想状态。所以为了达到这一理想水平，大部分患者需要每天口服补充维生素 D 1 000~2 000 IU，但是对于部分血清维生素 D 水平低于 30 ng/mL 的患者需要补充更大剂量的维生素 D[16]。此外，有证据表明，不管是因何种疾病使用糖皮质激素的患者，补充活性维生素 D 类似物可更有效地降低骨折的发生风险[17]。

抗 TNF 生物制剂对于阻止多种风湿性疾病（包括 RA）患者骨量丢失有一定的作用。此类药物的疗效已经被短期的前瞻性研究[18]和长达 2 年的评估研究进行了证实[19]。近期，Korczowska 及其同事发现英夫利昔单抗自治疗起始后 2 周即可发挥作用[20]。通过检测 TNF-α、IL-6、IL-17 和 IL-23 炎细胞因子，以及骨形成标志物（骨钙素）和两种骨吸收标志物（脱氧吡啶啉和 N- 末端肽），他们发现所有的细胞因子和骨代谢指标在治疗起始后随访 2 周、14 周、半年和 1 年时均出现了一定程度的下降。阿达木单抗是另外一种抗 TNF-α

生物制剂，也有研究证实其可维持但不能升高 RA 患者腰椎和股骨颈的 BMD。该研究团队纳入了 50 例 RA 患者，并前瞻性随访了 1 年的 BMD 变化。尽管整体样本分析并未增加患者 BMD，但发现治疗 16 周时血清 CRP 水平的下降与治疗 1 年时股骨颈 BMD 的增加存在相关性[21]。

迄今为止，双膦酸盐是糖皮质激素诱导骨质疏松症（GIO）的主要治疗方式。阿仑膦酸、利塞膦酸和唑来膦酸均经 FDA 批准用于治疗 GIO，但是 RA 引起的骨质疏松症不仅是因为使用激素所致。因此使用可以治疗风湿性疾病的药物特别适用于此类人群。有关阿仑膦酸和利塞膦酸的研究显示它们均可降低骨折风险[22, 23]。Eastell 等研究提示，利塞膦酸可阻止服用激素的 RA 患者进一步出现骨量丢失[24]，同时 Lems 等报道阿仑膦酸对于长期服用小剂量激素的 RA 患者的 BMD 和骨量丢失标志物具有保护作用[25]。Ebina 及其同事研究提示，由每周 1 次或每天 1 次的利塞膦酸或阿仑膦酸转换成每月 1 次的口服制剂米诺膦酸（可以诱导破骨细胞的凋亡），可以发挥很好的抗骨吸收作用[26]。米诺膦酸在日本被批准使用，而在美国目前尚未通过 FDA 的批准。从该研究得出的另外收益在于每月 1 次的用药依从性要显著优于每天或每周用药。

有关每年使用 1 次的唑来膦酸（ZA）对于治疗 RA 合并骨质疏松症的疗效方面的资料有限。尽管 ZA 被批准用于预防和治疗 GIO，但对于 RA 患者群体这一药物的使用却刚刚得到认可。一项经历 1 年的前瞻性临床研究提示 ZA 对于增加腰椎 BMD 的效果要优于利塞膦酸[27]。接受治疗评估组的患者均使用了至少 3 个月的糖皮质激素。有关治疗方式的总结详见表 12-1[19~21, 27~30]。

表 12-1　药物研究的结局

药物	推荐	注释 / 参考文献
唑来膦酸	5 mg 静脉输注	一项为期 1 年的前瞻性临床试验证实唑来膦酸对于改善 RA 患者腰椎 BMD 优于利塞膦酸[27]
特立帕肽	20 μg 皮下注射，每天 1 次	特立帕肽治疗 GIO 患者的疗效已经得到证实；提示特立帕肽对于改善 RA 患者的 BMD 和椎体骨折可能优于阿仑膦酸[28, 29]
钙剂	每天 1 000~1 500 mg	有肾脏疾病或肾结石病史的患者应谨慎使用[30]
维生素 D（使用糖皮质激素时）	每天 1 000~1 500 IU	给予充足的维生素 D，以保持血清 25−羟维生素 D_3 水平 ≥ 30 ng/mL[30]
抗肿瘤坏死因子制剂		
英夫利昔单抗	3 mg/kg 静脉输注，此后第 2、6 周输注 1 次，然后再每 8 周输注 1 次	增加 BMD[20]；改善 RA 和 AS 患者骨代谢指标和 BMD[19]
阿达木单抗	40 mg 皮下注射，每 2 周 1 次	维持但不增加患者腰椎和股骨颈 BMD[21]

迄今尚未有关于 PTH（也叫特立帕肽，商品名复泰奥）治疗 RA 合并骨质疏松症的研究报道。有两项报道[28, 29]提示 PTH 治疗 GIO 的患者，对于改善患者 BMD 和预防椎体骨折的作用优于阿仑膦酸。在最新一篇由 Gennari 和 Bilezekian 教授撰写的评论中指出，基于特立帕肽对于破骨细胞和骨细胞的直接作用（图 12-1）[31]，此药物可能会成为 RA 合并骨质疏松症的优选治疗方案[31]。

非药物干预

由于类风湿关节炎患者普遍存在较强的炎症反应、活动受限以及关节疼痛和僵硬症状，所以 RA 患者的肌肉力量仅是正常人的 30%~75%，活动耐量也仅是年龄匹配正常人群的 1/2。肌肉力量的下降联合上述危险因素导致了 RA 患者的较低水平的体力活动[32]。缺乏锻炼和长期久坐等生活方式导致了 RA 患者心血管疾病相关的死亡发生率增加 50%~60%[33]。制订个体化锻炼计划来增加肌肉力量，进而预防进一步的关节外伤，以及教育患者进行安全锻炼均可降低心血管不良事件的发生风险。一项 2009 年的 Cochrane 综述分析了 8 项有关 RA 患者锻炼方面的临床研究，总结来看整体的锻炼和更为专注的肌肉力量练习均是改善功能结局所必需的[34]。此外，适度的动态活动锻炼，并不增加患者疾病活动或关节疼痛。

既往的推荐建议很少基于 RA 患者的研究数据。美国风湿病学会已经发布了 RA 患者功能分级的指南（表 12-2），而且目前大部分的研究主要集中于功能分级 Ⅰ 或 Ⅱ 级的 RA 患者[35]。

表 12-2　类风湿关节炎功能状态分类标准

Ⅰ级	能够完成日常的功能活动，包括自我护理、工作和业余活动
Ⅱ级	业余活动能力受限。自我护理能力和工作能力相对正常
Ⅲ级	业余活动能力和工作能力同时受限。自我护理能力相对正常
Ⅳ级	工作能力、业余活动能力和自我护理能力均受限

来源：Hochberg 等[35]

de Jong 等研究提示每周 2 次共 75 分钟的训练单元可增加躯体的生理和功能状态，该训练内容包括单车训练、循环训练、排球、篮球或其他球类[36]。纳入的大部分患者并未发现关节的影像学进展，但有一小部分影像学严重的患者出现了疾病的进展。总之，有氧运动和耐力锻炼被证实可以提升患者的功能状态、肌肉力量[32, 37]，以及心血管疾病状态，尤其是血压和

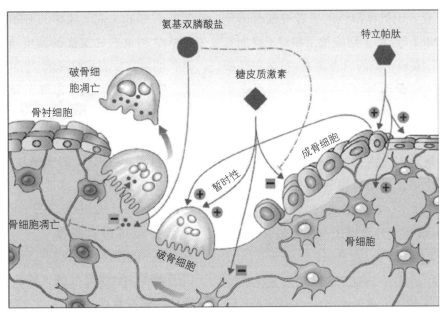

图 12-1　糖皮质激素、双膦酸盐和特立帕肽对骨细胞的作用。虚线表示双膦酸盐的潜在作用（来源：Gennari and Bilezekian[31]）

血脂[38]。然而，对于功能分级 III 或 IV 级的 RA 患者应谨慎，因为症状严重的患者存在疾病加重和关节损害增加的高风险[36]。

系统性红斑狼疮

病因学和发病机制

系统性红斑狼疮（SLE）是一种慢性自身免疫性疾病，可以出现机体多部位的炎症，包括皮肤、关节、心脏、肺、血液、肾脏和大脑。大量自身抗体的产生可加剧慢性炎症，从而导致关节的不良影响，进而引起 SLE 患者的活动受限。近些年 SLE 患者的生存率和死亡率得到了显著改善，所以人们的目光更多集中在长期并发症方面，包括骨质疏松症。SLE 患者骨量丢失的病因包括了传统的骨质疏松症危险因素（高龄、女性绝经后状态、低体重、偏食）以及风湿病的内在因素，包括炎症、代谢因素、激素因素、血清滴度和药物治疗带来的不良反应[39]。

慢性系统性炎症可导致体内肿瘤坏死因子（TNF）水平的升高。炎症也可以增加氧化型低密度脂蛋白（oLDLs）的产生，进而诱导受体活化核因子 κB 配体（RANKL）和 TNF 的产生。RANKL 和 TNF 均可以活化破骨细胞，增加破骨细胞的骨吸收活性。与此同时，oLDLs 通过减少成骨细胞的成熟阻止了骨形成。最终的总体结局就是 BMD 的下降[39]。另外，来自未治疗的绝经前女性 SLE 患者的证据提示其血清骨钙素水平低下以及成骨细胞活性下降[40]。

激素也是 SLE 患者引起骨量丢失的影响因素。SLE 患者更容易出现闭经、绝经早和高催乳素血症。男性 SLE 患者容易出现低血清雄激素水平。维生素 D 水平低下也是导致 BMD 下降的另一因素。SLE 患者往往不能晒太阳，有些患者服用羟氯喹来治疗，而羟氯喹可以阻止活性维生素 D 的产生[39, 41]。此外，富含维生素 D 的食物可增加 SLE 患者胃肠炎的发生。

血清学方面，抗 Ro 抗体与股骨颈 BMD 下降存在相关性。这一发现可能是因为抗体引起的不良反应或者因抗体阳性的患者被嘱咐避免日晒所致。Mok 等[42]的研究提示相对于高加索种族的患者，来自中国的患者抗 Ro 抗体阳性率更高，可能主要是因为中国的抗风湿病指南中均建议抗 Ro 抗体阳性患者避免日晒。通常，在某些季节很大一部分维生素 D 的吸收依赖于日晒。因此，缺乏阳光照射是导致维生素 D 缺乏的主要因素之一，进而引起了骨质疏松症的发生。抗 Sm 抗体（一种 SLE 高度特异性抗体）阳性、抗 Ro 抗体阴性被发现与股骨颈 BMD 的改善存在相关性[42]。

有关药物治疗对于 SLE 合并骨质疏松症的影响，Jardinet 等研究提示绝经前 SLE 患者长期使用糖皮质激素治疗可导致腰椎骨量的丢失但确切时间尚不确定[43, 44]。有些研究也认为糖皮质激素可能通过降低机体的炎症反应使炎症标志物维持在较低水平，从而使患者便于运动，从而正向影响 BMD 水平。一篇纳入了 16 项研究的综述分析了糖皮质激素的使用对 SLE 继发骨质疏松症的影响，报道显示 7 项研究没有发现相关性，9 项研究证实了糖皮质激素的不良反应。总之，长期使用大剂量糖皮质激素可负向

影响髋部和（或）腰椎的 BMD[41]，而用于短期病情加重或并发症的糖皮质激素冲击治疗，其长期不良反应相对降低[41, 44]。

除了糖皮质激素以外，环磷酰胺常被用于治疗重型 SLE，其可导致女性患者的绝经和骨质疏松症的发生。环磷酰胺可通过活化破骨细胞和抑制成骨细胞来减少新骨的形成。大剂量甲氨蝶呤也与骨量丢失和骨折的发生相关[46]。与此相反，用于改善 SLE 症状的羟氯喹却对患者腰椎[42, 47]和髋部[47] BMD 有改善作用。表 12-3[3, 42, 45, 47~50]总结了腰椎及髋部 BMD 降低的风险，这些主要是基于个体的研究数据。

SLE 患者的骨折

SLE 患者出现骨折的发生率为 6%~26%，而出现症状性骨折的发生率仅有 6%~12.5%[51]。尽管 SLE 患者群体骨折发生率很高，但仅有一小部分高质量的研究报道了骨折的发生率、预防和治疗措施。Ramsey-Goldman 及其研究团队[51]发现骨折的发生风险与糖皮质激素治疗持续时间有关，而 Zonana-Nacach 等[52]发现糖皮

表 12-3　SLE 患者中 BMD 研究总结

来源	设计	患者数量	腰椎 BMD	髋部 BMD
Bultink 等（2005）[48]	横向研究	107	39% 骨量减少和 4% 任何椎体骨质疏松	74% 骨量减少，3% 骨质疏松
Mok 等（2005）[42]	横断面研究	34	33% 骨量减少，42% 骨质疏松	74% 骨量减少，3% 骨质疏松
Becker 等（2001）[45]	横断面研究	67	11% 骨量减少，6% 骨质疏松	13% 骨量减少，3% 骨质疏松
Lakshminarayanan 等（2001）[47]	横断面研究	92	32% 骨量减少，15% 骨质疏松	35% 骨量减少，12% 骨质疏松
Sinigaglia 等（2000）[3]	横断面研究	84	23% 任何椎体骨质疏松	—
Pons 等（1995）[49]	横向和纵向研究	43	18% 使用糖皮质激素患者出现骨质疏松	—
Formiga 等（1995）[55]	横断面研究	74	12.1% 任何椎体骨质疏松	—

质激素总体的暴露剂量与骨折发生风险增加显著相关，平均每 36.5g 累积剂量的糖皮质激素可使骨折风险增加 2 倍。

随后 Lee 等[46]针对 304 例女性 SLE 患者骨折发生频率进行了一项为期 6 年的队列研究[51]。结果提示有 12.3% 的患者发生了骨折，而且与没有发生骨折的患者相比，发生骨折的这部分患者髋部 BMD 而不是腰椎 BMD 的 Z 值显著降低。Borba 等[53]在一项纳入了 70 例 SLE 患者和 20 例对照人群的横断面研究中评估了椎体骨折的发生情况。尽管纳入人群的平均年龄仅有 32 岁，但影像学发现的椎体骨折在 SLE 患者群体中高达 21%，而与年龄匹配的健康对照人群未有椎体骨折的发生。

为了进一步探究椎体骨折发生的危险因素，Mendoza-Pinto 及其同事[54]研究了 210 例平均年龄 48 岁的 SLE 患者，结果发现有椎体骨折的患者中骨量减少占 50.3%，骨质疏松症占 17.4%。至少有一个椎体骨折的发生率为 26.1%。有椎体骨折的患者往往平均年龄更大 [（50±14）岁 vs.（41±13.2）岁，$P=0.001$]，疾病损伤更重（57.1%vs. 34.4%，$P=0.001$），髋部 BMD 更低 [（0.902±0.160）g/cm^2 vs.（0.982±0.137）g/cm^2，$p=0.002$] 和更多处于绝经状态（61.9%vs. 45.3%，$P=0.048$）。随后的逐步回归分析提示，仅有年龄（$P=0.001$）和髋部低 BMD（$P=0.007$）是椎体骨折发生的显著危险因素[54]。骨折发生的危险因素总结见表 12-4[51, 55]。

有证据提示 SLE 患者出现的骨折未必同时伴有低 BMD。一项来自荷兰 SLE 患者的研究数据提示椎体骨折的发生率为 20%[56]，而他们把椎体骨折定义为椎体高度降低超过 20%。而这一骨折诊断标准的参考阈值要低于其他的研究，无形中高估了骨折发生的风险。然而，需要注意的是，在纳入的 107 例患者中，Genant 等利

用半定量分析工具[56]研究发现，73% 的患者至少有一个椎体高度下降 20%~25%，23% 的患者椎体高度下降 25%~40%，4% 的患者椎体高度下降超过 40%。然而整个研究中，仅有 4% 的患者 DXA 测量 T 值低于 -2.5。在本研究中，男性骨折的发生率高于女性患者。此外，研究还发现 11% 的患者既往有过非椎体骨折的病史。本研究还确定了许多可以增加骨折风险的危险因素（表 12-4）。

表 12-4　SLE 发生骨折的危险因素

危险因素	基于选取的研究结果计算相对风险	注释
发病年龄	相对风险没有计算	年龄越大越容易发生骨折
糖皮质激素累积剂量	相对风险 1.17~1.3	使用时间越长危害越大
使用口服避孕药	相对风险没有计算	少量使用与骨折风险增加相关
绝经时间	相对风险没有计算	绝经越早越容易发生骨折
痴呆	相对风险 1.67	—
癫痫	相对风险 2.01	—
一次以上的脑血管疾病史	相对风险 1.49	—
既往的脆性骨折	相对风险 4.26	—
使用口服降糖药	相对风险 1.39	—
伴有肿瘤	相对风险 1.23	—

来源：Ramsey-Goldman 等[51]，Bultink 等[55]

治疗

初始策略

在考虑起始药物治疗之前，应首先调整营养状况、限制饮酒、减少吸烟等传统危险因素。除了这些措施以外，建议补充维生素 D

和钙剂[57]。

骨化三醇已经被证实可以降低使用糖皮质激素 SLE 患者的骨量丢失。Lambrinoudaki 及其同事发现绝经前 SLE 患者每日补充 0.5 μg 的骨化三醇较不补充人群可显著改善腰椎 BMD[58]。相反，在闭经女性的研究中发现，激素替代治疗而不是骨化三醇可改善患者腰椎的 BMD。同时也没有发现可以增加髋部或桡骨的 BMD。

雌激素和雄激素

目前尚没有针对现有选择性雌激素受体调节剂的研究，相反人们却把注意力集中在探讨脱氢表雄酮（DHEA）治疗 SLE 病情活动期或继发骨质疏松方面[57]。DHEA 的代谢产物是硫酸脱氢表雄酮（DHEAS），而且 DHEA 是体内含量最多的肾上腺激素[59]。正常人体内 DHEA 的水平在 1~50 nM，但在慢性炎症状态下（如 RA 和 SLE）可出现 DHEA、DHEAS 和雄激素水平的下降，类固醇激素的使用可进一步降低这些激素的水平[60]。在由 Sawalha 和 Kovats 综述描述的一些临床试验中，发现随着起始每日 1 次 DHEA 的补充，糖皮质激素的使用剂量显著降低，但试验剂量的 DHEA 对于改善 SLE 疾病活动指数方面的疗效，不同试验存在差异[59]。

有关 DHEA 和 DHEAS 是否对骨组织有直接的作用，目前的研究结论尚不一致。在一个纳入 19 例 SLE 患者的小样本研究中[61]，9 例患者在接受 DHEA 的补充半年后并未发现 BMD 的改变，但 10 例接受安慰剂干预的患者却出现 BMD 的显著下降。本研究纳入的患者均处于疾病高活动度状态，存在多器官受累的情况。另外一项 Formiga 等的研究，纳入了 37 例研究对象，结果发现 DHEAS 的水平与腰椎和股骨颈 BMD 呈正相关[62]。此外，该研究还发现 DHEAS 水平与血清 PTH 呈负相关，这提示 DHEAS 对于保护骨组织有一定的益处。然而，有些研究并

未发现 DHEA 对于骨组织的正性作用，尤其是一项观察病情稳定期 SLE 患者的研究[63]。研究人员目前正在致力于解决哪部分 SLE 患者能够从补充 DHEA 中获益，以及在疾病的哪个阶段（病程和严重程度）进行补充 DHEA 及其代谢产物 DHEAS 收益更大[59]。

双膦酸盐

尽管大量的研究已经证实服用激素治疗的 RA 患者能够从双膦酸盐的补充中获益，但尚没有一项单一的研究探讨 SLE 患者的获益情况。然而，SLE 患者在许多研究中代表了 5%~15% 的患者群体。大部分的研究分析没有把 SLE 这部分患者群体进行独立分析，反而把男性、绝经前和绝经后女性综合在一起进行分析，最终很难得出结论。总体看来，大部分患者群体使用双膦酸盐对于 BMD 的改善有正向作用[22, 27, 64]。但是，尚不能得出双膦酸盐对于预防骨折有益作用的结论，因为在预防 GIO 的研究中，对照组和治疗组均未有骨折的出现。迄今，尚没有研究致力于探讨 PTH、生长激素或胰岛素样生长因子在 SLE 或 GIO 中的使用价值。然而，探讨这些因子对于破骨细胞的影响方面的研究还在持续增加。

强直性脊柱炎

强直性脊柱炎（AS）是一种炎性关节病，主要累及中轴骨，通常 40 岁以下男性多见[65]。AS 的炎症既可以引起骨量减少，也可以导致异常的新骨形成，韧带骨赘的形成使得椎体融合在一起导致了"竹节样脊柱"形成[65]。患者可表现为驼背、腰背部及肩部疼痛、脊柱活动度下降和功能受限。这些结构性改变也会影响肋骨，导致呼吸力学的改变。有些 AS 患者可出现肺不张和肺炎，严重的病例可出现脊髓损伤[66]。

或许更加令人沮丧的是，AS 往往确诊较晚，很多时候到了疾病晚期才确诊。AS 最有效的治疗药物是 TNF-α 抑制剂，但如果在晚期使用其作用有限，早期使用可很好地控制病情进展[65]。尽管在美国 AS 的患病率仅为 0.5%，但疾病可导致工作能力丧失、提前退休、巨大的花费及生活质量的下降[67]。

AS 的发病受到遗传和环境因素的双重影响，同时也是一个自身免疫和自身炎症因子相互作用的结果。遗传证据导致特定的免疫通路，即 IL-17 和 IL-23 的上调，进而活化核因子 κB，最终调控 CD8 和 CD4 阳性 T 细胞的亚群比例。自体反应性 T 细胞和自身抗体的产生代表了自身免疫的过程，而单一免疫调节基因的突变导致细胞因子加速产生，代表了自身炎症反应过程[65]。环境因素可触发疾病或加重 AS 的病情，特定的病原体可引起疾病的复发。内在和外在的机械压力可引起全身，尤其是中轴脊柱及肌腱附着点的炎症反应，提升 IL-23R⁺T 细胞的产生。此外动物研究方面提示，负重和生物应力参与了 AS 的炎症过程[68]。

AS 合并骨质疏松症的诊断

尽管 AS 合并骨质疏松症很常见，但往往因韧带骨赘形成和脊柱僵硬导致视觉混淆，反而诊断得比较晚。因此，BMD 的检测结果可能会被人为地升高，骨量减少或骨质疏松症的程度也许因此不受重视[69]。

因 AS 患者脊柱骨化通常发生在关节突关节周围、间盘椎体终板和纤维环，导致脊柱侧位的间隙相对增大，为此侧位 DXA 的测量相对于前后位的测量更能精确地评估 AS 患者可能存在的骨质疏松症。此外侧位扫描可以更为清晰地观察整个椎体，包括 80% 的小梁骨[70]。Klingberg 等研究了 87 例女性 AS 患者和 117 例男性 AS 患者采用侧位和前后位腰椎 BMD 扫描，

男性患者中侧位扫描发现骨质疏松症的病例远多于前后位扫描。与此同时，研究发现前后位扫描在女性患者中发现骨质疏松症发生率很高，然而侧位扫描并未发现，提示特定的影像模式对于辅助早期诊断骨质疏松症在男性患者中优于女性患者。在有些情况下，侧位和前后位扫描需要合并使用，因为这样可以建立一个三维立体的 BMD 检测工具，优于二维的 BMD 区域测量的方式。

Emohare 及其同事[71]更近一步采用 CT 衰减模型代替 DXA，用于评估 AS 患者中骨质疏松症和骨折发生情况。

在 17 例患者中，他们发现有 82%~88% 的患者在基于机器选择的敏感性阈值基础上被认为有骨质疏松症。Pickhardt 等[72]提出了新的概念，他们发现因其他原因完善的腹部 CT 可以观测到 L₁ 椎体，可以进一步用于评估患者骨质疏松症情况，以减少额外的射线暴露和花费。如果没有发生 L₁ 椎体骨折，就可以进一步评估患者的腰椎骨密度，而不需要患者再进一步完善其他的扫描。

挑战不仅存在于骨质疏松症的诊断，还存在于骨折发生的时间窗。许多研究病例指出，挑战在于韧带骨赘和骨质增生。对于颈椎，新发的椎体骨折可能会在跌倒损伤后短时间内被错过。疼痛可能会持续存在，但是 24 小时后才能通过 X 线片发现骨折，而且通常只有通过 CT 或 MRI 才能发现[73]。在 Fatemi 等描述的病例中显示，非移位的骨折容易被普通的 X 线平片和 CT 检查漏诊，直到 20 小时后骨折变为移位骨折，患者再次因神经症状来到医院通过 MRI 检查发现。Harrop 等[74]也描述了一例错过手术的骨折，该骨折仅通过高分辨多排 CT 发现，标准的 CT、X 线平片和 MRI 均未发现骨折。为此多篇文章针对是否有必要对 AS 患者发生颈部或其下部脊柱任何损伤后都进行 MRI 的检查进行

了讨论。虽然 MRI 的花费并不是很重要，但并没有就此与未能确诊骨折所致脊髓损伤导致的患者和社会的潜在花费进行比较。图 12-2 和图 12-3 展示了颈椎骨折和患者腰椎和胸椎大面积强直性脊柱炎。有关这个问题需要在未来研究中进一步去分析。

AS 合并骨质疏松症的病因学和病理生理学

Klingberg 等[70] 的研究发现 AS 患者出现低 BMD 与女性、老龄、低体重指数、骨折遗传因素、家庭体力活动评分与工作指数及绝经持续时间相关[75]。另外，与功能和用药相关的因素包括病程、高 Bath 强直性脊柱炎测量指数

（BASMI）、高改良的斯托克强直性脊柱炎脊柱评分（mSASSS）、炎症指标的升高（ESR、CRP）和低血红蛋白。AS 合并骨质疏松症的影响因素以及其他与骨质疏松症相关但与 AS 本身无关的因素总结见表 12-5[69, 70, 76~78]。

在所有影响因素中，许多研究者认为炎症水平是决定 AS 患者骨量丢失程度的主要因素。一项纳入 34 例 AS 患者的回顾性研究[76] 发现，仅病情持续活动的患者会在病程的早期出现显著的骨量丢失。对于这些活动性病变，随访 19 个月发现腰椎和股骨颈骨量丢失的发生比例分别为 5% 和 3%，然而在病情稳定的患者中未发现显著的骨量丢失。此外，病情活动患者会出现血清 IL-6 水平显著升高，但其他因素如体力

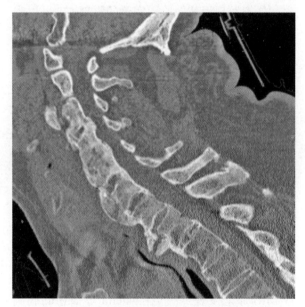

图 12-2　强直性脊柱炎患者颈椎 CT 扫描。一例 75 岁老年男性长期病程患者。影像所示：C5 前方骨化伴陈旧性骨折，同时上胸部僵直样改变（来源：Thomas Jefferson University Department of Radiology, Philadelphia, PA. Used with permission）

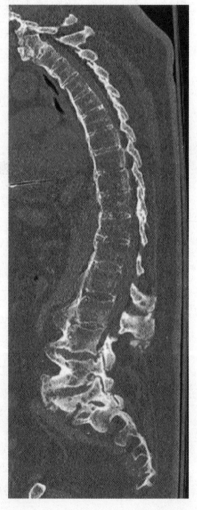

图 12-3　强直性脊柱炎患者胸腰椎 CT 扫描。影像所示：中上胸椎以及腰骶椎大面积的硬化强直，伴多节段退行性改变（来源：Thomas Jefferson University Department of Radiology, Philadelphia, PA. Used with permission）

活动或治疗药物也会影响 BMD 水平。

表 12-5　AS 合并骨质疏松的影响因素

来源	例数	研究结局
Franck 等[69]	504	患者血清骨保护素水平显著降低，可能对于免疫反应和相对的破骨细胞活化增强状态有关
Klingberg 等[70]	204	低 BMD 与女性、老龄、低体重指数、骨折遗传因素、家庭体力活动评分与工作指数以及绝经后年龄相关
Gratacos 等[76]	34	仅病情持续活动的患者会出现早期的骨量丢失；有 19 个月病程者其腰椎和股骨颈骨量丢失的比例分别为 5% 和 3%；值得注意的是，病情稳定的患者没有出现显著的骨量丢失；活动性病变的患者同样提示血清 IL-6 水平的升高，但其他因素如体力活动或药物治疗也会影响 BMD 水平
Maillefert 等[77]	54	在 34 例患者平均随访 2 年中没有发现腰椎 BMD 的显著改变，但的确发现了 1.6% 的患者出现了股骨颈 BMD 的下降。ESR 和 CRP 的显著升高仅见于股骨颈骨量丢失的患者
Cai 等[78]	1 001	血清维生素 D 水平与疾病活动度紧密相关（SMD=0.71，$P<0.001$），其与 ESR 的相关程度高于 CRP 或 BASDAI。钙和 PTH 水平与疾病活动度无关

随后，由 Maillefert 等开展的为期 2 年的前瞻性研究再次评估了 AS 患者的骨密度[77]。研究提出的科学问题是腰椎和股骨颈 BMD 的改变是否与以下 3 种因素相关：体力活动受损、持续的系统性炎症状态（定义为 ESR ≥ 28 mm/h 或平均 CRP ≥ 15 mg/L）。在平均 2 年的评估中，34 例患者并未发现腰椎 BMD 的改变，但发现 1.6% 的患者出现股骨颈 BMD 的下降。ESR 和 CRP 水平的显著升高仅见于股骨颈骨量丢失的患者。

AS 患者中骨代谢标志物出现了变化。Frank 及其同事[69]评估了骨保护素（OPG）与 AS 患者炎症和骨质疏松症的关系。作为核因子 κB 配体（RANKL）受体激活剂的诱饵蛋白受体，OPG 可以与 RANKL 结合，进而阻止 RANK 介导的核因子 κB 信号的活化，最终抑制免疫相关基因和固有免疫调节基因的转录[79]。研究人员发现 AS 患者体内 OPG 水平下降，可能与免疫反应相关。OPG 还可以通过减少破骨细胞的生成来抑制破骨细胞的分化发育，这也是组织过多骨吸收发生的关键步骤。如果 OPG 水平下降，就会出现破骨细胞相对过度活化的状态[80]。

有关维生素 D 在 AS 患者中预防骨质疏松症发生的作用尚不清楚。2015 年，Cai 等对 8 个病例对照研究进行了分析，涉及 533 例 AS 患者和 478 例匹配对照人群[78]。他们评估了 ESR、CRP、Bath 强直性脊柱炎活动指数（BASDAI）与血钙、PTH 和血清 25- 羟维生素 D_3 水平之间的相关性。结果发现血清维生素 D 水平与疾病活动度密切相关［标准化均数差（SMD）=-0.71，$P<0.001$］，与 ESR 的相关程度大于 CRP 或 BASDAI。血钙和 PTH 水平与疾病活动度无关。其他对于维生素 D 作用的研究提示，血清维生素 D 水平应该维持在 30~35 mg/dL，这也是最低的目标治疗范围。

AS 合并骨质疏松症的流行病学

多项研究已经评估过多种形式下 AS 患者群体中骨质疏松症的发生情况。最新的评估数据显示，骨质疏松症的整体发生率为 25%，椎体骨折的发生率为 10%，而这些数据也受到假性增高的 BMD 以及骨折后患者缺乏不适症状的影响[81]。通常骨质疏松症的诊断被人们低估了，以至于治疗也不够及时，所以早期研究中骨质疏松症发生率相对较低，尤其是在推荐使用 CT 或侧位 DXA 诊断骨质疏松症之前的研究。Weidjen 等[82]的综述，指出有 7 项研究发现低 BMD 的发生率为 51%~54%，但按照 WHO 的骨质疏松症诊断标准，仅有 13%~16% 的患者被确诊为骨质疏松症。尽管该综述分析关注的患者群体是病程小于 10 年且以颈部或腰部疼痛作为初发表现的 AS 患者。很多时候，AS 的诊断被延误了，骨质疏松症的筛查也不能够在病程的早期进行完善，而是到病程的晚期才能实现[81]。

Klingberg 等[70] 报道了 204 例 AS 患者中，34% 的年龄在 50 岁以下的患者其髋部和（或）腰椎 BMD Z 值 <-1.0，4.9% 的患者 BMD 低于同年龄组的预测范围，Z 值 <-2.0。然而，对于大于 50 岁的患者，骨质疏松症的发生更为常见，43.6% 的患者出现了骨量减少，20.8% 的患者达到了 WHO 骨质疏松症诊断标准。无论是男性还是女性，脊柱是骨量减少或骨质疏松症发生的最常见部位，其次是桡骨和股骨颈。

Ghozlani 等评估了 AS 患者中骨质疏松症和椎体骨折的发生情况[83]。在纳入的 80 例患者中骨质疏松症发生率为 25%，椎体骨折发生率为 18.8%。该研究并未报道骨量减少的具体发生情况。与低 BMD 相关的因素主要包括长病程、高 Bath 强直性脊柱炎疾病活动度指数和低 BMI。Wang 等评估了 504 例长病程 AS 患者，与 106 例年龄、性别匹配的对照人群相比，AS 患者骨质疏松症发生率更高（9.7% 和 0），骨

量减少发生率也更高（57.5% 和 34.9%）[84]。对于腰椎骨量丢失发生的危险因素包括幼年发病、晨僵持续时间大于 30 分钟和 ESR 升高，而对于股骨骨量丢失发生的危险因素是女性、老龄、髋部强直和缺乏规律治疗。有意思的是，糖皮质激素的使用与髋部或腰椎骨量丢失的发生并无相关性。

AS 的骨折

AS 患者中椎体骨折的发生率为 12%~32.4%。一项纳入 66 000 例患者的大型研究发现，椎体骨折发生率低于 1%，但该研究是基于患者调查问卷完成的。通常患者不会意识到是出现了椎体塌陷与椎体骨折一致，直到自己感觉到了疼痛或无力时才发现。47% 完成的调查问卷提示骨折足以引起神经损害[85]。该研究的优势在于它是一项基于人群为基础的研究，而不是来源于风湿病诊疗中心的研究，为此纳入的患者也更为复杂。

在 Ghozlani 等[83] 的研究中，腰椎骨折可见于 18.8% 的患者，与之相关的最大危险因素是病程和 mSASSS。该研究仅关注了椎体骨折 2 级（椎体高度下降 26%~40%）和 3 级（椎体高度下降大于 40%）的患者。有关骨质疏松症和椎体骨折发生情况的总结见表 12-6[70, 81~83, 85, 86]。

表 12-6　AS 患者合并骨质疏松症和椎体骨折时的发生情况

来源	例数	年龄（岁）	姓名（男/女）	AS 病程（年）	测量方法	结果 骨质疏松症（%），椎体骨折（%）	评价
Van der Weidjen 等[82]	482	35	419/63	8	DXA（T 值）	骨质疏松症 13%~16%	系统综述
Klingberg 等[70]	204	50	117/87	15	DXA（T 值）	骨质疏松症 21%	基于侧位 DXA 扫描，比较前后位扫描显示更低的 BMD
Ghozlani 等[83]	80	39	67/13	11	DXA（T 值）	骨质疏松症 25%	T_4~L_4 的部分椎体显示不清
Vosse 等[85]	59	57	44/13	25	患者调查问卷	椎体骨折 0.4%	研究对象完成了临床确诊的椎体骨折问卷调查

来源：Davey-Ranasinghe[81] 和 El Maghraoui A[86]

药物治疗

维生素和激素

尽管尚没有欧洲或北美洲相关组织发布的 AS 合并骨质疏松症的治疗指南，但应在 AS 确诊早期进行骨质疏松症的筛查。初步的管理包括制定合适的预防措施，包括评估钙和维生素 D 的日摄入量，筛查基线时血清钙、PTH 和 25-羟维生素 D_3 水平，评估雌激素、睾酮、生长激素和甲状腺功能等内分泌情况。然而，目前尚未有对照研究评估维生素 D、钙剂、激素或其他形式的激素替代治疗或预防 AS 相关的骨质疏松症。

双膦酸盐

两项帕米膦酸盐的研究提示，该药物可通过降低炎症水平进而降低骨转换标志物，而不是治疗骨质疏松症[87, 88]。然而，经过 3~6 个月的评估并未发现 BMD 的改善。这两项研究均是 15~20 年前开展的，其他的研究可能最终证实双膦酸盐对于治疗骨质疏松症有更大的潜能。

有两项唑来膦酸治疗 AS 继发炎症的研究需要讲述[89, 90]。其中一项研究，Sargin 和 Senturk 发现唑来膦酸的耐受性良好，使用 3 个月后可降低疾病活动度、减少脊柱疼痛和降低炎症指标（ESR 和 CRP）。双膦酸盐的作用机制主要是抑制破骨细胞活性和调节促炎细胞因子的分泌。有关骨转换标志物的检测和 DXA 测量 BMD 该研究并未进行。迄今为止，尚没有对照研究评估其他的双膦酸盐用于改善 AS 患者的 BMD。

TNF-α 抑制剂

如 Gratacos[76] 和 Maillefert[77] 的报道所示，病程、升高的 ESR 和 CRP 与骨量丢失相关，为此 TNF-α 抑制剂对于治疗和预防骨质疏松症可能有效。因为 TNF-α 是一种细胞因子，它可以在雌激素缺乏的情况下促进侵蚀性关节炎关节周围的骨吸收，阻止 TNF-α 的功能，在理论上可以促进骨的形成。

英夫利昔单抗是一种人源化单克隆抗体，成功用于降低类风湿关节炎和脊柱关节炎的炎症。Allali 等[91] 评估了 29 例多种形式的脊柱关节病患者，大部分在基线、第 2 周和第 6 周接受了 5 mg/kg 英夫利昔单抗注射治疗。腰椎、全髋 BMD 显著增加，股骨大转子 BMD 增加更为显著。该研究中仅有 4 例患者使用了糖皮质激素，结果这 4 例患者未见 BMD 的增加。ESR 和 CRP 水平在治疗第 6 周时较基线显著下降，大约半年后随访发现较基线水平仍显著下降。

最新一项 III 期临床试验中，纳入了 279 例患者，结果发现接受英夫利昔单抗治疗的 AS 患者腰椎和髋部 BMD 增加的比例为 2.5% 和 0.5%，高于对照人群 0.5% 和 0.2%[92]。受试者群体分别接受了试验用药物和安慰剂每 2 周 1 次的治疗。血清骨碱性磷酸酶（BAP）和（或）骨钙素水平升高的患者对英夫利昔单抗反应较早。研究初期即有 BAP 和骨钙素升高的患者在研究终点均出现 BMD 的显著改善。

非药物治疗

AS 患者的姿势、协调性、运动感知及平衡方面均受到疾病的影响[73]。Pompeu 等描述了 AS 患者的姿势改变情况，发现胸腰椎后凸和髋关节屈曲比较多见，进而使得重心前移，机体不自主地出现膝和踝关节的屈曲现象[93]。一项纳入 12 例 AS 患者及 12 例与年龄匹配的健康对照人群研究显示，AS 患者髋关节和膝关节活动度显著降低，从而导致动静态的失衡[94]。物理治疗师应尽可能早地帮助此类患者纠正这些缺陷，以最大限度地保持患者的功能状态。

有报道提示，AS 患者存在运动感知和前庭功能的受损。非甾体抗炎药（NSAID）对于运动感知究竟有多大影响尚不清楚。已知 NSAIDs 具有耳毒性，其对于平衡和运动感知也存在潜在危害[73]。脊柱附着点炎可进一步加剧 AS 患者的运动感知缺陷。

当视野与运动感知同时受损时，跌倒的风险会显著增加。这一担忧，再加上运动无力、耐力不足和药物不良反应，增加了通过物理治疗的方法以教育患者保护性跌倒技术和预防性安全措施的必要性。尚没有研究关注运动锻炼改善 AS 患者的骨质疏松症，但脊柱骨折的发生风险的确存在于疾病的各个阶段。许多治疗中心为弥补 AS 患者运动功能缺陷制订了结构性家庭锻炼计划，并为家庭和社区安全活动提供了长期指导。

参考文献

1. HAUGENBERG G, ORSTOVIK RE, UHLIG T, et al. Clinical decision rule in rheumatoid arthritis: do they identify patients at high risk for osteoporosis? Testing clinical criteria in a population based cohort of patients with rheumatoid arthritis recruited from the Oslo Rheumatoid Arthritis Register. Ann Rheum Dis, 2002, 61:12085–12089.

2. HAUSER B, RICHES PL, WILSON JF, et al. Prevalence and clinical prediction of osteoporosis in a contemporary cohort of patients with rheumatoid arthritis. Rheumatology, 2014, 53(10):1759–1766.

3. SINIGAGLIA L, NERVETTI A, MELA Q, et al. A multicenter cross sectional study on bone mineral density in rheumatoid arthritis. Italian Study Group on Bone Mass in Rheumatoid Arthritis. J Rheumatol, 2000, 27(11):2582–2589.

4. REID DM, KENNEDY NS, NICOLL J, et al. Total and peripheral bone mass in patients with psoriatic arthritis and rheumatoid arthritis. Clin Rheumatol, 1986, 5:372–378.

5. HAUGENBERG G, UHLIG T, FALCH JA, et al. Bone mineral density and frequency of osteoporosis in female patients with rheumatoid arthritis. Arthritis Rheum, 2000, 43:522–530.

6. STAFFORD L, BLEASEL J, GILES A, et al. Androgen deficiency and bone mineral density in men with rheumatoid arthritis. J Rheumatol, 2000, 27:2786–2790.

7. TENGSTRAND B, HAFSTROM I. Bone mineral density in men with rheumatoid arthritis is associated with erosive disease and sulfasalazine treatment but not with sex hormones. J Rheumatol, 2002, 29:2299–2305.

8. HAUGEBERG G, UHLIG T, FALCH JA, et al. Reduced bone mineral density in male rheumatoid arthritis patients: frequencies and associations with demographic and disease variables in ninety-four patients in the Oslo County Rheumatoid Arthritis Register. Arthritis Rheum, 2000, 43:2776–2784.

9. SINIGAGLIA L, VARENNA M, GIRASOLE G, et al. Epidemiology of osteoporosis in rheumatic diseases. Rheum Dis Clin N Am, 2006, 32:631–658.

10. KAZ KAZ H, JOHNSON D, KERRY S, et al. Fall-related risk factors and osteoporosis in women with rheumatoid arthritis. Rheumatology (Oxford), 2004, 43(10):1267–1271.

11. BRUCE B, FRIES JF. The Health Assessment Questionnaire (HAQ). Clin Exp Rheumatol, 2005, 23 Suppl 39:14–18.

12. JAMISON M, NEUBERGER GB, MILLER PA. Correlates of falls and fear of falling among adults with rheumatoid arthritis. Arthritis Rheum, 2003, 49:673–680.

13. AMIN S, GABRIEL S, ACHENBACH S, et al. Fracture risk is increased in young women with rheumatoid arthritis. J Bone Miner Res, 2011, 26(Suppl 1):669–676.

14. RODRIGUES PEREIRA RM, FREIRE DE CARVALHO J, CANALIS E. Glucocorticoid-induced osteoporosis in rheumatic diseases. Clinics (San Paolo), 2010, 65(11):1197–1205.

15. HOMIK JJ, SUAREZ-ALMAZOR ME, SHEA B, et al. Calcium and vitamin D for corticosteroid-induced osteoporosis. Cochrane Database Syst Rev, 2000, 2, CD000952.

16. HEANEY RP. The vitamin D requirement in health and disease. J Steroid Biochem Mol Biol, 2005, 97:13–19.

17. RICHY F, SCHACT E, BRUYERE O, et al. Vitamin D analogs versus native vitamin D in preventing bone loss and osteoporosis-related fractures. Calcif Tissue Int, 2005, 76:176–186.

18. LANGE U, TEICHMANN J, MULLER-LADNER U, et al. Increase in bone mineral density of patients with rheumatoid arthritis treated with anti-TNF alpha antibody: a prospective open-label pilot study. Rheumatology, 2005, 44:1546–1548.

19. DISCHEREIT G, TARNER IH, MULLER-LADNER U, et al. Infliximab improves bone metabolism and bone mineral density in rheumatoid arthritis and ankylosing spondylitis:

a prospective 2-year study. Clin Rheumatol, 2013, 32:377–381.

20. KORCZOWSKA I, LACKL JK, HRYCAJ P. Influence of infliximab on cytokines network and markers of bone remodeling in rheumatoid arthritis patients. Yonsei Med J, 2013, 54(1):183–188.

21. WIJBRANDTS CA, KLAASEN R, DIJKGRAAF MGW, et al. Bone mineral density in rheumatoid arthritis patients 1 year after adalimumab therapy: arrest of bone loss. Ann Rheum Dis, 2009, 68:373–376.

22. SAAG KG, EMKEY R, SCHNITZER TJ, et al. Alendronate for the prevention and treatment of glucocorticoid-induced osteoporosis. N Engl J Med, 1998, 339:292–299.

23. FENG Z, ZENG S, WANG Y, et al. Bisphosphonates for the prevention and treatment of osteoporosis in patients with rheumatic diseases: a systemic review and meta-analysis. PLoS ONE, 2013, 8(12):e80890.

24. EASTELL R, DEVOGELAER JP, PEEL NF, et al. Prevention of bone loss with risedronate in glucocorticoid-treated rheumatoid arthritis patients. Osteoporos Int, 2000, 11:331–337.

25. LEMS WF, LODDER MC, LIPS P, et al. Positive effect of alendronate on bone mineral density and markers of bone turnover in patients with rheumatoid arthritis on chronic treatment with low-dose prednisone: a randomized, double-blind, placebocontrolled trial. Osteoporos Int, 2006, 17:716–723.

26. EBINA K, NOGUCHI T, HIRAO M, et al. Effects of switching weekly alendronate or risedronate to monthly minodronate in patients with rheumatoid arthritis: a 12-month prospective study. Osteoporos Int, 2016, 27(1):351–359.

27. REID DM, DEVOGELAER JP, SAAG K, et al. Zoledronic acid and risedronate in the prevention and treatment of glucocorticoid-induced osteoporosis (HORIZON): a multicenter double-blind, double-dummy, randomized controlled trial. Lancet, 2009, 373(9671):1253–1263.

28. SAAG KG, SHANE E, BOONEN S, et al. Teriparatide or alendronate in glucocorticoid-induced osteoporosis. N Engl J Med, 2007, 357(20):2028–2039.

29. SAAG KG, ZANCHETTA JR, DEVOGELAER JP, et al. Effects of teriparatide versus alendronate for treating glucocorticoid-induced osteoporosis: thirty-six month results of a randomized double-blind controlled trial. Arthritis Rheum, 2009, 60(11):3346–3355.

30. National Osteoporosis Foundation. Clinician's guide to prevention and treatment of osteoporosis. Washington, DC: National Osteoporosis Foundation, 2013:14–23.

31. GENNARI L, BILEZEKIAN JP. Glucocorticoid-induced osteoporosis: hope is on the HORIZON. Lancet, 2009, 373(9671):1225–1226.

32. PEDERSEN BK, SALTIN B. Exercise as medicine-evidence for prescribing exercise as therapy in 26 different chronic diseases. Scand J Med Sci Sports, 2015, 25 Suppl 3:1–72.

33. LINDHARDSEN J, GISLASON GH, AHLEHOFF O, et al. Excess mortality from cardiovascular disease in patients with rheumatoid arthritis. Ugeskr Laeger, 2011, 173:343–346.

34. HURKMANS E, VAN DER GIESEN FJ, VLIET VLIELAND TPM, et al. Dynamic exercise programs (aerobic capacity and/or muscle strength training) in patients with rheumatoid arthritis (review). Cochrane Database Syst Rev, 2009, 4:CD006853.

35. HOCHBERG MC, CHANG RW, DWOSH I, et al. The American College of Rheumatology 1991 revised criteria for the classification of global functional status in rheumatoid arthritis. Arthritis Rheum, 1992, 35(5):498–502.

36. DE JONG Z, MUNNEKE M, LEMS WF, et al. Is a long term high-intensity exercise program effective and safe in patients with rheumatoid arthritis: results of a randomized controlled trial. Arthritis Rheum, 2003, 48:2415–2424.

37. STRASSER B, LEEB G, STREHBLOW C, et al. The effects of strength and endurance training in patients with rheumatoid arthritis. Clin Rheumatol, 2011, 30:623–632.

38. STAVROPOULOS-KALINOGLOU A, METSIOS GS, VELDHUIJZEN VAN ZANTEN JJ, et al. Individualized aerobic and resistance exercise training improves cardiorespiratory fitness and reduces cardiovascular risk in patients with rheumatoid arthritis. Ann Rheum Dis, 2013, 72:1819–1825.

39. BULTINK IEM, VIS M, VAN DER HORST-BRUINSMA IE, et al. Inflammatory rheumatic disorders and bone. Curr Rheumatol Rep, 2012, 14:224–230.

40. TEICHMANN J, LANGE U, STRACKE H, et al. Bone metabolism and bone mineral density of systemic lupus erythematosus at the time of diagnosis. Rheumatol Int, 1999, 18:137–140.

41. GARCIA-CARRASCO M, MENDOZA-PINTO C, ESCÁRCEGA RO, et al. Osteoporosis in patients with systemic lupus erythematosus. Isr Med Assoc J, 2009, 11:486–491.

42. MOK CC, MAK A, MA KM. Bone mineral density in

postmenopausal Chinese patients with systemic lupus erythematosus. Lupus, 2005, 14:106–112.

43. JARDINET D, LEFEBVRE C, DEPRESSEUX G, et al. Longitudinal analysis of bone mineral density in pre-menopausal female systematic lupus erythematosus patients: deleterious role of glucocorticoid therapy at the lumbar spine. Rheumatology, 2000, 39:389–392.

44. KIPEN Y, BRIGANTI E, STRAUSS B, et al. Three year followup on bone mineral density change in premenopausal women with systemic lupus erythematosus. J Rheumatol, 1999, 26:310–317.

45. BECKER A, FISCHER R, SCHERBAUM WA, et al. Osteoporosis screening in systemic lupus erythematosus: impact of disease duration and organ damage. Lupus, 2001, 10:809–814.

46. LEE C, MANZI S, RAMSEY-GOLDMAN R. Bone loss and fractures in systemic lupus erythematosus. In: Maricic M, Gluck OS, editors. Bone disease in rheumatology. Philadelphia: Lippincott, 2005:79–86.

47. LAKSHMINARAYANAN S, WALSH S, MOHANRAJ M, et al. Factors associated with low bone mineral density in female patients with systemic lupus erythematosus. J Rheumatol, 2001, 28:102–108.

48. BULTINK IEM, LEMS WF, KOSTENSE PJ, et al. Prevalence of and risk factors for low bone mineral density and vertebral fractures in patients with systemic lupus erythematosus. Arthritis Rheum, 2005, 54:2044–2050.

49. PONS F, PERIS P, GUAÑABENS N, et al. The effect of systemic lupus erythematosus and long-term steroid therapy on bone mass in pre-menopausal women. Br J Rheumatol, 1995, 34(8):742–746.

50. FORMIGA F, MOGA I, NOLLA JM, et al. Loss of bone mineral density in premenopausal women with systemic lupus erythematosus. Ann Rheum Dis, 1995, 54(4):274–276.

51. RAMSEY-GOLDMAN R, DUNN JE, HUANG CF, et al. Frequency of fractures in women with systemic lupus erythematosus: comparison with United States population data. Arthritis Rheum, 1999, 42:882–890.

52. ZONANA-NACACH A, BARR S, MAGDER LS, et al. Damage in systematic lupus erythematosus and its association with corticosteroids. Arthritis Rheum, 1999, 42:1801–1808.

53. BORBA VZ, MATOS PG, DA SILVA VIANA PR, et al. High prevalence of vertebral deformity in premenopausal systemic lupus erythematosus patients. Lupus, 2005, 14:529–533.

54. MENDOZA-PINTO C, GARCÍA-CARRASCO M, SANDOVAL-CRUZ H, et al. Risk factors of vertebral fractures in women with systemic lupus erythematosus. Clin Rheumatol, 2009, 28(5):579–585.

55. BULTINK IE, HARVEY NC, LALMOHAMED A, et al. Elevated risk of clinical fractures and associated risk factors in patients with systemic lupus erythematosus versus matched controls: a population-based study in the United Kingdom. Osteoporos Int, 2014, 25(4):1275–1283.

56. GENANT HK, WU CY, VAN KUJIK C, et al. Vertebral fracture assessment using a semiquantitative technique. J Bone Miner Res, 1993, 8:1137–1148.

57. SEN D, KEEN RW. Osteoporosis in systemic lupus erythematosus: prevention and treatment. Lupus, 2001, 10:227–232.

58. LAMBRINOUDAKI I, CHAN DT, LAU CS, et al. Effect of calcitriol on bone mineral density in premenopausal Chinese women taking chronic steroid therapy. A randomized, double blind, placebo controlled study. J Rheumatol, 2000, 27:1759–1765.

59. SAWALHA AH, KOVATS S. Dehydroepiandrosterone in systemic lupus erythematosus. Curr Rheumatol Rep, 2008, 10(4):286–291.

60. VAN VOLLENHAVEN RF. Dehydroepiandrosterone in systemic lupus erythematosus. Rheum Dis Clin N Am, 2000, 26:349–362.

61. VAN VOLLENHOVEN RF, PARK JL, GENOVESE MC, et al. A double-blind, placebocontrolled trial of dehydroepiandrosterone in severe systemic lupus erythematosus. Lupus, 1999, 8(3):181–187.

62. FORMIGA F, MOGA I, NOLLA JM, et al. The association of dehydroepiandrosterone sulfate levels with bone mineral density in systemic lupus erythematosus. Clin Exp Rheumatol, 1997, 15(4):387–392.

63. HARTKAMP A, GEENEN R, GODAERT GL, et al. The effect of dehydroepiandrosterone on lumbar spine bone mineral density in patients with quiescent systemic lupus erythematosus. Arthritis Rheum, 2004, 50(11):3591–3595.

64. COHEN S, LEVY RM, KELLER M, et al. Risedronate therapy prevents corticosteroid-induced bone loss: a twelve-month, multicenter, randomized, doubleblind, placebo-controlled parallel-group study. Arthritis Rheum, 1999, 42(11):2309–2318.

65. SMITH JA. Update on ankylosing spondylitis: current concepts in pathogenesis. Curr Allergy Asthma Rep, 2015,

15:489–498.

66. Mayo Clinic. Ankylosing spondylitis: symptoms and causes. http://www.mayoclinic.org/diseasesconditions/ankylosing-spondylitis/basics/definition/con-20019766. Accessed 10 Oct 2015.

67. BOONEN A, SEVERENS JL. Ankylosing spondylitis: what is the cost to society, and can it be reduced? Best Pract Res Clin Rheumatol, 2002, 16:691–705.

68. SHERLOCK JP, JOYCE-SHAIKH B, TURNER SP, et al. IL-23R induces spondyloarthropathy by acting on ROR-gamma+ CD3+CD4-CD8- entheseal resident T cells. Nat Med, 2012, 18:1069–1076.

69. FRANCK H, MEURER T, HOFBAUER LC. Evaluation of bone mineral density, hormones, biochemical markers of bone metabolism, and osteoprotegerin serum levels in patients with ankylosing spondylitis. J Rheumatol, 2004, 31(11):2236–2241.

70. KLINGBERG E, LORENTZON M, GEIJER M, et al. Osteoporosis in ankylosing spondylitis-prevalence, risk factors, and methods of assessment. Arthritis Res Ther, 2012, 14(R108):1–12.

71. EMOHARE O, CAGAN A, POLLY DW, et al. Opportunistic computed tomography screening shows a high incidence of osteoporosis in ankylosing spondylitis patients with acute vertebral fractures. J Clin Densitom, 2015, 18(1):17–21.

72. PICKHARDT PJ, POOLER BD, LAUDER T, et al. Opportunistic screening for osteoporosis using abdominal computer tomography scans obtained for other indications. Ann Intern Med, 2013, 158(8):588–595.

73. FATEMI G, GENSLER LS, LEARCH TJ, et al. Spine fractures in ankylosing spondylitis: a case report and review of imaging as well as predisposing factors to falls and fractures. Semin Arthritis Rheum, 2014, 44(1):20–24.

74. HARROP JS, SHARAN A, ANDERSON G, et al. Failure of standard imaging to detect a cervical fracture in a patient with ankylosing spondylitis. Spine, 2005, 30(14):E417–E419.

75. MANNERKORPI K, HERNELID C. Leisure time physical activity instrument and physical activity at home and work instrument. Development, face validity, construct validity, and test-retest reliability for subjects with fibromyalgia. Disabil Rehabil, 2005, 27:695–701.

76. GRATACOS J, COLLADO A, PONS F, et al. Significant bone mass in patients with early, active ankylosing spondylitis. Arthritis Rheum, 1999, 42:2319–2324.

77. MAILLEFERT JF, AHO LS, EL MAGHRAOUI A, et al. Changes in bone density in patients with ankylosing spondylitis: a two-year follow-up study. Osteoporos Int, 2001, 12:605–609.

78. CAI G, WANG L, FAN D, et al. Vitamin D in ankylosing spondylitis: review and meta-analysis. Clin Chim Acta, 2015, 438:316–322.

79. KRAKAUER T. Nuclear factor-kappaB: fine-tuning a central integrator of diverse biologic stimuli. Int Rev Immunol, 2008, 27(5):286–292.

80. LUIS NEYRO J, JESUS CANCELO M, PALACIOS S. Inhibition of RANKL in the pathophysiology of osteoporosis. Clinical evidences of its use. Ginecol Obstet Mex, 2013, 81(3):146–157.

81. DAVEY-RANASINGHE N, DEODHAR A. Osteoporosis and vertebral fractures in ankylosing spondylitis. Curr Opin Rheumatol, 2013, 25(4):509–516.

82. VAN DER WEIDJEN MA, CLAUSHUIS TA, NAZARI T, et al. High prevalence of low bone mineral density in patients within 10 years of onset of ankylosing spondylitis: a systematic review. Clin Rheumatol, 2012, 31:1529–1535.

83. GHOZLANI I, GHAZI M, NOUIJALL A, et al. Prevalence and risk factors of osteoporosis and vertebral fractures. Bone, 2009, 43:772–776.

84. WANG D, ZENG Q, CHEN S, et al. Prevalence and risk factors of osteoporosis in patients with ankylosing spondylitis: a 5-year follow-up study of 504 cases. Clin Exp Rheum, 2015, 33(4):465–470.

85. VOSSE D, FELDKELLER E, ERLENDSSON J, et al. Clinical vertebral fractures in patients with ankylosing spondylitis. J Rheumatol, 2004, 31(10):1981–1985.

86. EL MAGHRAOUI A. Osteoporosis and ankylosing spondylitis. Joint Bone Spine, 2004, 71:291–295.

87. MAKSYMOWYCH WP, JHANGRI GS, LECLERCQ S, et al. An open study of pamidronate in the treatment of refractory ankylosing spondylitis. J Rheumatol, 1998, 25:714–717.

88. MAKSYMOWYCH WP, LAMBERT R, JHANGRI GS, et al. Clinical and radiological amelioration of refractory peripheral spondyloarthritis by pulse intravenous pamidronate therapy. J Rheumatol, 2001, 28:144–155.

89. SARGIN G, SENTURK T. Zoledronic acid effective as rescue treatment for ankylosing spondylitis refractory to TNF inhibition. Ann Pharmacother, 2015, 49(3):368–369.

90. CLUNIE GR, GINAWI A, O'CONNER P, et al. An open-label study of zoledronic acid (Aclasta 5 mg iv) in the treatment of ankylosing spondylitis. Ann Rheum Dis, 2014, 73(6):1273–1274.

91. ALLALI F, BREBON M, PORCHER R, et al. Increase in bone mineral density of patients with spondyloarthropathy treated with anti TNF-α. Ann Rheum Dis, 2003, 62:347–349.

92. VISVANATHAN S, VAN DER HEIJKE D. Effects of infliximab on markers of inflammation and bone turnover and associations with bone mineral density in patients with ankylosing spondylitis. Ann Rheum Dis, 2009, 68(2):175–182.

93. POMPEU JE, ROMANO RS, POMPEU SM, et al. Static and dynamic balance in subjects with ankylosing spondylitis: literature review. Rev Bras Reumatol, 2012, 52(3):409–416.

94. DEL DIN S, CARRARO E, SAWACHA Z, et al. Impaired gait in ankylosing spondylitis. Med Biol Eng Comput, 2011, 49:801–809.

13 胃肠道吸收障碍和炎性疾病所致的骨质疏松症

作者：Christina V. Olesen

译者：张秋香　李百花

累及胃肠道及其功能的慢性疾病会对骨骼造成严重且长期的影响。胃肠道疾病导致重要维生素与矿物质的吸收不良，同时还会导致骨骼基本成分代谢的改变，进而对骨骼健康造成持续影响。患有克罗恩病、溃疡性结肠炎、胰腺功能不全、乳糜泻、限制型减重手术、胃旁路手术或小肠部分切除术的患者患骨质疏松症的概率明显增加。本章将针对上述各种疾病来阐述临床上如何通过药物或非药物的方法来发现、诊断、监测及治疗骨质疏松症。

炎症性吸收障碍疾病

炎症性肠病

定义与病理生理

炎症性肠病（inflammatory bowel disease，IBD）是克罗恩病及溃疡性结肠炎的统称。这两种疾病具有共同的特征性症状如疲劳、腹痛、腹泻、消化道出血以及肠道的组织结构破坏[1]。克罗恩病的病变可以发生在消化道全程的任何部位（从食道至肛门），炎症可以呈迁延性或复发性。而溃疡性结肠炎主要累及大肠，通常

对营养吸收影响较小。发热、营养吸收不良、贫血常见于克罗恩病的患者[2]。克罗恩病患者常伴有维生素 B_{12}、维生素 D、叶酸及血清前白蛋白水平的降低。如果病变程度为轻至中度，通常可给予抗生素治疗，如甲硝唑、喹诺酮类药物。重度患者则需要急诊住院，标准的治疗措施包括应用糖皮质激素及抗肿瘤坏死因子 α（TNF-α）药物，如英夫利昔单抗、阿达木单抗等。

骨质疏松症与炎症性肠病

骨质疏松症与炎症性肠病关系密切，尤其是与疾病进展期相关性更强。这类患者的脆性（低暴力）骨折发生率也会增加，但二者之间的因果关系尚未明确。炎症性肠病患者发生骨丢失的病理生理机制在于炎症过程及其下游事件的继发效应，包括营养成分、钙、维生素 D 和微量元素的吸收不良，以及有益于治疗炎症性肠病但对骨骼有破坏作用的骨毒性药物的长期应用等。T 细胞活性增强导致细胞因子的分泌增多，随之激活破骨细胞，从而导致骨丢失[3]。这些细胞因子包括 IL-1α、IL-1β、IL-6、IL-11、IL-17、TNF-α 及前列腺素 E_2[4]。IL-6 水平的上调尤为重要，可导致男性和女性性激

© Springer International Publishing Switzerland 2017

C.V. Oleson, *Osteoporosis Rehabilitation*, DOI 10.1007/978–3–319–45084–1_13

素水平的降低从而降低成骨细胞的活性[5]。

另外，骨丢失还可通过成骨细胞及破骨细胞前体细胞上的受体－配体通路发生。有一种称为核因子κB配体（nuclear factor kappa B ligand，RANKL）受体激活剂的表面配体，既能与破骨细胞前体的核因子κ（nuclear factor kappa，RANK）受体激活剂结合，也能与一种称为骨保护素（osteoprotegerin，OPG）的诱骗受体结合。成骨细胞可以产生可溶性诱骗受体OPG。RANKL与RANK的结合过程促进了一系列级联反应事件的发生，使破骨细胞分化成熟，最终导致骨质疏松症。RANKL如果与OPG结合则可以抑制破骨细胞成熟，因此诱骗受体OPG是阻断骨质疏松症发生的关键。不幸的是，OPG的活性不足以抗衡由RANKL介导的破骨细胞生成和骨丢失。在迁延性炎症环境中，OPG水平维持在升高状态，是机体尝试阻止骨质进一步丢失的保护性机制[6]。在Moschen等[7]的研究中发现，克罗恩病患者的OPG水平是正常人群的2.4倍，在溃疡性结肠炎患者中则是正常人群的1.9倍。尽管存在这种抵抗性保护机制，但最终结果仍然导致骨代谢的负平衡。

皮质类固醇（又称为糖皮质激素）是用于治疗炎症性肠病的传统药物，在疾病进展期的应用尤为常见。糖皮质激素不仅会促进成骨细胞的凋亡，还会使肾脏排出更多的钙[4]。应用此类药物与骨折风险增加具有相关性，在用药的最初数月内危害最大，但停药后其不良影响会逐渐减弱[8]。近年来一个令人欣喜的进展是布地奈德在炎症性肠病治疗中的应用。这种皮质类固醇药物的全身生物利用度较低，不会像传统的类固醇类药物那样导致骨质丢失[4]。

炎症性肠病对骨密度和骨折风险的影响

炎症性肠病患者中骨质疏松症患病率为42%~70%。这些数据来自三级医院而不是基于一般人群的研究。对合适的人群进行横断面调查可以得到更为准确的发病率为5%~6%[1, 9]。Vestergaard发现在32%~38%的克罗恩病患者和23%~25%的溃疡性结肠炎患者存在骨量减少[10]。不过，骨折的相对危险度（relative risk，RR）仅有轻度升高：克罗恩病患者骨折总体RR值为1.2，脊柱骨折RR值为2.2。溃疡性结肠炎患者骨折总体RR值为1.1，脊柱骨折RR值为1.5。

美国胃肠病学会（American Gastroenterological Association，AGA）已经发表的一份声明中提供了包括炎症性肠病在内的一系列胃肠道疾病伴发的骨质疏松症的管理指南[11]。如该声明所述，炎症性肠病对骨密度具有轻度影响，可使Z值降低0.5。炎症性肠病伴发骨质疏松症的患病率为15%，但是年龄的增加会导致骨质疏松症和骨折的发生率同时出现显著升高，约为1例/100人年。根据该学会的研究发现，皮质类固醇激素的应用是与发生骨质疏松关系最为密切的因素，但由于该疾病本身存在较大的异质性，因此难以定量描述药物因素的作用强度。与其他研究报道的克罗恩病患者相关骨质疏松症发生率男性高于女性不同，AGA的研究表明克罗恩病患者发生骨质疏松症的风险没有性别差异，而其他的研究认为克罗恩病患者发生骨丢失的风险高于溃疡性结肠炎患者[10]，而AGA认为二者风险大致相当。

对于炎症性肠病患者骨质疏松症的预防，AGA推荐补充维生素及钙（详见下述），同时对于存在一项以上附加危险因素的炎症性肠病患者还需要进行定期进行DXA评估。这些骨质疏松症附加危险因素包括：长期应用糖皮质激素（3个月以上）[1]、性腺机能减退、男性、绝经后女性、年龄大于50岁，或既往有骨折史。AGA甚至认为，对于已经存在骨质疏松症的患者（T值<-2.5），应每2~3年复查一次DXA[12]。

正如本书之前章节中所述，峰值骨量在不

同性别及不同骨骼部位之间存在差异。骨矿化程度随年龄增长而不断升高，在 30 岁左右达到峰值[13]。如未能在 25~30 岁达到峰值骨量并维持该水平至 30~40 岁（女性）或 40~50 岁（男性），则存在发生骨质疏松症的风险。由于克罗恩病可以累及儿童和少年人群，所以对这些患者应及早采取措施，包括进行负重运动训练和保证足量维生素 D 及钙摄入等，以尽可能达到最大骨密度值。Laakso 等开展的一项为期 5 年的前瞻性研究发现，尽管疾病活动程度和炎症反应相对静止，这些本应在青春期出现骨密度增加的患者却最多维持原状，甚至在研究观察期间出现了骨质的进一步丢失[14]。同一研究还观察到有 25% 的研究对象存在维生素 D 缺乏。Wingate 等[15]把年龄为 8~18 岁，平均骨密度值为 24 ng/mL 的 83 位研究对象分为两组，每天分别给予维生素 D_3 补充剂 400 IU 或 2 000 IU。两组研究对象的骨密度在 6 个月后均有中等程度的 BMD 增加（增幅 20 ng/mL）。不过，补充 400 IU 组中只有 35% 的研究对象血清 25- 羟维生素 D_3 水平可以达到较为理想的 30 ng/mL，而补充 2 000 IU 组中，达到此水平者有 79%。

肠易激综合征

肠易激病也称肠易激综合征（irritable bowel syndrome，IBS），是一种表现为慢性腹痛和大便习惯改变但未发现明确的消化道病理改变的疾病[16]。这是一种肠道功能性紊乱的疾病，其特征性表现为交替发作的便秘和腹泻、排便疼痛及炎性细胞因子水平升高[17]。该病在美国较常见，患病率为 10%~20%，多见于青年人及中年女性。Whitehead 等[18]的早期流行病学研究对肠易激综合征患者的多种并发症进行了观察，发现骨质疏松症的发病率较对照组升高。

美国国家应急部门样本（National Emergency Department Sample，NEDS）数据库涵盖了 20%

的美国医院急诊就诊数据。Stoubaug 等[19]对其中的 317 857 例就诊数据进行分析后发现，752 例（5.6%）同时伴有骨质疏松症，0.6% 的患者有过脊柱或肢体的病理性或创伤性骨折。合并骨质疏松症比值比（odds ratio，OR）为 4.28，而合并骨质疏松症相关骨折的 OR 值为 2.36。为防止出现假性的发病率增高，作者在纳入病例时已谨慎控制了可能导致患病率假性升高的常见并发症因素，包括骨质疏松症家族史、维生素 D 缺乏、各类肿瘤、肾脏疾病、甲状腺疾病及进食障碍。

作者还比较了骨质疏松症及骨质疏松症相关骨折的发病率在肠易激综合征、克罗恩病、溃疡性结肠炎和乳糜泻患者群体之间的差别。肠易激综合征患者发生骨折的 OR 值高于克罗恩病（OR=1.98）和溃疡性结肠炎（OR=1.72），相对于乳糜泻的 OR 值更高达 3.21。肠易激综合征患者骨质疏松症发生风险增高的机制尚不明确，但是有专家认为可能与肠易激综合征患者血清素水平高有关[20]。另外，血清素高也提示肠易激综合征病情活跃且病理生理变化正在进行[21]。导致骨质疏松症的其他因素还可能包括牛奶及其他含钙制品的摄入减少[19]，因为肠易激综合征患者经常出现对这类食物的不耐受。目前缺乏对肠易激综合征患者骨代谢疾病治疗措施的研究。值得注意的是，皮质类固醇可以缓解肠易激综合征的发作，但如果用药时间超过 3 个月，就会对骨代谢产生不良影响[16]。

炎症性吸收障碍疾病（炎症性肠病和肠易激综合征）的治疗

药物治疗

药物治疗策略包括减少使用引起骨丢失的药物和应用维持或提高骨质密度的药物。应用皮质类固醇和免疫调节剂是造成炎症性肠病及相关疾病患者进一步骨丢失的重要因素。如果患者的炎症水平允许，可以考虑减少泼尼松或甲强龙的剂量。不过这一措施通常很难实现。Vestergaad 等[22]发现，低至每日 6.7 mg 的小剂量用药就会使骨折风险呈剂量依赖性增加。不过，其他的类固醇激素特别是氢化可的松及口服布地奈德并不会增加总体骨折风险。早于 Vestergaad 的研究数年前，Schoon 发表的一项类似研究也报道了使用这类药物可以使骨量得到维持的良好结局[23]。尽管甲强龙治疗组骨密度下降 3.35% 的幅度与布地奈德组 0.9% 的骨丢失相比似乎并不显著，但二者间的差异具有统计学意义（P=0.002）。在仅有 6 个月的随访期间出现 3.35% 的骨丢失仍然是令人担忧的。

接受硫唑嘌呤或抗 TNF-α 治疗的获益是可以维持或提高骨密度，抗 TNF-α 药物的理论基础是包括 TNF 在内的细胞因子可导致破骨细胞的功能上调[4]。减少炎症性肠病的炎性组分有助于维持骨密度，但可能无法使骨密度真正提高。不过，有一项针对门诊克罗恩病患者开展的回顾性研究，对联合应用英夫利昔单抗和阿仑膦酸钠 / 利塞膦酸钠与单独应用英夫利昔单抗的骨密度进行对比，发现相对于单独应用英夫利昔单抗的患者，联合应用英夫利昔单抗和双膦酸盐者的总体骨密度有所提高。单独应用英夫利昔单抗的患者骨密度可以维持在基线水平，但不会提高[24]。

英 国 胃 肠 病 学 会（British Society of Gastroenterology，BSG）建议所有 65 岁以上的炎症性肠病患者在开始接受类固醇激素治疗时同时应用双膦酸盐[25]。美国 FDA 已经批准了双膦酸盐在已知有骨质疏松症、既往有创伤性骨折史或使用类固醇类激素超过 3 个月以上的患者中的应用，因为这类人群发生骨质疏松症的风险较高。由于双膦酸盐本身也有副作用，

在老年患者中尤为明显。因此 BSG 建议在开始应用双膦酸盐之前完善 DXA 检查，只有 T 值 <-1.5 时才考虑用药。

关于炎症性肠病患者的临床研究，曾有一项纳入 61 例患者的双盲试验，给予研究对象每日 5 mg 利塞膦酸钠加 600 mg 钙或安慰剂加钙，持续 12 个月后结果发现应用利塞膦酸钠组的患者脊柱骨密度增加了 2.0%，髋部骨密度增加 1.9%[26]。另一项关于利塞膦酸钠的研究也显示，一年、两年及三年后脊柱，大转子、股骨颈的 BMD 均有增加[27]。对阿仑膦酸钠、伊班膦酸钠及唑来膦酸的获益也已有研究开展[28]。一项纳入了 5 项大型临床试验、共 423 个研究对象的 meta 分析显示，双膦酸盐作为一类药物能够在随访 12 个月时提高髋部骨密度，但对脊柱骨密度无明显作用。24 个月后服用双膦酸盐组和安慰剂组的脊柱和髋部骨密度均未见明显差异，新发脊柱骨折和不良反应的发生率也未见差异。不过其中一些研究发现部分患者亚群的骨密度有提高趋势。

早在人们广泛应用静脉双膦酸盐治疗慢性骨质疏松症之前，Haderslav 等就已在 2 000 年发表了一项纳入 32 例研究对象进行低剂量（10 mg/d）阿仑膦酸钠治疗的小规模临床试验。作者发现接收阿仑膦酸钠治疗的患者腰椎骨密度提高了 4.6%，而对照组则下降了 0.9%[29]。该研究未能发现骨折发生率的组间差异，且随访时间仅有 12 个月，因此难以发现较明显的统计学差异。研究没有发现明显的胃肠道副作用。由于阿仑膦酸钠目前已有每周服用一次 70 mg 的剂型，所以每天 10 mg 的用药方式因依从性不佳而逐渐被淘汰。但是，与 70 mg 剂型相比，10 mg 剂型不易导致胃肠道烧灼感、疼痛和恶心等克罗恩病患者容易出现的症状。

针对绝经后骨质疏松症的其他研究表明，口服药物治疗方案因存在胃肠不耐受和导致生

活方式不便而限制了其用药依从性[30]。最近开发的一种可溶性阿仑膦酸剂型对易出现胃肠道症状的人可能有更好的耐受性。Coaccioli 等[31]发现每周服用 70 mg 可溶性阿仑膦酸钠一年后，92.4% 的研究对象仍在服用这种可溶性制剂，而服用片剂者只有 65.4% 仍坚持使用原来的药物。3 个月后没有人选择停止服用可溶性阿仑膦酸钠治疗，6 个月后只有 5% 的患者选择停止用药；而相比之下，口服传统阿仑膦酸钠、利塞膦酸钠或伊班膦酸钠片剂者在 3 个月和 6 个月时分别有 5% 和 23% 停止了用药。

Siffledeen 及其团队观察了每日服用 400 mg 依替膦酸盐对克罗恩病患者 BMD 的影响[32]。所有研究对象均给予每日 500 mg 钙及 400 IU 维生素 D_3，其中一半研究对象给予依替膦酸盐，而另一半研究对象给予安慰剂。根据 12 个月和 24 个月的 BMD 结果，两组研究对象 BMD 改善的程度相近。在服用钙及维生素 D_3 的基础上增加依替膦酸盐并未发现获益。

Bertram 等开展了第一项克罗恩病患者静脉应用双膦酸盐的疗效研究。结果发现与单纯应用钙剂相比，同时应用钙剂和静脉帕米膦酸盐可以使骨密度得到明显提高[33]。他们还在 66 例克罗恩病患者中比较了静脉应用伊班膦酸钠和氟化钠的情况，结果显示两组脊柱 BMD 均有提高，但是对股骨 BMD 没有影响[34]。

非药物治疗

炎症性肠病和其他吸收不良性疾病如乳糜泻、回肠功能紊乱等会导致营养不良和关键维生素缺乏，有出现本体感觉和浅感觉障碍的潜在风险，因此对每个患者都应该制订个体化的康复计划。严重缺乏吡哆醇（维生素 B_6）的患者可能出现本体感觉障碍。另外还有一些做过胃旁路减重术的患者因维生素 D 严重缺乏而出现神经病理性感觉异常，如轻触觉、振动觉、

针刺觉消失或减弱的个案报道[35]。在 Guanche 和 Oleson 发表的一例个案报道中，患者在术后数月内并未出现症状，但在冬季末维生素 D 最缺乏的季节感染了胃肠道病毒，出现了难治性恶心呕吐，并出现了上述感觉障碍。康复治疗师不仅要关注肌力训练和跌倒预防，还应为存在缺乏感觉反馈的患者寻找恰当的代偿技术。这类患者需要学习依靠视觉或其他适应方式来代偿本体感觉的障碍。

减重手术及相关操作

接受胃旁路减重术，或因肿瘤、肠扭转、肠缺血而进行小肠部分切除术的患者骨质疏松症发生风险增加。任何引起小肠近端缺失或功能受损的情况都会导致维生素 D 和其他关键营养成分的吸收不良[11]。胃肠道切除术是消化道切除的一般统称，实际上某些特定部位的切除或旁路会引起更严重的吸收不良状态。有些胃肠切除术是有特定目的的，例如通过几种减重手术来减轻体重。还有一些胃肠切除术是为预防恶性肿瘤转移或预防发生梗阻而切除占位。由于与肿瘤相关的胃肠切除术患者差异性较大，且个体反应也各不相同，所以在本章节我们主要讨论为减重而进行的胃肠切除术。

手术种类和定义

2011 年全世界开展的胃肠切除减重手术总数超过 34 万台。目前，这类手术的指征是 BMI 超过 40 kg/m^2 且不伴有肥胖相关的健康问题，或者 BMI 超过 35 kg/m^2 但伴肥胖相关的健康问题（包括糖尿病、高血压、阻塞性睡眠呼吸暂停等）[36]。有几种常见的术式用于达到减重的目的，可以划分为单纯机械性限制食物通过消化道和同时诱发胃肠吸收能力下降与限制食物通过两种，后者的减重效果更为显著。还有

一些较新的理论认为通过神经内分泌途径似乎也可达到减重的目的[37]。腹腔镜下可调节胃束带术（laparoscopic adjustable gastric banding，LAGB）和 Roux-en-Y 胃旁路术（Roux-en-Y gastric bypass，RYGB）在 2008 年应用最多。到 2011 年，进行 RYGB 的患者已经减少，另一种创伤较小的袖状胃切除术（sleeve gastrectomy，SG）的应用增加[38, 39]。美国代谢减重手术学会 2014 年发表的数据显示，2013 年共开展减重手术 17.9 万台，其中 RYGB 占 34.2%，较 2012 年的 37.5% 有所下降。而 SG 手术由 2012 年的 33% 增长[40]至 2013 年的 42.1%。每种术式的具体如图 13-1 所示[41]。

限制型减重术式

LAGB 是将胃的起始段缩紧，减慢食物进入胃的速度，从而使患者提前产生饱腹感[37]。这一术式是完全可逆的，将充满生理盐水的束带，环绕固定在胃的起始段，可以使胃容量缩小 10~20 mL[42]。虽然 LAGB 可以使体重减少超重部分的 30%~50%，但由于束带可能会向近端滑脱，因而有 25%~50% 的患者需要在首次手术后 5~7 年内进行二次翻修。由于存在这一并发症风险，再加上最近开发了同样有效的替代术式，使 LAGB 近年来的应用渐少[43, 44]。

较新的一种减重术式称为胃袖状切除术或袖状胃切除术，将胃大弯的大部分切除，剩余部分的切缘闭合。其减重的机制是使胃容量减少约 120 mL[45]且食欲下降。术后 12~18 个月体重会逐渐下降，并且因为小肠吸收功能不受影响，所以不存在营养不良的问题。食欲减退与胃分泌胃饥饿素（gherlin）渐少密切相关。胃饥饿素是一种抗饱腹感激素，负责传递需要持续进食的需求信号。

尽管最初开发 SG 术式是作为限制胃容量和诱导吸收不良联合手术的一期手术，但根据部分研究报道，SG 术式本身就可以达到减重 55%~60% 的效果，因此目前已经成为一种独立的首选术式[46]。减少胃饥饿素和其他神经内分泌激素如胰高血糖素样肽 -1 的分泌可以改善术后患者对合理膳食的持续依从性，从而有助于 SG 手术效果的成功。所有减重手术的一项共同优点是小肠近端不受影响，因为主要的营养成分都在小肠近端吸收[47]。如果这一段小肠缺失，会导致维生素 D 缺乏而引发骨质疏松症。尽管有上述的获益，但术后出现胃食管反流率或原有返流症状加重的比例可高达 40%。很多患者需要进行手术以治疗反流，因为虽然包括质子泵抑制剂在内的药物有助于缓解反流症状，但不足以克服减重手术带来的功能问题[48]。

图 13-1 腹腔镜下可调节胃束带术（laparoscopic adjustable gastric banding，LAGB）、Roux-en-Y 胃旁路术（Roux-en-Y gastric bypass，RYGB）和袖状胃切除术（sleeve gastrectomy，SG）的术式对比。由左向右：LAGB、SG 和 RYGB(图片来源：Smith 等，引用已获许可[41])

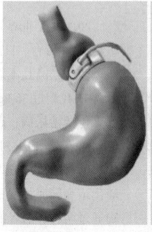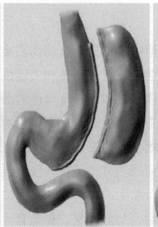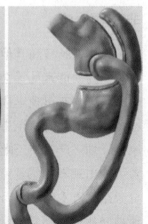

营养吸收不良型减重术式

与可调节胃束带术和袖状胃切除术相比，RYGB 和十二指肠转位术绕过了中等至大部分小肠节段。通过改变消化后的食物由胃进入远端肠道的路径，跳过了负责吸收重要营养成分的近端小肠，从而达到减重的目的。这两类手术都产生了食物和胰酶共同通路，而二者的联合作用是营养吸收所必需的。胰酶通过单独的通路运输，并进一步与食物通路连接。在两条路径汇合形成"共同通路"之前不会有任何食物营养（尤其是蛋白质）被吸收[37]。共同通路的长度越短，发生吸收不良的可能性就越大，当这一通路从起点至回盲瓣的长度小于 120 cm[47]时尤其如此。不同的术式有其相应的副作用风险。有关三种最常用术式的并发症风险如表 13-1 所示[49]。

表 13-1　减重手术相关的并发症

术式	并发症
腹腔镜下胆总管空肠吻合术	吻合口渗漏 吻合口狭窄或梗阻 吻合口周围溃疡 空肠缺血 小肠梗阻 肠内疝 肠套叠 体重回升 胃肠瘘
腹腔镜下可调式胃束带术	造口狭窄 束带位置异常 袋状扩张 束带向远端滑脱 穿孔 胃扭转 腔内带状糜烂 胃入口及束带相关并发症
腹腔镜下袖状胃切除术	胃吻合口渗漏 胃狭窄及胃出口梗阻 胃扩张 胃食管反流

来源：Levine 和 Carucci[49]

RYGB 又可称为胃旁路手术，可以减少高达 65% 的超标体重。袖状胃切除联合十二指肠转位术的减重效果最明显，可减轻高达 80% 的超标体重。这种术式是对早期胆胰分流术的一种改良[50-53]。即便是这种改良术式也会使患者出现严重的营养不良，尤其是维生素 B_{12} 水平降低，因此必须密切监测血液中脂溶性维生素、水溶性维生素以及锌和铜等微量元素水平[54]。

手术决策需要考虑很多因素。出于医学因素而需要减少的体重值，特定术式给患者个体带来的风险，以及患者既往的减重史都必须纳入考虑并慎重权衡。患者自身承诺在医学和心理上为手术做好准备，以及对随访治疗和持续营养支持的认识，甚至比手术方式的选择更重要。表 13-2 描述了重要的选择标准[55]。

表 13-2　减重手术的选择标准

考虑因素	标准
体重：成人	BMI ≥ 35 kg/m²，或存在肥胖相关的并发症
	BM ≥ 40 kg/m²
体重：儿童	严重并发症且体重值高于同龄人的 95% 分位数
减重史	非手术减重失败，包括商业性减重治疗项目
参与，配合	患者预期要坚持术后定期检查，辅以药物，各种检测或介入操作
禁忌因素	吸毒或酗酒
	严重的，没有完全控制的精神病
	复发性的内分泌失调可能导致肥胖再发
	不理解减重手术的细节（益处，风险，预期结果，替代方案生活方式的改变等）

来源：Levine 和 Carucci[49]

术后营养缺乏

减重手术后的吸收不良对宏量和微量营养素均有影响。支持骨结构的多种关键营养素缺乏是导致术后骨质疏松症发生的主要因素[47]。宏量营养素中受影响最大的为蛋白质。当小肠长度变短导致胰酶对膳食蛋白的消化作用时间不足，就会发生蛋白质吸收不足。贫血和低白蛋白血症可见于胃旁路手术和十二指肠转位术后患者[47]。当全身性水肿导致运动障碍和严重的肌肉萎缩时，在给予液体蛋白质补充剂等纠正营养状态的同时，还需要进行物理治疗以促进功能恢复。随着肌肉萎缩逐渐进展，患者进行移动和转移时原本由肌肉承受的应力将转移给骨骼。此外，肢体近端肌肉的显著萎缩可使许多动作如坐 - 立位转移等变得困难，由此可以预见，跌倒的发生率也会增加。如果骨密度较低，在负重运动中，跌倒和骨骼应力的变化可以导致骨折。

微量营养素包括水溶性的 B 族维生素及维生素 C，脂溶性维生素包括维生素 A、维生素 D、维生素 E、维生素 K，还有微量金属元素如铜和锌等。另一种关键的矿物质是钙。在评价骨骼疾病的发生风险时，任何可能导致肌肉无力、本体感觉改变、肌痛、意识（觉醒）状态变化，或可能增加跌倒风险 / 降低移动能力等功能障碍的营养素缺乏均应考虑在内。接受过胃下段旁路手术的患者常发生维生素 B_{12} 缺乏[37]，有研究发现在经典 RYGB 术后 1 年，有 40% 的患者出现 B_{12} 缺乏。维生素 B_{12} 缺乏可以导致难治性贫血，还可同时累及脊髓中负责传导本体感觉与振动觉的后索以及负责支配运动功能的皮质脊髓束。严重的维生素 B_{12} 缺乏[56, 57]会影响患者在进行负重、行走和转移时的安全性，从而导致自我照护独立性下降和跌倒风险增加。

空肠旁路手术导致的吸收不良以及胃容量减小或胃狭窄导致的反复呕吐可导致维生素 B_1（硫胺素）缺乏。维生素 B_1 缺乏可以出现在胃束带手术或胃旁路手术后[36]。维生素 B_1 缺乏[58]见于 49% 的 RYGB 术后患者，可以导致

Wernicke 脑病，表现为眼球震颤、眼外肌麻痹、精神异常及共济失调[59]。多神经病可见于胃旁路术后患者[59-61]。Nakamura 等[60]提出单次补充维生素 B_1 可以纠正血清维生素 B_1 水平，但如果神经病变已经发生数月而没有得到有效的治疗，则共济失调和步态异常等功能障碍无法消除。电生理研究通常可以发现远端感觉轴突多神经病变，提示需要物理治疗的干预以教育患者使用代偿措施来提高行动安全性和预防跌倒[60]。

吸收钙和维生素 D 的消化道节段在 RYGB 或类似的术式中都会或多或少地被绕开。除消化道对钙的吸收不良以外，由于维生素 D 的吸收不良也会对钙代谢造成影响，造成低血钙状态以及继发性甲状旁腺功能亢进[47]。钙缺乏在胃旁路术后 1 年的患者中比例为 10%~25%，术后 2 年达 25%~48%。吸收不良型减重手术后维生素 D 缺乏的比例为 17%~52%，如果没有进行恰当治疗，随后数年将进一步加重。Brolin 开展的一系列研究发现，如果术后共用通路的长度短于回盲瓣近端 75 cm，则患者在术后 5 年出现维生素 D 缺乏的比例达 50%[56]。尽管积极补充维生素 D 对于预防更严重的代谢性疾病有帮助，但对于吸收不良型减重手术后的患者单纯依靠这一项措施是不够的，还需要每周补充50 000 IU 的麦角钙化醇。

尽管吸收不良型减重手术引起的维生素 D 和钙缺乏比限制型减重手术更常见，但二者都会造成骨密度流失和其他营养素的缺乏。一项针对 73 例青少年患者的研究发现其中有 4 人（5.5%）存在维生素 D 缺乏。手术限制了食物摄入在其中起一定作用，但由于该研究纳入的是青春期病例，患者膳食依从性可能不佳，尽管随访率高达 90%，超过了绝大多数成人减重术后的随访率，其结果仍需要慎重解读。Aarts 等在另一项研究中发现，纳入的 60 例 SG 术后患者每天补充含 400 IU 维生素 D 的复合维生素，

但 39% 的患者仍存在维生素 D 缺乏[62]。同一项研究还发现 5% 的患者缺乏维生素 B_{12}，15% 的患者缺乏叶酸，而更值得注意的是维生素 A、维生素 B_1 和维生素 B_6 水平呈逐渐增加趋势。这些发现提示此类患者需要进行全面而密切的术后营养代谢指标监测并给予更强化的营养补充，与限制型减重术的术后处理相似。简单地补充复合维生素远远不够，并且可能存在补充的各类维生素配比不当（如维生素 D 过少而维生素 A 或维生素 B_6 过多）的问题。表 13-3 提供的术前营养评估建议，每个患者在计划手术前都应该回顾这些措施[63]。

表 13-3　术前营养评估建议

要点	具体项目
体重史	近期减重意图
	体重增加和下降的趋势
	个人的减重目标
病史	并发症
	目前药物和营养补充剂使用情况
	食物过敏或食物不耐受
	体脂分布
	已有的实验室检查结果
	口腔问题
	视力问题
精神疾病史	进食障碍
	既往精神疾病诊断
	酒精、烟草及药物使用情况
营养和饮食	每日饮食、情绪和活动情况
	进食习惯
	外出就餐情况
	暴饮暴食
	与文化环境或宗教相关的饮食习惯
身体活动	目前的活动水平
	限制活动的身体状况
	以往对运动的喜好
	每日静坐的时间

续表

要点	具体项目
社会心理	对维持减重水平的自信
	社会支持系统，家庭活力
	家庭的生活运动方式
	选择手术治疗的动机和原因
	对配合治疗程序的意愿
	情感上对食物的依赖
	压力水平以及应对措施
教育	受教育程度
	语言障碍

来源：联合健康科学部营养委员会，Aills L 等[63]

减重手术后骨质疏松症的流行病学

Scibora 等[37]对减重手术相关骨质疏松症和骨密度改变的回顾性及前瞻性的研究进行了全面的综述。因为骨丢失是公认的非减重目的胃切除术后的一种继发结果，长期以来，临床上已经很重视减重手术后的骨质疏松症风险[64]。对关于髋部、桡骨和腰椎骨密度的横断面或回顾性研究结果的解读存在一定困难，因为混杂因素过多。肥胖患者由于脂肪细胞中存在雌激素而通常比正常体重对照的骨密度高，因此把胃旁路术后仍然肥胖的患者与正常体重对照进行比较具有一定的挑战性。另外，许多横断面研究无法把绝经前和绝经后女性分开，导致了群体的混杂而无法针对某一特定人群得出结论。

前瞻性研究对于观察同一患者术前和术后不同时间点的骨密度变化更有价值。总的来说，研究结果都支持营养吸收不良型术式，它比限制型术式更容易导致 BMD 下降[37]，与腰椎或桡骨相比，髋部骨密度下降最为明显。限制型手术后的体重下降幅度小于吸收不良型减重手术，髋部骨丢失情况因具体部位而异，各项研究间结果并不一致。在一项绝经前妇女研究中发现，在 LAGB 手术后一年股骨颈的骨密度下降约 2.3%[65]。限制型手术是通过减小胃容量而强制性地减少进食来达到减轻体重的效果，体重下降和骨丢失通常可以持续到术后 2 年以及随后数年。一项为期 2 年的研究表明，股骨颈 BMD 降低了 3.5%[65, 66]。尽管垂直胃束带手术是一种现在已经很少开展的限制型手术，但研究发现这种手术可使患者髋部近端骨丢失更严重，高达 10%~14%[65]。现在的患者有更多的从医学角度来说更有益的术式可以选择。一项纳入 15 例样本的小规模研究发现 SG 术后骨转换标志物升高，提示正在发生的骨丢失效应[67]。

吸收不良型减重手术可以导致更加严重的骨质丢失是早已被发现的现象。根据多篇研究报道，RYGB 和另一种更激进的胆胰分流术（现在已经很少开展）后患者会出现骨丢失，股骨颈处为 9%~10.9%，全髋为 8%~10.5%。大多数减重手术中心为患者提供的术后管理中会包含有维生素 D 在内的维生素补充剂。但是这些术后管理团队缺少标准化的治疗方案，不同机构的患者所接受的治疗方案各不相同。在每日补充 800 IU 维生素 D₃ 及 1 200 mg 钙的情况下[68]，术后 1 年股骨颈骨密度仍会下降 10.9%。另一项研究中补充的维生素 D 和钙剂量更大，但股骨颈骨密度也下降了 9.2%，全髋骨密度下降了 8%。由于体重下降在 RYGB 术后 1 年内最明显，所以术后 2~3 年骨密度趋于平稳的研究结果具有一定可信度[65]。

Fleischer 等[69]的研究已经明确，在限制型手术后骨丢失的程度与体重下降的程度是成比例的。他们对 23 例 RYGB 术后 1 年的患者进行了前瞻性研究，发现全髋的骨丢失为 8%，股骨颈骨丢失为 9.2%。另外，骨丢失标志物 I 型胶原氨基末端肽水平的升高也提示正在活跃进行的骨丢失过程。研究还发现即使将术后补充剂量增加到每日 2 400 mg 钙和 1 600 IU 维生素 D，仍出现 PTH 水平升高和尿钙减少，这也进一步

支持了骨丢失活动的存在。该研究只是发现骨丢失标志物和 PTH 水平升高的多项研究之一[70, 71]。Bruno 等[70]的研究表明，给患者补充 1 200 IU 的维生素 D（高于 Fleisher 研究中的 50 岁以下患者 600 IU 和 50 岁以上患者 800 IU），可以预防术后维生素 D 缺乏。不过，即使给予 1 200 IU 仍不足以预防骨转换标志物的升高。

腰椎的骨丢失同样在吸收不良型手术后比在限制型手术后更为常见。一项研究显示[66]，LAGB 术后 1 年和 2 年，腰椎骨密度分别提高了 3.5% 和 1.6%。其他几项研究[72~74]则发现骨密度未发生变化或仅有不存在统计学意义的小幅提高。Hsin 等[74]发现，SG 术后 1 年腰椎骨密度（L1~4）无明显变化。相比之下，即使已经预防性补充了钙和维生素 D（不同研究中的剂量不同），RYGB 及类似的吸收不良型手术仍会导致绝经前患者腰椎骨密度下降 3.6%~8%[37, 68, 75]。对于更为激进的术式，更加积极地补充也不能起到维持骨密度的作用。Tsiftsis 等[75]发现，26 例绝经前女性患者接受胆胰分流术后每日补充 2g 钙及维生素 D，腰椎骨密度仍下降了 7%~8%。

减重术后骨丢失和骨折常常发生在骨质疏松症典型好发部位以外的位置，但许多骨折直到术后多年才被发现。在一项纳入 258 例患者（共 2 286 人 / 年）的大型前瞻性研究中，有 79 例患者共发生了 132 次骨折。该研究开展于 1989~2004 年，是目前已经发表的随访期限最长的研究之一。总体结果显示，有 56% 的研究对象仅发生过一次骨折，发生 2 次及以上骨折的比例为 26.5%。15 年中骨折的累积发病率为 58%，其中最常见的损伤机制是跌倒。不过，许多骨折发生在骨质疏松症典型好发部位以外的位置：22% 发生于足或足趾，7.6% 发生于肋骨，15% 发生于手或手指[76]。

减重手术患者的治疗

药物治疗

营养补充

内分泌学会已经专门针对减重手术（特别是吸收不良型手术）后可能出现的营养缺乏发布了治疗推荐意见，以期通过在术后早期开始给予补充来预防营养不良的发生。推荐意见中提到，如果患者在接受手术时没有 25- 羟维生素 D_3 缺乏，则术后需要服用复合维生素每日 2 片，分 2 次服用更佳，同时还需要补充元素钙 1 200~2 000 mg 及最少 1 000 IU 的胆钙化醇（维生素 D_3）。对于有明显维生素 D 缺乏的患者则需要补充更大剂量的维生素 D_3 或给予口服 50 000 IU 维生素 D_2（麦角钙化醇）[36]。这些临床实践指南进一步建议，如果尝试过积极补充营养素但效果不佳，则可能需要进行翻修手术以纠正严重的营养不良[36]。

如前所述，单纯补充复合营养素对于一些比较激进的减重手术是不够的，吸收不良型手术尤甚，部分引起胃饥饿素快速明显下降的限制型术式如 SG 也是如此。Gjessing 等[77]发现，SG 术后 1 年会出现 PTH 的明显升高和低钙血症。由此引发的钙吸收障碍和同时存在的甲状旁腺功能亢进症共同导致了骨质疏松症的发生。由于上述的机制，单纯补充钙和维生素 D 看来并没有帮助。降低 PTH 水平、下调破骨细胞活性或上调成骨细胞功能需要通过其他渠道实现。有意思的是，Hsin 等[74]的研究中采用 AGA 指南推荐的治疗方案，但除了腰椎之外，减重术后患者其余多个部位的骨骼仍然在减重术后发生了大量骨丢失。

减重相关骨软化症的新兴概念

大量关于绝经后骨质疏松症的研究发现，维生素 D 或钙并不会对骨质疏松症的进展产生独立影响。但是对于接受过吸收不良型减重手术的患者，情况则大不相同，积极补充枸橼酸钙和维生素 D_3 具有积极作用。William[78]报道了一例桡骨 BMD 较低的女性患者，在积极补充维生素 D 和钙 8 个月后 BMD 提高了 55%。经过治疗之后，患者并未出现草酸钙结石，并且肌肉和骨骼疼痛症状缓解，肌肉耐力和力量也有提高。

减重相关骨软化症的表现形式各异，甚至可以导致肌病和周围神经病。已有大量个案报道描述了这些症状，对患者的功能独立性水平产生了严重影响。这类 SG 或 RYGB 术后[78-81]患者需要补充极大剂量的维生素 D（其中一例每日口服 1 200 IU 加每月肌肉注射 400 000 IU）才能在实验室检查指标中观察到变化[79-81]。

药物治疗

由于双膦酸盐引起胃食管反流的风险较高，因此这类药物通常禁忌用于减重手术后。实际上，胃肠反流也是 SG 和其他许多吸收不良型手术的最常见并发症之一。双膦酸盐类和 NSAIDs 是已有过专门报道的两大类会加重消化道症状的药物[78]。静脉注射双膦酸盐、皮下注射地舒单抗或口服其他不存在胃食管反流副作用的药物是值得探讨的治疗途径，但除了数量有限的个案研究以外，鲜有文献对这些替代药物进行评价。在一项小规模研究中，口服阿仑膦酸得到了成功应用。研究共纳入 13 例因胃癌而接受过不同类型胃切除术的患者，其中 1 例为 RYGB 术后，其余为 Billroth Ⅰ／Ⅱ式部分或全胃切除[82]。目前尚未见到有关静脉应用唑来膦酸的研究，但有一篇文章报道了两例使用帕米膦酸有效治疗 RYGD 术后活动减少致高钙血症的患者[83]。Alborzi 和 Leibowitz 报道的这两个病例在 RYGB

术后居家期间活动减少,使原本应承受相当重量负荷的骨骼负重明显减少,同时钙稳态轴的破坏也间接导致了破骨细胞活性的提高,最终发生血清钙水平极度升高的高血钙危象而急诊收入 ICU。在这两个病例中发现帕米膦酸可以安全有效地治疗高钙血症。尽管其对骨质疏松症的预防效果还有待进一步研究,但上述个案报道提供的安全性初步数据是令人鼓舞的。

除了考虑应用降低骨折风险和优化营养储备的药物以外,临床医生还应仔细观察某些术后常用药物的远期效应。消胆胺常用于治疗术后短肠综合征所致腹泻的药物,尤其常见于 RYGB 术后 Roux 肠道分支较长而"共用通路"相对较短的患者。消胆胺通过与胆汁酸结合而减轻腹泻,但同时也会减少钙的吸收,进而引起维生素 D 吸收不良和骨软化症的发生[78]。由于长期服用消胆胺可能导致肠梗阻,所以许多临床医生不会给患者长期服用此药。有证据表明短期用药缓解腹泻症状也可以避免骨骼系统的并发症。

非药物治疗

如 Alborzi 和 Leibowitz[83] 的研究所述,减重术后尽早下地活动非常关键,不仅可以从改善体能的角度得到获益,还能预防术后并发症如高钙血症、尿钙排出增加、肾结石风险和最终发生的骨质疏松症。即便是术后进行一些部分负重的下肢运动,例如踏车运动也可以部分减少钙质从骨骼中流失。最重要的目标是让患者下地活动进行日常活动,并将运动训练整合在日常活动之中。Nakamura[76] 的一项长期随访研究还发现,围手术期进行运动训练对预防骨折具有远期保护作用,特别是坚持负重运动至术后数年者。走路、轻度有氧运动和跑台运动都是较为安全的适合在早期阶段开始进行的运

动项目。在术后康复计划中,熟悉减重术后注意事项的物理治疗师或运动教练是非常重要的团队成员之一。

硫胺素(维生素 B_1)缺乏会导致神经心理障碍,包括幻觉(严重缺乏时)、意识模糊、共济失调等,最终导致步态不稳[47]。言语治疗师应关注患者的注意力和专注力,特别是在繁忙或嘈杂的环境中患者容易分心和注意力不集中的情况下。夜间非计划的觉醒会使患者更容易出现意识模糊,增加跌倒发生的概率,引发各类伤害性事件,包括髋部、脊柱和前臂骨折等。治疗师还应关注居家患者家庭成员的教育,住院环境下则应配备矮床、软包床挡、防坠床围栏及床旁呼叫器等。对于心脏疾病,例如心动过缓/心动过速,通过进行渐进性力量训练和增加氧需求量的活动(如爬台阶)可以提高运动耐力。在治疗初始阶段需要逐渐增加训练强度并严密监测各项心脏指标。麻木和无力是硫胺素和吡哆醇缺乏的其他临床表现。前庭功能的训练可能有助于改善这两种症状。

各种类型减重术后出现的单神经病、多神经病和神经根病均有报道[84]。对于出现减重相关骨软化症伴有神经病或肌病的患者,这些个案报道强调需要在术后立即开始全面的物理治疗和作业治疗,并持续至术后数月以纠正功能障碍。这些患者的结局差异较大,有的可以完全恢复,有的得到部分恢复。所有报告都表明,功能的恢复需要学会使用代偿性技术,并针对肢体近端肌肉无力、浅感觉和本体感觉改变等问题加强肌力和耐力训练。Georgoulas 等[81] 报道了一例发生了严重疾病而呈摇摆步态的患者,由于股四头肌和臀肌无力,在由坐位站起时需要用手支撑椅子才能完成动作。该病例严重缺乏维生素 D,进行了超长疗程的肌肉注射维生素 D_2 和口服维生素 D_3 治疗。虽然肌力得到了一定程度的恢复,但实验室检查发现即使接受了维

生素 D 补充治疗，其碱性磷酸酶及血清磷酸盐水平仍维持在轻度升高水平直至数月之后。

Panda 报道的一例骨软化症患者功能得到了明显改善[79]，但仍不清楚初期电生理检查的异常发现是否消失。在该病例中，股外侧肌的正锐波和纤颤电位提示为急性失神经状态，而双下肢近端和远端肌肉则表现为波幅高、时限宽的运动单位动作电位伴有募集减少。根据初期的肌电图报告可以得到明确的诊断，但预后尚不明确，且目前类似的报道十分有限，无法对临床医生起到指导作用。由严重的营养不良和维生素缺乏导致的神经病变的病程模式与创伤性或代谢性因素引起的失神经支配并不相同。每个患者体重下降的程度不同，即使接受了同一种方式的手术，手术过程中的细节也存在差异，术前的基础身体状况不同，营养储备水平不同，因此每个患者都具有个体独特性。目前尚不清楚采用综合性物理治疗计划联合大剂量营养素补充的治疗方法是否能够帮助患者完全恢复功能，以及如果有效则该方案的疗程需要维持多长时间。这个问题是想为减重术后出现功能障碍的患者及家属提供指导建议的康复医生面临的巨大挑战。

结语

对于患有炎性吸收不良性疾病（如克罗恩病或溃疡性结肠炎）的患者，原发病管理是治疗成功的关键。炎症反应越轻，细胞因子及其他可能使骨骼脱钙的次生复合物的水平就越低。如果没有成功控制原发病，则需要在对骨质疏松症进行药物治疗的同时针对已有的营养障碍制订全面的营养计划并重点关注远期预防。

对于进行减重手术的患者，术前应开展全面筛查，项目包括血清钙、25- 羟维生素 D_3 和 PTH 水平等。不幸的是，由于 DXA 设备的承重

上限一般为 136 千克，导致体重超过这一数值的患者术前无法进行 DXA 检查。但如果情况允许，应在术前 6 个月内完善 DXA 检查。术前术后需要完善和随访监测的实验室检查指标包括骨形成与骨丢失相关标志物、PTH、血清 25- 羟维生素 D_3 和钙等。如果术前发现已经存在的维生素 D 不足，则应及时给予纠正。

此外，宏量和微量营养素的补充支持应在术后即刻开始并维持到至少术后 1 年的随访期。这类患者还需要制订终生营养计划。术前检测过的骨标志物及电解质指标在术后同样需要跟踪监测，此外还需要增加对碱性磷酸酶和血清磷酸盐水平的监测以确保未发生骨软化症。术前开始进行综合性运动训练并在术后继续强化训练的重要性不可忽视。预防术后活动减少导致的高钙血症和移动能力障碍非常重要。最后，需要建立一个全面的团队，从患者计划接受减重手术时开始到围手术期乃至此后终生，为患者提供必要的医疗服务。这一团队的核心成员应包括减重外科医师、康复医师、内分泌科医师、营养师、物理治疗师以及作业治疗师，很多情况下还需要心理医师的参与。所有这些人对确保减重手术的成功和术后患者长期健康状况良好都将起到至关重要的作用。

参考文献

1. TARGOWNIK LE, BERNSTEIN CN, LESLIE WD. Inflammatory bowel disease and the risk of osteoporosis and fracture. Maturitas, 2013, 76(4):315–319.

2. WILKINS T, JARVIS K, PATEL J. Diagnosis and management of Crohn's disease. Am Fam Physician, 2011, 84(12):1365–1375.

3. ABRAHAM C, CHO JH. Inflammatory bowel disease. N Engl J Med, 2009, 361(21):2066–2076.

4. ALI T, LAM D, BRONZE MS, et al. Osteoporosis in Inflammatory bowel disease. Am J Med, 2009, 122(7):599–604.

5. MANOLAGAS SC. The role of IL-6 type cytokines and their receptors in bone. Ann N Y Acad Sci, 1998, 840:194–204.

6. BERNSTEIN CN, SARGENT M, LESLIE WD. Serum osteoprotegerin is increased in Crohn's disease: a population-based case control study. Inflamm Bowel Dis, 2005, 11(4):325–330.

7. MOSCHEN AR, KASER A, ENRICH B, et al. The RANKL/OPG system is activated in inflammatory bowel disease and relates to the state of bone loss. Gut, 2005, 54(4):479–487.

8. VAN STAA TP, LEUFKENS HG, COOPER C. The epidemiology of corticosteroid-induced osteoporosis: a meta-analysis. Osteoporos Int, 2002, 13(10):777–787.

9. WADA Y, HISAMATSU T, NAGANUMA M, et al. Risk factors for decreased bone mineral density in inflammatory bowel disease: a cross-sectional study. Clin Nutr, 2015, 34(6):1202–1209.

10. VESTERGAARD P. Prevalence and pathogenesis of osteoporosis in patients with inflammatory bowel disease. Minerva Med, 2004, 95(6):469–480.

11. AMERICAN GASTROENTEROLOGICAL ASSOCIATION. Medical position statement: guidelines on osteoporosis in gastrointestinal diseases. Gastroenterol, 2003, 124(3):791–794.

12. BERNSTEIN CN, LESLIE WD, LEBOFF MS. AGA technical review on osteoporosis in gastrointestinal diseases. Gastroenterology, 2003, 124(3):795–841.

13. WATKINS J. Structure and function of the musculoskeletal system. 2nd ed. eBook: Human Kinetics, 2010.

14. LAAKSO S, VALTA H, VERKASALO M, et al. Compromised peak bone mass in patients with inflammatory bowel disease–a prospective study. J Pediatr, 2014, 164(6):1436–1443.

15. WINGATE KE, JACOBSON K, ISSENMAN R, et al. 25-Hydroxyvitamin D concentrations in children with Crohn's disease supplemented with either 2000 or 400 IU daily for 6 months: a randomized controlled study. J Pediatr, 2014, 164(4):860–865.

16. TORII A, TODA G. Management of irritable bowel syndrome. Intern Med, 2004, 43(5):353–359.

17. LIEBREGTS T, ADAM B, BREDACK C, et al. Immune activation in patients with irritable bowel syndrome. Gastroenterology, 2007, 132(3):913–920.

18. WHITEHEAD WE, PALSSON OS, LEVY RR, et al. Comorbidity in irritable bowel syndrome. Am J Gastroenterol, 2007, 102(12):2767–2776.

19. STOBAUGH DJ, DEEPAK P, EHRENPREIS ED. Increased risk of osteoporosis-related fractures in patients with irritable bowel syndrome. Osteoporos Int, 2013, 24(4):1169–1175.

20. CREMON C, CARINI G, WANG B, et al. Intestinal serotonin release, sensory neuron activation, and abdominal pain in irritable bowel syndrome. Am J Gastroenterol, 2011, 106(7):1290–1298.

21. GERSHON MD, TACK J. The serotonin signaling system: from basic understanding to drug development for functional GI disorders. Gastroenterology, 2007, 132(1):397–414.

22. VESTERGAARD P, REJNMARK L, MOSEKILDE L. Fracture risk associated with different types of oral corticosteroids and effect of termination of corticosteroids on the risk of fractures. Calcif Tissue Int, 2008, 82(4):249–257.

23. SCHOON EJ, BOLLANI S, MILLS PR, et al. Bone mineral density in relation to efficacy and side effects of budesonide and prednisolone in Crohn's disease. Clin Gastroenterol Hepatol, 2005, 3(2):113–121.

24. PAZIANAS M, RHIM AD, WEINBERG AM, et al. The effect of anti-TNF-alpha therapy on spinal bone mineral density in patients with Crohn's disease. Ann N Y Acad Sci, 2006, 1068:543–556.

25. LEWIS NR, SCOTT BB. Guidelines for osteoporosis in inflammatory bowel disease and coeliac disease. British Society of Gastroenterology. 2007. http://bsg.org.uk.

26. HENDERSON S, HOFFMAN N, PRINCE R. A double-blind placebo-controlled study of the effects of the bisphosphonate risedronate on bone mass in patients with inflammatory bowel disease. Am J Gastroenterol, 2006, 101:119–123.

27. PALOMBA S, MANGUSO F, ORIO JR F, et al. Effectiveness of risedronate in osteoporotic postmenopausal women with inflammatory bowel disease: a prospective, parallel, open-label, two-year extension study. Menopause, 2008, 15(4 Pt 1):730–736.

28. GUO Z, WU R, GONG J, et al. The efficacy and safety of bisphosphonates for osteoporosis or osteopenia in Crohn's disease: a meta-analysis. Dig Dis Sci, 2013, 58(4):915–922.

29. HADERSLEV KV, TJELLESEN L, SORENSEN HA, et al. Alendronate increases lumbar spine bone mineral density in patients with Crohn's disease. Gastroenterology, 2000, 119(3):639–646.

30. CLAXTON AJ, CRAMER J, PIERCE C. A systematic

review of the associations between dose regimens and medication compliance. Clin Ther, 2001, 23(8):1296–1310.

31. COACCIOLI S, CELI G, CRAPA ME, et al. Alendronate soluble solution: a higher adherence rate in the treatment of osteoporosis. Clin Cases Miner Bone Metab, 2014, 11(2):123–125.

32. SIFFLEDEEN JS, FEDORAK RN, SIMINOSKI K, et al. Randomized trial of etidronate plus calcium and vitamin D for treatment of low bone mineral density in Crohn's disease. Clin Gastroenterol Hepatol, 2005, 3(2):122–132.

33. BARTRAM SA, PEASTON RT, RAWLINGS DJ, et al. A randomized controlled trial of calcium with vitamin D, alone or in combination with intravenous pamidronate, for the treatment of low bone mineral density associated with Crohn's disease. Aliment Pharmacol Ther, 2003, 18(11-12):1121–1127.

34. KLAUS J, REINSHAGEN M, HERDT K, et al. Intravenous ibandronate or sodium-fluoride–a 3.5 years study on bone density and fractures in Crohn's disease patients with osteoporosis. J Gastrointestin Liver Dis, 2011, 20(2):141–148.

35. GUANCHE MM, OLESON CV. Poster 288 Rehabilitation of severe vitamin D deficiency secondary to gastric bypass surgery. PM&R, 2011, 3(10):S271.

36. HEBER D, GREENWAY FL, KAPLAN LM, et al. Endocrine and nutritional management of the post-bariatric surgery patient: an Endocrine Society clinical practice guideline. J Clin Endocrinol Metab, 2010, 95(11):4823–4843.

37. SCIBORA LM, IKRAMUDDIN S, BUCHWALD H, et al. Examining the link between bariatric surgery, bone loss, and osteoporosis: a review of bone density studies. Obes Surg, 2012, 22(4):654–667.

38. BUCHWALD H, OIEN DM. Metabolic/bariatric surgery worldwide 2008. Obes Surg, 2009, 19(12):1605–1611.

39. BUCHWALD H, OIEN DM. Metabolic/bariatric surgery worldwide 2011. Obes Surg, 2013, 23(4):427–436.

40. American Society for Metabolic and Bariatric Surgery. Estimate of bariatric surgery numbers 2014. http://asmbs.org/resources/estimate-of-bariatric-surgery-numbers. Accessed 2015.

41. SMITH BR, SCHAUER P, NGUYEN NT. Surgical approaches to the treatment of obesity: bariatric surgery. Endocrinol Metab Clin N Am, 2008, 37(4):943–964.

42. BROLIN RE. Bariatric surgery and long-term control of morbid obesity. JAMA, 2002, 288(22):2793–2796.

43. HIMPENS J, CADIÈRE GB, BAZI M, et al. Long-term outcomes of laparoscopic adjustable gastric banding. Arch Surg, 2011, 146(7):802–807.

44. DEMARIA EJ, SUGERMAN HJ, MEADOR JG, et al. High failure rate after laparoscopic adjustable silicone gastric banding for treatment of morbid obesity. Ann Surg, 2001, 233(6):809–818.

45. BRAGHETTO I, KORN O, VALLADARES H, et al. Laparoscopic sleeve gastrectomy: surgical technique, indications and clinical results. Obes Surg, 2007, 17(11):1442–1450.

46. D'HONDT M, VANNESTE S, POTTEL H, et al. Laparoscopic sleeve gastrectomy as a single-stage procedure for the treatment of morbid obesity and the resulting quality of life, resolution of comorbidities, food tolerance, and 6-year weight loss. Surg Endosc, 2011, 25(8):2498–2504.

47. BAL BS, FINELLI FC, SHOPE TR, et al. Nutritional deficiencies after bariatric surgery. Nat Rev Endocrinol, 2012, 8(9):544–556.

48. CARTER PR, LEBLANC KA, HAUSMANN MG, et al. Association between gastroesophageal reflux disease and laparoscopic sleeve gastrectomy. Surg Obes Relat Dis, 2011, 7(5):569–572.

49. LEVINE MS, CARUCCI LR. Imaging of bariatric surgery: normal anatomy and postoperative complications. Radiology, 2014, 270(2):327–341.

50. SCOPINARO N, GIANETTA E, FRIEDMAN D. Biliopancreatic diversion for obesity. Probl Gen Surg, 1992, 9:362–369.

51. DEMEESTER TR, FUCHS KH, BALL CS, et al. Experimental and clinical results with proximal end-to-end duodenojejunostomy for pathologic duodenogastric reflux. Ann Surg, 1987, 206(4):414–426.

52. LAGACE M, MARCEAU P, MARCEAU S, et al. Biliopancreatic diversion with a new type of gastrectomy: some previous conclusions revisited. Obes Surg, 1995, 5(4):411–416.

53. HESS DS, HESS DW. Biliopancreatic diversion with duodenal switch. Obes Surg, 1998, 8(3):262–282.

54. AASHEIM ET, BJÖRKMAN S, SØVIK TT, et al. Vitamin status after bariatric surgery: a randomized study of gastric bypass and duodenal switch. Am J Clin Nutr, 2009, 90(1):15–22.

55. MECHANICK JI, KUSHNER RF, SUGERMAN HJ, et al. Executive summary of the recommendations of the American Association of Clinical Endocrinologists, the

Obesity Society, and American Society for Metabolic & Bariatric Surgery medical guidelines for clinical practice for the perioperative nutritional, metabolic, and nonsurgical support of the bariatric surgery patient. Endocr Pract, 2008, 14(3):318–336.

56. BROLIN RE, LAMARCA LB, KENLER HA, et al. Malabsorptive gastric bypass in patients with superobesity. J Gastrointest Surg, 2002, 6(2):195–203.

57. BLOOMBERG RD, FLEISHMAN A, NALLE JE, et al. Nutritional deficiencies following bariatric surgery: what have we learned? Obes Surg, 2005, 15(2):145–154.

58. LAKHANI SV, SHAH HN, ALEXANDER K, et al. Small intestinal bacterial overgrowth and thiamine deficiency after Roux-en-Y gastric bypass surgery in obese patients. Nutr Res, 2008, 28(5):293–298.

59. TEITLEMAN M, KATZKA DA. A case of polyneuropathy after gastric bypass surgery. MedGenMed, 2005, 7(2):21.

60. NAKAMURA K, ROBERSON ED, REILLY LG, et al. Polyneuropathy following gastric bypass surgery. Am J Med, 2003, 115:679–680.

61. MARYNIAK O. Severe peripheral neuropathy following gastric bypass surgery for morbid obesity. Can Med Assoc J, 1984, 131(2):119–120.

62. AARTS EO, JANSSEN IM, BERENDS FJ. The gastric sleeve: losing weight as fast as micronutrients? Obes Surg, 2011, 21(2):207–211.

63. AILLS L, BLANKENSHIP J, BUFFINGTON C, et al. American Society for Metabolic and Bariatric Surgery allied nutritional guidelines for the surgical weight loss patient. Surg Obes Relat Dis, 2008, 4(5 Suppl):S73–S108.

64. ZITTEL TT, ZEEB B, MAIER GW, et al. High prevalence of bone disorders after gastrectomy. Am J Surg, 1997, 174(4):431–438.

65. GIUSTI V, GASTEYGER C, SUTER M, et al. Gastric banding induces negative bone remodelling in the absence of secondary hyperparathyroidism: potential role of serum C telopeptides for follow-up. Int J Obes (Lond), 2005, 29:1429–1435.

66. CUNDY T, EVANS MC, KAY RG, et al. Effects of vertical-banded gastroplasty on bone and mineral metabolism in obese patients. Br J Surg, 1996, 83(10):1468–1472.

67. SERRA ARACIL X, BOMBARDÓ JUNCÁ J, MORA LÓPEZ L, et al. Site of local surgery in adenocarcinoma of the rectum T2N0M0. Cir Esp, 2009, 85(2):103–109.

68. VILARRASA N, GÓMEZ JM, ELIO I, et al. Evaluation of bone disease in morbidly obese women after gastric bypass and risk factors implicated in bone loss. Obes Surg, 2009, 19(7):860–866.

69. FLEISCHER J, STEIN EM, BESSLER M, et al. The decline in hip bone density after gastric bypass surgery is associated with extent of weight loss. J Clin Endocrinol Metab, 2008, 93(10):3735–3740.

70. BRUNO C, FULFORD AD, POTTS JR, et al. Serum markers of bone turnover are increased at six and 18 months after Roux-en-Y bariatric surgery: correlation with the reduction in leptin. J Clin Endocrinol Metab, 2010, 95(1):159–166.

71. COATES PS, FERNSTROM JD, FERNSTROM MH, et al. Gastric bypass surgery for morbid obesity leads to an increase in bone turnover and a decrease in bone mass. J Clin Endocrinol Metab, 2004, 89(3):1061–1065.

72. PUGNALE N, GIUSTI V, SUTER M, et al. Bone metabolism and risk of secondary hyperparathyroidism 12 months after gastric banding in obese premenopausal women. Int J Obes Relat Metab Disord, 2003, 27(1):110–116.

73. VON MACH MA, STOECKLI R, BILZ S, et al. Changes in bone mineral content after surgical treatment of morbid obesity. Metabolism, 2004, 53(7):918–921.

74. HSIN MC, HUANG CK, TAI CM, et al. A case-matched study of the differences in bone mineral density 1 year after 3 different bariatric procedures. Surg Obes Relat Dis, 2015, 11(1):181–185.

75. TSIFTSIS DD, MYLONAS P, MEAD N, et al. Bone mass decreases in morbidly obese women after long limb-biliopancreatic diversion and marked weight loss without secondary hyperparathyroidism. A physiological adaptation to weight loss? Obes Surg, 2009,19(11):1497–1503.

76. NAKAMURA KM, HAGLIND EG, CLOWES JA, et al. Fracture risk following bariatric surgery: a population-based study. Osteoporos Int, 2014, 25(1):151–158.

77. GJESSING HR, NIELSEN HJ, MELLGREN G, et al. Energy intake, nutritional status and weight reduction in patients one year after laparoscopic sleeve gastrectomy. Springer Plus, 2013, 2:352–357.

78. WILLIAMS SE.Metabolic bone disease in the bariatric surgery patient. J Obes, 2011, 2011:634614.

79. PANDA S, SHARMA K. Osteomalacia induced peripheral neuropathy after obesity reduction surgery. Ann Indian Acad Neurol, 2013, 16(4):690–692.

80. IRANI PF. Electromyography in nutritional osteomalacic myopathy. J Neurol Neurosurg Psychiatry, 1976, 39(7):686–693.

81. GEORGOULAS TI, TOURNIS S, LYRITIS GP. Development of osteomalacic myopathy in a morbidly obese woman following bariatric surgery. J Musculoskelet Neuronal Interact, 2010, 10(4):287–289.

82. SUZUKI Y, ISHIBASHI Y, OMURA N, et al. Alendronate improves vitamin D-resistant osteopenia triggered by gastrectomy in patients with gastric cancer followed long term. J Gastrointest Surg, 2005, 9(7):955–960.

83. ALBORZI F, LEIBOWITZ AB. Immobilization hypercalcemia in critical illness following bariatric surgery. Obes Surg, 2002, 12(6):871–873.

84. THAISETTHAWATKUL P, COLLAZO-CLAVELL ML, SARR MG, et al. A controlled study of peripheral neuropathy after bariatric surgery. Neurology, 2004, 63(8):1462–1470.

14 心肺、肾脏和肝脏疾病的骨质疏松症

作者：Christina V. Oleson

译者：王 松

骨质疏松症与其他慢性病共存，如 Colon-Emeric 等[1]定义的"多种疾病"相互作用，常导致其中任何一种或两种疾病显著恶化。本章重点介绍 4 种慢性病：心血管疾病、肺部疾病、肾脏疾病和肝脏疾病。与骨质疏松症一样，这些病症与衰老有关，而在囊性纤维化的情况下，早在青春期就开始衰老。对每个病例，疾病本身或其治疗都可能导致新发的骨质疏松症，加剧现有的骨质疏松症，或增加骨折风险，即使个体的 BMD 不会提示有风险。例如，低骨矿化、低骨密度和维生素 D 缺乏与慢性阻塞性肺疾病（COPD）相关，而包括长期使用口服皮质类固醇的治疗可以诱发骨质疏松症。在肝功能衰竭方面，BMD 的中度下降就可能发生骨折，而这样的 BMD 通常不在骨折易发生的范围内。在所选择的疾病中，我们将调查 2 种疾病共同存在的流行病学，这些疾病之间的相互作用以及药物与疾病的相互作用。

心血管疾病

尽管在治疗上取得了进展，心血管疾病（充血性心力衰竭、突发心脏病、冠状动脉疾病、心律失常和其他心脏病）和骨质疏松症仍然是世界上最常见的健康问题，在老龄化人口中占发病率和死亡率的最大份额[2]。全世界有超过 2 000 万人患有充血性心力衰竭，另有 7 500 万人患有骨质疏松症[3]。在美国，每年有 200 万人发生与骨质疏松症相关的骨折[4]。大量研究发现，对特定患者，心力衰竭的程度、持续时间和 BMD 丢失之间存在高度相关性。此外，有报道显示心力衰竭与全髋、股骨颈和腰椎 BMD 之间呈负相关[5]。本节将讨论心脏病与骨质疏松症关系的流行病学，探讨可能的关联机制，并提供治疗建议。

心脏病患者骨丢失的病因和发病机制

充血性心力衰竭（CHF）

人们早就知道肾脏和肝脏衰竭导致骨代谢改变，但直到最近才有证据表明心力衰竭和骨转换增加之间存在关系。在 2003 年的一项研究中，Nishio 等基于维生素 D 受体（VDR）的基因多态性，探讨了 CHF 患者脊柱 BMD 的骨丢失率[6]。一种特殊的受体基因型 FF VDR 与较高的骨丢失率相关，导致该研究小组提出具有这种基因型的患者可以从较高的钙摄入中受益，以补偿维生素 D 的不理想代谢过程。

CHF 的病理生理学和治疗都可能会对矿物质稳态和钙相关激素的平衡产生不利影响。尽管一些研究仅在心脏移植后才发现这种不平衡，但越来越多的证据表明骨形成和再吸收之间的

© Springer International Publishing Switzerland 2017

C.V. Oleson, *Osteoporosis Rehabilitation*, DOI 10.1007/978-3-319-45084-1_14

不平衡开始于心力衰竭晚期，而不是在移植后。Shane 等[7]发现，在严重 CHF 患者中［纽约心脏协会（NYHA）Ⅲ级或Ⅳ级，左室射血分数平均为 19% 或更低］[8]，35% 的患者 25- 羟维生素 D_3 缺乏，其水平低于 16 ng/mL，69% 的患者有甲状旁腺功能亢进（PTH 水平高于 65 ng/mL）。此外，包括羟脯氨酸、吡啶啉和脱氧吡啶啉在内的骨吸收标志物均升高，虽然骨形成的标志血清骨钙素，无论男性还是女性，都在正常水平。总体而言，受试者骨质疏松症的发生率：腰椎7%、全髋 6%、股骨颈 19%；而受试者中骨量减少的发生率：腰椎 43%、全髋 47%、股骨颈42%。此外，所有人都接受袢利尿剂、地高辛或血管紧张素转换酶抑制剂的治疗。

Zotos 等在 13 年后的一项研究中发现了类似结果[9]。心力衰竭中的骨质疏松症与继发性甲状旁腺功能亢进有关，并且具有不良的预后意义[10]。慢性心力衰竭中的骨量减少与继发性甲状旁腺功能亢进有关，并对预后有影响。与健康受试者相比，患有 CHF 的男性全身和总股骨的 BMD 显著降低，并且鉴于 PTH 值升高，存在甲状旁腺功能亢进的证据。此外，该研究纳入了所有 NYHA 分类的 4 个级别，但在Ⅲ级和Ⅳ级心脏病受试者中变化更为严重。那么，观察到的骨质丢失是生理性的，这可能与氧化应激和心排血量减少有关，是基于活动量较低导致的，还是继发于药物治疗？

冠状动脉疾病（CAD）和瓣膜病

虽然年龄因素、性别因素、年龄相关的肾功能不全、低钙摄入量和维生素 D 缺乏与冠状动脉疾病和瓣膜病相关，但最近的研究指出了其他的与心脏病有关因素会导致骨质丢失，使患者易患骨质疏松症。动物研究提示载脂蛋白E（Apo-E）可能起保护作用。具体而言，小鼠缺乏 Apo-E 时动脉和主动脉瓣钙化的发生率增加，这些发现与 BMD 损失的程度直接相关[11]。Aksoy 等早期对人体进行的一项研究[12]发现了主动脉瓣膜钙化和低 BMD 之间的关系，但未提出 Apo-E 是一种可能的机制，而是提示可能机制为与衰老相关的甲状旁腺激素异常。

就 CAD 与骨质疏松症之间的关系而言，最初认为这两种情况都遵循独立的平行进展。然而，最近关于衰老的研究证据支持二者之间有直接关系。很早的 X 线研究表明腹主动脉钙化与腰椎骨质疏松症之间存在关联[13]；20 年后，这些研究结果得到了分子生物学研究的支持，这些研究证明动脉钙化受到与骨形成相似机制的调节，而不是通过磷酸钙的被动沉淀[14]。与维生素 D 缺乏的关联也被确认。正如 Stojnovic 等已经观察到的[2]，维生素 D不足与低 BMD 关联会增加骨折风险，导致继发性甲状旁腺功能亢进、冠状动脉钙化和心血管疾病增加。髋部低 BMD 代表男性和女性心血管疾病的高风险，而主动脉钙化是低 BMD 和脆性骨折的强预测因子[15]。

有关动脉粥样硬化和骨质疏松症相关性数据因对不同患者人群的评估和不同的技术而受到混淆：早期研究使用侧位脊柱 X 线；后来采用电子束计算机断层扫描（EBCT），只有少数人同时使用 DXA 和 EBCT[16]。Barengolts 及其同事[17]认为雌激素可能在预防冠状动脉粥样硬化和骨质疏松症方面发挥作用，并且雌激素的相对缺乏可能导致这两种病症的发生。他们还发现，31% 的骨量减少和 76% 的骨质疏松症患者冠状动脉钙化积分升高，EBCT 测量的钙沉积主要位于左前降支动脉。这些发现强调了去解决骨质疏松人群中 CAD 的理由，并提升了预防这两种疾病的需求。

直到最近，还没有证据表明骨质疏松症和心力衰竭之间的关系是双向的。然而，Pfister 等的一项研究[18]首次发现，在随访 9.3 年，调整年龄、性别、心血管危险因素和社会人口学状况后，较低的 BMD 可预测心力衰竭的发生。虽然尚未得到证实，但这一发现提出了一个问题，即儿童期或成年期的 BMD 增加是否可以减少随后的心力衰竭的发病风险，以及抗骨吸收疗法导致的 BMD 增加是否会影响心力衰竭的发病风险[19]。

药物的影响

与其他涉及不活动和血流淤滞的病症一样，CHF 患者发生血栓栓塞事件的风险增加。为了避免血管并发症，抗凝治疗通常持续数月并且可能终身。肝素和低分子肝素诱导的骨质疏松症的风险随着时间的推移而增加，但从长远来看，许多患者使用华法林或更新的口服抗凝剂来改善依从性[20]。如其他章节所述，这些口服和皮下药物似乎对骨骼的不良影响低于传统肝素。新型抗凝血剂不涉及日常监测，但难以逆转。这些药物，也称为直接口服抗凝药，比华法林更贵，通常不在保险报销范围内；如果部分由保险公司资助，患者往往无力承担剩余的共付费用，特别是在美国。传统上，华法林仍在使用，虽然它需要通过血液检测进行监测，但成本仍然相对较低。数据表明，与其他药物相比，华法林在保持骨骼完整性方面的问题较少[21]。

他汀类药物通常被规定为 CAD 患者的二级预防，也可能适用于 CHF 患者。许多患者在发生严重到足以与骨丢失相关的心力衰竭之前已服用他汀类药物多年。许多报道表明，使用羟甲基戊二酰辅酶 A（HMG-CoA）还原酶抑制剂，包括阿托伐他汀（立普妥）、洛伐他汀（美降之）、瑞舒伐他汀（可定）和辛伐他汀（舒降之）等药物，在 BMD 改善或减少骨折方面有益。Chang 等[22]发现他汀类药物可增加 2 型糖尿病患者的 BMD，Edwards 等[23]在一个大型横断面研究中证明他汀类药物可增加绝经后女性的 BMD。可能带来的好处原因在于 HMG-CoA 还原酶抑制剂降低了甲羟戊酸水平的能力，间接增强成骨细胞分化。

与此同时，他汀类药物与骨丢失关系的研究产生了相互矛盾的结果。在世纪之交，一些试验[24-29]假设长期使用他汀类药物在不同并发症中可能导致骨折减少。由于这组患者可能有感觉受损，根据定义，他们的骨折风险会增加。然而，在 2002 年，Sirola 等进行的一项为期 10 年的大型前瞻性研究发现，长期服用他汀类药物没有明显益处，不论是高胆固醇血症患者，还是胆固醇水平正常者[30]。在偶尔使用他汀类药物的患者、遵循该方案并规律服用他汀类药物的患者，以及未使用他汀类药物的对照组（一些人患有高胆固醇血症，另一些人血胆固醇正常）中，未发现腰椎或股骨颈 BMD 的显著差异。来自一个妇女健康倡议观察研究的后续证据显示，他汀类药物使用者和非使用者的 BMD 和骨折率无统计学差异[31]。对瑞舒伐他汀进行的第一项随机对照数据（$n=17\,802$ 名男性和女性）证实，他汀类药物治疗并未降低骨折风险[32]。

利尿剂可能对骨平衡产生积极或消极影响，取决于具体的药物。噻嗪类利尿剂如氢氯噻嗪和保钾剂如螺内酯可减少肾脏钙的排泄，从而促进骨骼的形成。相反，袢利尿剂有利于骨吸收，因为它们有助于肾脏钙的排泄。尽管 β 受体阻滞剂可能对骨骼产生积极影响，但数据仍然存在矛盾。一项研究检测了一种较新的 β 受体阻滞剂奈必洛尔，证明它可以诱导一氧化二氮的释放，这可能对骨保存和预防骨质疏松症有保护作用[5, 33]。虽然一项试验将 β 受体阻滞剂与骨折风险增加联系起来[34]，但一项大型队列研究（$n=39\,938$）发现 β 受体阻滞剂导致髋部骨折风险降低，归因效应百分比为 -3.5%，标准发病率（SIR）为 0.7[35]。

这些发现与最近的两项荟萃分析和一项流行病学调查一致。在荟萃分析中，Yang 等[36]观察到骨折风险降低了17%（RR 0.83），而Toulis等[37]发现女性减少了14%，男性减少了20%。

Rejnmark等的流行病学调查[38]发现，不仅β受体阻滞剂，还有钙通道阻滞剂和ACE抑制剂均与骨折风险显著降低有关。大型流行病学研究表明钙通道阻滞剂与骨折风险降低之间存在关联。虽然一些体外研究表明这类药物可抑制破骨细胞功能，但最终的人类研究证实了这种机制是缺乏的。在Ruths等的人群研究中[35]，使用钙通道阻滞剂受试者的髋部骨折减少，SIR为0.8，与Rejnmark等[38]调查发现的骨折风险降低7%无显著差异。

尽管ACE抑制剂似乎在许多研究中证实能增加了骨折的风险，但在其他试验显示出中性效应。它们对骨骼的作用仍不清楚，研究结果不同在很大程度上是因为所研究人群的年龄不同，混合性别与所有女性或所有男性的比较，以及除了血管紧张素受体拮抗剂[35]之外还使用其他心脏药物。就作用机制而言，血管紧张素Ⅰ刺激成骨细胞和破骨细胞培养中的骨吸收，而血管紧张素Ⅱ通过激活破骨细胞来加速骨吸收。阻断血管紧张素Ⅰ或Ⅱ的药物，理论上会抑制骨再吸收过程[39]。表14-1总结了不同类别的心脏药物对骨骼的影响。

表14-1 常用的心脏药物及其对骨骼的相对影响

药物分类	作用机制	对骨骼的影响	用药考量
抗凝血药			
肝素	标准和低分子量肝素均通过减少骨祖细胞和促进RANKL诱导的破骨细胞分化以及抑制成骨细胞分化来增加骨吸收。结果是骨形成减少。	显著减少	新型口服抗凝剂磺达肝癸钠起效迅速；可逆性不是问题
低分子量肝素		中等程度减少	
华法林	降低骨钙素的γ-羧化和钙结合特性，骨钙素参与骨形成	轻中度减少	
HMG-CoA还原酶抑制剂			
阿托伐他汀 洛伐他汀 瑞舒伐他汀 辛伐他汀	减少甲羟戊酸，间接增加成骨细胞分化	BMD增加，骨折减少	N/A
利尿剂			
噻嗪类利尿剂（氢氯噻嗪，氯噻酮）	减少肾脏钙排泄	促进骨构建	如果临床上可接受，则噻嗪类和保钾利尿剂优于袢利尿剂
保钾利尿剂（螺内酯，醛固酮）	减少肾脏钙排泄，增加钾储存，减少醛固酮介导的骨丢失	增加骨构建	
袢利尿剂	增加肾脏钙排泄	增加骨重吸收	
β受体阻滞剂			
奈必洛尔	β-肾上腺素能受体抑制	可能对骨骼有积极作用	证据不足，不足以证明某一特定药物优于另一种
	诱导NO释放，这可能对骨的维持和预防骨质疏松症具有保护作用		
阿替洛尔	对骨细胞无特异性作用	大多数大型研究表明对骨骼有积极作用	
美托洛尔			

续表

药物分类	作用机制	对骨骼的影响	用药考量
硝酸酯	NO 刺激成骨细胞激活	可能对骨骼有积极作用	N/A
钙通道阻滞剂	研究表明能降低破骨细胞功能	降低骨折风险	N/A
ACE 抑制剂	血管紧张素对成骨细胞或钙代谢有作用	似乎增加骨折风险；对骨的作用为中性	如果临床上可接受，请考虑其他抗高血压药物
血管紧张素受体阻滞剂	可能对血管紧张素受体起作用	可能会抑制骨吸收	N/A

资料来源：Aluoch 等[5]，Ruths 等[35]

心脏病患者骨丢失的流行病学研究

晚期心脏病患者骨丢失的危险因素和患病率难以估计，因为风险与疾病的程度、个体患者或患者群体的年龄、药物、并发症和生活方式密切相关。类似的说法也适用于骨折风险，因为晕厥事件和低血压以及新药物或现有药物剂量的变化可以大大增加跌倒的风险。表14-2 总结了过去 15 年中各种人群横断面研究的结果。

对于正在等待移植的晚期心力衰竭患者，

表 14-2　心脏病患者的骨质疏松症

人群研究 / 来源	对照组人数	实验组人数	对照组结果	实验组骨量减少或骨质疏松症	特别说明
主动脉瓣钙化（AVC）受试者（Aksoy 等[12]）	65（AVC−）	49（AVC+）	60% 的患者 L_1~L_4 的 BMD 检测有骨量减少或骨质疏松症	82% 的患者 L_1~L_4 的 BMD 检测有骨量减少或骨质疏松症	AVC+ 受试者中存在高血压和高龄
基于人群的绝经后女性抽样筛查骨质疏松症，伴 / 不伴 CAD（Barengolts 等[17]）	正常 BMD 11 人	DXA 确诊骨量减少 20 例，骨质疏松症 14 例	总的冠状动脉钙化评分为 41.9 ± 83.1，LAD 为 30.2 ± 69.1	骨量减少患者的冠状动脉钙化评分为 115.1 ± 182，LAD 为 68.9 ± 115；骨质疏松症患者的冠状动脉钙化评分为 221.7 ± 54.3，LAD 为 166.6 ± 243.6	骨质疏松症诊断基于腰椎、全髋、股骨颈或 Ward 三角的 BMD，总患病率 OP 为 31%，钙沉积为 76%
患有 NYHA Ⅲ 级或 Ⅳ 级 CHF 的男性和女性（Shane 等[7]）	骨病的人数未知，但已知均患有 CHF	入组 101 例共有 79 名男性和 22 名女性	N/A	骨量减少在脊柱腰椎为 43%，全髋为 47%，股骨颈为 42%。骨质疏松症在脊柱腰椎为 7%，全髋为 6%，股骨颈为 19%	大约 50% 的患者骨量减少和骨质疏松症存在于脊柱或髋部或两个部位均有
有和没有 CHF 的男性筛查是否存在骨质疏松症（Terrovitis 等[10]）	13 名无 CHF 的男性患者	60 名 CHF 男性患者	对照组无骨量减少或骨质疏松症	股骨 BMD 的 T 值，对于心功能 Ⅰ / Ⅱ 级患者为 −1.1，心功能 Ⅲ / Ⅳ 级患者为 −1.9	两个类别的 BMD 与对照组有显著差异

L. 脊柱腰椎；FN. 股骨颈

有证据表明移植前松质骨丢失与疾病进展时间之间存在相关性[40]。Garcia-Delgad 等确定了心脏移植前患者骨吸收标志物的增加，以及腰椎和髋部骨量的减少。移植的等待时间是腰椎骨丢失的最重要预测因素，正如下一章将讨论的那样，近期经历器官移植的患者骨丢失程度更严重。

心脏病患者骨丢失的治疗

鉴于 23% 的移植前心力衰竭患者发生骨质疏松[41]，移植后给予的药物（皮质类固醇、免疫抑制剂）导致进一步的骨丢失，所以在进入器官移植阶段之前，应开始预防性治疗和早期治疗[42]。

给心力衰竭的患者使用心脏药物治疗，特别是抗高血压药物，选择非袢利尿剂如螺内酯或一种噻嗪类药物优于诸如呋塞米之类的药物。对骨骼的影响而言，ACEI 的数据是不确定的，但如果存在其他同样合适的高血压治疗方案，则应考虑使用这些药物。与许多其他情况一样，优化钙和维生素 D 的储存对于高风险患者是可取的。Shane 等[7]发现，在两组心力衰竭患者中，那些病情较严重，需要持续静脉内正性肌力药物治疗或左心室辅助装置（LVAD）治疗的患者，血清 25- 羟维生素 D_3 储存量明显较低，特别是活性 1，25- 二羟维生素 D_3 的水平降低。相比之下，对照组的心力衰竭门诊患者维生素 D 缺乏的程度较轻。如果患者可以耐受，建议口服补充剂，或短暂暴露在室外阳光下。

更严重的心力衰竭患者运动耐量和社区活动能力降低，进一步导致骨质疏松症。对于晚期心力衰竭患者，包括 LVAD 患者，下肢力量负重运动如行走和有氧调节都是 VAD 植入后可接受的运动形式[43]。此外，这些运动减轻了移植人群中经常发生的近端肌无力和骨质疏松症的严重程度。

肺病和骨质疏松症

晚期肺部疾病最常见的是慢性阻塞性肺疾病（COPD），包括肺气肿、慢性支气管炎和囊性纤维化（CF）。虽然其他形式的限制性肺疾病可导致器官衰竭，但本节将主要关注 COPD 和囊性纤维化对骨质疏松症的影响。鉴于它们在老年人群中的高患病率以及同一年龄组的骨质疏松症的发生率，在最近的一项研究中，超过 60% 的 COPD 患者出现骨量减少，29% 符合骨质疏松症的标准，这并不奇怪[44]。对于 CF，103 例年龄在 16~53 岁患者的流行学研究表明，10% 患有骨质疏松症，另有 36% 患有骨量减少[45]。因为过去 30 年 CF 的预期寿命已经上升到中位年龄将近 40 岁，那些经过治疗的患者现在会观察到多年肺功能受损、多重感染和营养吸收不良对骨骼健康的影响[46]。

COPD 中骨质疏松症的流行病学

根据所使用的诊断方法、受试者的年龄、性别以及 COPD 的持续时间和严重程度，COPD 中骨质疏松症的患病率通常在 21%~59% 不等[47,48]。少数显示 20% 以下患病率的研究或是在一部分患者中使用定量超声进行诊断，这不是标准方法，或是包括一些阻塞性肺疾病患者，他们在疾病持续时间方面没有达到"慢性"的定义。虽然 COPD 是美国第三大死亡原因[49]，但美国内科医师学会认为它不是骨质疏松症的危险因素，吸烟尽管与 COPD 密切相关[50]，也不是骨质疏松症的危险因素。相反，用于预测骨折的 FRAX 工具包括 COPD，但不包括吸烟。某些肺病参数，如不活动、类固醇和其他药物是 COPD 患者骨质疏松症的危险因素。

在 2011 年多个研究的综述中，涉及 40~100 个患者的样本量，Lchouck 等[47]发现在第 1 秒用力呼气量（FEV1）较低的受试者和在等待器官移植的晚期肺病患者中骨质疏松症程度较严重[51]。在 Silva 等的一项研究中[52]发现42% 的 COPD 患者为骨质疏松症，另有 42% 为骨量减少。股骨颈 T 值与体重指数（BMI）之间存在显著相关性，股骨颈 T 值与 BODE 呈显著负相关，BODE 是包括体重指数、气流阻塞、呼吸困难和运动能力的综合。此外，在 DXA 检测的 T 值和 FEV1、用力肺活量（FVC）和预测的肺部对一氧化碳的扩散能力的百分比之间发现了相关性。COPD 的严重程度和进展速度对维持 BMD 有显著影响。

相比之下，Graat-Verboom 等在 2011 年的一项研究中[53]检查了 255 例 COPD 稳定期的门诊患者，结果显示，51% 的患者根据脊柱 X 线和 DXA 的组合检测诊断了骨质疏松症。表 14-3 列出了最近的患病率研究。

慢性阻塞性肺疾病全球倡议（GOLD）定义了四个级别的 COPD 严重程度，分级 I ~ IV[64]。GOLD 排名考虑了 COPD 的肺外表现，其中之一是骨质疏松症。

表 14-3　COPD 患者骨质疏松症和椎体压缩性骨折的患病率

作者 / 来源	患者组	患者人数	BMD 检测	骨质疏松症的患病率（%）	VCF 的RX 诊断	VCF 的患病率（%）
骨质疏松症						
Graat-Verboom 等[54]	转诊至 PR 的 COPD 患者（GOLD I ~ IV）	554	全身骨密度（DXA）	21	—	—
Ferguson 等[55]	COPD 患者（GOLD II ~ IV）	658	腰椎和髋部骨密度（DXA）	24	—	—
Sin 等[56]	COPD 患者（GOLD I ~ IV）	5 215	总股骨骨密度（DXA）	4~33	—	—
Førli 等[51]	等待 LTX 的 COPD 患者	40	腰椎和股骨骨密度（DXA）	59	—	—
Iqbal 等[57]	慢性肺病患者	130	腰椎和髋部骨密度（DXA）	36	—	—
Sabit 等[58]	COPD 患者（GOLD I ~ IV）	75	腰椎和髋部骨密度（DXA）	24	—	—
Bolton 等[59]	转诊至 PR 的呼吸门诊患者	81	全身、腰椎和髋部骨密度（DXA）	32	—	—
压缩性骨折						
Jørgensen 等[60]	COPD 门诊患者（GOLD III ~ IV）	62	—	—	胸椎和腰椎 X 线片	24
Nuti 等[61]	COPD 门诊患者（GOLD I ~ IV）	2 981	—	—	侧位胸片	41
Papaioannou 等[62]	COPD 患者（未报告 GOLD）	127	—	—	侧位胸片	27
McEvoy 等[63]	男性 COPD 患者（未报告 GOLD）	312	—	—	侧位腰椎和胸椎 X 线片	49~63
Graat-Verboom 等[53]	COPD 门诊患者（GOLD I ~ IV）	255	腰椎和髋部骨密度（DXA）	51.4	腰椎，正侧位胸片	36.5

全球慢性阻塞性肺疾病倡议（GOLD），腰椎（LS），肺移植（LTX），肺康复（PR），X 线片（RX），椎体压缩性骨折（VCF）（来源：Lehouck 等[47]。经许可使用）

COPD 人群中骨质疏松症最一致的危险因素是长期口服皮质类固醇或糖皮质激素（GCs）。Van Staa 等的综述[65]证明皮质类固醇的总累积剂量与 BMD 成反比。尽管该研究并未专门针对 COPD 患者，但它确实说明了 COPD 患者使用糖皮质激素的累积时间对于维持骨骼健康方面面临的潜在风险。

根据 Drummond 等[66]的荟萃分析，与口服或静脉注射皮质类固醇（ICS）相比，吸入皮质类固醇（ICS）发生骨质疏松症的风险似乎较低，且观察到使用和不使用 ICS 的 COPD 受试者的 BMD 没有显著差异。同样，TORCH 试验（迈向 COPD 健康的革命）[55]，涉及 658 例 COPD 患者，发现在前 3 年内使用 ICS 治疗的患者 BMD 轻微降低（1.7%~3.2%）。然而，根据接下来的一些研究，经 ICS 治疗的患者其骨折的风险增加。

COPD 中骨折的流行病学研究

正如对 COPD 患者的一些调查所证明的，DXA 评估的 BMD 仅测量骨密度，而不测量骨微结构和骨质量。然而，在某些情况下，使用 DXA 作为 BMD 的测量来确定骨折风险可能并不理想。另一种评估方法定量 CT（QCT），被用于一项大型研究（$n=3\ 317$），该研究涉及吸烟对患有和不患有 COPD 患者的骨质疏松症和椎骨骨折风险的影响[66]。从这个较大的群体中选出了 111 名受试者，Jaramillo 等[67]应用 QCT 和标准 DXA 检查，发现 QCT 与 DXA 相比，可以确诊更多的受试者为骨量减少或骨质疏松症，并且这些受试者的骨折数量更多。在这组患者中，6% 被 QCT 分类为骨量减少，37% 被归类为骨质疏松性椎骨骨折。更广泛地说，该试验得出的结论是，COPD 在调整种族、BMI、吸烟、使用类固醇和年龄后，不仅与低体积骨密度独立相关，而且椎体骨折患病率增加，T_6~T_{12} 之间的骨折数量最多，这个区域可能通过 QCT 评估比 DXA 更好。

在进一步分析 COPD 中的 ICS 时，Loke 等[68]评估了 16 项随机对照试验（RCT）和 14 项观察性研究，涉及使用两种不同的 ICS，氟替卡松或布地奈德，至少 90 周。研究结果显示，所有研究的骨折比值比（OR）均增加 1.27，持续时间最长（3 年）的 4 项试验 OR 值为 1.19。前面的荟萃分析评估了椎骨和非椎骨骨折的风险，证据表明 ICS 与两种类型的骨折均相关。然而，由于研究使用不同的 ICS 组合或不同的独立药物，因此不可能比较一种类型的骨折与另一种类型骨折的可能性。

临床医师经常需要权衡类固醇对预防和治疗 COPD 急性加重时的获益和对其他器官系统（包括骨骼健康）的有害影响。即使非常低的日剂量也会产生有害影响：2.5 mg/d 时骨折风险中等程度增加，而剂量 >7.5 mg/d，则会使骨折风险增加 5 倍[65, 69]。然而，骨折的风险确实随着类固醇的停药而消失。

病因和发病机制

COPD 和肺气肿患者的骨质疏松症与许多不同因素有关，包括生理、环境和药理学因素。慢性低氧血症、慢性炎症、性腺功能减退、饮食维生素 D 和钙的缺乏、皮质类固醇的长期使用以及其他疾病相关的因素减少了身体的活动，并促成了久坐的生活方式[70]。图 14-1 显示了骨质疏松症的危险因素和后果[47]。

Liang 和 Feng[44]证实了相对稳定的 COPD 患者中低级别全身性炎症与低 BMD 之间的关系。已知炎细胞因子 IL-6 和 TNF-α 诱导 RANKL 的表达，RANKL 介导骨吸收。这些细胞因子的长期升高与低 BMD 显著相关（分别为 $P=0.023$ 和 0.010），C 反应蛋白（CRP）的水平也是如此，仅略低于统计学意义（$P=0.062$）。

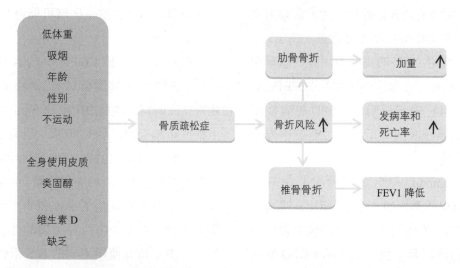

图 14-1 COPD 骨质疏松症的危险因素和后果（来源：Lehouck 等。经许可使用）

调整年龄、性别、吸入皮质类固醇的使用和气道阻塞的严重程度后，这些调查结果仍然适用。慢性炎症状态也抑制刺激成骨细胞的 WNT／β-连环蛋白信号通路，从而促进骨质疏松症的发展[71]。

与包括风湿性疾病在内的其他炎症一样，使用糖皮质激素（又称皮质类固醇）可增加 RANKL 的表达并减少骨保护素（OPG）[72]。除了减少再吸收骨的破骨细胞的凋亡之外，还发生骨吸收增强，随后抑制成骨细胞的产生和成熟。这些组合效果导致骨的净丢失，持续的再吸收和长期抑制骨形成。最初使用 GCs 会对松质骨产生不良影响，但长期炎症也会影响皮质骨。

维生素 D 缺乏也会影响肠道对钙的最佳吸收，并影响未成熟的成骨细胞刺激 RANKL，而 RANKL 反过来刺激破骨细胞促进骨吸收。除了对参与骨代谢的细胞产生直接影响外，足够的血清维生素 D 水平有助于维持肌肉力量，从而降低跌倒的风险[73~75]。相对于健康对照组，20%~30% 的 COPD 患者肢体肌肉力量减少[76]。

最后，与肺结构改变、空气潴留和实质破坏相关的机械异常可能占骨丢失的很大一部分，有证据表明晚期肺气肿患者的肺减容手术显著改善患者术后 1 年的 BMD[77]。

非药物治疗 COPD 和骨质疏松症

正式运动前优化功能

如上所述，有证据表明肺减容手术对 BMD 有积极作用，而其他外科手术干预不会给 COPD 的骨质疏松症带来直接益处。康复之前优化肺功能可能是有价值的。阻断或减少吸入抗胆碱能药物（如异丙托溴铵或噻托溴铵）以及短效 β_2 受体激动剂（如沙丁胺醇），有助于消除呼吸困难症状，并可间接改善参与有氧运动（包括负重活动）的肺耐力，如果存在气道高反应性和支气管痉挛，那么肥大细胞稳定剂如色甘酸钠可以减轻气道炎症，后者会限制运动耐量[78]。

补充氧气可以通过减少呼吸短促来改善物理治疗和有氧运动期间的耐力。在有氧训练期间，体力活动改善了认知功能，这在存在跌倒风险的环境中至关重要，对安全的关注是必不可少的。除非有记录表明运动时氧饱和度降低，否则补充氧气不太可能改善功能。通过腹式和局部呼吸技术改善呼吸可以增加潮气量并最大限度地减少摄氧量（图 14-2 和图 14-3）[79]。

缩唇呼吸可防止空气潴留和小气道塌陷，改善气体交换，同时还可减少呼吸困难和呼吸功[80]。膈肌和缩唇呼吸的结合导致更高的动脉血气数值，改善肌肉和关键器官的供氧。这种方式增强了运动耐力，并且减轻了整体疲劳感。

优化营养：维生素 D 和钙

因为大多数 COPD 患者往往年龄较大且很多患有并发症，对于那些血清 25- 羟维生素 D_3 水平正常或接近正常的患者，建议每日口服维生素 D_3 的标准补充剂量为 800 IU[47]。如果没有每日补充，许多人将难以维持血清治疗水平。与此同时，一些研究人员建议让每一位血清维

生素 D 水平 <10 ng/mL 的 COPD 患者服用高效维生素 D，因为维生素 D 的活性形式 1, 25- 二羟维生素 D_3 水平不足会对炎症产生不良影响，从而使 COPD[81] 伴发的其他并发症恶化。确保足够的钙摄入量也是必不可少的。对于乳糖不耐受或摄入极少量富含钙产品的患者，建议口服补充。

COPD 的物理治疗和作业治疗

COPD 和骨质疏松症患者的正规化治疗必须通过改善通气和减少呼吸的需要来调节[82]。理想情况下，患者每天的肺部锻炼应从 5 分钟开始，最多进行 15 分钟的阻力训练。专注于日常生活

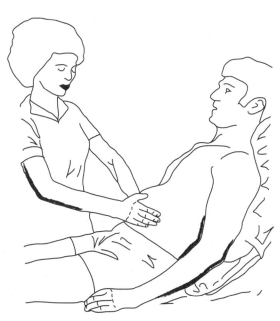

图 14-2 腹式呼吸。腹式呼吸适用于 COPD 患者，这些患者主要表现为上胸部膨胀，但腹部运动受限或在吸气状态下肋骨向内运动。该技术起初难以学习，至少最初在半卧位或侧卧位中最容易执行。一旦掌握，治疗者应该进入坐姿，然后站立，最后走路和爬楼梯（来源：http://www.slideshare.net/sharminsusiwala22/a-detailed-description-on-breathing-exercises）

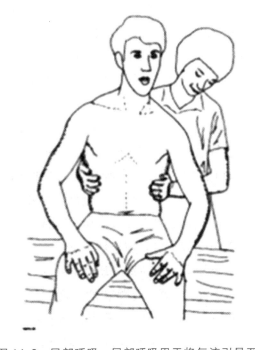

图 14-3 局部呼吸。局部呼吸用于将气流引导至特定区域的局部扩张练习。这种技术通常用于通气不足状态，如疼痛状况和肌肉保护时患者的自我限制胸部扩张。这种情况可能发生在椎体压缩性骨折之后；创伤性或不全性脊柱骨折（疼痛比创伤性骨折少）手术；椎体后凸成形术后；胸廓切开术后、胸壁创伤、胸部放射性纤维化、肺炎和乳房切除术后瘢痕。（来源：http://www.slideshare.net/sharminsusiwala22/a-detailed-description-on-breathing-exercises. 参见 Garritan[80]）

活动，他们通常从修复运动开始，包括上肢关节活动度和手臂抬高的轻度阻力运动以及游泳池或自行车运动[83]。虽然这些锻炼都不涉及通过脊柱或下肢的负重，但是在可以安全进行更具挑战性的步行或爬楼梯活动之前，最初可能需要较少的激烈运动来建立足够的核心强度。无支撑上肢运动的交替行走可以使负重和非负重运动安全地结合，符合标准的肺康复方案。

个体化的锻炼计划，包括吸气孔等装置，应该包括热身，逐渐增加体育锻炼，然后是恢复平静。理想情况下，肺康复治疗师应与患者的肺病专家或内科医师一起工作，参与制订患者计划和初始强度的设计。为了最大限度地增加肺血流量，避免氧合血红蛋白的内脏转移，进食后至少90~120分钟不应开始运动。此外，营养选择是非常重要的，特别是在治疗之前，因为高碳水化合物膳食消耗氧气和产生的二氧化碳量最多，而脂肪代谢产生的二氧化碳消耗最少[84]。

所有程序应包括每天步行12分钟，记录距离以监测进度并估计未来的运动耐量。根据COPD的严重程度，在肺康复的早期和后期阶段，休息是必不可少的。过度劳累和肺部疲劳会影响气体交换并导致高碳酸血症。这可能需要监测动脉血气。理想情况下，在肺康复修复的初始阶段，心率不应超过基线的20%，并且对于治疗方案进展顺利的患者，不超过30%。停止或暂停治疗的警告信号包括心率>125次/分，氧饱和度<91%，或Borg主观疲劳程度量表>13（表14-4）[85]。如果有氧气补充而氧饱和度仍未改善，或者出现任何EKG变化包括室性期前收缩（PVCs），则应停止当天的治疗，并且医师应改变治疗计划以减轻强度。

表14-4　Borg主观疲劳程度量表

你怎么描述你的疲劳	你疲劳的Borg等级	示例（对于大多数<65岁的成年人）
无	6	读一本书，看电视
非常非常轻	7~8	系鞋带
非常轻	9~10	叠衣服这样的家务似乎不费力气
相当轻	11~12	步行去杂货店或其他需要付出一些努力但不足以加快呼吸的活动
有点难	13~14	快步走或其他需要适度努力的活动，会加快你的心率和呼吸，但不会让你喘不过气
难	15~16	骑自行车、游泳或其他需要付出巨大努力的活动，可以让心脏狂跳，并使呼吸非常快
非常难	17~18	您可以维持的最高活动水平
非常非常难	19~20	比赛中的最后一击或你不能长时间维持的其他活动

来源：Borg[85]

药物干预

抗骨吸收药物

就直接治疗骨质疏松症的药物而言，双膦酸盐具有最长的随访证据，证明了它们能够预防绝经后和糖皮质激素引起的骨质疏松症。单克隆抗体地舒单抗在这些病症中也是有效的，但在COPD中没有特别研究。在一项主要的临床试验中，研究了阿仑膦酸钠（1种每周1次口服的双膦酸盐）对BMD的影响，Smith等[86]在已确诊骨质疏松症的受试者（DXA的T值为-2.5）中使用每日10 mg口服剂量和600 mg口服钙剂12个月。与仅接受每日600 mg元素钙的安慰剂对照组相比，给予阿仑膦酸钠和钙剂的受试者腰椎L_2~L_4节段的BMD显著改善，但股骨颈或全髋均没有改善。

鉴于 COPD 患者存在骨质疏松症的风险，美国风湿病学会建议 DXA 扫描处于骨量减少范围（T 值 <-1），且经常使用糖皮质激素的患者，即使没有初始的骨折，也应以抗骨吸收药物治疗。这些建议发布于 2001 年，至今已有 10 多年了，且早于 PTH 的发布，所以无法说明它是否适合目前的指南[87]。2010 年较新的推荐强调糖皮质激素的剂量和双膦酸盐的选择，以及在哪些情况下使用特立帕肽，尽管后者支持的证据水平低于双膦酸盐，且主要基于截至当时发布的证据（2010 年，正在建立关于这种药物的证据的时候）[88]。通过 DXA 成像被纳入其他测定工具中，例如 FRAX 评分，被用于修订的模型中。该指南提出了依赖 FRAX 的一些限制，因为它仅适用于髋部而不是脊柱的 BMD，而脊柱骨折因糖皮质激素引起的骨折非常常见。

鉴于最近的药理学、放射成像和针对干预措施的生物学标志物的进展，需要有关高风险患者（如 COPD 患者）治疗方法的额外指导，以及监测临床治疗反应的时机。

囊性纤维化

囊性纤维化、骨质疏松症和骨折的流行病学

囊性纤维化（CF）是一种常染色体隐性遗传疾病，在美国影响大约 30 000 人，在世界其他地区影响更多[89]。它是白人群体中最常见的致死性遗传疾病，受累的蛋白称为囊性纤维化跨膜传导调节因子（CFTR），它控制 Na^+、Cl^- 和水进出细胞的运动，主要存在于肺部，但胰腺、消化系统和肝脏也存在。由于 CFTR 过少或异常，这些区域分泌的黏液变浓稠，导致其阻塞、感染和功能丧失[90]。

一般在 2 岁时确诊，2014 年记录的首次诊断 CF 患者中有一半是 18 岁以上，存活年龄为 39.3 岁，而在 1986 年为 29.2 岁。许多患者能够生活到 40~50 岁[91]。新生儿筛查计划、先进治疗方案和改善疾病管理方面的进步都有助于提高预期寿命；然而，延长寿命导致与年龄相关的并发症的发生率增加，包括 CF 相关的骨质疏松症[92]。

正如 Gore 等已经观察到[93]的 BMD 降低，高骨折发生率在年轻时出现，比非 CF 人群早 30 年；它们随着年龄、疾病的严重程度和皮质类固醇的使用而增加。从 1979 年的 Mischler 研究[94]开始，随后的试验证实了 CF 患者的低 BMD 表现。而 Mischler 使用直接光子吸收测定法发现，27 名患者（5~24 岁）中有 44% 患有严重的骨质缺乏，Conway 等[95]采用密度测定法和疾病严重程度的多个指标来确定，在 114 例青少年和成人的样本中，53 例男性中的 79% 和 61 例女性中的 56% 在一个或多个部位患有骨量减少或骨质疏松症。他们进一步记录了低 BMD 与疾病严重程度之间以及 BMD 降低和皮质类固醇使用之间的明确关系。在骨矿化方面，66 例因这种并发症而被挑选出来的患者中有 26% 发生椎体前部塌陷，导致肋骨和胸椎压缩性骨折，限制了咳嗽效率和进行胸部物理治疗的能力。

进一步的研究证实了 CF 患者骨质疏松症和骨折的患病率显著增高。在一项涉及 50 例临床稳定的成人 CF 和 53 例对照者的研究中，Aris 等[96]证实 CF 队列经历了加速骨分解，而没有代偿性骨形成增加，表明炎性细胞因子和 PTH 等因素会增加破骨细胞活性并在 CF 骨病中发挥作用[96]。与年龄匹配的对照组相比，CF 伴骨质疏松症患者椎体骨折风险增加 100 倍，肋骨骨折风险增加 10 倍[97]。在 2010 年对 CF 年轻成人（18.5~32 岁）的荟萃分析中，椎体骨折的患病率为 5.0%~31.0%，非椎体骨折的患病率高

达 20%~40%，但无法确定这些骨折是否真的是因骨质疏松症引起[98]。正如 Goalski 和 Aris[99] 观察到的那样，在 CF 研究中没有特别证明 BMD 和骨折之间存在关联。然而，在 CF 之外，BMD 和骨折之间的关联非常强大，并决定了治疗措施的选择。

最后，最近一项关于面积骨密度的研究，比较了 1995~1999 年（历史队列）评估的一组 CF 成人（18~50 岁）与 2011~2013 年（目前队列）检查的可比队列，产生了意想不到的结果[100]。尽管治疗取得了进步，并且预期寿命延长，但目前队列中的面积骨密度并不比 15 年前好。然而，目前的队列证实了在肺功能、维生素 D 缺乏和继发性甲状旁腺功能亢进等方面有改善。导致这种稳定状态的潜在因素包括难以实现营养目标、更多地使用全身性和吸入性糖皮质激素、青春期延迟和 CFTR 功能障碍。

CF 的发病机制

CF 相关骨病的发生率随着预期寿命的延长而持续增加，与年龄相关的危险因素的数量同时增加，包括与骨质疏松症直接相关的以及 CF 特有的，特别是 CF 跨膜电导调节剂的作用。这些因素的相互作用导致骨转换的动态解耦联，导致骨形成减少和骨吸收增加[101]。

导致 CF 骨质疏松症的因素起源于儿童时期。与健康受试者相比，由于青春期延迟，慢性感染和激素失衡的相互作用，儿童期和青春期的 CF 患者无法获得足够的骨量[93]；此外，发现 4.9~17.8 岁年龄组的 BMD 每 6~8 年以大约 1SD 的速度下降[102]。高比例（85%~90%）的 CF 患者已证实内分泌胰腺功能不全导致消化问题和维生素 A、维生素 E、维生素 K 和维生素 D 的吸收不良。维生素 K 和维生素 D 水平对于骨形成至关重要，在囊性纤维化中显著减少。维生素 K 缺乏与低水平的羧化骨钙素有关，维

生素 D 缺乏会削弱达到峰值骨量的能力，并通过刺激 PTH 以增加骨转换来限制钙的吸收[103]。

在严重 CF 中，急性肺部恶化与较高水平的细胞因子（例如肿瘤坏死因子 -α，TNF-α）、白细胞介素（IL-1 和 IL-6）相关，其刺激破骨细胞骨吸收并导致骨丢失[93]。已知用于改善 CF 呼吸功能的皮质类固醇会对骨骼产生不良影响，口服皮质类固醇会降低腰椎和股骨颈的 BMD，吸入皮质类固醇会导致全身 BMD 降低[95, 104]。大剂量皮质类固醇治疗在肺移植后尤为重要，但它导致 BMD 迅速下降和骨折风险增加。与先前普遍认为的骨质疏松症伴骨折是肺移植的禁忌证相反，大多数移植中心现在认为的骨质疏松症是一种"可补救的并发症"，只有与骨折有关的不受控制的疼痛被认为是禁忌证[105, 106]。

CF 相关的骨质疏松症所特有的 CFTR 的功能障碍最近被认为是导致骨病的另一个因素。在基因敲除小鼠的实验中，一种称为 delta F509 的异常 CFTR 蛋白的存在与骨量减少、皮质骨减少和松质骨变薄有关[107]，而对 CF 成人的研究表明，delta 509 突变是骨质疏松症的一个独立危险因素[108, 109]。此外，Shead 等[110] 已经证明在人的成骨细胞、骨细胞和破骨细胞中存在 CFTR。这些发现的含义需要进一步研究。

诊断和治疗

根据囊性纤维化基金会[111] 制订的指南，应在儿童时期开始筛查 CF 相关骨病，以确定骨密度损失的程度并实施预防和治疗措施。对于所有 18 岁的患者，建议通过腰椎和髋关节标准双能 X 线吸收测定法（DEXA）测定基线 BMD；如果证实有危险因素，如既往骨折史，预计 FEV1 延迟 <50%，糖皮质激素 ≥ 5 mg/d，每年使用最少 90 天，则应对 8 岁及以上儿童进行检测。

维生素补充剂

维生素 D 和维生素 K 补充剂以及每日补充 1 300~1 500 mg 的钙是预防和治疗的第一步。为了维持血清 25- 羟维生素 D_3 水平为 30 mg / mL，并优化 CF 患者的钙代谢，更新的维生素 D 指南[112]规定为 12 个月及以下的儿童提供 400~ 500 IU/d，1~10 岁为 800~1 000 IU /d，11 岁及以上者为 800~2 000 IU /d。最近的研究证明，维生素 K 对骨钙素的翻译后活化有积极影响，促进了骨形成和矿化，建议不同年龄组摄入 0.3~ 0.5 mg/d 的维生素 K[113]。

物理治疗

在 CF 中，身体活动必须根据患者的需要和能力进行调整。CF 儿童和成人的观察性研究显示，定期有氧负重运动与 BMD 之间存在正相关关系，以及在胸部物理治疗中的补充作用。然而，目前尚缺乏对照干预试验来评估运动对骨量的影响。现有证据仅限于能够参加有益于肌肉力量、骨骼和瘦体重常规运动的轻度至中度 CF 患者——只要他们有足够的膳食能量摄入并且有运动的意愿[114]。

药物干预

双膦酸盐，包括口服的阿仑膦酸钠、利塞膦酸钠，或静脉注射的帕米膦酸二钠和唑来膦酸，已被证明在 CF 中有效。这些药物推荐用于如下患者：T 值 /Z 值 <-2.0 的患者和 T 值 / Z 值为 -1.0~-2.0，并且有骨折史或正在等待肺移植，或 BMD 正在以每年 > 3~5.0 g/cm² 的速度下降的患者[111]。在 7 项小型试验的 Cochrane 综述中，双膦酸盐持续增加 BMD，但未显示减少骨折或有生存获益[115]。最近一项涉及 5~30 岁 CF 患者的试验发现，服用阿仑膦酸钠 1 年的患者骨密度增加了 16.3%，而安慰剂组患者的骨密度增加了 3.1%；此外，服用阿仑膦酸钠患者在

1 年后达到了同年龄正常 BMD 的 Z 值。不良反应包括不严重的胃肠道反应、肌肉和骨骼疼痛[116]。鉴于它们在囊性纤维化中的疗效及其很大程度的耐受性，口服双膦酸盐仍然是该疾病的一线治疗。

地舒单抗、特立帕肽和生长激素是囊性纤维化中骨质疏松症有前途的疗法，但需要进一步的试验来确定它们在 CF 特定背景下的治疗潜力。作为抗骨吸收的药物，地舒单抗可改善腰椎和髋部的骨密度，与双膦酸盐不同，它可增加皮质骨密度[101]。虽然其长期效果尚待评估，但其短期效益加上相对较少的副作用和每年 2 次的剂量，增强了它成为 CF 相关骨病有效干预的可能性。已知会增加成骨细胞形成和骨骼生长的甲状旁腺激素特立帕肽，可能对严重骨质疏松症或既往有骨折史的 CF 患者有用[117]。一项针对 25 岁以下儿童和年轻人的研究表明，重组生长激素已经获得一些中间终点的结果，包括改善身高、体重和瘦体质成分质量，并改善运动耐力；然而，在作为常规治疗之前尚需要长期的随机对照研究[118]。

CF 及其相关疾病存活率的提高和治疗方法的进步，有赖于全国各地的教学和社区医院中 120 多个护理中心、55 个附属项目和 96 个成人治疗计划。该多学科设施网络始于 1960 年，由 CF 基金会认证，为护理、研究和教育制订并维护标准；向 CF 患者登记系统提供健康结果数据；设计 CF 临床试验，并确定最有希望的疗法，从而成为其他慢性病有效医疗保健模式的典范[119, 120]。

肾性骨营养不良和矿物质代谢紊乱

慢性肾脏病——矿物质骨代谢异常（CKD-MBD，也称为肾性骨营养不良）中的骨代谢紊乱可导致多种严重并发症，包括异位骨化、过

度血管钙化以及骨形成的异常。即使在慢性肾脏疾病的早期，随着肾小球滤过率（GFR）的中度下降，有证据显示已出现成纤维细胞生长因子23（FGF23）水平增加和甲状旁腺功能亢进，此时钙磷代谢紊乱开始出现。本节将介绍肾脏疾病对骨骼影响的病理生理学及相关治疗策略[121]。在关注慢性肾脏病中的骨骼病理学之前，有必要更广泛地认识 CKD 所引发的一系列代谢性骨异常以及相关器官的病理学改变。

CKD-MBD 的病理生理学

在肾脏疾病进程中，大量循环抑制因子及促进因子作用于骨骼，抑制 CKD 患者的骨形成及骨矿化（图 14-4）。FGF23 与骨硬化蛋白水平不断增加，二者均促进骨吸收及骨重塑，虽然 FGF23 只是通过影响 PTH 及维生素 D 而间接参与骨代谢。FGF23 由骨细胞和成骨细胞产生，可直接作用于肾小管和甲状旁腺。随着肾脏疾病的不断进展，尚存的功能肾单位不断减少。故仅能通过不断增加 FGF23 及甲状旁腺激素（PTH）的活性，促使仅存的肾单位排出更多的磷酸盐[122]。由甲状旁腺增生所引起的 PTH 持续升高继而导致 RANKL 表达不断增加。高水平的 RANKL 会导致高转运性肾性骨病、PTH 受体敏感性下降及过度的骨吸收[121]。

FGF23 的作用还包括抑制 25- 羟维生素 D-1α 羟化酶活性，继而导致肠道钙吸收减少并最终导致低钙血症。这种级联反应使甲状旁腺细胞表面的维生素 D 受体数量明显下降，进一步导致终末期肾病患者发生诸多 CKD-MBD 相关的并发症[123]。高磷、低钙和低维生素 D 三者共同导致甲状旁腺功能亢进持续进展。通过在肾病早期控制钙磷水平，临床医师可以协助预防肾性骨病最严重的并发症——甲状旁腺

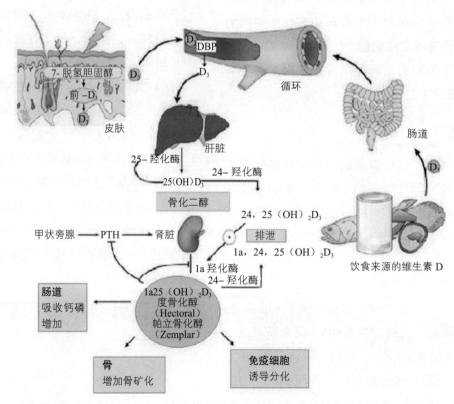

图 14-4 维生素 D 的代谢及作用靶点。维生素 D 类似物度骨化醇和帕立骨化醇的作用与骨化三醇相似，但与骨化三醇相比，对肠道和骨骼的影响较小（参见第 208 页）

功能亢进的发生发展[124]。

有 3 种慢性肾脏病代谢性骨病类型，包括高转换性骨病、低转换性骨病和混合型骨病。甲状旁腺功能亢进时会出现高骨转换状态，以不规则胶原蛋白产生为特点，被称为编织骨。由于形成类骨质的 I 型胶原纤维杂乱排布，导致编织骨较矿化骨的强度明显降低。此外，由于骨吸收显著增加，多于骨形成，导致骨量减少。相反，肾病晚期时常存在 PTH 抵抗状态，若此时 PTH 水平不足，则会导致低转换骨病，表现为无动力性骨病或骨软化。无动力性骨病以完全缺乏类骨质及新骨形成为特点，而骨软化则以类骨质形成正常，但矿化缺乏为特点。骨软化最常发生于 CKD 患者的铝中毒。在混合型肾性骨营养不良中则同时存在矿化缺陷及骨的高转换状态[121]。而上述 3 种肾性骨病均受维生素 D 代谢异常程度的影响，任何免疫抑制剂治疗对骨的维持都有不利影响，饮食限制及并发症如糖尿病对肾性骨病也有影响。表 14-5 比较了 CKD 各类型肾性骨病的病理特点[121]。

全段 PTH（iPTH）的水平取决于慢性肾脏病的严重程度。尿毒症患者骨骼对 PTH 存在抵抗状态，为维持理想的骨代谢，CKD（3~5D 期）晚期肾病患者的 iPTH 水平常显著增加。临床治疗旨在纠正钙磷代谢紊乱、维生素 D 缺乏，并控制过高的 PTH 水平[124]。若 CKD5D 期患者的 iPTH 水平超过正常上限的 2~9 倍，则需与肾科医师配合进一步制订个体化治疗方案。仅对于部分重度肾病患者（CKD3~5D 期）需考虑进行甲状旁腺切除术，这些患者对包括透析方案和临床药物调整在内的临床干预措施始终无效。

诊断评估

当患者的 GFR 水平 <60 mL/min 时，应开始监测血清钙（白蛋白水平低时检测离子钙）、磷、iPTH 和骨特异性碱性磷酸酶。血清 25- 羟维生素 D_3 应每年至少监测 2 次，特别是在冬季结束时也是其水平最低的时间点。由于昼夜节律、进餐和透析（前 / 后）的变异性，应选择相同的时间点对几个月的数值进行分析比较。此外，由于不同实验室的检测滴度有所差异，可能导致检查结果的误差，特别是维生素 D 和碱性磷酸酶水平。虽然 P1NP 可替代骨特异性碱性磷酸酶作为骨形成的标志物，但其临床应用并不广泛，检测耗费时间更长（通常需送到专门的实验室），且其成本是骨特异性碱性磷酸酶的 3~4 倍[125]。事实上，CKD-MBS 常规管理中最重要的监测指标仍是钙、磷、维生素 D 和 PTH。

通过骨组织活检和组织形态学分析能最准确地了解骨病的状态。虽然骨组织活检在肾病的

表 14-5 CKD 不同类型骨转换的病理及诊断

甲状旁腺功能亢进为主	低转换性骨病	混合型骨病	未定义
iPTH>500 pg/mL	无动力性骨病 1. iPTH< 100 pg/mL 2. 碱性磷酸酶或骨碱性磷酸酶正常	PTH>300 pg/mL	100 pg/mL<PTH<500 pg/mL
碱性磷酸酶或骨碱性磷酸酶升高	骨软化 1. iPTH<100 pg/mL 2. 碱性磷酸酶或骨碱性磷酸酶正常 3. 骨钙素水平降低 4. 血清铝升高	血清铝升高	

来源：Hruska 和 Seifert[121]

任何阶段都可使用，但最重要的仍是在CKD3~5D期进行组织形态学分析。在晚期CKD时，可考虑在以下任何一种情况下进行骨活检[124]。

- 无创伤或明显原因下的骨折或骨痛
- 疑似铝相关性骨病（铝沉积于骨）
- 怀疑骨软化症
- 原因不明的高钙血症或低磷血症
- 起始于双磷酸盐治疗之前
- 甲状旁腺切除术前

应用DXA可评估CKD早期患者的骨密度情况，而Bellorin-Font[124]指出DXA检测在CKD3~5D期患者中应用的价值很低。但由于其高精度、扫描时间短和低辐射剂量，DXA仍然是评估BMD的首选方法[126]。而定量超声（QUS）具有取代DXA的临床潜力。Taal等[127]对不同阶段CKD患者进行了评估，发现有两种诊断工具有临床意义。QUS的高阴性预测值可帮助临床排除骨质疏松症，但其较低的阳性预测值意味着对于处于骨质疏松范围的高风险患者仍需行DXA、CT或其他检查进一步明确诊断。

在未进行骨活检的情况下，定量CT及MRI较DXA更有助于鉴别由骨质疏松症或CKD-MBD所导致的骨量丢失百分比。在选择药物进行骨质疏松症治疗前，仍需行骨活检以排除无动力性骨病[128]。

慢性肾脏病患者的骨质疏松症与骨折

CKD人群中骨质疏松症的患病率高于普通人群。由于CKD患者的骨骼异常包括骨矿物质密度异常（通过DXA检测）、骨微结构（皮质骨和松质骨的平衡）、骨几何结构（骨骼的形状和大小与骨脆性和骨折风险相关）和骨分子结构（如胶原蛋白类型及链接），因此对于骨质疏松症的诊断差异很大。Taal等[127]对88例不同阶段CKD患者的研究发现，48.9%存在骨密度降低，19.3%骨密度水平已低于骨折阈值，该研究同时

对股骨颈和腰椎骨密度进行了评估[127]。

在CKD 5期患者中，Stehman-Breen等[129]发现非洲裔美国人股骨颈骨量减少的患病率为60%，高加索人群为86%，而其骨质疏松症的患病率分别为22%和59%。髋部骨折发生风险比正常人群增加4倍[129, 130]。更加令人震惊的是，在45岁以下男性及85岁以上女性，髋部骨折的发生率增加了99倍，很难理解CKD对老年女性是如何影响其他多个危险因素的。而Coco和Rush发现，低PTH水平与髋部骨折风险增加相关[131]。

骨质疏松症患者松质骨区骨质丢失的程度远高于皮质区，但终末期肾病（ESRD）或CKD患者的皮质骨丢失尤甚[132]。骨微结构改变是CKD中肾性骨营养不良的基本组成部分。事实上，在CKD患者中，可以在4种不同但相关情况下观察到骨质疏松症。对于骨吸收超过骨形成的个体，高磷血症和高钙血症在骨骼没有额外骨沉积的情况下发生，导致血管系统发生异位矿化[121]，直接将CKD-MBD的骨病理学与心血管疾病和死亡率增加联系起来[133]。总之，在CKD-MBD中可以看到4种不同的骨质疏松症。

- 高转换性肾性骨病。
- 低转换性肾性骨病。
- 既往已存在骨质疏松症，现因肾病进一步恶化。
- 新发的与CKD相关的性腺激素缺乏，继而导致骨质疏松症。

Bellorin-Font等[124]汇总了髋部或脊柱骨折患者的相关研究。所纳入研究跨度为45年，有些研究仅限于某一种性别，受试者数量差异也很大。读者可参考他们的综述中针对CKD 5D期患者组的相关内容。

CKD骨质疏松症相关的疼痛

各类型肾性骨病和晚期CKD患者常伴严重

的骨痛症状，不论引起骨丢失的具体原因是什么。在 4 种骨病类型中，低转换性骨病及铝相关性骨病患者的骨痛症状最为常见，且骨折风险最高。一般情况下，骨痛症状隐匿起病，随疾病进展逐渐加重，而下肢的孤立关节或胸部病变会引起疼痛骤然加剧。由于不完全性骨折常自发地发生于下肢及椎体，故当患者突然出现疼痛时，临床医师应排除是否存在轻微创伤引起的骨折[121]。

CKD-MBD 的治疗

不同于其他许多临床疾病和神经退行性疾病，通过病因治疗和其他积极措施以维持骨吸收和骨形成的平衡，CKD-MBD 的初始治疗需集中于调节钙、磷、维生素 D 和 PTH 的水平和相互作用。两个机构已针对 CKD3~5D 期患者制订了代谢性骨病管理指南：2003 年来自 KDOGI（美国国家肾脏病基金会，肾脏病预后治疗倡议）以及 2009 年来自 KDIGO（改善全球肾脏病预后组织）[134]。先前的指南建议将钙水平保持在正常中至低值范围，血磷水平控制在 3.5~5.5 mg/dL，但 2009 年指南更新时对此进一步放宽。KDIGO 推荐钙磷水平应维持在正常范围，而对于 CKD5D 期患者的血磷水平应尽量接近正常范围[135]。新版指南对于 CKD5D 期患者，为了让血中其他营养素达到最佳水平，推荐 PTH 达标范围为正常上限的 2~9 倍。对于 CKD3~5D 期患者 PTH 的最佳范围仍未完全阐明，特殊的限制难以达到。CKD-MBD 的管理目标如下[135]。

1. 达到血磷平衡，不引起电解质紊乱（特别是血钙）或蛋白质营养不良。

2. 控制甲状旁腺功能亢进症和 PTH 水平，避免继发性甲状旁腺功能亢进症进展为三发性甲状旁腺功能亢进症（只能通过手术切除 4 个甲状旁腺中的 3.5 个来控制 PTH 水平）

3. 维持足够的 25- 羟维生素 D_3 水平，防止

由于维生素 D 不足导致的非 CKD 相关并发症，维持机体正常生理功能。

4. 为了达标，除活性维生素 D 类似物如骨化三醇、帕立骨化醇和度骨化醇外，可能需要联合应用西那卡塞。联合治疗较单药治疗在控制 PTH 方面更具优势，同时高磷血症的风险更低[136]。

控制血磷水平

虽然控制饮食摄入磷被广泛推荐用于慢性肾脏病的管理，但有证据表明，通过限制蛋白质摄入来减少膳食磷会使骨密度下降。一项研究评估了低蛋白低磷饮食对晚期肾脏病患者的影响，Lafage 等发现这些患者骨重建降低、无动力性骨病发生风险增加。上述过程是由于对骨重构的过度抑制而导致骨丢失[137]。在随后的一项为期 5 年的队列研究中，患者出现持续的破骨细胞活化相关的 BMD 降低，且超过 1/2 的患者发展为中度至重度骨质疏松症[138]。

磷结合剂如醋酸钙或司维拉姆可用于降低血磷。含钙的磷结合剂具有改善骨质疏松症的额外获益，但其不应与其他类型的钙补充剂联合使用，以避免高钙血症的发生。

近期研究表明，存在高磷血症的早期肾病患者其发生心血管事件及死亡率明显增加[128]。目前尚不清楚的是，减少膳食磷摄入是否有助于改善预后。理论上，减少饮食摄入磷可降低继发性甲状旁腺功能亢进症患者高转运骨病状态下的骨丢失，但研究表明，在没有继发性甲状旁腺功能亢进症的情况下，仍有高比例的晚期肾病患者存在骨质疏松症。

维生素 D 的管理

维生素 D 主要用于预防甲状旁腺功能亢进症，特别是超出肾功能异常期望值的继发性甲状旁腺功能亢进症。如前所述，在晚期肾病中，

继发性甲状旁腺功能亢进症的理想 PTH 范围为正常的 2~9 倍。可接受的 PTH 值的水平取决于 CKD 的严重程度。肾功能异常所导致的低维生素 D 水平增加了机体代谢障碍的风险。病程初期可使用胆钙化醇或每周 1 次的麦角钙化醇治疗维生素 D 缺乏。其他类型的维生素 D（例如骨化三醇）是经过肾脏处理后的活性形式，具有更高的高钙血症风险。临床医生最终可能需要使用骨化三醇治疗，但仍可先尝试使用营养性维生素 D 治疗[124, 128]，若能有效提高血 25- 羟维生素 D_3 水平并能维持血钙磷稳定，则没有必要使用更强的制剂，在治疗开始后 4~6 周应进行监测。

若上述治疗失败，可采取肾病患者补充维生素 D 的两种替代方案。维生素 D 类似物如度骨化醇和帕立骨化醇的作用类似于骨化三醇，但与骨化三醇相比，引起高钙血症和高磷血症的风险更低。表 14-6 比较了不同维生素 D 类似物的作用机制、作用位点以及优缺点[139~144]。图 14-4 阐明了不同药物在维生素 D 代谢途径中的作用位点。

传统抗骨质疏松症药物

CKD 患者应用更常用的抗骨质疏松症药物的临床研究非常有限，如雌激素、选择性雌激素受体调节剂（SERM）、降钙素、双膦酸盐和单克隆抗体如地舒单抗。

表 14-6　终末期肾病或肝病患者中可选用的维生素 D 类似物

药物名称	作用位点	优势	劣势	用药途径	价格 *（30 片）
骨化三醇	骨	更低的花费	增加肠道钙吸收，导致高钙血症	静脉注射或口服	0.25 mg: $43.55
	肠道	作用机制及风险已充分认知	高磷血症		0.5 mg: $45.30
	肾脏	可以治疗低钙血症	增加异位钙化风险		
帕立骨化醇（Zemplar）	骨	有效抑制增高的 iPTH 水平	花费高	静脉注射或口服	1 μg: $541.10
	肠道	较低的高钙血症、高磷血症风险	没有已发表的文献与骨化三醇的直接比较，以评估疗效和安全性的差异		2 μg: $1122.15
	肾脏		机制尚未完全阐明		
度骨化醇（Hectorol）	骨	已经完成 1α 位羟化，仅需在肝脏完成 25 位羟化	花费高	静脉注射或口服	0.5 μg: $424.85
	肠道	无须在肾脏进一步激活，适用于肾功能不全患者	仅限于治疗低钙血症		
	肾脏	口服可安全有效治疗 SHPT	尚无与骨化三醇的直接比较，以评估疗效和安全性的差异		2.5 μg: $1452.20
		较低的高钙血症、高磷血症风险			

来源：*2016 年的价格
Lindberg[139]，Slatopolsky 等[140]，Martin 等[141]，Coburn 等[142]，Frazao 等[143]，Tan 等[144]

雌激素和选择性雌激素再摄取调节剂

一些针对女性的研究值得关注，在一项涉及接受血液透析的 CKD 5D 期绝经前女性的研究中，激素替代疗法（HRT）用于对抗雌激素缺乏，但该研究未随机化设置。经过 1 年的治疗和随后的 DXA 测量，治疗组腰椎 BMD 明显增加，而对照组则下降[145]。值得注意的是，一些研究人员报道了雌激素与心血管事件增加之间的关联，这项 1999 年的研究早于其他许多更新的关于这个问题的研究。

一项关于雷洛昔芬（一种 SERM）治疗的研究，采用随机、安慰剂对照的方法，在 50 名绝经后血液透析的妇女中检测腰椎和股骨颈 BMD[146]。与安慰剂组相比，接受雷洛昔芬的女性其腰椎 BMD 有所改善，但股骨颈 BMD 没有改善。在另一个绝经后女性血液透析的研究中，这些妇女已经诊断了严重骨量减少或骨质疏松症，腰椎 BMD 明显增加，伴随骨再吸收标志物显著降低[147]。虽然血液透析的患者是静脉血栓栓塞、肺栓塞或透析导管凝血异常等高危人群，但是并没有在以上研究中发现这些并发症。有证据表明，比起肾功能正常的人，肾功能减退患者的雷洛昔芬水平更高，并且药物经肾脏的清除率更低[148]。

双膦酸盐

考虑在 CKD–MBD 中使用双膦酸盐时，已经提出了许多问题，包括已经患有无动力性骨病的患者引起骨的过度抑制。应在开始治疗前评估和优化维生素 D 水平，以防止低钙血症，并使双膦酸盐的潜在益处最大化。需要确保在开始治疗前钙水平是足够的，给药后可能引起低钙血症，特别是在给予更有效的静脉注射剂，如唑来膦酸。

已经为肾功能不全患者和肾衰竭希望使用双膦酸盐的患者建立了许多安全措施。在这种情况下，肠道双膦酸盐吸收 <1%，骨吸收仅为 40%~50%[149]。剩余的 40%~60% 经尿液以原型排出体外，脱水患者或有其他药物肾毒性风险的患者可能会损伤肾小管。对于有肾病的患者安全使用双膦酸盐，肾小球滤过率（GFR）应 >30 mL/min。

在临界肾功能不全的患者中，某些双膦酸盐如唑来膦酸盐的使用需要格外谨慎，但通过给药方式的调整可以让这些患者从中获益。提高安全性以及避免肾脏损伤的方法，包括在给药之前或给药的同时予以静脉输液达到最佳水化，使用较低剂量并延长输液时间到一个多小时或几个小时，而不是 15~30 分钟。一些报道显示，在静脉注射双膦酸盐中帕米膦酸二钠可能比唑来膦酸具有更大的风险，而静脉注射伊班膦酸钠在 3 种药物中风险可能最低[128, 150]。虽然帕米膦酸二钠并不广泛应用于骨质疏松症的治疗，但它仍然常用于恶性肿瘤的高钙血症治疗。对于那些临界 GFR（30~ 35 mL/min）的患者，可在输注伊班膦酸钠或唑来膦酸后出现血清肌酐的暂时升高[151, 152]。但通常经过一段时间可以缓解，或通过口服或输液水化而快速纠正。口服双膦酸盐在 CKD–MBD 2~4D 期中的应用，肾毒性不是一个问题，阿仑膦酸钠[150, 153] 和利塞膦酸盐[154] 均被发现能够降低骨折风险和改善骨密度。

肝脏疾病和骨质疏松症

骨质疏松症是肝脏疾病常见的并发症，特别是在终末期肝病（ESLD）和慢性胆汁淤积的患者。肝脏疾病最初来自胆管的炎症，最终导致瘢痕和肝硬化——慢性进展性肝病的终末期。腹水患者（腹腔异常积液）、静脉曲张出血、肝性脑病，以及肾脏损伤，这些都被称为 ESLD[155]。主要发病原因有长期滥用酒精、乙肝、丙肝、肥胖及糖尿病患者伴有的脂肪肝。

对于这些 ESLD 患者，移植越来越成为一种可行的治疗方法，然而患者面临着一个很长的移植等待。2014 年在美国共进行了 6 730 例肝移植手术，而仍有 12 000 例患者在排队等待移植[156]。

骨质疏松症是慢性肝病患者最主要并发的代谢性骨病。维生素 D 代谢的改变、饮食摄入变差、卧床不动、活动受限、治疗疼痛、水肿、防治血栓栓塞的药物等许多因素均造成了骨丢失。这一部分将探讨肝病中骨质疏松症的流行病学及病因，讨论移植前后可以选择的治疗措施。

肝病骨质疏松症的流行病学和病因：移植前

肝移植的准备阶段，是一个骨密度降低的阶段，患者常规实验室筛查血清 25- 羟维生素 D_3、PTH 水平以及影像学检查以确诊是否有骨量减少或骨质疏松症。由于移植后骨折的发生率很高，在移植前对患者进行骨质疏松症的检测越来越受到关注。而导致骨折的大部分原因其实在移植前就已存在并不断进展。随着液体潴留增加，机体活动功能下降，体重质量分布改变并影响机体平衡；当患者因腹部饱胀感而食欲缺乏时会导致营养缺乏，而维生素 D 代谢会因肝功能不全而受损。

基于 5 项独立的研究，Krol 等[157]发现 1/2 的 ESLD 患者存在骨量减少或骨质疏松症。椎骨骨折也很普遍，但骨密度与骨折发生无关[157]。

ESLD 患者的 BMD 水平也可通过 DXA 扫描检测。然而，肝硬化和腹水患者在腹腔穿刺术前可能会高估 BMD 值，在排出多余的液体后进行检测更为准确，特别是当排出液体量超过 4 L 时。当测量腰椎或髋部时受到的影响最显著，在股骨颈处受到的影响最小[158]。

Alcalde-Vargas 等[159]对正接受肝移植评估的肝硬化患者进行了 BMD 检查的回顾性研究。研究纳入 350 名受试者，其中包括酒精性肝硬化、乙肝和丙肝及原发性和继发性胆汁性肝硬化患者。总体而言，72% 的受试者在髋部或脊柱存在骨质疏松症或骨量减少。更具体地说，全髋有 22% 的患者存在骨量减少和 4% 存在骨质疏松症；股骨颈有 43% 的骨量减少和 5% 的骨质疏松症；腰椎骨量减少占 40%，骨质疏松症占 23%。除肝脏疾病外，其他导致低骨量的危险因素还包括女性、低体重指数和吸烟。在与 ESLD 相关的大量骨质疏松症研究中，大多数主要关注 ESLD 的后期阶段，即准备进行肝移植的时期。

Mahmoudi 等在一项关于非胆汁淤积（非胆管损伤）肝病的前瞻性研究中，评估了酒精性肝硬化患者以及乙肝和丙肝患者[160]。与先前的研究一致，腰椎相对于股骨颈显示出更高的骨质疏松症发生率，分别为 11% 和 4%。此外，由于腰椎的松质骨比髋部更多，故腰椎骨质疏松症的发生率更高。在整个研究中，由于纳入的受试者为非严重的肝病患者，而且更多病因是病毒感染，因此患者的骨量减少和骨质疏松症的发生率远低于许多其他研究。在所研究的 3 种病因（乙肝、丙肝和酒精相关性肝病）中，未发现腰椎骨质疏松症的统计学差异，但在股骨颈中，乙肝和丙肝之间存在显著差异，丙肝患者 BMD 较低。该研究的参与者在其肝病发病过程中评估较早，更多为 Child-Pugh A 类（轻型），而之前的研究参与者主要是 B 类或 C 类（重型）或混合型。而纳入更多异质性肝病、ESLD、胆汁淤积性肝病（慢性胆汁淤积症）和原发性胆汁性肝硬化患者的研究中，研究结果通常均表现出较高的骨量丢失比例。

在肝病患者群中存在多种导致骨质疏松症的病因。尽管在肝脏中产生许多促进骨丢失的破骨细胞生成蛋白，但是随着肝病的进展，它们的数量和相对功能的下降不足以抵消骨形成的成骨细胞的活性降低。在肝脏疾病中，长期使用酒精、胆汁淤积和胰岛素生长因子 1（IFG-1）水平降低（IGF-1 可刺激成骨细胞功能）[160]，均对骨骼具有负面影响，且远远超过破骨细胞生成细胞的损失。肝性骨营养不良导致骨基质的异常矿化，在晚期肝病中同样可见，主要由于长期维生素 D 缺乏或胆汁淤积。然而，骨营养不良在肾脏疾病中比在肝脏疾病中更常见。

维生素 D 缺乏

维生素 A、维生素 D、维生素 E、维生素 K 是通过肝脏加工的，因此 ESLD 患者可能会出现维生素缺乏症，维生素 D 缺乏症在慢性肝病患者中高达 92.4%[161]，与骨质疏松症直接相关。总体而言，高达 80% 的 ESLD 患者存在营养不良[162]，通过膳食补充几乎不可能。研究表明，血清 25-羟维生素 D_3 水平与非酒精性脂肪性肝病或非酒精性脂肪性肝炎发病呈负相关[163, 164]。

营养摄入不足、肝功能障碍、吸收不良或所有上述情况的组合都能导致维生素 D 缺乏。在患有肝硬化和慢性胆汁淤积的患者中，由于肝脏疾病导致的胆汁输送不足引起脂溶性维生素 A、维生素 D 等的吸收不充分。为了进一步研究导致维生素 D 缺乏的因素，Venu 等[165] 评估了 Child-Pugh 评分、胆红素水平、肝硬化病因和体重指数（BMI）的相关性。虽然这些因素都与维生素 D 缺乏无关，但 Child-Pugh 分级、胆红素水平和 BMI 升高与维生素 A 缺乏有关。虽然后者与骨质疏松症没有直接关系，但它与夜盲症有关，因此在某些情况下会增加跌倒的风险。与其他骨质疏松症患者一样，意外跌倒的肝病患者的骨折风险显著增加。

骨折及其与骨密度和肝病的关系

在 Bang 等[166] 的荟萃分析中表明，酒精性肝病（ALD）骨折的相对风险（RR）为 1.944，而发生骨质疏松症的 RR 仅为 0.849。在 BMD 方面，ALD 患者和对照组没有显著差异，表明虽然骨折风险明显增加，但骨折率升高可能与 BMD 无关。不论对照组是年龄匹配的健康人群还是年龄匹配的慢性非酒精性肝病患者群，ALD 患者骨折的相对风险均升高，但骨质疏松症的相对风险仅与健康个体相比升高，而与非酒精性肝病无差异。

Krol 等研究[157] 发现，移植前进行筛查时，56% 的研究人群存在明显椎体骨折，与骨丢失的严重程度无关。与此同时，他们筛查出大量骨丢失患者：19% 的患者存在腰椎骨质疏松，10% 的患者存在股骨颈骨质疏松，38% 的患者存在腰椎骨量减少，42% 的患者存在股骨颈骨量减少。基于这些证据，他们得出结论认为，BMD 与骨折患病率之间缺乏关联可能与骨质量有关，而不仅仅与骨量相关，提示应在移植前进行常规脊柱 X 线检查。这些检查对于确定骨骼脆性，作为评估移植后骨折风险是否持续、恶化或改善的基线是必要的。

非药物治疗

物理治疗

建议在适当心肺功能监测（包括遥测、现场检查血氧饱和度）下早期活动，作为 ESLD 并发症住院治疗后的家庭过渡，并发症包括大量腹水引起的肺部损害、下肢液体潴留合并腹水，以及跌倒风险增加。目标是优化患者有氧能力、增加肌肉骨骼强度和耐力[167]。治疗师应专注于提高基本技能，包括从坐到站的转移以缓解腹部和骨盆区域的肿胀，根据需要使用辅助装置进行短距离移动，以及包括节奏呼吸在内的节能技术。如果患者既往在需要吸氧的临界点（仅在上呼吸道感染期间或在高能量需求活动期间使用），则应重新评估以确定潜在的氧气需求量。

无论是在急症护理还是在住院康复环境中，物理治疗和作业治疗都应该以技术的形式为患者和家属提供预期指导，调整与液体管理相关的移动策略，并且随着饮食和疾病的进展和缓解，物理治疗措施也相应变化。在移植前阶段，对这些策略的了解至关重要，因为患者需要在漫长的等待移植肝脏过程中进行这些调整，直到获得肝源。

维生素 D 补充

如前面肾脏部分所述，帕立骨化醇（与骨化三醇类似，在肝脏羟基化后发挥作用，否则需要肝脏和肾脏负责活化）或骨化二醇（25- 羟维生素 D_3）提供活性形式的维生素 D，均不需要在肝脏中进一步羟基化。骨化二醇在体内作用时间长，仅比最具活性维生素 D 缺少一步羟化[139]。临床通过检测 25- 羟维生素 D_3 评价患者基线维生素 D 水平，其作用见图 14-4 所示。

对骨折患者的手术干预

Karatoprak 等提出对多发性压缩性骨折进行外科手术干预[168]。研究描述了 2 名患者在 12 个不同水平进行椎体成形术的良好结果。虽然这些患者在随访的 12 个月未发生并发症，但手术干预仍作为最后的治疗手段。作为临床医师，我们仍希望在发生骨折之前解决 ESLD 中的骨质疏松症问题。

药物治疗

很少有关于在移植前阶段 ESLD 患者使用药物治疗的研究，仅少数关于雌激素和双膦酸盐的研究。一项双膦酸盐的试验通过胃肠道外给药提供了替代方案，避免了口服给药的消化道不良反应。其中部分研究纳入原发性胆汁性肝

硬化（PBC）患者，该疾病导致肝脏中的小胆管炎症和受损，常导致肝硬化。通常发生于 30~65 岁，女性比男性发生风险更高[169]。

雌激素

鉴于 PBC 患者骨质疏松症患病率为 20%~44%[170]，口服和透皮雌激素已被用于预防骨丢失。Menon 等[171]发现，在 46 名绝经后女性的配对研究中，雌激素替代疗法是安全有效的。接受雌激素治疗的 PBC 受试者与未接受雌激素的 PBC 对照组相比，在 4.8 年的随访中前者具有更好的骨密度。

Ormarsdottir 及其同事研究了绝经后 PBC 患者使用经皮激素替代疗法（HRT）[172]。虽然他们的样本量很小（n=18，实验组 8 例和对照组 10 例），他们发现该疗法对肝脏几乎没有严重的副作用。与仅接受维生素 D 和钙补充的对照组相比，经皮雌激素每周 2 次与每日维生素 D 和钙补充相结合的治疗组腰椎 $L_2~L_4$ 的 BMD 显著更高（3%）。对照组股骨颈的 BMD 下降了 0.6%，而接受 HRT 治疗组股骨颈的 BMD 则增加了 1.7%。

双膦酸盐

虽然阿仑膦酸钠、依替膦酸钠和雷洛昔芬已在 PBC 患者中进行过研究，但对该类别的其他药物的研究很少。已经进行了几项涉及单独口服阿仑膦酸钠和另一项比较阿仑膦酸钠与依替膦酸钠的试验。Musialik 及其同事[173]研究了阿仑膦酸钠对 PBC 合并骨质疏松症患者骨量的影响。在每周 70 mg 阿仑膦酸钠治疗 12 个月后，腰椎 $L_2~L_4$ 的 BMD 增加 5%。据报道，在 PBC 和 T 值 <-1.5 的患者中，阿仑膦酸钠（每周 70 mg）的第一项随机安慰剂对照研究中，Zein 等[174]证实，治疗 1 年后腰椎（10.5%）和股骨近端（1.4%）BMD 显著增加，而安慰剂组在这

两个部位的 BMD 均下降。此外，该研究发现，阿仑膦酸钠组与安慰剂组相比，压缩性骨折的发生率没有显著差异。根据 BMD 的结果，作者得出结论：阿仑膦酸钠应该具有抗骨折作用。

一项纳入 32 名女性的小型研究，比较了阿仑膦酸钠与依替膦酸钠治疗 PBC 患者骨质疏松症和骨折的疗效[175]。Guanabens 等[175]发现两种药物均增加脊柱和股骨近端的 BMD，但接受阿仑膦酸钠的患者改善幅度明显更大。两组骨折发生率无明显差异，阿仑膦酸钠组无脊柱骨折，有 2 个外周骨折。两种治疗均未损害肝功能和导致胆汁淤积。

比较阿仑膦酸钠和伊班膦酸钠的一项更大规模的研究（$n=42$）产生了更令人鼓舞的结果[176]。随机接受伊班膦酸钠治疗的患者其脊柱 BMD 增加 5.7%，而阿仑膦酸钠增加 4.5%。伊班膦酸钠（150 mg）每月一次给药的依从性优于每周一次服用阿仑膦酸钠（70 mg）。已知伊班膦酸钠对髋关节的疗效不显著，这项研究证实了这一发现，阿仑膦酸钠组髋部 BMD 增加 2.0%，而伊班膦酸钠组髋部骨密度增加 1.2%。虽然两种药物之间 BMD 增加的差异没有显著性，但阿仑膦酸钠组 BMD 的基线和 2 年随访相比具有统计学意义（$P=0.04$），而伊班膦酸钠组则没有显著差异。2 年后，两组均表现出骨吸收标志物的减少。正如 Angelo[177]对该研究的评价，其治疗持续时间和随访时间太短，无法评估双膦酸盐在减少 PBC 骨折方面的效果，尽管理论上增加 BMD 能降低骨折风险。

最近的一研究评估了唑来膦酸、帕米膦酸二钠和伊班膦酸钠的胃肠道外给药的疗效，34 例患者中有 9 例有肝移植史[178]。在 34 例受试者中，17 例接受药物干预的患者被分为两组，一组接受伊班膦酸钠和帕米膦酸二钠，另一组接受唑来膦酸。然而，数据无法在双膦酸盐之间进行比较。在 17 例接受治疗的患者中，8 例（47%）腰椎 BMD 改善 8.7%，股骨近端 BMD 改善 0.8%，但有 9 例患者 BMD 轻微下降。

其他药物

选择性雌激素再摄取抑制剂雷洛昔芬已在一项探索性单中心研究中用于伴 PBC 的绝经后女性。完成 1 年试验的（每日 60 mg 雷洛昔芬）7 名受试者，腰椎 BMD 显著增加了 2.7%，而股骨颈则没有显著变化[179]。降钙素通过皮下、胃肠道外给药或更方便的鼻内给药途径抑制骨吸收。然而，在一个对 PBC 患者通过胃肠道外给药予以降钙素的为期 6 个月试验中，治疗组骨密度未见统计学改善[180]。

治疗展望

2011 年 Cochrane[181]对 6 项大型研究进行了系统综述，涉及治疗原发性胆汁性肝硬化中骨质疏松症的药物。虽然个别研究显示出预防和早期治疗的前景，但双膦酸盐大体上对 BMD 没有明显影响。该研究提出针对许多药物进行大规模随机临床试验的必要性，并特别建议对之前未研究的药物进行进一步探索，例如地舒单抗可替代双膦酸盐的治疗。对接受透析或慢性肾功能不全的患者，地舒单抗具有在肝肾综合征患者中应用更安全的优点。

Cochrane 的作者还提到需要对一种最有效的双膦酸盐（唑来膦酸）以及合成代谢剂如特立帕肽和雷奈酸锶进行研究，尽管后者具有静脉血栓栓塞的高风险。与许多与骨丢失相关的慢性和严重疾病一样，患者在双臂临床试验中有可能接受安慰剂，其中一组接受实际药物治疗，另一组实际上没有接受医疗干预。最后，研究需要评估药物对骨折事件的影响而非药物干预带来的 BMD 改善。如果通过上述任何一种药物改善 BMD，但骨折风险保持不变，则仍不推荐其广泛应用。

参考文献

1. COLON-EMERIC C, O'CONNELL MB, HANEY E. Osteoporosis piece of multi-morbidity puzzle in geriatric care. Mt Sinai J Med, 2011, 78(4):515–526.

2. STOJANOVIC OI, LAZOVIC M, LAZOVIC M, et al. Association between atherosclerosis and osteoporosis, the role of vitamin D. Arch Med Sci, 2011, 7(2):179–188.

3. BRÜGGENJÜRGEN B, ISRAEL CW, KLESIUS AA, et al. Health services research in heart failure patients treated with a remote monitoring device in Germany—a retrospective database analysis in evaluating resource use. J Med Econ, 2012, 15(4):737–745.

4. SCHUILING KD, ROBINIA K, NYE R. Osteoporosis update. J Midwifery Womens Health, 2011, 56(6):515–527.

5. ALUOCH AO, JESSEE R, HABAL H, et al. Heart failure as a risk factor for osteoporosis and fractures. Curr Osteoporos Rep, 2012, 10(4):258–269.

6. NISHIO K, MUKAE S, AOKI S, et al. Congestive heart failure is associated with the rate of bone loss. J Intern Med, 2003, 253(4):439–446.

7. SHANE E, MANCINI D, AARONSON K, et al. Bone mass, vitamin D deficiency, and hyperparathyroidism in congestive heart failure. Am J Med, 1997, 103(3):197–207.

8. DOLGIN M. Nomenclature and criteria for diagnosis of diseases of the heart and great vessels. Criteria Committee of the New York Heart Association. 9th ed. Boston: Little, Brown, 1994.

9. ZOTOS P, TERROVITIS J, KARGA E, et al. Osteoporosis in heart failure is associated with secondary hyperparathyroidism and has adverse prognostic implications. Circulation, 2010, 21 (Suppl Abstract) 13703.

10. TERROVITIS J, ZOTOS P, KALDARA E, et al. Bone mass loss in chronic heart failure is associated with secondary hyperparathyroidism and has prognostic significance. Eur J Heart Fail, 2012, 14(3):326–332.

11. HJORTNAES J, BUTCHER J, FIGUEIREDO JL, et al. Arterial and aortic valve calcification inversely correlates with osteoporotic bone remodeling: a role for inflammation. Eur Heart J, 2010, 31(16):1975–1984.

12. AKSOY Y, YAGMUR C, TEKIN GO, et al. Aortic valve calcification: association with bone mineral density and cardiovascular risk factors. Coron Artery Dis, 2005, 16(6):379–383.

13. BOUKHRIS R, BECKER KL. Calcification of the aorta and osteoporosis. Aroentgenographic study. JAMA, 1972, 219(10):1307–1311.

14. WATSON KE, BOSTROM K, RAVINDRANATH R, et al. TGF-beta 1 and 25-hydroxycholesterol stimulate osteoblast-like vascular cells to calcify. J Clin Invest, 1994, 93(5):2106–2113.

15. SCHULZ E, ARFAI K, LIU X, et al. Aortic calcification and the risk of osteoporosis and fractures. J Clin Endocrinol Metab, 2004, 89(9):4246–4252.

16. BAKHIREVA LN, BARRETT-CONNOR EL, LAUGHLIN GA, et al. Differences in association of bone mineral density with coronary artery calcification in men and women: the Rancho Bernardo study. Menopause, 2005, 12(6):691–698.

17. BARENGOLTS EI, BERMAN M, KUKREJA SC, et al. Osteoporosis and coronary atherosclerosis in asymptomatic postmenopausal women. Calcif Tissue Int, 1998, 62(3):209–213.

18. PFISTER R, MICHAELS G, SHARP SJ, et al. Low bone mineral density predicts incident heart failure in men and women: the EPIC (European Prospective Investigation into Cancer and Nutrition)-Norfolk prospective study. JACC Heart Fail, 2014, 2(4):380–389.

19. LYLES KW, COLON-EMERIC CS. Does low bone mineral density cause a broken heart? J Clin Heart Fail, 2014, 2(4):390–391.

20. WAWRZYNSKA L, TOMKOWSKI WZ, PRZEDLACKL J, et al. Changes in bone density during long-term administration of low molecular weight heparins or acenocoumarol for secondary prophylaxis of venous thromboembolism. Pathophysiol Haemost Thromb, 2003, 33(2):64–67.

21. JAMAL SA, BROWNER WS, BAUER DC, et al. Warfarin use and risk for osteoporosis in elderly. Study of osteoporotic fractures research group. Ann Intern Med, 1998, 128(10):829–832.

22. CHANG YS, LEE MD, LEE SK, et al. HMG CoA reductase inhibitors increase BMD in type 2 diabetes mellitus patients. J Clin Endocrinol Metab, 2000, 85(3):1137–1142.

23. EDWARDS CJ, HART DJ, SPECTOR TD. Oral statins and increased bone mineral density in postmenopausal women. Lancet, 2000, 355(9222):2218–2219.

24. BAUER DC, MUNDY GR, JAMAL SA, et al. Statin use, bone mass and fracture: an analysis of two prospective studies. J Bone Miner Res, 1999, 14 Suppl 1:S179.

25. CHAN KA, ANDRADE DE, BOLES M, et al. Inhibitors of hydroxymethylglutaryl-coenzyme A reductase and risk of fracture among older women. Lancet, 2000, 355(9222):2185–2188.

26. MEIER CR, SCHLIENGER RG, KRAENZLIN ME, et al. HMG-CoA reductase inhibitors and the risk of fractures. JAMA, 2000, 283(24):3205–3210.

27. WANG PS, SOLOMON DH, MOGUN H, et al. HMG-CoA reductase inhibitors and the risk of hip fractures in elderly patients. JAMA, 2000, 283(24):3211–3216.

28. WANG GJ, CHUNG KC, SHEN WJ. Lipid clearing agents in steroid induced osteoporosis. J Formos Med Assoc, 2000, 94(10):589–592.

29. MUNDY G, GARRET R, HARRIS S, et al. Stimulation of bone formation in vitro and in rodents by statins. Science, 1999, 286(5446):1946–1949.

30. SIROLA J, SIROLA J, HONKANEN R, et al. Relation of statin use and bone loss: a prospective population-based cohort study in early postmenopausal women. Osteoporos Int, 2002, 13(7):537–541.

31. LACROIX A, CAULEY J, PETTINGER M, et al. Statin use, clinical fracture and bone mineral density in postmenopausal women: results from the women's health initiative observational study. Ann Intern Med, 2003, 139(2):97–104.

32. PEÑA J, ASPBERG S, MACFADYEN J. Statin therapy and risk of fracture: results from the JUPITOR randomized clinical trial. JAMA Intern Med, 2015, 175(2):171–177.

33. COCKCROFT JR, PEDERSEN ME. β-blockade: benefits beyond blood pressure reduction? J Clin Hypertens, 2012, 14(2):112–120.

34. SOSA M, SAAVEDRA P, GÓMEZ DE TEJADA MJ, et al. β-blocker use is associated with fragility fractures in postmenopausal women with coronary heart disease. Aging Clin Exp Res, 2011, 23(2):112–117.

35. RUTHS S, BAKKEN MS, RANHOFF AH, et al. Risk of hip fracture among older people using antihypertensive drugs: a nationwide cohort study. BMC Geriatr, 2015, 15:1–10.

36. YANG S, NGUYEN ND, EISMAN JA, et al. Association between beta-blockers and fracture risk: a Bayesian meta-analysis. Bone, 2012, 51(5):969–974.

37. TOULIS KA, HEMMING K, STERGIANOS S, et al. β-adrenergic receptor antagonists and fracture risk: a meta-analysis of selectivity, gender, and site-specific effects. Osteoporos Int, 2014, 25(1):121–129.

38. REJNMARK L, VESTERGAARD P, MOSEKILDE L. Treatment with beta blockers, ACE inhibitors, and calcium-channel blockers is associated with a reduced fracture risk: a nationwide casecontrol study. J Hypertens, 2006, 24(3):581–589.

39. SHIMIZU H, NAKAGAMI H, OSAKO MK, et al. Angiotensin II accelerates osteoporosis by activating osteoclasts. FASEB J, 2008, 22(7):2465–2475.

40. GARCIA DELGADO I, GIL-FRAGUAS L, ROBLES E, et al. Clinical factors associated with bone mass loss previous to cardiac transplantation. Med Clin (Barc), 2000, 114(20):761–764.

41. DOLGOS S, HARTMANN A, ISAKSEN GA, et al. Osteoporosis is a prevalent finding in patients with solid organ failure awaiting transplantation-a population based study. Clin Transplant, 2010, 24(5):E145–E152.

42. KULAK CA, BORBA VZ, KULAK JR J, et al. Osteoporosis after transplantation. Curr Osteoporos Rep, 2012, 10(1):48–55.

43. OZ MC, ARGENZIANO M, CATANESE KA, et al. Bridge experience with long-term implantable left ventricular assist devices. Are they an alternative to transplantation? Circulation, 1997, 95(7):1844–1852.

44. LIANG B, FENG Y. The association of low bone mineral density with clinically stable COPD. Endocrine, 2012, 42(1):190–195.

45. SHEIKH S, GEMMA S, PATEL A. Factors associated with low one mineral density in patients with cystic fibrosis. J Bone Miner Metab, 2015, 33(2):180–185.

46. Cystic Fibrosis Foundation, What is cystic fibrosis/about cystic fibrosis, https://www.cff.org/What-is-CF/About-Cystic-Fibrosis. Accessed 3 Feb 2016.

47. LEHOUCK A, BOONEN S, DECRAMER M, et al. COPD, bone metabolism, and osteoporosis. Chest, 2011, 139(3):648–657.

48. GRAAT-VERBOOM L, WOUTERS EF, SMEENK FW, et al. Current status of research on osteoporosis in COPD: a systemic review. Eur Respir J, 2009, 34(1):209–218.

49. HERON M. Deaths: leading causes for 2012. Nat Vital Stat Rep, 2015, 64(10):1–93.

50. QASEEM A, SNOW V, SHEKELLE P, et al. Screening for osteoporosis in men: a clinical practice guideline from the American College of Physicians. Ann Intern Med, 2008, 148(9):680–684.

51. FØRLI L, MELLBYE OJ, HALSE J, et al. Cytokines, bone turnover markers and weight change in candidates for lung transplantation. Pulm Pharmacol Ther, 2008, 21(1):188–195.

52. SILVA DR, COELHO AC, DUMKE A, et al. Osteoporosis prevalence and associated factors in patients with COPD: a

cross-sectional study. Respir Care, 2011, 56(7):961–968.

53. GRAAT-VERBOOM L, VAN DER BORNE BE, SMEENK FW, et al. Osteoporosis in COPD outpatients based on bone mineral density and vertebral fractures. J Bone Miner Res, 2011, 26(3):561–688.

54. GRAAT-VERBOOM L, SPRUIT MA, VAN DEN BORNE BE, et al. Correlates of osteoporosis in chronic obstructive pulmonary disease: an underestimated systemic component. Respir Med, 2009, 103(8):1143–1151.

55. FERGUSON GT, CALVERLEY PM, ANDERSON JA, et al. Prevalence and progression of osteoporosis in patients with COPD: results from the TOwards a Revolution in COPD Health study. Chest, 2009, 136(6):1456–1465.

56. SIN DD, MAN JP, MAN SF. The risk of osteoporosis in Caucasian men and women with obstructive airways disease. Am J Med, 2003, 114(1):10–14.

57. IQBAL F, MICHAELSON J, THALER L, et al. Declining bone mass in men with chronic pulmonary disease: contribution of glucocorticoid treatment, body mass index, and gonadal function. Chest, 1999, 116(6):1616–1624.

58. SABIT R, BOLTON CE, EDWARDS PH, et al. Arterial stiffness and osteoporosis in chronic obstructive pulmonary disease. Am J Respir Crit Care Med, 2007, 175(12):1259–1265.

59. BOLTON CE, IONESCU AA, SHIELS KM, et al. Associated loss of fat-free mass and bone mineral density in chronic obstructive pulmonary disease. Am J Respir Crit Care Med, 2004, 170(12):1286–1293.

60. JØRGENSEN NR, SCHWARZ P, HOLME I, et al. The prevalence of osteoporosis in patients with chronic obstructive pulmonary disease: a cross sectional study. Respir Med, 2007, 101(1):177–185.

61. NUTI R, SIVIERO P, MAGGI S, et al. Vertebral fractures in patients with chronic obstructive pulmonary disease: the EOLO Study. Osteoporos Int, 2009, 20(5):989–998.

62. PAPAIOANNOU A, PARKINSON W, FERKO N, et al. Prevalence of vertebral fractures among patients with chronic obstructive pulmonary disease in Canada. Osteoporos Int, 2003, 14(11):913–917.

63. MCEVOY CE, ENSRUD KE, BENDER E, et al. Association between corticosteroid use and vertebral fractures in older men with chronic obstructive pulmonary disease. Am J Respir Crit Care Med, 1998, 157(3):704–709.

64. RABE KF, HURD S, ANZUETO A, et al. Global strategy for the diagnosis, management, and prevention of chronic obstructive pulmonary disease: GOLD executive summary.

Am J Respir Crit Care Med, 2007, 176(6):532–535.

65. VAN STAA TP, LEUFKENS HG, COOPER C. The epidemiology of corticosteroid-induced osteoporosis. Osteoporos Int, 2002, 13(10):777–787.

66. DRUMMOND MB, DASENBROOK EC, PITZ MW. Inhaled corticosteroids in patients with stable chronic obstructive pulmonary disease: a systematic review and metaanalysis. JAMA, 2008, 300:2407–2416.

67. JARAMILLO JD, WILSON C, STINSON DS, et al. Reduced bone density and vertebral fractures in smokers. Ann Am Thorac Soc, 2015, 12(5):648–656.

68. LOKE YK, CAVALLAZZI R, SINGH S. Risk of fractures with inhaled corticosteroids in COPD: systemic review and meta-analysis of randomised controlled trials and observational studies. Thorax, 2011, 66(8):699–708.

69. PANDAY K, GONA A, HUMPHREY MB. Medication induced osteoporosis: screening and treatment strategies. Ther Adv Musculoskelet Dis, 2014, 6(5):185–202.

70. TANTUCCI C. COPD and osteoporosis: something more than a comorbidity. Endocrine, 2012, 42(1):5–6.

71. ROSSINI M, GATTI D, ADAMI S. Involvement of WNT/β-catenin signaling in the treatment of osteoporosis. Calcif Tissue Int, 2013, 93(2):121–132.

72. KONDO T, KITAZAWA R, MAEDA S, et al. $1\alpha,25$ dihydroxyvitamin D3 rapidly regulates the mouse osteoprotegerin gene through dual pathways. J Bone Miner Res, 2004, 19(9):1411–1419.

73. HALFON M, PHAN O, TETA D. Vitamin D: a review on its effects on muscle strength and the risk of fall and frailty. Biomed Res Intl. 2015. Article ID 953241:1–11. http://dx.doi.org/10.1155/2015/953241.

74. BISCHOFF-FERRARI HA, DAWSON-HUGHES B, WILLETT WC, et al. Effect of vitamin D on falls: a meta-analysis. JAMA, 2004, 291(16):1999–2006.

75. BROE KE, CHEN TC, WEINBERG J, et al. A higher dose of vitamin D reduces the risk of falls in nursing home residents: a randomized, multiple-dose study. J Am Geriatr Soc, 2007, 55(2):234–239.

76. KIM HC, MOFARRAHI M, HUSSAIN SN. Skeletal muscle dysfunction in patients with chronic obstructive pulmonary disease. Int J Chron Obstruct Pulmon Dis, 2008, 3(4):637–658.

77. MINEO TC, AMBROGI V, MINEO D, et al. Bone mineral density improvement after lung volume reduction surgery for severe emphysema. Chest, 2005, 127(6):1960–1966.

78. CORHAY JL, DANG DN, VAN CAUWENBERGE H, et

al. Pulmonary rehabilitation and COPD: providing patients a good environment for optimizing therapy. Int J Chron Obstruct Pulmon Dis, 2014, 9:27–39.

79. SUSIWALA S. A detailed description on breathing exercises. http://www.slideshare.net/sharminsusiwala22/a-detailed-description-on-breathing-exercises. Accessed 13 Mar 2016.

80. GARRITAN SL. Physical therapy interventions for persons with chronic obstructive pulmonary disease. In: Bach JR, editor. Pulmonary rehabilitation: the obstruction and paralytic conditions. Philadelphia: Hanley and Belfus, 1996:85–98.

81. JANSSENS W, LEHOUCK A, CARREMANS C, et al. Vitamin D beyond bones in chronic obstructive pulmonary disease: time to act. Am J Respir Crit Care Med, 2009, 179(8):630–636.

82. GARROD R, LASSERSON T. Role of physiotherapy in the management of chronic lung diseases: an overview of systematic reviews. Respir Med, 2007, 101(12):2429–2436.

83. CAMP PG, APPLETON J, REID WD. Quality of life after pulmonary rehabilitation: assessing change using quantitative and qualitative methods. Phys Ther, 2000, 80(10):986–995.

84. American Lung Association. Nutrition guidelines. 2016. http://www.lung.org/lung-healthand-diseases/lung-disease-lookup/copd/living-with-copd/. Accessed 13 Feb 2016.

85. BORG GA. Psychophysical bases of perceived exertion. Med Sci Sports Exerc, 1982, 14(5):377–381.

86. SMITH BJ, LASLETT LL, PILE KD, et al. Randomized controlled trial of alendronate in airway disease and low bone mineral density. Chron Respir Dis, 2004, 1(3):131–137.

87. COMPSTON J. US and UK guidelines for glucocorticoid-induced osteoporosis: similarities and differences. Curr Rheumatol Rep, 2004, 6(1):66–69.

88. GROSSMAN JM, GORDON R, RANGANATH VK, et al. American College of Rheumatology 2010 recommendations for the prevention and treatment of glucocorticoidinduced osteoporosis. Arthritis Care Res (Hoboken), 2010, 62(11):1515–1526.

89. LIPUMA JJ. The changing microbial epidemiology in cystic fibrosis. Clin Microbiol Rev, 2010, 23(2):299–323.

90. American Lung Association. Lung health and diseases: learn about cystic fibrosis. 2016. http://www.lung.org/lung-health-and-diseases/lung-disease-lookup/cystic-fibrosis/learnabout-cystic fibrosis.html. Accessed 4 Mar 2016.

91. SPOONHOWER KA, DAVID PB. Epidemiology of cystic fibrosis. Clin Chest Med, 2016, 37(1):1–8.

92. Cystic Fibrosis Foundation. Cystic fibrosis foundation patient registry: annual data report, 2014. Cystic Fibrous Foundation. Bethesda, MD. 2015, p 73. Accessed 4 Mar 2016.

93. GORE AP, KWON SH, STENBIT AE. A roadmap to the brittle bones of cystic fibrosis. J Osteoporos, 2011:926045. http://dx.doi.org/10.4061/2011/926045.

94. MISCHLER EH, CHESNEY PJ, CHESNEY RW, et al. Demineralization in cystic fibrosis detected by direct photon absorptiometry. Am J Dis Child, 1979, 133(6):632–635.

95. CONWAY SP, MORTON AM, OLDROYD B, et al. Osteoporosis and osteopenia in adults and adolescents with cystic fibrosis: prevalence and associated factors. Thorax, 2000, 55(9):798–804.

96. ARIS RM, ONTJES DA, BUELL HE, et al. Abnormal bone turnover in cystic fibrosis adults. Osteoporos Int, 2002, 13(2):151–157.

97. ARIS RM, RENNER JB, WINDERS AD, et al. Increased rate of fractures and severe kyphosis: sequelae of living into adulthood with cystic fibrosis. Ann Intern Med, 1998, 128(3):186–193.

98. PACCOU J, ZEBOULON N, COMBESCURE C, et al. The prevalence of osteoporosis, osteopenia, and fractures among adults with cystic fibrosis: systematic literature review with meta-analysis. Calcif Tissue Int, 2010, 86:1–7.

99. GOALSKI JL, ARIS RM. In: Bush A, Bilton D, Hobson M, editors. Hudson and Geddes' cystic fibrosis. 4th ed. Boca Raton: CRC Press, 2016:365.

100. PUTNAM MS, BAKER JF, ULNER A, et al. Trends in bone mineral density in young adults with cystic fibrosis over a 15 year period. J Cyst Fibro, 2015, 14:526–532.

101. STALVEY MS, CLINES GA. Cystic fibrosis-related bone disease: insights into a growing problem. Curr Opin Endocrinol Diabetes Obes, 2013, 20(6):547–552.

102. HENDERSON RC, MADSEN CD. Bone density in children and adolescents with cystic fibrosis. J Pediatr, 1996, 128(1):28–34.

103. JAVIER RM, JACQUOT J. Bone disease in cystic fibrosis: what's new? Joint Bone Spine, 2011, 78(5):445–450.

104. TERAMOTO S. Mechanism of osteoporosis in patients with cystic fibrosis. Thorax, 2000, 55(5):439.

105. MORRELL MR, PILEWSKI JM. Lung transplantation for cystic fibrosis. Clin Chest Med, 2016, 37(1):127–138.

106. ARIS RM, NEURINGER IP, WEINER MA, et al. Severe osteoporosis before and after lung transplantation. Chest,

1996, 109(5):1176–1183.

107. DIF F, MARTY C, BAUDOIN C, et al. Severe osteoporosis in CFTE-null mice. Bone, 2004, 35(3):595–603.

108. KING SJ, TOPLISS DJ, KOTSIMBOS T, et al. Reduced bone density in cystic fibrosis: delta F508 mutation is an independent risk factor. Eur Respir J, 2005, 25(1):54–61.

109. PASHUCK TD, FRANZ SE, ALTMAN MK, et al. Murine model for cystic fibrosis bone disease demonstrates osteopenia and sex-related differences in bone formation. Pediatr Res, 2009, 65(3):311–316.

110. SHEAD EF, HAWORTH CS, CONDLIFFE AM, et al. Cystic fibrosis transmembrane conductance regulator (CFTR) is expressed in human bones. Thorax, 2007, 62(7):650–651.

111. ARIS RM, MERKEL PA, BACHRACH LK, et al. Guide to bone health and disease in cystic fibrosis. J Clin Endocrinol Metab, 2005, 90(3):1888–1896.

112. TANGPRICHA V, KELLY A, STEPHENSON A, et al. An update on the screening, diagnosis, management, and treatment of vitamin D deficiency in individuals with cystic fibrosis: evidence-based recommendation from the Cystic Fibrosis Foundation. J Clin Endocrinol Metab, 2012, 94(4):1082–1093.

113. NICOLAIDOU P, STAVRINADIS I, LOUKOU I, et al. The effect of vitamin K supplementation on biochemical markers of bone formation in children and adolescents with cystic fibrosis. Eur J Pediatr, 2006, 165(8):540–545.

114. HIND K, TRUSCOTT JG, CONWAY SP. Exercise during childhood and adolescence: a prophylaxis against cystic fibrosis-related low BMD? Exercise for bone health in children with cystic fibrosis. J Cyst Fibros, 2008, 7(4):270–276.

115. CONWELL LS, CHANG AB. Bisphosphonates for osteoporosis in people with cystic fibrosis. Cochrane Database Syst Rev, 2009, 4(4):CD002010.

116. BIANCHI ML, COLOMBO C, ASSAEL BM, et al. Treatment of low bone density in young people with cystic fibrosis: a multicentre, prospective openlabel observational study of calcium and calcifediol followed by a randomised placebocontrolled trial of alendronate. Lancet Respir Med, 2013, 1(5):377–385.

117. BOYLE MP. Update on maintaining bone health in cystic fibrosis. Curr Opin Pulm Med, 2006, 12:453–458.

118. THAKER V, HAAGENSEN, CARTER B, et al. Recombinant growth hormone therapy for cystic fibrosis in children and young adults. Cochrane Database Syst Rev, 2013, 6(5):CD008901.

119. Cystic Fibrosis Foundation. CF Patient Registry. 2016. https://www.cff.org/Our-Research/CF-Patient-Registry.

120. MOGAZEL JR LJ, DUNITZ J, MARROW LC, et al. Improving chronic care delivery and outcomes: the impact of the cystic fibrosis care center network. BMJ Qual Saf, 2014, 23 Suppl 1:13–18.

121. HRUSKA KA, SIEFERT M. Pathophysiology of chronic kidney disease mineral bone disorder (CKD-MBS). In: Rosen CJ, editor. Primer on the metabolic bone diseases and disorders of mineral netabolism. 8th ed. Ames: Wiley Blackwell, 2013:632–639.

122. ISAKOVA T, WAHL P, VARGAS GS, et al. Fibroblast growth factor 23 is elevated before parathyroid hormone and phosphate in chronic kidney disease. Kidney Int, 2011, 79(12):1370–1378.

123. RODRÍGUEZ M, LÓPEZ I, MUÑOZ J, et al. FGF 23 and mineral metabolism: implications for CKD-MBD. Nefrologia, 2012, 32(3):275–278.

124. BELLORIN-FONT E, AMBROSONI P, CARLINI RG, et al. Clinical practice guidelines for the prevention, diagnosis, evaluation, and treatment of mineral and bone disorders in chronic kidney disease (CKD-MBD) in adults. Nefrologia, 2013, 33 Suppl 1:1–28.

125. Data obtained from Quest Diagnostics, Dept of Billing, Madison NJ 07940. Accessed 7 Aug 2015.

126. LANGTON CM, PALMER SB, PORTER RW. The measurement of broadband ultrasonic attenuation in cancellous bone. Eng Med, 1984, 13(2):89–91.

127. TAAL MW, MAWSUD T, GREEN D, et al. Risk factors for reduced bone density in haemodialysis patients. Nephrol Dial Transplant, 1999, 14(8):1922–1928.

128. GORDON PL, FRASSETTO LA. Management of osteoporosis in CKD stages 3 to 5. Am J Kidney Dis, 2010, 55(5):941–956.

129. STEHMAN-BREEN CO, SHERRARD D, WALKER A, et al. Racial differences in bone mineral density and bone loss among end-stage renal disease patients. Am J Kidney Dis, 1999, 33(5):941–946.

130. ALEM AM, SHERRARD DJ, GILLEN DL, et al. Increased risk of hip fracture among patients with end-stage renal disease. Kidney Int, 2000, 58(1):396–399.

131. COCO M, RUSH H. Increased incidence of hip fractures in dialysis patients with low serum parathyroid hormone. Am J Kidney Dis, 2000, 36(6):1115–1121.

132. STEHMAN-BREEN C. Bone mineral density measurements

in dialysis patients. Semin Dial, 2001, 14(3):228–229.

133. MATHEW S, TUSTISON KS, SUGATANI T. The mechanism of phosphorus as a cardiovascular risk tor in chronic kidney disease. J Am Soc Nephrol, 2008, 19(6):1092–1105.

134. KASISKE BL, ZEIER MG, CHAPMAN JR, et al. KDIGO clinical practice guideline for the diagnosis, evaluation, prevention, and treatment of chronic kidney disease-mineral and bone disorder (CKD-MBD). Kidney Int Suppl, 2009, 113:S1–S130.

135. ALSHAYEB HA, QUARLES LD. Treatment of chronic kidney disease-metabolic bone disorder (CKD-MBD). In: Rosen CJ, editor. Primer on the metabolic bone diseases and mineral metabolism. 8th ed. Ames: Wiley, 2013:640–650.

136. MESSA P, MACARIO F, YAQOOB M, et al. The OPTIMA study: assessing a new cinacalcet (Sensipar/Mimpara) treatment algorithm for secondary hyperparathyroidism. Clin J Am Soc Nephrol, 2008, 3(1):36–45.

137. LAFAGE MH, COMBE C, FOURNIER A, et al. Ketodiet, physiological calcium intake and native vitamin D improve renal osteodystrophy. Kidney Int, 1992, 42(5):1217–1225.

138. LAFAGE-PROUST M-H, COMBE C, BARTHE N, et al. Bone mass and dynamic parathyroid function according to bone histology in nondialyzed uremic patients after long-term protein and phosphorus restriction. U Clin Endocrinol Metab, 1999, 84(2):512–519.

139. LINDBERG JS. New vitamin D analogs. Semin Dial, 2001, 14:229–230.

140. SLATOPOLSKY E, FINCH J, RITTER C, et al. A new analog of calcitriol, 19-nor-1,25-(OH)2D2, suppresses parathyroid hormone secretion in uremic rats in the absence of hypercalcemia. Am J Kidney Dis, 1995, 26(5):852–860.

141. MARTIN KJ, GONZALEZ EA, GELLENS M, et al. 19-Nor-1-alpha-25- -dihydroxyvitamin D2 (Paricalcitol) safely and effectively reduces the levels of intact parathyroid hormone in patients on hemodialysis. J Am Soc Nephrol, 1998, 9(8):1427–1432.

142. COBURN JW, TAN AU, LEVINE BS, et al. 1 alpha-hydroxyvitamin D2: a new look at an 'old' compound. Nephrol Dial Transplant, 1996, 11 Suppl 3:153–157.

143. FRAZAO JM, CHESNEY RW, COBURN JW. Intermittent oral 1-alpha-hydroxyvitamin D2 is effective and safe for the suppression of secondary hyperparathyroidism in hemodialysis patients. 1alphaD2 Study Group. Nephrol Dial Transplant, 1998, 13 Suppl 3:68–72.

144. TAN AU, LEVINE BS, MAZESS RB, et al. Effective suppression of parathyroid hormone by 1 alpha-hydroxy-vitamin D2 in hemodialysis patients with moderate to severe secondary hyperparathyroidism. Kidney Int, 1997, 51(1):317–323.

145. MATUSZKIEWICZ-ROWINSKA J, SKORZEWSKA K, RADOWICKI S, et al. The benefits of hormone replacement therapy in pre-menopausal women with oestrogen deficiency on haemodialysis. Nephrol Dial Transplant, 1999, 14(5):1238–1243.

146. HERNANDEZ E, VALERA R, ALONZO E, et al. Effects of raloxifene on bone metabolism and serum lipids in postmenopausal women on chronic hemodialysis. Kidney Int, 2003, 63(6):2269–2274.

147. WEISINGER JR, HEILBERG-PFEFERMAN I, HERNANDEZ E, et al. Selective estrogen receptor modulators in chronic renal failure. Kidney Int Suppl, 2003, 85:S62–S65.

148. MORELLO KC, WURZ GT, DEGREGORIO MW. Pharmacokinetics of selective estrogen receptor modulators. Clin Pharmacokinet, 2003, 42(4):361–372.

149. CREMERS SCLM, PILLAI GC, PAPAPOULOS SE. Pharmacokinetics/ Pharmacodynamics of bisphosphonates: use for optimization of intermittent therapy for osteoporosis. Clin Pharmacokinet, 2005, 44(6):551–570.

150. PERAZELLA MA, MARKOWITZ GS. Bisphosphonate nephrotoxicity. Kidney Int, 2008, 74(11):1385–1393.

151. BOONEN S, SELLMEYER DE, LIPPUNER K, et al. Renal safety of annual zoledronic acid infusions in osteoporotic postmenopausal women. Kidney Int, 2008, 74(5):641–648.

152. BERGNER R, HENRICH D, HOFFMANN M, et al. Treatment of reduced bone density with ibandronate in dialysis patients. J Nephrol, 2008, 21(4):510–516.

153. JAMAL SA, BAUER DC, ENSRUD KE, et al. Alendronate treatment in women with normal to severely impaired renal function: an analysis of the fracture intervention trial. J Bone Min Res, 2007, 22(4):503–508.

154. MILLER PD, ROUX C, BOONEN S, et al. Safety and efficacy of risedronate in patients with age-related reduced renal function as estimated by the Cockcroft and Gault method: a pooled analysis of nine clinical trials. J Bone Min Res, 2005, 20(12):2105–2115.

155. Department of Transplant Surgery, University of California, San Francisco. Cirrhosis and end-stage liver disease (ESLD). 2015. http://www.transplant.surgery.ucsf.edu/

conditionsprocedures/cirrhosis.aspx. Accessed 25 Feb 2015.

156. U.S. Department of Health and Human Services, Organ Procurement and Transplantation Network. Facts about transplantation in the United States. 2016. http://aasld.org/sties/default/files/Weekly%20Fact%20Sheet%2019FEB2016.pdf.

157. KROL CG, DEKKERS OM, KROON HM, et al. No association between BMD and prevalent vertebral fractures in liver transplant recipients at time of screening before transplantation. J Clin Endocrinol Metab, 2014, 99(10):3677–3685.

158. GUANABENS N, MONEGAL A, MUXI A, et al. Patients with cirrhosis and ascites have false values of bone density.: implications for the diagnosis of osteoporosis. Osteoporos Int, 2012, 23(4):1481–1487.

159. ALCADE-VARGAS A, PASCASIO ACEVEDO JM, GUTIERREZ-DOMINGO I, et al. Prevalence and characteristics of bone disease in cirrhotic patients under evaluation for liver transplantation. Transp Proceed, 2012, 44(6):1496–1498.

160. MAHMOUDI A, SELLIER N, REBOUL-MARTY J, et al. Bone mineral density assessed by dual-energy X-ray absorptiometry in patients with viral or alcoholic compensated cirrhosis: a prospective study. Clin Res Hepatol Gastroenterol, 2011, 35(11):731–737.

161. NAIR S. Vitamin D, deficiency and liver disease. Gastroenterol Hepatol, 2010, 6(8):491–493.

162. KALAITZAKIS E, SIMREN M, OLSSON R, et al. Gastrointestinal symptoms in patients with liver cirrhosis: associations with nutritional status and health-related quality of life. Scand J Gastroenterol, 2006, 419(12):1464–1472.

163. WANG X, LI W, ZHANG Y, et al. Association between vitamin D and non-alcoholic fatty liver disease /non-alcoholic steatohepatitis: results from a meta-analysis. Int J Clin Exp Med, 2015, 8(10):17221–17234.

164. NELSON JE, ROTH CL, WILSON LA, et al. Vitamin D deficiency is associated with increased risk of non-alcoholic steatohepatitis in adults with nonalcoholic fatty liver disease: possible role for MAPK and NF-kβ. Am J Gastroenterol, 2016, 111(6):852–863.

165. VENU M, MARTIN E, SAEIAN K, et al. High prevalence of vitamin A and D deficiency in patients evaluated for liver transplantation. Liver Transpl, 2014, 19(6):627–633.

166. BANG CS, SHIN IS, LEE SW, et al. Osteoporosis and bone fractures in alcoholic liver disease: a meta-analysis. World J Gastroenterol, 2015, 21(13):4035–4047.

167. YADAV A, CAREY EJ. Osteoporosis in chronic liver disease. Nutr Clin Pract, 2013, 28(1):52–64.

168. KARATOPRAK O, CAMURDAN K, OZTURK, et al. Multiplelevel cement vertebroplasty in patients with vertebral compression fractures from osteodystrophy in chronic liver disease. Acta Orthop Belg, 2008, 74(4):566–568.

169. U.S. Department of Health and Human Services, National Institute of Diabetes and Digestive and Kidney Diseases. Primary biliary cirrhosis. 2014. http://www.nidk.nih.gov/healthinformation/health-topics/liver-disease/primary-biliary-cirrhosis/Pages/facts.aspx,. Accessed 25 Feb 2015.

170. RASZEJA-WYSZOMIRSKA J, MIAZGOWSKI T. Osteoporosis in primary biliary cirrhosis of the liver. Prz Gastroenterol, 2014, 9(2):82–87.

171. MENON KVN, ANGULO P, BOE GM, et al. Safety and efficacy of estrogen therapy in preventing bone loss in primary biliary cirrhosis. Am J Gastroenterol, 2003, 98(4):889–892.

172. ORMARSDOTTIR S, MALLMIN H, NAESSEN T, et al. An open, randomized, controlled study of transdermal hormone replacement therapy on the rate of bone loss in primary biliary cirrhosis. J Intern Med, 2004, 256(1):63–69.

173. MUSIALIK J, PETELENZ M, GONCIARZ Z. Effects of alendronate on bone mass in patients with primary biliary cirrhosis and osteoporosis: preliminary results after one year. Scand J Gastroenterol, 2005, 40(7):873–874.

174. ZEIN CO, JORGENSEN RA, CLARKE B, et al. Alendronate improves bone mineral density in primary biliary cirrhosis: a randomized placebo-controlled trial. Hepatology, 2005, 42(4):762–771.

175. GUANABENS N, PARES A, ROS I, et al. Alendronate is more effective than etidronate for increasing bone mass in osteopenic patients with primary biliary cirrhosis. Am J Gastroenterol, 2003, 98(10):2268–2274.

176. GUANABENS N, MONEGAL A, CERDA D, et al. Randomized trial comparing monthly ibandronate and weekly alendronate for osteoporosis in patients with primary biliary cirrhosis. Hepatology, 2013, 58(6):2070–2078.

177. ANGELO P. Strengthening the bones in primary biliary cirrhosis. Hepatology, 2013, 58(6):1871–1873.

178. TREEPRASERTSUK S, SILVEIRA MG, PETZ JL, et al.

Parenteral bisphosphonates for osteoporosis in patients with primary biliary cirrhosis. Am J Therap, 2011, 18(5):375–381.

179. LEVY C, HARNOIS DM, ANGULO P, et al. Raloxifene improves bone mass in osteopenic women with primary biliary cirrhosis: results of a pilot study. Liver Int, 2005, 25(1):117–121.

180. CAMISASCA M, CROSIGNANI A, BALTEZZATI PM,

et al. Parenteral calcitonin for metabolic bone disease associated with primary biliary cirrhosis. Hepatology, 1994, 2(3):633–637.

181. RUDIC JS, GILJACA V, KRSTIC MN, et al. Bisphosphonates for osteoporosis in primary biliary cirrhosis. Cochrane Database Syst Rev, 2011, (12):CD009144.

15 骨质疏松症作为移植医学的并发症

作者：Christina V. Oleson, Amanda B. Morina

译者：王 松

在许多西方国家，终末期心脏、肺、肝和肾脏疾病患者的实体器官移植越来越普遍。器官移植的整体数量和移植幸存者的数量不断增加，使得人们对于移植后发生的并发症，特别是骨质疏松症和骨折的关注不断上升。移植后骨丢失是多重因素共同作用的结果，包括移植前骨密度受损、移植前后的营养不良、移植前后发生的低促性腺激素性腺功能减退症，以及用于解决器官衰竭相关慢性健康状况的药物，包括袢利尿剂和肝素类产品。这些因素，加上免疫抑制药物的负面影响，使患者骨丢失和骨折的风险增加。人们越来越关注器官移植前进行骨密度的评估和优化，但如前一章所述，注意到这个关键问题往往已经太晚，此时骨丢失已经发生了很长一段时间。本章讨论了实体器官移植后骨质疏松症的流行病学情况，以及移植时和移植后基于防止进一步骨丢失、增加骨密度的药物和非药物干预方法。

器官移植后骨丢失的一般机制

Kulak 等[1]将骨丢失的过程分为两个阶段：器官移植后的前 6 个月为早期阶段，以及随后的 1 年（移植后 6~18 个月）为后期阶段。接受新器官后立即使用最高剂量的类固醇（糖皮质激素）将抑制成骨细胞功能，体现为血清骨钙素水平的下降，同时还会增加破骨细胞的生成，从而产生骨吸收大于骨形成的环境。糖皮质激素剂量，第一个月通常为每天 0.5 mg/kg，在随后的 2~6 个月为 5 mg/d，也会破坏下丘脑－垂体－肾上腺轴，进而减少有助于骨形成的性激素水平[2]。此外，糖皮质激素还抑制肠道钙吸收以及肾脏钙的运输，这二者都会间接导致 PTH 水平的升高。

免疫抑制剂是确保移植器官在新环境中存活的核心。钙调磷酸酶抑制剂，特别是环孢菌素 A 和他克莫司，具有肾毒性。它们与糖皮质激素一样以相同的方式危害骨骼，通常用于肝脏和心脏移植，但也被用于其他类型的移植[3,4]。这两种药物中，环孢菌素 A 通常与较低的骨密度和较高的骨折率相关[5]。这些因素对移植后骨丢失的影响程度，取决于被移植的特定器官。本章将讨论 4 种最常见的器官移植——心脏、肺、肝和肾移植。

心脏移植

虽然全世界移植的数量正在增加，但器官的可及性，尤其对于那些需要心脏移植的人来说，仍然稀少。越来越多的患者选择接受在左心室置入左室辅助装置（LVAD）[6]。但植入这种装置具有挑战性，许多接受者不仅难以达到理

© Springer International Publishing Switzerland 2017

C.V. Oleson, *Osteoporosis Rehabilitation*, DOI 10.1007/978-3-319-45084-1_15

224

想的抗凝血水平，而且在处理许多并发症时遇到困难，如消化道出血、直立性低血压、身体衰弱限制负重活动和整体移动能力。首先接受 LVAD 植入，并最终接受心脏移植的患者存在额外的骨质疏松症危险因素，包括长期使用抗凝剂、大剂量质子泵抑制剂及营养不良。实际上，这个群体由于可能需要无限期使用上述药物，比直接接受移植的患者有更多的骨质疏松症风险。

骨丢失和骨质疏松症（移植后免疫抑制）

心脏移植后，患者在脊柱和髋部发生快速骨丢失，特别是股骨颈。同时，在移植前患者就可能已经存在骨质疏松症。Shane 等的研究显示，根据世界卫生组织的标准，尽管平均的 T 值和 Z 值相对正常[7]，但大约 1/2 的患者在等待心脏移植的阶段就已经合并了骨量减少或骨质疏松症。在心脏移植后的 6 个月内，不论患者是否之前已存在骨质疏松症，其腰椎骨丢失率为 6%~10%。同一时间段内，股骨颈的骨密度下降 6%~11%[8]。一些研究表明，移植 6 个月之后腰椎骨密度不再进一步下降，但髋部的骨丢失将持续到第一年结束；有限的证据表明，腰椎 BMD 在以后的岁月可能能够部分恢复[9]。在 41 例心脏移植患者中，Chou 等发现 49% 发生骨量减少，17% 发生骨质疏松症[10]。比较 2 年随访后两个部位的骨丢失，作者报道 66% 的患者在股骨颈出现骨量减少或骨质疏松症，而 26% 的患者在腰椎出现这两种情况之一。此外，青少年心脏移植存活者的骨质疏松症不仅可能缘于移植前存在的骨质疏松症和免疫抑制治疗，也可能是肾功能不全、继发性甲状旁腺功能亢进症以及骨转换增加所致[11]。

移植后骨形成的标志物——骨钙素迅速减少，但在此后 1 年内持续上升。另外，反映骨吸收的尿端肽水平在移植后短期内即升高，但移植 6 个月后开始逐渐恢复正常[12]。

骨折

心脏移植后 3 年中的脊柱骨折风险为 22%~35%[2]，该骨折百分比和时间因不同的试验而不同。Shane 等的一项前瞻性研究[13]发现，尽管补充了钙和维生素 D，47 例受试者中的 36%（7 名女性和 10 名男性）在心脏移植后发生了骨折；其中 85% 的骨折发生在移植后的前 6 个月，移植术前髋部骨密度低的患者风险最高。Lee[14]和 Chou 等[10]的研究证实了类似的趋势，移植术前受者的骨密度低于骨折阈值的患者有更高的术后骨折风险。这些调查结果得到了欧洲一项 5 年后调查结果的支持，在一组 105 例患者的人群中，移植术后 2 年内有 27% 的患者发生了脊柱骨折[15]。在该调查持续的 7 年时间里，33% 的受试者患有脊柱骨折，其中 2/3 患有多发性脊柱骨折。在对股骨颈骨折的分析[13]中，只有 4% 的患者经历了骨折，全部是跌倒所致。

治疗方案

物理治疗

抗阻运动和其他形式的负重运动有助于维持 LVAD 植入后的整体活动性和骨密度[16]。如果患者需要更多的其他治疗，医师就必须利用任何可能的手段包括药物来保持这些患者的骨骼和肌肉得到优化。2015 年进行了一项在 12 例植入 LVAD 装置患者中进行的术后早期阶段关于运动效果的研究，虽然只有少数受试者，但结果已经显示出运动能力的改善[17]。在跑步机上能够连续行走 6 分钟是一个关键目标，随后增加跑步机速度以改善有氧能力。受试者需要携带 2~2.5 kg 电池和控制器，并需要特别强调密切监测的重要性。尽管如此，研究人员相信，患者出院时如能达到该目标，可以很好地适应移植后日常生活的需求。

对于经历过全心脏移植的患者，抗阻训练已经显示出在术后可以维持骨密度，并在某些情况下可以恢复骨密度。Braith 及其同事比较了两组患者术后 6 个月的转归，一组是 8 例接受标准术后护理的患者，包括行走计划，另一组 8 人进行了结构性阻力训练（腰椎伸展、双侧下斜卧推以及各种其他核心肌肉强化方案）；每组均在移植后 2 个月开始并在移植后 6 个月结束[18]。在移植后 2 个月，相较于术后即刻的基线测量值，对照组和运动组在腰椎和股骨颈骨密度方面均明显下降。在抗阻训练组，腰椎骨密度恢复到术后基线 1.9% 以内的水平，而股骨颈改善至基线 3.6% 以内的水平。相比之下，对照组在术后 2 个月和 6 个月的 DXA 扫描 BMD 方面没有改善。

单独使用药物和药物联合活动的疗法

在过去 10 年中，对涉及抗阻训练联合阿仑膦酸钠或降钙素的治疗进行了研究。Braith 和同事完成了一项上述降钙素和抗阻运动相结合的研究[19]。移植后 48 小时启动为期 6 个月的降钙素治疗，一组单用降钙素，另一组在降钙素治疗的基础上于移植后 2 个月（这是接受胸骨切开术后，公认的开始激烈运动较为安全的时间[20]）启动抗阻运动。虽然两组在前两个月都损失了 10%~11% 的 BMD，单独使用降钙素组的股骨 BMD 在手术后 8 个月时下降了 3.3%，而联合治疗组仍保持了移植前的 BMD 水平。对于腰椎（L_2 和 L_3），移植后 8 个月单用降钙素组的 BMD 下降了 16.9%，但合并机械负荷的治疗组仅下降了 5%。因为两组都在移植后早期丢失了 BMD，尚不清楚如果研究进一步延续，抗阻训练组是否会恢复到基线水平；但是，一旦允许在联合治疗中合并抗阻训练，

受试者即表现出稳定的改善。尽管该项研究仅有少数参与者，但它显示出移植后早期身体锻炼具有肯定的价值。

阿仑膦酸钠已由 Braith 等以类似方式进行了检验。在 2003 年的一项研究中，再次将抗阻训练与药物治疗相结合以降低骨质丢失[21]。25 例受试者分为三组：第一组患者在手术后 2 个月开始每天服用 10 mg 阿仑膦酸钠；第二组接受相同的阿仑膦酸钠治疗，但同时增加了抗阻训练（每周 1~2 天）；第三组未给予药物干预或抗阻训练，但接受了标准治疗，包括一项步行计划。DXA 扫描分别于基线、移植后 2 个月和 8 个月进行。结果发现，三组均显示在移植后 2 个月（治疗启动前）患者的全身骨量出现显著降低，并显示股骨颈区域的骨丢失率为 5%~6%，腰椎丢失率为 11.2%~12.5%。在未接受药物干预组中，全身 BMD 在第 2 个月（降低 5.1%）与第 8 个月（降低 6.5%）之间出现下降，而阿仑膦酸钠组的全身 BMD 只在术后 2 个月（启动药物前）降低了 5.3%，并在其后维持了稳定。而当阿仑膦酸钠与抗阻训练相结合时，移植后 2 个月所降低的 5.6% 的 BMD，在研究结束时，也就是移植后 8 个月得到了显著改善，较基线 BMD 仅降低了 2.1%。

在腰椎中，除去移植后 2 个月 BMD 有更大范围的下降，达到了 12% 以外，其他趋势是类似的。在第 2 个月和第 8 个月之间给予阿仑膦酸钠治疗，仅能使 BMD 降至 10.5%。相比之下，患者接受阿仑膦酸钠加上体育锻炼（含腰部伸展运动）恢复了大部分丢失的骨量，使 BMD 的降低恢复至移植前的 3.4% 以内。

对仅使用双膦酸盐治疗移植后骨质疏松症进行了观察，并进行了较长时间的研究。同样，这些研究规模很小，主要涉及帕米膦酸二钠。例如，Shane 等[13]观察了在移植后 2 周内单次静脉输注帕米膦酸二钠（60 mg），其后再口

服依替膦酸钠和骨化三醇治疗的效果，该研究在 18 例患者中进行，并与 52 例仅接受钙和维生素 D 补充的患者进行比较。移植后 12 个月，帕米膦酸二钠 – 依替膦酸钠治疗组几乎没有出现腰椎骨丢失（0.2%），而未接受双膦酸盐治疗组则下降了 6.8%。治疗组的股骨颈骨丢失为 2.7%，而非双膦酸盐治疗组为 10.6%。同时，治疗组仅发生了 3 例椎体骨折，而 17 例非双膦酸盐治疗组的患者共发生了 30 例椎体骨折、1 例髋部骨折和 3 例肋骨骨折。Krieg 等的另一项试验[22]观察了每季度注射 6 mg 帕米膦酸二钠，持续 3 年的影响；研究结束时，腰椎 BMD 增加达 18.3%（相比手术时 BMD 增加 14.3%），而股骨颈骨丢失则由移植后第一年下降 3.4% 转为完全恢复。

如果心脏移植患者因肾功能受损无法耐受双膦酸盐治疗，地舒单抗可能作为一种可行的替代方案。在一项涉及 46 例肾、肝、心脏移植患者的地舒单抗治疗研究中，平均治疗持续时间 1.25 年，在 97% 的患者中，腰椎 BMD 平均增加了 9.8%，在所有患者中髋部 BMD 平均增加了 8.0%[23]。然而，这属于非常初步的研究结果，我们仍需要更多深入且专注于心脏移植患者的研究。

上述这些疗法似乎在保持心脏移植患者的骨密度方面是有价值的。然而，与许多其他情况一样，重点是保持移植器官的整体健康，限制排斥反应的发作，改善心脏功能。预防骨折和过度快速的骨丢失可能导致的高钙血症是整体治疗计划的重要组成部分。在术后早期阶段，康复科医师、康复治疗师、心脏病专家和移植外科医生之间的协同对于心脏移植患者获得术后数月乃至数年的最佳健康状况，仍是至关重要的。

肺移植

移植前骨质疏松症

虽然肺部疾病的移植手术远少于心脏、肝脏和肾脏，但骨质疏松症是移植前后普遍的并发症。在一项纳入 48 例等待肺移植患者的研究中，Jastrzebski 等发现研究人群中有一半存在骨质疏松症，骨量减少发生率为 40%[24]。COPD 患者因胰腺功能不全以及维生素 D 和钙吸收减少的影响，其骨丢失更为明显[25]。其他研究也证实，既往存在的骨质疏松症也已成为一项越来越受到关注的问题。对其重要性的认知将促使医师在患者等待移植期间实施抗骨质疏松的治疗策略，以确保患者在接受移植时处于最佳的健康状态[26]。对移植前存在较低的 BMD 或骨折的患者，常规推荐进行骨密度评价以及移植后骨折风险的评估[27]。

肺移植后骨质疏松症和骨折

与其他实体器官移植的情况一样，骨丢失在肺部手术后的数月处于加速状态，主要由于高剂量的免疫抑制药物导致骨转换增加。然而，在最近的试验中表明，这一情况有所改善。

早期研究表明在移植后 3~6 个月，腰椎 BMD 可明显下降 3.5%~24%。Aris 等在 1996 年的一项肺移植术后骨丢失分析中报道，73% 的患者合并脊柱和股骨的 BMD 低下，低于年龄匹配人群均值的 2 个 SD 以下（通常定义的骨折水平）。每年每 1 000 人约有 225 例发生骨折，甚至高于绝经后骨质疏松症妇女骨折的发生率。其骨吸收的生物标志物也显著增高[25]。骨质疏松症不仅归因于类固醇的累积剂量，也归因于之前已存在的骨脱矿程度——一种既往未能充分认识的情况。

其他研究则在不同程度上确定了骨丢失和骨折发生的关系。Spira 等[28]报道，骨质疏松

227

症的患病率从肺移植前的 54% 上升至移植后的78%。另外，在腰椎和股骨颈有 5% 的 BMD 轻度下降，而骨折的发生率在移植后 6~12 个月则高达 18%。根据这些调查结果，作者假设BMD 的轻度降低仍足以推动患者超过骨折阈值，特别是之前存在较低骨量的患者，并再次强调了早期筛查和治疗的重要性。合并移植前低 BMD 水平，或移植前有过糖皮质激素治疗史的女性患者，在移植后第一年的骨折风险更高[29]。

值得注意的是，最近的调查在这方面已经出现了更好的结果。2014 年在一组 210 例肺移植患者进行的队列研究中[30]，17 例受试者（8.0%）在移植后出现骨折，第一次骨折发生的中位时间为 12 个月，平均时间为 18 个月。钙剂和维生素 D 的补充以及糖皮质激素的使用在骨折组和非骨折组之间没有差异。17 例骨折的受试者，8 例患有慢性阻塞性肺疾病。全面的骨骼保健，包括 DXA 扫描、移植前和移植后立即进行的维生素 D 筛查、在移植前和移植后尽早开展抗骨吸收的治疗、提高临床医师的认知度等，可能是改善的原因。

治疗

肺移植后针对骨丢失和骨折风险的治疗必须同时包括为骨质疏松症量身定制的非药物治疗和药物治疗手段。专门针对肺移植受试者的研究在研究数量和规模上都是有限的，尽管如此，这些研究的确显示了双膦酸盐的效果，尤其是静脉注射帕米膦酸二钠。

非药物干预

钙剂和维生素 D

研究表明，对肺移植受者补充钙剂和维生素 D，似乎对糖皮质激素诱导的骨质疏松症没有影响。在一个与双膦酸盐帕米膦酸二钠的对照研究中，Trombetti 等[31]发现，仅接受钙剂和维生素 D 补充的患者在 1 年后的腰椎 Z 值为 -0.4 ± 0.1，股骨颈为 -0.04 ± 0.1，相比之下，双膦酸盐治疗的患者对应的 Z 值腰椎为 $+0.2 \pm 0.1$，股骨颈为 $+0.2 \pm 0.1$。

运动和物理治疗

在运动方面，采用负重和力量训练方案有助于改善和维持骨密度，同时脊柱姿势和运动模式可能对椎体骨折有益[32]。与此同时，移植前存在的运动受限在移植后也可能存在，提示移植前长时间的衰弱状态可能导致慢性的肌肉功能失调[33]。心肺运动测试（CPET），结合最大摄氧量来评估移植后的有氧运动能力已经应用了 20 年，但结果好坏参半。Dudley 等指出，总的来看，移植后的绝对 VO_2 容量似乎固定在预测 VO_2 的 50%，与移植前 VO_2 容量无关[34]。影响运动能力的因素包括外周循环异常、骨骼肌氧化能力以及免疫抑制药物的作用。

正如 Seoane 等观察到的[35]，6 分钟步行测试（6-MWT）已基本取代了 CPET 来评估肺病本身，但直到最近才将其应用于移植后患者。在他们对 49 例肺移植患者的研究中，描述了移植后 6 个月 6-MWT 距离呈正态分布，该距离在随后 1 年的时间中持续得到改善。虽然 6-MWT 无法预测生存，但它对发病率具有不确定的预测价值。然而，它也有局限性，特别是无法确定峰值摄氧量，这反过来阻碍了对影响运动能力的相关因素的评估，因此美国胸科学会推荐 6-MWT 作为 CPET 的补充，而非CPET 的替代[34, 36]。

运动在多大程度上对肺移植患者有益？在一项 2010 年的综述中通过 7 项应用不同形式的有氧运动和阻力运动的研究，Wickerson 等[37]得出结论：通过一段时间的结构化运动训练可以对最大和功能性运动能力、骨骼肌力量和腰椎 BMD 产生积极影响。以下是该综述涉及的多个研究以及一项近期刚刚结束的研究。肺移植术后为期 6 个月的旨在逆转椎骨骨质疏松症的腰椎伸展运动研究[38] 显示运动组的腰椎骨密度在此期间显著增加（+9.25），而对照组则出现骨量丢失，降低至比移植前水平低 19.5%。之所以将腰椎单独列出来是由于几乎所有肺移植患者，出现了该部位的 BMD 减少，并且可能出现因糖皮质激素治疗而引起的腰椎压缩性骨折，导致持续的 BMD 丢失。另一项涉及肺移植术后半年以上患者的试验报道称，一段时间普通的日常活动对运动能力并无影响，而相对 6 周的有氧耐力训练显著改善了次极量和峰值运动的表现[39]。2012 年的一项试验不仅证实了运动训练对肺移植受者获益，还增加了更广泛的健康结果的重要信息，尤其是运动对心血管疾病发病率的影响[40]。在 40~65 岁且无复杂术后并发症的患者中，移植后迅速参加了为期 3 个月的结构化锻炼计划的人（步行、爬楼梯、骑自行车和抗阻训练），体现了三大好处。

1. 1 年后，步行时间平均为每天 85 分钟，而对照组仅为 54 分钟。

2. 股四头肌肌力、6-MWT 距离、自我报告的身体功能和生活质量，在干预组得到显著改善。

3. 平均 24 小时舒张压和收缩压在运动组显著降低，对心血管健康有积极影响。

虽然肺移植患者可能无法获得完全的运动能力或最大的骨骼肌肌力，但运动的好处是无可争辩的。期待通过进一步的研究来指出强化训练的安全性和有效性，以及运动对术后合并更复杂并发症患者的影响[37]。

药物治疗

作为长期以来治疗骨质疏松症的中流砥柱，双膦酸盐并未在肺移植人群中进行广泛的研究，且最近得到了来自 FDA 的诸多安全性建议。在一个被引用率很高的研究中，纳入囊性纤维化移植后的患者，Aris 等[25] 发现，与对照组相比，静脉注射帕米膦酸二钠，同时补充钙剂和维生素 D 的患者，在 2 年结束时腰椎 BMD 增加了 8.8%，股骨 BMD 增加了 8.2%；然而，骨折发生率在两组之间没有差异。另一项针对肺移植患者骨丢失和骨质疏松性骨折的探索性研究[41] 显示，积极的帕米膦酸二钠治疗加补充钙和维生素 D 减少了第 1 年中的症状性骨折，45 例患者中只有 4% 证实发生骨折。腰椎和髋部骨密度在 65% 和 86% 的患者中分别保持稳定或改善，但是仍有 42% 的患者在移植后一年中出现明显的骨丢失。尚不清楚在该患者群体中骨重建何时能够正常化或是否能够正常化，提示对治疗的需求可能会无限期地持续存在。当前，总体上建议双膦酸盐的治疗在移植前和移植后 12 个月使用。

对其他可能的组合方案也进行了研究。一项分析[42] 显示，阿仑膦酸钠联合机械负荷的治疗显示了预防作用，腰椎 BMD 较移植前显著增加了 10.8%±2.3%，从而证明抗骨吸收药物联合抗阻运动比单用药物治疗更加有效。

其他治疗手段也显示了有限的有效性。骨化三醇短期治疗或周期性依替膦酸盐可以部分有效减少肺移植患者的骨丢失，但它们的使用需要监测血钙水平[43]。甲状旁腺激素和地舒单抗的应用，与免疫耐受的潜力一样，需要更多的研究。而考虑到移植后缺乏支气管动脉循环以及对入侵病原体的屏障缺陷[44]，这些研究可能很难在肺移植受者中进行。

肝脏移植

美国卫生和公众服务部来源的统计数据表明，积极等待肝脏移植的患者数量远远超过了等待心肺移植的患者名单，注册等待肾移植的人数超过了 66 000 人，比肝脏移植患者多。同样，在手术前患者即显示明显的骨质疏松症。就在 2012 年，Kaemmerer 等报道了移植前证实合并有骨质疏松症的患者人数为 12%~55%，骨折患者为 3%~35%[45]。此外，移植前低 BMD 或骨折增加了 BMD 丢失的风险，特别是移植后的椎骨骨折。

肝移植后骨质疏松症

正如 Eberling 所观察到的[46]，骨丢失和骨折发生率在移植后前 6~12 个月中最高，但有时也可能早在移植后前 3 个月就出现。然而，最近的试验表明，在骨丢失方面存在相互矛盾的结果。一项 2002 年 Ninkovic 等的研究显示，在移植后前 3 个月，尽管仍发现与基线相比股骨颈有 4% 的骨丢失率，但骨丢失并不明显，而且骨折的发生率低至 8%[47]。作者认为，骨丢失和骨折发生率均下降可能与使用的糖皮质激素剂量较低、持续时间缩短、更好的骨骼健康，以及在慢性肝病早期即决定实施移植相关。

相比之下，随后的梅奥诊所纳入的 360 例移植后患者，超过 16 年（1985~2001 年）的试验[5]显示前 12 个月骨折累积发生率为 30%，8 年的累积发病率接近 46%。最大的危险因素是移植前骨折、原发性胆汁性肝硬化和皮质类固醇。研究人员认为，尽管其他研究可能已证实肝脏受者的骨量增加，但截至 2007 年，25% 的患者在他们的试验中仍然发生了移植后的新发骨折。另一项关注 BMD 的研究报告称，原发性胆汁性肝硬化的女性患者肝移植后 3 个月其 BMD 降低，随后 BMD 增加，在 12 个月内达到与移植前中位数 BMD 相当，24 个月后高出 5%[48]。

治疗

非药物干预

与其他器官移植的情况一样，肝移植后的骨病从前被归因于作为免疫抑制剂的皮质类固醇的大剂量使用。随着皮质类固醇的使用逐渐减少到最低剂量，和其他免疫抑制药物的使用，骨密度随着时间推移的改善正在被实现[49]。除了减少皮质类固醇治疗的剂量和持续时间以外，其他非药物治疗措施，包括改善营养、停止吸烟和减少酒精摄入也可以改善骨骼健康。

维生素 D 补充剂

正如 Stein 等研究表明，在接受检查的 23 例肝移植受者中，30% 存在 25- 羟维生素 D_3 水平 <25 nmol/L 的严重维生素 D 缺乏症。而在这个队列的其他患者中，25- 羟维生素 D_3 水平 < 50 nmol/L 的维生素 D 缺乏则非常普遍[50]。肝脏 25 羟化功能受损的肝移植受者的维生素 D 水平特别低。目前，双膦酸盐在移植后的使用越来越多，医师应该意识到在严重维生素 D 缺乏的情况下，这些药物不会非常有效，因此静脉注射双膦酸盐可能在维生素 D 缺乏状态下促成高钙血症的出现。根据个体维生素 D 水平，肝移植受者需要补充不同剂量的维生素 D（通常与 1 000 mg/d 的钙合并给予），使他们能够达到 20 ng/mL 以上的血清 25- 羟维生素 D_3 水平。

移植时维生素 D 水平的状况也是一个令人关心的问题。2015 年 7 月，一项涉及 127 例 2010 年 7 月至 2011 年 7 月间接受移植手术的患者的研究发现，在移植前评估阶段有 84% 的人存在维生素 D 缺乏，其中 74% 的患者在移植时仍然存在维生素 D 缺乏[51]。虽然这个研究未发现移植前维生素 D 缺乏与移植后骨密度的减少或骨折风险相关，但需要进一步研究以确定移植前恢复血清中 25- 羟维生素 D_3 的水平可能对移植后这些终点有何影响，以及需要免疫抑制治疗的程度。

运动

在过去的 15 年中，人们越来越关注运动在治疗肝移植后骨质疏松症中的作用，主要是运动对健康相关生活质量的影响。在进行一些关于这种相互作用的最早期研究时，Painter 等[52]观察到移植后的情况，如疼痛、虚弱、关节活动度丧失、骨质疏松症，再加上体重增加，导致身体不活动，并对身体功能产生不利影响。正如锻炼对一般人群来说很重要一样，它不应被移植患者所忽略。

有关运动对肝移植受者骨质疏松症的直接影响数据有限。相反，考虑到肝脏替代手术所施加的特定限制及其后果，可以将实体器官移植后运动的一般好处加以引申。最初，对肝移植受者的运动需要加以限制并密切监测，以防止肝移植后经常发生的缝合线断裂以及疲劳等并发症。在这一人群中进行了多个针对潜在身体活动的项目进行分析，旨在提高运动能力，改善肌肉力量和心肺健康，同时也有利于骨骼健康。在一项试验中，家庭训练的"运动处方"包括步行和骑自行车，每周至少 3 次，单次的持续时间增加到 30 分钟[53]。因为受试者及其家人害怕破坏新移植的器官，不遵守运动计划，因此制订专业的指导对于开发和维持急需的抗阻和有氧运动计划至关重要[54]。需要进一步的研究来制订肝移植术后骨质疏松症的最佳运动干预措施。

药物治疗

双膦酸盐

当维生素 D 缺乏被解决时，双膦酸盐可有效治疗肝移植后骨丢失。但到目前为止，在移植后受者中实施的骨保护治疗的研究因规模小、持续时间短、效力不足，难以比较不同药物的作用和检测到骨折。然而，这些研究确实表现出一些获益，尤其是帕米膦酸二钠、阿仑膦酸钠、唑来膦酸（ZA）和伊班膦酸钠。一项为期 12 个月的 30 mg 静脉注射帕米膦酸二钠的随机对照研究中，同时补充钙剂和维生素 D 后，腰椎 BMD 与对照组相比显著增加，同时骨转换率降低。在 12 个月的随访中，帕米膦酸二钠的疗效似乎仅限于松质骨，对股骨颈骨丢失没有效果[55]。

涉及阿仑膦酸钠的研究产生了有限的阳性结果。一项原发性胆汁性肝硬化患者的安慰剂对照研究显示，阿仑膦酸钠与安慰剂相比，1 年后能够增加 BMD，并且不依赖于伴随使用的雌激素治疗[56]。一项非随机调查也显示阿仑膦酸钠在移植后 24 个月内可使 BMD 增加[57]；另一项试验显示在移植后 12~24 个月，腰椎和股骨颈骨密度以及股骨总的骨密度显著增加，但似乎没有对骨折发挥保护作用[58]。

对唑来膦酸和伊班膦酸钠效果的研究表现出更好的有效性，但结果仍然不一致。虽然 Crawford 等报道了唑来膦酸可以在移植的第一年内防止腰椎、股骨颈和全髋关节的骨丢失达 3.8%~4.7%。他们也发现了唑来膦酸能诱发暂时性的继发性甲状旁腺功能亢进症和低钙血症；该研究没有足够的效力评估骨折[59]。随后 Bodingbauer 等的随机对照试验报道了类似结果，包括接受 ZA 合并钙与维生素 D 治疗组与仅接受钙与维生素 D 对照组。骨折和死亡的终点在 ZA 患者组的发生率为 26%，在对照组为 46%。此外，75% 的无事件生存时间方面，ZA 组为 360 天，而对照组为 200 天[60]。

最近，对肝移植患者的骨病研究包括了用伊班膦酸钠进行移植前和移植后治疗[45]。口服月剂量 150 mg 的伊班膦酸钠,与钙和维生素 D 合并用于等待移植的患者,在术后 3 个月、6 个月、12 个月和 24 个月进行随访。移植前后测量腰椎骨密度:从基线到 3 个月的变化为 13.59%,6 个月达到 17.1%,12 个月时为 18.78%,24 个月时为 24.26%。在同一队列中,股骨颈骨密度 3 个月时增加 3.1%,6 个月时增加 5.1%。本研究的次要终点,移植后骨折发生率为 3.2%。尽管这项研究结果值得进一步检验,但移植前治疗似乎可显著减少肝移植术后即刻的术后骨丢失。

虽然还有许多研究要做,但双膦酸盐,尤其是更强效的 ZA 和伊班膦酸钠,已经证明了早期治疗的重要性。移植前脊柱 X 线检查以确定骨量状态也是很重要的,临床危险因素也应被视为移植过程中不可或缺的一部分。需要通过大型多中心随机临床试验来得出更明确的发现。

肾移植

肾脏是美国乃至全世界最常移植的实体器官,骨骼疾病可以由移植后状态引起,也可以是移植前的骨骼疾病持续存在。正如 Bia 所观察的,肾移植的骨丢失与心脏、肺脏和肝脏移植的骨丢失不同,原因有以下几个因素:肾性骨营养不良的存在导致低 BMD;骨折位置在肾移植中更常见于附肢部位(下肢、足部和髋部),而在其他实体器官移植中骨折常见于中轴部位(脊柱和肋骨);和双膦酸盐之间潜在的不良反应,可能导致肾移植受者骨转换的"过度抑制"(图 15-1)[61]。

患有心脏、肺脏和肝脏疾病的患者往往之前已经存在骨质疏松症,但终末期肾病患者有所谓的肾性骨营养不良,这是慢性肾病 – 代谢性骨病综合征(CKD-MBS)的组成部分,也称为慢性肾脏病矿物质骨代谢异常(CKD-MBD)。这种疾病的特点是活性维生素 D 缺乏症(低 1,25- 二羟维生素 D_3)、高磷血症、继发性甲状旁腺功能亢进症和铝含量过高,所有这些都可能导致骨密度下降和骨折,但不同于骨质疏松症[61]。虽然肾移植降低了这些

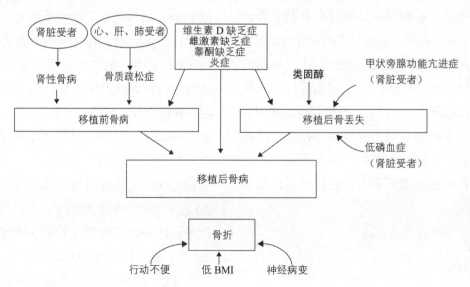

图 15-1　导致移植后骨病的因素。移植后类固醇的使用在骨丢失中起主要作用,尽管其他代谢紊乱,尤其是肾移植患者,也可能有所贡献(来源:Bia[61])

代谢异常的程度，但 CKD-MBS 的一些方面如甲状旁腺增生可能持续存在[2]。未能使增生的甲状旁腺恢复原状意味着移植后 PTH 浓度依旧升高，75% 的患者在肾移植后 1 年仍然存在这种情况[62, 63]。此外，患有终末期肾病的患者往往有性腺功能减退，因此可能已接受免疫抑制治疗（糖皮质激素或环孢菌素 A），移植后免疫抑制治疗还将继续[64]。最后，移植患者仍然患有慢性肾脏病及其伴随的并发症。

移植后骨质疏松症、骨丢失和骨折

除了包括年龄和女性在内的骨质疏松症的标准危险因素之外，肾移植患者还面临其他挑战，从移植后的时间到免疫抑制方案和移植物功能障碍等。Ahmadpoor 等报道，骨质疏松症发病率为 26%（77 例患者中有 20 例在移植后的 6 个月至 2 年内），其中最常见的部位是髋部和脊柱[65]。在一组 44 例患者中随访至移植后 12 个月，Orzel 等发现 43% 存在骨量减少，11% 存在骨质疏松症，46% 为正常，年轻和移植前高甲状旁腺激素水平为主要的危险因素[66]。

与其他器官移植的情况一样，肾病患者在最近的研究中 BMD 有显著改善。1991 年的一项调查显示，由于糖皮质激素的毒性作用，移植后前 6 个月 BMD 下降了 4%~10%[67]，Bouquegneau 等在一项新的试验中显示腰椎骨丢失率仅为 0.1%~5.7%，反映了免疫抑制治疗的减少[68]。2014 年，一项旨在评估肾移植后 BMD 长期变化的大型试验（n=326）广泛采用了 DXA 测量结果证明，经历了 8.2 年时间 BMD 有所改善或保持稳定，基线值仅略高于该年龄和性别的平均值。然而，值得注意的是，基线测量是直到移植后 6 个月才开始的，此时移植后早期已经存在 BMD 明显下降。经过长期随访，导致

所有部位平均 BMD 显著增加的单一因素是骨质疏松症的治疗[69]。

同样，后来关于骨折发生率的试验结果表明，与早期发现一致，主要原因是免疫抑制剂的使用减少；其他影响因素包括移植后的时间和糖尿病的存在与否。来自美国肾脏数据系统（USRDS）的数据表明，人口统计因素调整后的肾移植受者髋部骨折的发生率已显著下降，2010 年比 1997 年低 45%[70]。对这种下降的解释不仅包括免疫抑制方案的改变，还包括改变生活方式（戒烟、减少酒精消耗、增强身体活动）和双膦酸盐的使用增加，如下文所述，这仍然是肾移植患者关注的问题。

迄今为止进行的最大的肾移植患者骨折发生率的研究之一（n=4 821）[71]，Naylor 等估算了 1994~2009 年期间 3 年、5 年和 10 年非椎体骨折的累积发生率。非椎体骨折的 3 年累积发生率为 1.6%，随着时间的推移，数量增加，髋部骨折发生率仅为 0.4%。非椎体骨折的总体 5 年和 10 年累积发生率分别为 2.7% 和 5.5%，髋部骨折发生率仅在 10 年时为 1.7%。最常见的骨折部位是小腿。这些发现证实了 Sprague 等 2004 年的观察结果"移植后的时间越长，报告的骨折发生率越高"，但骨折的发生率远低于早期研究中引用的 5%~44%[72]。为了解释现在观察到的较低的骨折发生率，Naylor 等[71] 引用了这样一个事实，即早期的研究未能考虑 2000 年后移植患者的泼尼松剂量减少，以及使用双膦酸盐和维生素 D 补充剂。

另一种降低肾移植骨折风险的方法是早期皮质类固醇撤药。一项对 2000~2006 年接受移植手术的 430 例患者的研究表明，31% 的患者出院时已停用皮质类固醇，与出院时还在使用皮质类固醇治疗的患者相比，骨折风险降低——这一发现在移植后 24 个月变得显著[73]。尽管有这些令人鼓舞的迹象，肾移植受者仍然具有

1.6% 的非椎体骨折发生率，而相匹配的健康人群的发生率为 0.5%；50 岁及以上女性 3 年累积发生率最高，达 3.1%[71]。

肾移植中低骨密度与骨折之间是否存在关联？在 20 多年前进行的一项研究中，Grotz 等[74] 研究显示许多移植受者没有经历骨折，结论是腰椎的低 BMD 值最多只能部分解释骨折的发生。股骨颈的 DXA 测量结果与骨折无关。BMD 评估未能区分骨折患者和未患骨折的患者，导致人们对骨质量测量的兴趣日益增加，通过新的三维成像技术，例如定量计算机断层扫描来实现。近期有证据表明股骨颈的 BMD 较低可能与慢性肾脏疾病的骨折风险增加有关[75]，需要加大力度开发简单、创伤小、成本效益更高的骨活检方法[76]。

糖尿病加重了肾移植患者的骨折风险。流行病学研究显示，移植前糖尿病可使肾移植后骨折的风险增加 1 倍以上[73]。低胰岛素血症、高血糖和其他糖尿病并发症包括周围神经病变都会降低骨骼强度。然而，新的研究发现，与单独进行肾移植相比，胰肾联合移植可以降低肾移植后的骨折发生率，尤其是男性[77]。在 5 年内，男性移植后 3 个月内的整体骨折发生率显著降低 31%，但在女性中没有显著差异。50 岁以下女性的循环雌激素水平较高，腰椎和股骨颈骨丢失较少，以及预防骨折的药物使用可能部分地解释了这种差异。正如作者强调，需要进一步研究以确定 1 型糖尿病和慢性肾脏病同时发生的机制，作为可用于男性的新型骨折预防策略的基础，与联合移植同时进行，以及推进有助于预防女性骨折的其他疗法。

治疗

非药物治疗和药物治疗均已用于预防移植后骨丢失。如果这些疗法的效果未能直接在肾脏受者中得到检测，可以从涉及其他类型移植的相关研究结果中推断出来，同时要记住影响肾移植后人群骨丢失的特殊情况。鉴于肾脏以及其他移植手术的术后立即发生严重的骨丢失，治疗措施应在最早的时候开始。

非药物治疗方案

钙和维生素 D 补充剂

甲状旁腺功能亢进症、维生素 D 代谢异常以及泼尼松的使用均导致钙吸收减少，并进一步导致肾移植后骨丢失。同时，单独补钙对维持骨密度或降低骨折风险无效[78]。对 Cochrane 数据库 24 项试验的综述发现，维生素 D、降钙素或双膦酸盐类药物的单独干预与骨折风险降低无关，但当所有试验的结果合并时，这些治疗方法中的任何一种均证明对骨折风险下降有效且所有都对腰椎 BMD 有益[79]。该研究支持同时使用维生素 D（含或不含钙）和双膦酸盐，以减少免疫抑制治疗对移植后骨密度的有害影响，并表明任何改变骨代谢的干预都可以降低手术后 1 年的骨折风险。关于补钙，Torres 等报道，在移植后的前 3 个月间歇给予骨化三醇，随后口服补钙 1 年，与单独补钙相比，全髋骨丢失率降低，没有发生高钙血症的副作用[80]。

维生素 D 和高钙尿症之间的关系尚无定论。最近的一项研究报告称，在补充维生素 D 制剂的患者中，高钙尿症发生率更高，导致 30% 的患者需要减少剂量或中断治疗；钙补充也被认为是高钙尿症的可能原因。很明显，需要更多的随机对照试验来确定最有效的剂量和最佳的补充持续时间，以及评估对骨折风险的具体影响[81]。在此之前，补充钙和维生素 D 的水平是在个体基础上确定的，同时考虑定期筛查的结果，以确定骨损伤的程度，以及疾病的严重程度和糖尿病等并发症。

运动

与膳食补充一样，运动项目必须根据个人的需求量身定制，并尽可能包括机械负荷、拉伸和力量强化方案。虽然移植后阶段运动的主要目标是降低心血管风险并改善移植物功能[81]，但运动的益处可通过提高运动适应证、改善平衡和降低跌倒风险来提高 BMD 并防止骨折。然而，对肾移植术后运动有效性的分析数量很少，缺乏证据本身就是导致运动率低的主要因素之一[82]。Gordon 等指出减少身体活动的 3 个原因：①缺乏动机和兴趣，加上害怕移植物受到伤害；②医疗专业人员对运动益处的了解有限，他们面临着自认为更直接和更引人注目的问题；③保险公司对体育活动计划和咨询报销不足。在移植前体力活动减少的老年肾移植受者中，以及在移植前体力活动较少的年轻患者中，运动可能特别难以开始，与健康受试者相比，移植前参加体力活动仅占 25%[83]。

改善肾脏病全球预后组织（KDIGO）指南建议，根据个人的需要和能力，在数周内的大多数，最好是所有日子进行至少 30 分钟的中等强度运动（步行、骑自行车和慢跑）[84]。在一篇被多次引用的随机临床试验中，Painter 等发现移植后 1 年，运动干预组将其常规体力活动从 50% 增加到 67%，而常规治疗组则从 47% 下降到 36%；此外，运动组在峰值摄氧量（VO₂）、肌肉力量和身体功能方面实现了更显著的收益[85]。虽然这些指南和研究没有直接解决肾移植中的骨病，但它们确实提高了对制订针对个人需求的锻炼方案必要性的认识，以及针对包括骨质疏松症在内的移植过程的不同结果对特定训练计划安全性和有效性进行新的实证研究。最近关于肾移植中低体力活动与心血管疾病和各种原因死亡率风险之间相关性的研究结果[86]

可能会刺激进一步研究运动对矿物质和骨骼疾病以及骨折风险的影响，从而改善生活质量。

药物治疗

双膦酸盐

正如本节开头所述，双膦酸盐在肾移植中的价值受到其过度抑制骨代谢潜力的影响。考虑到这种担忧，普遍的共识是双膦酸盐不应该用于骨转换率低的肾病患者，这些药物可能会使骨转换进一步恶化，可能会增加骨折风险。阿仑膦酸钠、帕米膦酸二钠和唑来膦酸的作用的研究已证明其在增加 BMD 方面具有益处。

在 2001 年发布的接受 10 mg/d 阿仑膦酸钠加骨化三醇和钙的肾病患者的 12 个月分析中，腰椎 BMD 显著增加 5%，股骨颈 BMD 增加 4%，骨转换正常；与此同时，由于泼尼松治疗和持续性甲状旁腺功能亢进症，骨骼继续丧失[87]。在移植时给予男性患者 2 次静脉注射帕米膦酸二钠，1 个月后可防止早期快速骨丢失，腰椎和股骨颈无明显减少[88]。该方案耐受性良好且易于给药，对肾功能无不良影响且无明显副作用。随后的一项研究证实了帕米膦酸二钠在保留骨量方面的疗效，但确实观察到低骨转换风险增加[89]。

一项涉及第三代双膦酸盐唑来膦酸（ZA）的试验报道，在 6 个月时，2 次静脉输注 ZA 显著增加了松质骨钙含量，而股骨颈的 BMD 没有变化。但是，正如 Fratianni 等已经观察到的，短期 ZA 的治疗对早期骨保留效应不能持续到移植后 3 年[90]。此外，还必须考虑 FDA 关于 ZA 引起的肾功能恶化和肾衰竭的警告，并建议减少剂量。

仍然处于起步阶段，这些药物的比较分析受到样本量较少和研究的异质性的影响，特别是在移植后的持续时间方面。仅基于随机对照试验，最近对移植后双膦酸盐的荟萃分析[91]得出结论，它们对腰椎骨密度有益，但对股骨颈无影响。虽然椎体和非椎体骨折或不良事件的变化与其使用无关；未发现双膦酸盐可降低骨折发生率。作为这项研究的结果，现在已经有了关于在接受肾移植患者中使用双膦酸盐的最大数据库，并且因为获得了新的信息，可以作为进一步分析其效力和安全性的基础。

其他药物

通常，对于中度至重度肾功能不全的肾移植患者，不推荐经肾脏排泄的双膦酸盐。作为替代方案，最近研究了针对 RANKL 的完全人单克隆抗体地舒单抗，以确定其对肾移植中 BMD 的影响，结果表明它显著增加了椎体和非椎体部位的 BMD[92]。与双膦酸盐不同，它改善了胫骨远端和桡骨处的皮质体积 BMD 和厚度，同时降低了血液和尿液中骨转换生物标志物的水平。尽管尿道感染的发生频率更高，但地舒单抗有可能改善移植后的骨骼健康，长期使用可以维持骨质保留。合成的甲状旁腺激素（PTH）特立帕肽在肾移植后不会早期改善 BMD，组织学分析或骨标志物也不能提供改善骨转换或矿化的证据[93]。

管理肾脏受者的挑战很多，强调定期监测以确定骨丢失状态的重要性。减少免疫抑制疗法的剂量以及早期皮质类固醇撤药、根据需要补充钙和维生素 D、增加身体活动、针对高骨折风险的肾移植受者谨慎使用双膦酸盐，必须由负责移植患者护理的跨学科团队仔细权衡。

参考文献

1. KULAK CAM, BARBA VZC, JUNIOR JK, et al. Bone disease after transplantation: osteoporosis and fracture risk. Arq Bras Endocrinol Metab, 2014, 68(5):484–492.

2. HAWKINS FG, GUADALIX S, SANCHEZ R, et al. Post-transplantation bone disease. In: Dionyssiotis Y, editor. Osteoporosis:299–322. ISBN: 978-953-51-0026-3. InTech, Available from: http://www.intechopen.com/books/osteoporosis/post-transplatation-bone-disease. Accessed 2 Mar 2016.

3. GIANNINI S, NOBILE M, CUIFFREDA M, et al. Long-term persistence of low bone density in orthotopic liver transplantation. Osteoporos Int, 2000, 11(5):417–424.

4. THEIBAUD D, KRIEG MA, GILLARD-BERGUER D, et al. Cyclosporine induces high bone turnover and may contribute to bone loss after heart transplantation. Eur J Clin Invest, 1996, 26(7):549–555.

5. GUICHELAAR MM, SCHMOLL J, MALINCHOC M, et al. Fractures and avascular necrosis before and after orthotopic liver transplantation: long-term follow-up and predictive factors. Hepatology, 2007, 46(4):1198–1207.

6. VANDEN EYNDEN F, ANTOINE M, EL OUMEIRI B, et al. How to cope with a temporarily aborted transplant program: solutions for a prolonged waiting period. Ann Transl Med, 2015, 3(20):306.

7. SHANE E, MANCINI D, AARONSON K, et al. Bone mass, vitamin D deficiency, and hyperparathyroidism in congestive heart failure. Am J Med, 1997, 103(3):197–207.

8. COHEN A, SHANE E. Osteoporosis after solid organ and bone marrow transplantation. Osteoporos Int, 2003, 14(8):617–630.

9. STEIN E, EBERLING P, SHANE E. Post-transplantation osteoporosis. Endocrinol Metab Clin, 2007, 36(4):937–963.

10. CHOU NK, SU IC, KUO HL, et al. Bone mineral density in long-term Chinese heart transplant recipients: a cross-sectional study. Transplant Proc, 2006, 38(7):2141–2144.

11. COHEN A, ADDONIZIO LJ, LAMOUR JM, et al. Osteoporosis in adult survivors of adolescent cardiac transplantation may be related to hyperthyroidism, mild renal insufficiency, and increased bone turnover. J Heart Lung Transplant, 2005, 24(6):696–702.

12. SAMBROOK PN, KELLY PJ, FONTANA D, et al. Mechanisms of rapid bone loss following cardiac transplantation. Osteoporos Int, 1994, 4(5):273–278.

13. SHANE E, RODINO MA, MCMAHON DJ, et al. Prevention of bone loss after heart transplantation with antiresorptive therapy: a pilot study. J Heart Long Transplant, 1998, 17(11):1089–1096.

14. LEE AH, MULL RL, KEENAN GF, et al. Osteoporosis and bone morbidity in cardiac transplant recipients. Am J Med,

1994, 96(1):35–41.

15. LEIDIG-BRUCKNER G, HOSCH S, DODIDOU P, et al. Frequency and predictors of osteoporotic fractures after cardiac or liver transplantation: a follow-up study. Lancet, 2001, 357(9253):342–347.

16. OZ M. Bridge experience with long term implantable left ventricular assist devices: are they an alternative to transplantation? Circulation, 1997, 95(7):1844–1852.

17. BLUMBERG Y, KRAVITS A, DINKIN D, et al. Early physical rehabilitation after continuous flow left ventricular assist device implantation: suggested protocol and a pilot study. Int J Phys Med Rehabil, 2015, 3(2):263–268. http://www/omicsonline.org/physical-medicine-rehabilitation.php. Accessed 10 Mar 2016.

18. BRAITH RW, MILLS RM, WELSCH MA, et al. Resistance exercise training restores bone mineral density in heart transplant recipients. J Am Coll Cardiol, 1996, 28(6):1471–1477.

19. BRAITH RW, MAGYARI PM, FULTON MN, et al. Comparison of calcitonin versus calcitonin +resistance exercise as prophylaxis for osteoporosis in heart transplant recipients. Transplantation, 2006, 81(88):1191–1195.

20. BRAITH RW, WELSCH MA, MILLS JR RM, et al. Resistance exercise prevents glucocorticoid-induced myopathy in heart transplant recipients. Med Sci Sports Exerc, 1998, 30(4):483–489.

21. BRAITH RW, MAGYARI MS, FULTON MW, et al. Resistance exercise training and alendronate reverse glucocorticoid-induced osteoporosis in heart transplant recipients. J Heart Lung Transplant, 2003, 22(10):1082–1090.

22. KRIEG MA, SEYDOUX C, SANDINO L, et al. Intravenous pamidronate as treatment for osteoporosis after heart transplantation: a prospective study. Osteoporos Int, 2001, 12(2):112–116.

23. BRUNOVA J, KRATOCHVILOVA S, BRUNA J. Osteoporosis therapy with denosumab in patients after solid organ transplantation. Endocr Abs, 2016.

24. JASTRZEBSKI D, LUTOGNIEWSKA W, OCHMAN M, et al. Osteoporosis in patients referred for lung transplantation. Eur J Med Res, 2010, 15 Suppl 2:66–71.

25. ARIS RM, NEURINGER IP, WEINER MA, et al. Severe osteoporosis before and after lung transplantation. Chest, 1996, 109(5):1176–1183.

26. SHANE E, SILVERBERG SJ, DONOVAN D, et al. Osteoporosis in lung transplantation candidates with end-stage pulmonary disease. Am J Med, 1996, 101(3):262–269.

27. DODD VA, STARON RB, PAPADOPOULOS A, et al. Bone densitometry should be included in the evaluation of candidates for lung transplantation. J Transpl Coord, 1999, 9(2):119–123.

28. SPIRA A, GUTIERREZ C, CHAPARRO C, et al. Osteoporosis and lung transplantation: a prospective study. Chest, 2000, 117(2):476–481.

29. SHANE E, PAPADOPOULOS A, STARON RB, et al. Bone loss and fracture after lung transplantation. Transplantation, 1999, 68(12):220–227.

30. HARIMAN A, ALEX C, HEROUX A, et al. Incidence of fracture after cardiac and lung transplantation: a single center experience. J Osteoporos, 2014.

31. TROMBETTI A, GERBASE MW, SPILIOPOULOS A, et al. Bone mineral density in lung-transplant recipients before and after graft: prevention of lumbar spine posttransplantation-accelerated bone loss by pamidronate. J Heart Lung Transplant, 2000, 19(8):736–743.

32. SCHERER SA, BOOKSTEIN NA. Clinical perspective: framework and rationale for physical therapy management of lung transplant patients with osteoporosis. Cardiovasc Pulm Ther, 2001, 12(3):75–82.

33. WILLIAMS TJ, PATTERSON A, CLEAN PA, et al. Maximal exercise testing in single and double lung transplant recipients. Am Rev Res Dis, 1992, 145(1):101–105.

34. DUDLEY KA, EL-CHEMALY S. Cardiopulmonary exercise testing in lung transplantation: a review. Pulmon Med, 2012; Article ID 2337852. http://dx.doi.org/10.1155/2012/237852.

35. SEOANE L, ALEX S, PIRTIE C, et al. Utility of the 6-minute walk test following lung transplantation. Ochsner J, 2010, 10(4):227–230.

36. CRAPO RO, ENRIGHT PL, ZEBALLOS RJ. (Writing Committee Members) ATS Committee on Proficiency Standards for Clinical Pulmonary Function Laboratories. ATS statement: guidelines for the six-minute walk test. Am J Respir Crit Care Med, 2002, 166(1):111–117.

37. WICKERSON L, MATHUR S, BROOKS D. Exercise training after lung transplantation: a systematic review. J Heart Lung Transplant, 2010, 29(5):497–503.

38. MITCHELL MJ, BAZ MA, FULTON MN, et al. Resistance training prevents vertebral osteoporosis in lung transplant recipients. Transplantation, 2003, 76(3):557–562.

39. STIEBELLEHNER L, QUITTAN M, END A, et al. Aerobic endurance training program improves exercise performance in lung transplant recipients. Chest, 1998, 113(4):906–912.

40. LANGER D, BURTIN C, SCHEPERS L, et al. Exercise training after lung transplantation improves participation in daily activity: a randomized controlled trial. Am J Transplant, 2012, 12(6):1584–1592.

41. CAHILL BC, O'ROURKE MK, PARKER S, et al. Prevention of bone loss and fracture after lung transplantation. Transplantation, 2001, 72(7):1251–1255.

42. BRAITH RW, CONNOR JA, FULTON MN, et al. Comparison of alendronate vs alendronate plus mechanical loading as prophylaxis for osteoporosis in lung transplant recipients: a pilot study. J Heart Lung Transplant, 2007, 26(2):132–137.

43. HENDERSON K, EISMAN J, KEOGH A, et al. Protective effect of short-term calcitriol or cyclical etidronate on bone loss after cardiac or lung transplantation. J Bone Miner Res, 2001, 16(3):565–571.

44. JIANG X, NICHOLLS MP. Working toward immune tolerance in lung transplantation. J Clin Invest, 2014, 124(3):967–970.

45. KAEMMERER D, SCHMIDT B, LEHMANN G, et al. Treatment of bone loss in patients with chronic liver disease awaiting liver transplantation. Transplant Res, 2012, 1(1):7.

46. EBERLING PR. Transplantation osteoporosis. In: Rosen CJ, editor. Primer on the metabolic bone diseases and disorders of mineral metabolism. 8th ed. Ames: Wiley, 2013:495–507.

47. NINKOVIC M, LOVE S, TOM BDM, et al. Lack of effect of intravenous pamidronate on fracture incidence and bone mineral density after orthotopic liver transplantation. J Hepatol, 2002, 37(1):93–100.

48. EASTELL R, DICKSON ER, HODGSON SF, et al. Rates of vertebral bone loss before and after liver transplantation in women with primary biliary cirrhosis. Hepatology, 1991, 14(2):296–300.

49. CRIPPIN JS. Bone disease after liver transplantation. Liver Transplant, 2001, 7 Suppl 1:S27–S35.

50. STEIN EM, COHEN A, FREEBY M, et al. Severe vitamin D deficiency among heart and liver transplant recipients. Clin Transplant, 2009, 23(6):861–865.

51. CHANEY A, HECKMAN MG, DIEHL NN, et al. Effectiveness and outcomes of current practice in treating vitamin D deficiency in patients listed for liver transplantation. Endocr Pract, 2015, 21(7):761–769.

52. PAINTER P, KRASNOFF J, PAUL SM, et al. Physical activity and health-related quality of life in liver transplant recipients. Liver Transplant, 2001, 7(3):213–219.

53. KRASNOFF JB, VINTRO AQ, ASCHER NL, et al. A randomized trial of exercise and dietary counseling after liver transplantation. Am J Transplant, 2006, 6(89):1896–1905.

54. SURGIT O, ERSOZ G, GURSEL Y, et al. Effects of exercise training on specific immune parameters in transplant patients. Transplant Proc, 2001, 33(7–8):3298.

55. PENNISI P, TROMBETTI A, GIOSTRA E, et al. Pamidronate and osteoporosis prevention in liver transplant recipients. Rheumatol Int, 2007, 27(3):251–256.

56. ZEIN CO, JORGENSEN RA, CLARKE B, et al. Alendronate improves bone mineral density in primary biliary cirrhosis: a randomized placebo-controlled trial. Hepatology, 2005, 42(4):762–771.

57. MILLONIG G, GRAZIADEI IW, EICHLER D, et al. Alendronate in combination with calcium and vitamin D prevents bone loss after orthotopic liver transplantation: a prospective single-center study. Liver Transplant, 2005, 11(8):960–966.

58. ATAMAZ F, HEPGULER S, AKYILDIZ M, et al. Effects of alendronate on bone mineral density and bone metabolic markers in patients with liver transplantation. Osteoporos Int, 2006, 17(6):942–949.

59. CRAWFORD BA, KAM C, PAVLOVIC J, et al. Zoledronic acid prevents bone loss after liver transplantation: a randomized, double-blind, placebo-controlled trial. Ann Intern Med, 2006, 144(4):239–248.

60. BODINGBAUER M, WEKERLE T, PAAKRAH B, et al. Prophylactic bisphosphonate treatment prevents bone fracture after a liver transplantation. Am J Transplant, 2007, 7(7):1763–1769.

61. BIA M. Evaluation and management of bone disease and fractures post-transplant. Transplant Rev, 2008, 22(1):52–61.

62. REINHARDT W, BARTELWORTH H, JOCKENHOVEL F, et al. Sequential changes of biochemical parameters after kidney transplantation. Nephrol Dial Transplant, 1998, 13:436–442.

63. PARFITT AM. Hypercalcemic hyperparathyroidism following renal transplantation: differential diagnosis, management and implications for cell population control in the parathyroid gland. Miner Electrolyte Metab, 1982,

8:92–112.

64. RODINO MA, SHANE E. Osteoporosis after organ transplantation. Am J Med, 1998, 104(5):459–469.

65. AHMADPOOR P, REISI S, GHAFARI MK, et al. Osteoporosis and related risk factors in renal transplant recipients. Transplant Proc, 2009, 4(7):2820–2822.

66. OZEL L, ATA P, OZEL MS, et al. Risk factors for osteoporosis after renal transplantation and effect of vitamin D receptors Bsm I polymorphism. Transplant Proc, 2011, 43(3):858–862.

67. JULIAN BA, LASKOW DA, DUBOVSKY J, et al. Rapid loss of vertebral mineral density after renal transplantation. N Engl J Med, 1991, 325(8):544–550.

68. BOUQUEGNEAU A, SALAM S, DELANAYE P, et al. Bone disease after kidney transplantation. Clin J Am Soc Nephrol, 2016.

69. NAYLOR KL, GARG AX, HODSMAN AB, et al. Long-term changes in bone mineral density in kidney transplant recipients. Transplantation, 2014, 98(12):1279–1285.

70. SUKUMARAN NAIR S, LENIHAN CR, MONTEZ-RATH ME, et al. Temporal trends in the incidence, treatment and outcomes of hip fracture after first kidney transplantation in the United States. Am J Transplant, 2014, 14(4):943–951.

71. NAYLOR KL, JAMAL SA, ZOU G, et al. Fracture incidence in adult kidney transplant recipients. Transplantation, 2016, 100(1):167–175.

72. SPRAGUE SM, JOSEPHSON MA. Bone disease after kidney transplantation. Sem Nephrol, 2004, 24(1):82–90.

73. NIKKEL LE, MOHANA S, ZHANG D, et al. Reduced fracture risk with early corticosteroid withdrawal after kidney transplant. Am J Transplant, 2012, 12(3):649–659.

74. GROTZ WH, MUNDDINGER FA, GUGEL B, et al. Bone fracture and osteodensitometry with dual energy x-ray absorptiometry in kidney transplant recipients. Transplantation, 1994, 58(89):912–915.

75. KETTELER M, ELDER GJ, EVENEPOEL P, et al. Revisiting KDIGO clinical practice guideline on chronic kidney disease—mineral and bone disorder: a commentary from a kidney disease: improving global outcomes controversies conference. Kidney Int, 2015, 87(3):502–528.

76. WONG J, TAN MZ-W, CHANDRAN M. Fifty shades of gray: bone disease in renal transplantation. Proc Singap Healthc, 2015, 24(4):225–232.

77. NIKKEL LE, IYER SP, MOHAN S, et al. Pancreas-kidney transplantation is associated with reduced fracture risk compared to kidney alone transplantation in men with type 1 diabetes. Kidney Int, 2013, 63(3):471–478.

78. CHADBAN S, CHAN M, FRY K, et al. Nutritional interventions for the prevention of bone disease in kidney transplant recipients. Nephrology, 2010, 15 Suppl 1:S43–S47.

79. PALMER SC, MCGREGOR DO, STRIPPOLI GF. Interventions for preventing bone disease in kidney transplant recipient. Cochrane Database Syst Rev, 2007, 18(3):CD005015.

80. TORRES A, GARCIA S, GOMEZ A, et al. Treatment with intermittent calcitriol and calcium reduces bone loss after renal transplantation. Kidney Int, 2004, 65(2):705–712.

81. ROMANO G, LORENZON E, MONTANARO D. Effects of exercise in renal transplant recipients. World J Transplant, 2012, 2(4):46–50.

82. GORDON EJ, PROHASKA T, SKMINOFF LA, et al. Needed: tailored exercise regimens for kidney transplant recipient. Am J Kidney Dis, 2005, 45(4):769–774.

83. BELLIZZI V, CUPISTI A, CAPITANINI A, et al. Physical activity and renal transplantation. Kidney Blood Press Res, 2014, 39(2–3):212–219.

84. Kidney Disease: Improving Global Outcomes Work Group. Management of progression and complications of CKD. In: KDIGO 2012 clinical practice guideline for the evaluation and management of chronic kidney disease. Kidney Int Suppl 2013, 3(Suppl 1):73–90.

85. PAINTER PL, HECTOR L, RAY K, et al. A randomized trial of exercise training after renal transplantation. Transplantation, 2002, 74(1):42–48.

86. ZELLE DM, CORPELEIJN E, STOLK RP, et al. Low physical activity and risk of cardiovascular and all-cause mortality in renal transplant recipients. Clin J Am Soc Nephrol, 2011, 6(4):898–905.

87. GIANNINI S, D'ANGELO A, CARRARO G, et al. Alendronate prevents further bone loss in renal transplant patients. J Bone Miner Res, 2001, 16(11):2111–2117.

88. FAN SL-S, ALMOND MK, BALL E, et al. Pamidronate therapy as prevention of bone loss following renal transplantation. Kidney Int, 2000, 57(2):684–690.

89. COCO M, GLICKLICH D, FAUGERE MC, et al. Prevention of bone loss in renal transplant recipients: a prospective, randomized trial of intravenous pamidronate. J Am Soc Nephrol, 2003, 1(10):2669–2676.

90. FRATIANNI CM. Osteoporosis in solid organ

transplantation: overview of treatment 2013. http://emedicine.medscape.com/article/128108-overview. Accessed 2 Mar 2016.

91. KAN S-L, NING G-Z, CHEN L-X, et al. Efficacy and safety of bisphosphonates for low bone mineral density after kidney transplantation: a meta-analysis. Medicine, 2016, 95(5):2679.

92. BONANI M, FREY D, BROCKMANN J, et al. Effect of twice-yearly denosumab on prevention of bone mineral density loss in de novo kidney transplant recipients: a randomized controlled trial. Am J Transplant, 2016, 16(6):1882–1891.

93. CEJKA D, BENESCH T, KRESTAN C, et al. Effect of teriparatide on early bone loss after kidney transplantation. Am J Transplant, 2008, 8(9):1864–1870.

16　癌症相关的骨疾病

作者：Christina V. Oleson

译者：肖　宇　曹宝山

随着癌症患者的生存期稳步延长，骨质疏松症和癌症正在老龄化人群中成为共患疾病。在每年超过 150 万新诊断癌症病例中，80% 发生在 55 岁以上的人群[1]。在对 5 400 万名年龄超过 50 岁的人员调查中，显示 50 岁以上个体最容易受骨质疏松症的影响，年龄越大，危险性越高[2]。癌症同其他疾病一样，患者易受衰老过程和其他有害生活方式因素引起的原发性骨质疏松症的影响。这一章节主要聚焦在如下 3 种癌症导致的继发性骨质疏松症：恶性血液系统疾病（白血病、淋巴瘤、骨髓瘤）、实体性骨转移瘤（乳腺癌、前列腺癌、肺癌、肾癌）和原发性骨肿瘤（骨肉瘤、软骨肉瘤、尤因肉瘤）。同时还将在普遍的癌症治疗方法中分析可能导致骨质疏松症的致病因素，包括糖皮质激素药物治疗和放射治疗。转移至脊髓的肿瘤具有引起脊髓损伤的高风险，因此，这部分内容已在脊髓疾病一章中进行阐述。

恶性血液系统疾病

血液系统恶性肿瘤是一种癌症，起源于血液形成组织细胞，如骨髓或免疫系统细胞。血液系统恶性肿瘤包括白血病、淋巴瘤和骨髓瘤。在这些疾病中，可以发生正常骨构建过程的失调，导致溶骨性、成骨性和混合性溶骨 / 成骨细胞病变。此外，癌细胞刺激产生甲状旁腺激素相关蛋白，导致骨吸收增加及高钙血症[3]。诊断涉及多项检查，包括体格检查、全血细胞计数以及骨髓活检用于确诊癌症。

白血病

存在于血液和骨髓中的白血病由大量异常白细胞的快速再生引起，这些白细胞损害了骨髓抵抗感染和生成红细胞、血小板的能力[4]。淋巴细胞白血病有急性型和慢性型，涉及影响免疫系统的癌性白细胞（淋巴细胞）的生长；相反，髓系白血病发生于能分化成为红细胞和白细胞的骨髓细胞中，而不是淋巴细胞和血小板。儿童白血病中大约 3/4 为急性成淋巴细胞性白血病，亦称作急性淋巴细胞白血病（ALL），其余大多数是急性髓细胞性白血病（AML），慢性者在儿童中很少见。

患有 ALL 的儿童在诊断时、治疗期间甚至治疗后的长期生存中都会出现骨骼异常。

诊断时：在开始治疗前，下降的骨形成标志物与正常或下降的骨吸收标志物相结合，证明骨转换率降低，骨脆性增加[5]。最近，Frisch[6]等应用 AML 的大鼠模型证明，当血液中几乎看不到白血病细胞的时候，它就在骨髓中已经聚集并影响正常血细胞的产生。白血病干细胞不仅会引发广泛严重的矿化骨损伤，而且还会使

CCL3 蛋白质水平升高，骨形成减慢。通过改变成骨细胞和破骨细胞活性之间的平衡，白血病可导致骨髓微环境的功能障碍，这需要在人类受试者中确认。诊断时，低 BMD 水平也被发现能预示骨折风险增高，Winkel 等发现诊断和治疗期间腰椎骨密度值降低，而不是治疗后出现下降，这会导致 ALL 患者骨折风险增加17.8%[7]。

治疗期间：基于对患有 ALL 儿童的抗白血病治疗会影响 BMD 这一事实，有必要将骨质疏松症的风险处理纳入整体治疗管理中。在皮质类固醇、甲氨蝶呤和门冬酰胺酶治疗期间，ALL 患者的骨形成减少，再吸收增加，导致全身骨密度降低，骨折发生率增加[8]。

损伤何时开始？近期研究显示，骨密度减少和骨折早在治疗的第 1 个月就出现，比先前假设要早得多，这对治疗开始时机有重要意义[9]。干预措施包括补充钙和维生素 D，以及负重运动。尽管严重情况下会给予双膦酸盐治疗，但它的安全性和有效性必须在被视为标准治疗之前得到充分确定[5]。

儿童期白血病的发病，加上营养不良和不活动，往往与骨量峰值的发展同时发生，导致

骨缺损和骨折的风险增加，且男孩的严重程度高于女孩。治疗相关的危险因素包括化疗药物，如长期使用皮质类固醇和高剂量甲氨蝶呤治疗，用于脑和睾丸中白血病的放射治疗，以及造血干细胞移植（HSCT），这些既定疗法被应用于急性和慢性白血病以及淋巴瘤和多发性骨髓瘤的治疗中[10]。

治疗后：对 ALL 生存患者中的 BMD 和骨折风险进行了大量研究后发现，特别是在骨折的情况下，由于异质性和横断面性质以及有限的样本量而受到影响，例如，白血病幸存者在确诊后平均随访 22 年，骨折患病率为 42.2%，而其兄弟姐妹为 46.6%，虽然白血病组暴露于化疗和放射治疗中，但骨折明显减少（表16-1）[11]。随着生存者年龄的增长，需要进一步的纵向研究来明确成长中儿童癌症人群的骨折发生率[11]。在 BMD 方面，试验表明，经过化疗的患者股骨颈 BMD 正常，腰椎 BMD 轻度减少[10]。而经过放疗的患者继续经历着全身和腰椎 BMD 的减少[12]。据报道，经过 HSCT 治疗的幸存者其骨密度降低 2%~10%，并且合并性腺损伤和股骨 BMD 降低[13]。这些研究强

表 16-1　与兄弟姐妹相比，儿童癌症生存者的骨折风险

	男性					女性				
	人数	骨折百分比 ≥ 1%	PR	95%CI	P 值	人数	骨折百分比 ≥ 1%	PR[a]	95%CI	P 值
白血病	1 229	42.2	0.91	（0.83~1.00）	0.045	1 330	30.4	0.99	（0.88~1.12）	0.87
HL[b]	473	41.0	0.86	0.75~0.98	0.022	489	30.5	0.94	（0.80~1.10）	0.43
NHL[c]	376	46.3	0.98	0.86~1.12	0.75	176	30.7	0.98	（0.77~1.23）	0.84
CNS tumor[d]	469	30.7	0.66	0.56~0.76	<0.001	436	27.3	0.84	（0.71~1.00）	0.054

来源：Wilson 等[11]

PR. 患病率，CI. 可信区间

a. 按年龄和种族调整的患病率

b. 霍奇金淋巴瘤

c. 非霍奇金淋巴瘤

d. 中枢神经系统肿瘤

调了定期骨量测量在儿童白血病生存者中的重要性，以监测包括骨量减少和骨坏死在内的"晚期效应"，并确定非药物和药物干预的必要性。未来的研究应该旨在了解随着时间的推移骨密度和骨折风险的变化，以评估营养状态、活动能力、运动以及双膦酸盐治疗对白血病生存者骨骼健康的影响。

淋巴瘤

与白血病不同，淋巴瘤起源于特定的淋巴细胞白细胞系（长期以来被认为是人体免疫系统的关键组成部分）。根据肿瘤组织活检或吸取的异常细胞的性质，淋巴瘤分为两大类。霍奇金病或霍奇金淋巴瘤（HL）最不常见，仅占美国所有癌症的1%，并且其发生率稳步下降，肿瘤发生在淋巴结和胸部区域，疾病从一个邻近的淋巴结到另一个邻近淋巴结有序地进展，很少达到Ⅳ期水平。最常见的类型是非霍奇金淋巴瘤（NHL），由超过35种亚型组成，其特征是腹部肿瘤不规则、不可预测地向身体任何部位进展，近40%的病例在诊断时已是Ⅳ期[14]。

霍奇金淋巴瘤

骨矿物质受累提示疾病进展，影响治疗和预后，在HL中少见，在诊断时也很少见到。Ozdemirli[15]等发现，IE阶段（最早阶段）的预后与没有骨影响的、局限于局部淋巴结的病变相似，相比之下，5%~15%的Ⅲ~Ⅳ期HL病例显示弥漫性骨受累的证据。HL的骨病变通常对由化学疗法和放射疗法组成的综合疗法治疗有反应，但这些干预可能导致进一步的骨质恶化，增加椎骨和髋部骨折的风险。尽管ALL生存者的BMD缺陷都很严重且被良好记录，HL生存者治疗5年后的检查似乎或有或无，可能是因为他们在诊断时年龄较大[16]。与此同时，据报道，BMD为−1.5~−2.0 SD或更低的HL生存者

比例高于预期，男性BMD腰椎Z值<−1.5的风险高于女性，由此强调，需要结合性别、年龄老化和遭遇骨质疏松症的风险进行后续筛查。

非霍奇金淋巴瘤

非霍奇金淋巴瘤（NHL）的骨髓受累和骨密度降低更严重。与5%~14%在诊断时显示骨髓淋巴瘤证据的HL患者相比，低级别（惰性）NHL患者的百分比增加至50%~80%，高级别（侵袭性）NHL患者的百分比增加至25%~40%[17]。此外，骨髓受累是决定NHL分期的关键因素，通常分期为Ⅳ期，其就像NHL本身一样可以治疗，根据疾病的性质和严重程度，采用化疗、放疗和骨髓移植的不同组合[18]。

尽管包括骨质疏松症以及椎骨和髋部骨折的风险在内的长期后遗症与NHL治疗有关，但在诊断时也可能存在低BMD。Westin等报道，在50岁及以上的患者中，54%的男性和40%的女性患有基线骨量减少——这一发现与疾病分期或骨髓受累无关，但有迹象表明老年男性淋巴瘤患骨质疏松症的风险高于一般人群[19]。Westin对新诊断的淋巴瘤患者进行分析，确定两种第三代双膦酸盐、唑来膦酸（ZA），以及在1年内补充钙和维生素D，可防止该组人群的骨量流失。随后2014年的研究[20]报告新诊断的接受化疗的成人淋巴瘤患者，治疗1年后，出现明显的腰椎（−2.7%±3.9%）和全髋（−2.6%±4.5%）BMD下降，以及骨质疏松性骨折。一项对13 572例患者（年龄≥65岁）的早期研究发现，在长达11年的随访中，骨折和骨质疏松症的风险在增加[21]。

在儿童淋巴瘤生存者的研究中，由于不同的疾病严重程度、不同的治疗策略、小样本量、治疗完成时间和研究异质性，骨质疏松症的风险评估经常发生冲突。例如，一些研究人员假设BMD的降低是时间依赖性的，而其他研究

者则没有。一个对治疗方案相似的 ALL 和 NHL 中 BMD 的长期影响分析发现[18]，经过 5 年或更长时间的缓解后，超过 1/3 的只接受化疗的患者经历了持久的 BMD 降低，接受额外预防性放疗的患者 BMD 值甚至更低，而其他联合全身放疗的骨髓移植患者，全髋和股骨颈的 BMD 显著降低。该研究进一步证实，男性性别是在化疗、放疗或全身放疗联合骨髓移植后骨质疏松症和骨折易感性增加的已知危险因素。然而，少数特别关注两种类型淋巴瘤中骨密度的研究报告称，儿童生存者在治疗结束后 1~5 年随访时，证实骨量没有明显减少并且 BMD 维持在正常范围内[22]。由于基线时淋巴瘤患者的骨密度损失明显，并且随着标准治疗的加强，一些主导的研究人员强烈建议常规筛查应该是国家综合癌症网络指南的一部分，同时使用预防措施包括钙和维生素 D 补充剂、唑来膦酸和其他针对骨骼的治疗方式[23]。

多发性骨髓瘤

骨髓瘤是一种会影响浆细胞这一类型白细胞的癌症。作为免疫系统的一部分，浆细胞产生的抗体可以保护身体免受感染和疾病的侵害。该疾病通常被称为"多发性骨髓瘤"，因为恶性细胞影响骨髓的多个区域。骨髓瘤的发病率随着年龄的增长而升高（大多数人被诊断时年龄为 65 岁或以上），非洲裔美国人发病概率几乎是高加索人的 2 倍，并且男性比女性更常见[24]。作为第二种最常见的血液系统恶性疾病，约占这些疾病的 15%，多发性骨髓瘤的骨侵犯发生率在所有恶性疾病中最高，将近 80%[25]。

骨髓瘤细胞集中在骨髓和骨骼的坚硬外部，聚集在各种骨骼中，排挤正常细胞并产生多发性骨髓瘤。结果出现了"冲出"的溶骨性病变，削弱并损伤了骨骼，主要是脊柱、骨盆和肋骨。由于持续的疾病过程导致骨密度下降，骨折的相对风险增加[25]。图 16-1、图 16-2 显示了一位患有新诊断的多发性骨髓瘤患者的肱骨弥漫性骨髓瘤病变，证明即使在相对年轻的个体中，这种疾病的进展速度之快。就机制[26]而言，核因子 κ-B 配体（RANKL）的受体激活剂是破骨细胞形成的有效诱导物，其与位于破骨细胞

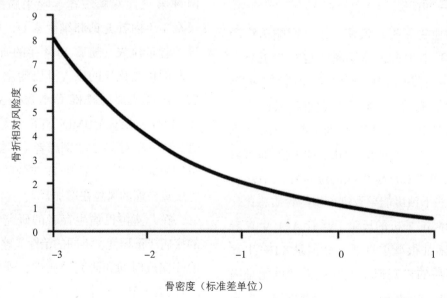

图 16-1　骨密度与骨折风险之间的指数关系（来源：Faulkner[25]，经美国骨与矿物研究学会许可使用）

上的受体 RANK 结合。RANKL 表达还可以增
强其他因子如巨噬细胞炎症蛋白 1α（MIP-1α）
和白细胞介素 6（IL-6）在刺激破骨细胞形成和
骨髓微环境活性中的作用。反过来，由此产生
的骨吸收导致生长因子的释放，进一步增加骨
髓瘤细胞的产生并导致高钙血症——这种相互
作用被称为"骨转移的恶性循环"[3]。

癌前病变

在评估多发性骨髓瘤骨质疏松症和骨折
发展时，必须注意其癌前病变：①意义不明
的单克隆丙种球蛋白病（MGUS），通常被
认为是无症状但可能进展为骨髓瘤；②"冒
烟型多发性骨髓瘤"，是一种多发性骨髓瘤
的早期阶段，没有骨病变、高钙血症和肾脏
损害[27]。现在越来越多的证据表明，骨髓瘤
是一种连续性疾病，从 MGUS 到冒烟型骨髓
瘤再到多发性骨髓瘤。

最近的数据表明，即使在患有这些癌前病
变的患者中也存在骨病，这促使人们强烈建议
采用常规 DXA 扫描来确定受影响的患者。一
项回顾性队列研究，涉及 488 例 MGUS 患者，
报道中大多数是脊柱，而不是四肢，骨折风险
增加 6.3 倍[28]。随后对 5 326 例 MGUS 患者
的研究显示，任何骨折的风险增加 1.6 倍，同
时与四肢骨折相比，脊柱骨折风险更高。双膦
酸盐用于 MGUS 和冒烟型多发性骨髓瘤的临
床管理，对 BMD 有显著影响。Pepe 等的一项
研究显示，在 MGUS 中使用阿仑膦酸钠，腰
椎 BMD 平均增加 6.1，总股骨增加 1.5%[29]。
Berenson 等在涉及唑来膦酸的试验中，报道腰
椎 BMD 中位数增加 15.0%，全髋增加 6.0%，
无新发骨折[30]。然而，阿仑膦酸盐、帕米膦酸
盐和唑来膦酸均不能有效阻止活动性多发性骨
髓瘤的发展[31]。

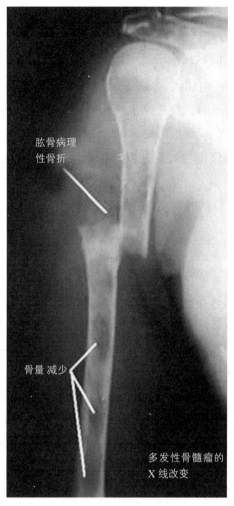

图 16-2　肱骨转移性多发性骨髓瘤（来源：
Courtesy of Thomas Jefferson University
epartment of Radiology）

活动性多发骨髓瘤

许多相互作用的因素包括成骨细胞活性增
加和破骨细胞数量增加，周围成骨细胞活性降
低，骨吸收标志物增加，骨生成标志物减少，
以及抑制骨修复的持续性溶骨病变都会加重多
发性骨髓瘤的活动[32]。在新诊断的多发性骨髓
瘤患者中，约 80% 患有骨病，超过 60% 的患者
出现骨量减少、骨质疏松症和涉及脊柱的病理
性骨折，血转移性前列腺癌占 90%，转移性乳
腺癌占 75%[33]。Dhodapkar 等研究发现，腰椎

和股骨颈骨密度显著下降与疾病持续时间 > 12 个月、女性性别与低 BMD 之间存在独立关联[34]。另一项回顾性研究涉及明尼苏达州奥姆斯特德县的 165 名居民，Melton 等[35]报道，在骨髓瘤最初诊断时，骨折发生的次数比预期多 16 倍，随后观察到骨折增加了 9 倍，尽管 2/3 是椎骨和肋骨的病理性骨折，但随后骨质疏松性骨折的风险增加了 2 倍，无可否认，这种增加与生存概率降低的时间相吻合。

治疗

双膦酸盐用于治疗骨质疏松症、溶骨性病变和高钙血症，已成为多发性骨髓瘤的标准治疗。静脉注射帕米膦酸盐和唑来膦酸（ZA）已被证明特别有效，对于帕米膦酸盐，建议每月应用 30 mg，以防止骨并发症[36]，相比之下，每 3~4 周应用 4 mg ZA，输注时间更快、更有效，与帕米膦酸盐相比，骨损伤的总体风险降低 16%[37]。此外，尽管有包括颌骨坏死在内的副作用，ZA 已被发现可减少骨质流失并独立提高总体生存率，提示可能与一线骨髓瘤治疗有协同作用[38]。如果骨髓瘤影响脊柱导致椎体压迫，那么椎体成形术和椎体后凸成形术（将骨水泥注入椎骨）都被认为是安全有效的[31]。

达雷妥尤单抗最近成为 FDA 批准用于治疗蛋白酶体抑制剂和免疫调节药物难以治愈的多发性骨髓瘤的第一种单克隆抗体。鉴于其良好的安全性和疗效，达雷妥尤单抗是一种急需的靶向治疗方法，并且是治疗多发性骨髓瘤的一种潜在的转化药物[39, 40]。如果这种药物证明有效，将来人们可能不会经历我们现在观察到的溶解性骨病变和相关残障。

血液系统恶性肿瘤中骨质疏松症和骨折的发生率是一个活跃的研究领域。在影响骨骼的淋巴瘤和其他儿童癌症中，对生存者的进一步研究应阐明遗传易感性，治疗副反应，改善营养不良、身体活动受限和自然衰老过程等危险因素对 BMD 的影响[41]。在骨髓瘤中，5 年生存率显著提高，从 1960~1963 年的 12% 增加到 2005~2011 年的 46.6%[42, 43]，许多机构的百分比甚至更高，这表明需要确保双膦酸盐的最佳使用以及探索新药的治疗潜力，例如最近 FDA 批准的单克隆抗体：地舒单抗[31]。

实体肿瘤

多发性骨髓瘤通过骨病变影响骨骼，而实体肿瘤包括乳腺癌、前列腺癌、肺癌和肾癌则因骨转移导致病变。在评估实体肿瘤本身的影响以及对骨骼的治疗之前，考虑实体瘤种类、基线 BMD 和骨折风险之间的关系可能是有帮助的，特别是乳腺癌和前列腺癌。对于高加索女性绝经后乳腺癌和前列腺癌来说，高的而不是低的骨密度是已知的预后因素。Zmuda 等研究表明，65 岁及以上高 BMD 女性患乳腺癌的风险增加 2~2.5 倍[44]。而 Zambetti 和 Tartter 对绝经后女性（中位年龄 57 岁）乳腺癌的研究证实了高 BMD 与乳腺癌高风险之间的关联[45]。作者推测乳腺癌患者的骨密度升高可能与雌激素水平有关，这被认为会增加某些女性患乳腺癌的风险，但对骨量增加有利。虽然一些早期研究表明内源性雄激素水平与 BMD 升高之间存在相关性，但基于有限的激素评估时间点，研究结果不一致。

为了研究这些差异，Farhat 等检测了一组没有前列腺癌病史的老年男性[46]，出乎意料的是，他们证明全身较高的骨密度与前列腺癌风险降低显著相关，支持了 NHANES I 流行病学随访调查的结果：虽然没有统计学差异，但 NHANES 数据发现前列腺癌风险的下降与骨密度的四分位数增加有关[47]。结果仍然难以解释，因为 Farhat 等发现全身 BMD 与低危的，也就是高级别的前列腺癌相关，但未观察到与全髋或脊柱 BMD 或低级别肿瘤的关联。目前尚不确定康复专业人员能否从新诊断的实体瘤患者的高 BMD 结果中得到宽慰。上述研究没有具体解决骨折风险，此外，接受积极癌症治疗的个体可能整体的身体素质较弱，使他们易于跌倒，导致骨折。

尽管如此，在新诊断的乳腺癌和前列腺癌患者中，确实存在导致骨量减少和骨质疏松症的低骨密度和骨折风险。在这种情况下，应采取干预措施来解决骨折的临床风险。绝经后和绝经前乳腺癌妇女可能在诊断时已出现 BMD 降低或在诊断后很快就会出现这种情况，所以美国临床肿瘤学会建议进行常规 DXA 扫描[48]。此外，Chen 等的一项研究表明，在确诊乳腺癌后，骨折和跌倒风险均出现之前没有的显著升高[49]。

在前列腺癌患者中，也会出现基线骨密度降低。Berruti 等研究发现，在基线时，46% 的前列腺癌患者为腰椎骨量减少，14% 为腰椎骨质疏松症，40% 为髋部骨量减少，4% 为髋部骨质疏松症[50]。

骨转移的生理基础

骨转移通常被定义为癌细胞从其原发部位通过血液或淋巴系统扩散到新的器官，并在那里沉淀和生长[51]。转移主要发生在身体中轴的骨骼中，特别是脊柱，乳腺癌和前列腺癌占骨转移的 70%~80%，而 40% 的晚期肺癌患者会发生骨转移[52]。此外，多发性骨髓瘤和甲状腺癌以及肾癌也会转移到骨[53]。

转移以两种方式表现：①影响破骨细胞和削弱骨骼而不能形成新骨，从而导致乳腺癌特征性的溶骨性或溶解性病变。②影响成骨细胞和促进骨形成而不破坏旧骨，产生异常坚硬的骨骼（硬化），见于前列腺癌中明确的成骨细胞病变。如多发性骨髓瘤的讨论中所述，骨转移是肿瘤细胞与转移部位相互作用的结果，其特征为"恶性循环"：肿瘤细胞模拟骨细胞导致骨质破坏或骨形成，骨微环境为肿瘤细胞提供刺激细胞生长的生长因子[26]。由此产生的骨相关事件（SREs），包括严重的骨痛、病理性骨折、脊髓压迫、高钙血症、活动受损以及放疗或手术的需要，往往因骨质疏松症的常见危险因素而加剧[54]。在本章的后面部分，我们将介绍固定转移性骨病变的具体建议，固定前后物理治疗期间的注意事项，以及如何处理不适合固定的骨转移患者。

癌症治疗导致的骨丢失

治疗癌症的药物对骨骼健康的挑战进一步加剧，称为癌症治疗引起的骨质流失（CTIBL）。虽然这些药物，特别是用于女性的芳香化酶抑制剂（阿那曲唑、依西美坦、来曲唑）和男性雄激素剥夺疗法，显著提高了癌症患者的总体生存率，但它们对骨骼产生了不良影响，导致骨密度降低，并增加骨量减少和骨质疏松症的风险。此外，这些药物已经广泛使用，同时与导致骨质退化的年龄相关因素在整个癌症过程中共同发挥作用。

接受癌症治疗的患者不仅应该遵守骨质疏松症的标准非药物治疗方法，包括钙和维生素 D 补充、负重运动，以及改变吸烟和酗酒等生活方式，还应考虑接受具有确定效应和影响最小的双膦酸盐治疗[55]。以下部分将介绍用于治疗乳腺癌和前列腺癌的主要措施以及维持骨健康的策略。

乳腺癌

早绝经

早绝经会影响 1% 的 40 岁以下女性[30]，由许多因素引起，包括遗传、吸烟、低体重、自身免疫性疾病、染色体疾病（特纳综合征）和手术（双侧卵巢切除术）。此外，用于治疗乳腺癌的化疗可能引起卵巢功能衰竭和雌激素减少，导致绝经或过早绝经，并增加发生骨质疏松症和骨折的风险。化疗引起的卵巢功能衰竭（CIOF）通常发生在超过50%的绝经前女性治疗第一年内[57]。在49名接受辅助化疗的 I / II 期绝经前乳腺癌患者的观察中，39名患者出现卵巢功能衰竭，在该组中，12个月时腰椎骨密度中位数下降7.7%，股骨颈中位数下降4.6%[58]。其他研究报道了类似结果，证实早绝经导致BMD降低和骨质疏松症风险增加。更年期越早发生，生命后期BMD损失越大。此外，经常用于治疗雌激素受体阳性绝经前乳腺癌患者的他莫昔芬使3年内的腰椎BMD平均每年下降1.44%（相比之下，他莫昔芬可以预防绝经后女性的骨质流失）[59]。

鉴于其卓越的疗效和安全性，芳香化酶抑制剂（AIs）如阿那曲唑、来曲唑和依西美坦越来越多地用于降低雌激素水平并阻碍肿瘤生长，但它们对骨骼也有不良影响。尽管仅适用于绝经后女性，但最近的研究表明，如果AIs与其他药物联合使用，可能对卵巢早衰（POF）患者有积极作用。一项研究内分泌治疗和唑来膦酸对这些女性的影响[60]发现，3年后单独进行内分泌治疗导致腰椎骨密度显著下降11.3%，股骨转子骨密度显著下降7.3%，然而，随着联合唑来膦酸治疗，BMD在3年时稳定，并且在5年时腰椎和股骨转子骨密度均有所增加。

最近，两项大型临床试验的结果——他莫昔芬和依西美坦试验（TEXT）[61]以及卵巢功能抑制试验（SOFT）[62]，表明AI依西美坦联合卵巢抑制实现低雌激素水平，优于他莫昔芬——卵巢抑制和单用他莫昔芬。虽然这些结果被称为"改变实践"，但与保护骨质的他莫昔芬相比，依西美坦的使用会增加对骨骼产生不良影响。

早绝经期间骨折数量增加也很明显，在瑞典一项对733名随访11年的女性进行的研究中，早绝经的患者比70岁以下正常绝经女性的骨折发生率多50%[63]。2004年鹿特丹人群队列研究结果显示，与50岁以上绝经的人群相比，早绝经导致椎体骨折显著增加，相对风险为2.4，认识到其不良反应，雌激素使用超过3年对骨折具有很强的保护作用[64]。

绝经后状态

虽然早绝经意味着女性会在较长时间内骨质较弱，但绝经后乳腺癌患者同时面临的问题不仅是疾病和年龄相关的骨质流失，还有癌症治疗引起的骨质流失（CTIBL）。骨质疏松症可能发生在乳腺癌治疗的任何阶段：在诊断时以及在癌症治疗期间和无癌生存期间，癌症治疗导致的性腺功能减退可能进一步加速BMD的快速流失[65]。骨转移和CTIBL需要不同的干预措施来预防和稳定BMD和骨折风险。

癌症治疗：导致骨量丢失

芳香化酶抑制剂（AIs）

有利的随机试验结果导致AIs在乳腺癌中的使用越来越多，以至于现在被认为是具有激素敏感性肿瘤的绝经后女性的一线辅助治疗。通过降低雌二醇水平，非甾体类可逆性抑制剂阿那曲唑和甾体类不可逆抑制剂依西美坦已被证明能够将患乳腺癌的风险降低至少50%[66, 67]。虽然已经证明AIs对乳腺癌风险有积极影响，但它们尚未获得FDA批准用于化学预防。此外，研究表明它们对骨骼有破坏作用。

关于骨丢失和骨折风险的研究：阿那曲唑、他莫昔芬，单独或联合（ATAC）试验的结果表明，在5年的阿那曲唑治疗后，腰椎骨密度减少为6.08%，全髋为7.24%，治疗开始时BMD

正常的女性中有 43% 发生骨量减少，而他莫昔芬的这一比例为 9%。但是，Eastell 等已经表明，阿那曲唑治疗相关的骨质流失不会持续到整个治疗期间：在 ATAC 试验后 6 年，腰椎 BMD 增加 2.35%，7 年时增加 4.02%。依西美坦治疗 2 年后，桡骨远端和胫骨的 BMD 损失明显大于安慰剂组，皮质厚度和面积下降 7.9%，而对照组为 -1.1%——这是一个值得注意的发现，因为 80% 的骨量存在于皮质[68,69]。在 24 个月时，来曲唑组患者的全髋（3.6%）和腰椎（5.35%）骨密度下降比安慰剂组更大[70]。所有这三种 AIs 都与骨折风险增加有关，建议定期监测[71]。

化疗和放疗

尽管癌症药物取得了进展，但化疗和放疗仍是基本的治疗手段。新辅助（术前）化疗用于缩小或减缓肿瘤生长，降低乳房切除率，减少不良事件，使研究人员能够评估原位肿瘤[72]。接受高剂量放疗的患者存在基于剂量的肋骨骨折的风险：剂量越低（<50 Gy），骨折率越低。此外，当放疗与化疗或手术相结合时，与单独使用较低剂量放疗的患者相比，肋骨骨折的发生率增加[65]。

选择性雌激素再摄取调节剂

在激素治疗方面，研究表明选择性雌激素再摄取调节剂（SERMs）他莫昔芬和雷洛昔芬在乳腺癌患者中是安全和有效的，并且似乎不会导致绝经后女性的骨骼并发症。这两种药物均已通过 FDA 批准用于预防乳腺癌。如上所述，他莫昔芬在绝经前后具有不同的作用。他莫昔芬与绝经前女性的骨质流失有关，而与绝经后 BMD 增加有关，不仅可以保留和增加脊柱和髋部的骨密度，还可以降低骨折风险[73]。加拿大一项试验发现，骨质疏松症相关骨折风险降低 32%，髋部骨折风险降低 53%[74]。

雷洛昔芬最初获得 FDA 批准用于预防和治疗骨质疏松症，目前已被批准用在患有骨质疏松症的绝经后女性或乳腺癌高风险的妇女中，预防使用降低患乳腺癌的风险。正如 STAR 乳腺癌预防试验所揭示的[75]，雷洛昔芬和他莫昔芬同样降低约 50% 浸润性乳腺癌的风险，而他莫昔芬在预防非侵袭性疾病方面更为有效。值得注意的是，他莫昔芬尚未获得广泛接受，因为它会增加子宫内膜癌和血栓栓塞事件，包括血栓，而雷洛昔芬毒性大大降低，长期保持 38% 的有效率。

骨转移的治疗

最近的一些研究，将最常用的静脉注射剂 ZA 与地舒单抗进行比较，已经阐明了双膦酸盐在治疗绝经后乳腺癌骨骼相关事件中的作用。由早期乳腺癌试验者合作组[76]进行的一项荟萃分析显示，双膦酸盐治疗除了保护骨骼健康外，还显著减少了骨转移和乳腺癌复发率，特别是接受芳香化酶抑制剂治疗的女性。Zometa-Femara 辅助协同试验（Z-FAST）重点关注接受来曲唑辅助治疗的早期绝经后乳腺癌患者 ZA 治疗的时机，发现比起延迟给药，前期应用 ZA 治疗显著增加 BMD，第五年腰椎和全髋的平均差异分别为 8.9% 和 6.7%[77]。ZA 和地舒单抗的比较往往有利于后者，但在确定适当的个性化治疗时必须考虑个体情况。在一项随机、双盲研究[78]中，地舒单抗在乳腺癌骨转移女性中延迟或预防 SRE 的效果更好。此外，它的好处包括皮下注射的便利性和不需要肾功能监测。总体生存率，疾病进展和不良事件发生率相似。此外，2012 年一项涉及超过 2 000 例晚期乳腺癌患者的试验[79]报道，与 ZA 相比，地舒单抗患者较少发生首次 SRE、多发 SRE、病理性骨折、骨放射治疗和高钙血症，对于使用地舒单抗的人来说，健康相关的生活质量也有"临床意义"

的改善。除了帕米膦酸盐和 ZA 之外，美国临床肿瘤学会在 2011 年将地舒单抗批准用于治疗骨转移[80]。

癌症治疗引起的骨质流失（CTIBL）治疗

治疗 CTIBL 的主要目的是通过三种方法降低骨折风险：对于 60~65 岁骨质疏松症风险增加的女性进行筛查，生活方式改变（包括钙和维生素 D 补充、负重运动和戒烟）以及药物干预，特别是双膦酸盐和最近批准的地舒单抗。

尽管已被证实有效，但第一代口服双膦酸盐（氯膦酸盐）在治疗 CTIBL 方面已经基本上让位于更有效的第二代静脉注射化合物（帕米膦酸盐）和第三代静脉注射药物（唑来膦酸，ZA）。正如 Blanchette 等指出[81]，对于骨病变较轻的乳腺癌患者，口服双膦酸盐仍然是一种经济实惠且合理的治疗方法，然而，帕米膦酸盐、ZA 和地舒单抗具有更好的疗效，并且用于更晚期的癌症和高钙血症。地舒单抗是目前 FDA 批准的唯一一种治疗女性早期乳腺癌、AIs 诱导的骨丢失的疗法，自 FDA 批准以来，一项随机、双盲试验进一步确定，与安慰剂相比，地舒单抗除骨折总数减少外，其首次骨折时间明显延迟[82]。2015 年，一项新的试验显示，地舒单抗将疾病复发风险降低了 18%，而且将芳香化酶抑制剂辅助治疗导致的骨折减少 50%[83]。

安全性、依从性和成本也是选择治疗的相关因素。ZA 和地舒单抗都存在类似的安全性问题，已知 ZA 会增加颌骨坏死的发生率和肾毒性，而地舒单抗会有严重低钙血症的风险。每 6 个月应用一次地舒单抗和至少第一年每月应用的 ZA，都比口服双膦酸盐具有更高的依从性。最后，地舒单抗的优势必须与其费用相平衡，特别是因为 ZA 不再具有专利保护，可能会影响其成本[84]。地舒单抗的成本大大超过 ZA 和口服双膦酸盐的成本，引发了潜在的严重保险问题。

成本效益研究受到差异方法、终点变化和药物价格变化的阻碍，难以比较，需要更一致、标准化的方法[85]。

目前的研究清楚表明，乳腺癌治疗中的骨质流失可以预防和治疗，我们需要的是更多地了解骨丢失的发生率及其后果以及更频繁的筛查。有效治疗的新证据也正在出现，例如，最近的一项 III 期临床试验表明，在每月 1 次 ZA 治疗后，转移性乳腺癌患者可以维持每 12 周 1 次的治疗，效果相同，但降低了不良副作用的风险、患者不便以及治疗费用[86]。

前列腺癌

乳腺癌和前列腺癌中的骨丢失在几个方面是相似的，包括发生的时间、原因和治疗。与乳腺癌一样，前列腺癌主要发生于老年人，因此也与骨质疏松症同时发生。骨骼受到疾病本身和治疗不良反应的影响，可应用双膦酸盐和地舒单抗等药物治疗骨质流失。

正如芳香化酶抑制剂被用于降低女性的雌激素水平一样，包括双侧睾丸切除术或促性腺激素释放激素（GnRH）类似物的雄激素剥夺疗法（ADT），用于降低睾丸激素水平，以缩减前列腺癌细胞或减缓其生长。反过来，睾酮减少抑制了雌激素，现在被认为与睾酮在前列腺癌骨质流失中的作用同等或更重要[87]。多年来，睾酮被认为是主要负责男性骨重建的激素，现在发现循环睾酮和雌激素减少会减少成骨细胞和增加破骨细胞，导致破骨细胞侵蚀松质骨和形成结构上脆弱的硬化骨[88]。根据具体情况，建议使用 WHO 骨折风险评估工具（FRAX）和 DXA 测试来获得基线测量值。

骨转移

在乳腺癌和前列腺癌中，骨转移发生在高

达 80%~90% 的晚期疾病患者中[89]。它们导致严重的骨骼并发症，包括疼痛、高钙血症、活动受损、脊髓压迫和骨折，特别是椎体骨折——男性因雄激素剥夺疗法（ADT）而恶化的病变，而 ADT 是转移性前列腺癌的主要治疗方法[88]。然而，应该注意的是，前列腺癌中只有 7%~16% 的骨折继发于骨转移，其他原因分别是治疗前骨密度降低，癌症治疗引起的骨质流失，特别是由于 AIs 或 ADT、身体不活动和营养缺乏。

ADT 包括双侧睾丸切除术、GnRH 类似物和联合雄激素阻断（CAB），GnRH 类似物或睾丸切除术结合抗雄激素药物如比卡鲁胺[90]。其目的是防止人体产生和使用雄激素，从而阻碍癌细胞的生长和存活，然而，它并没有阻止疾病进展。虽然大多数患有晚期前列腺癌的男性患者最初对 ADT 反应良好，但癌症会复发，在这个阶段被称为"去势抵抗"，表示 ADT 不再有效。图 16-3 显示了几种癌症治疗方式及其相关腰椎骨丢失的比较[91]。

骨转移治疗

双膦酸盐（特别是 ZA）和地舒单抗，已成为减缓或逆转由骨转移引起的骨质流失的既定疗法。虽然口服双膦酸盐不能显著缓解转移性骨痛[92]，但静脉注射形式，尤其是 ZA，已显示出阳性结果，其效力是帕米膦酸二钠体外效应的 100~1 000 倍[92]。2002 年，FDA 援引 Saad 等的一项研究结果，批准 ZA 用于转移性前列腺癌，该研究发现，与安慰剂组相比，接受 4 mg ZA 治疗的患者较安慰剂治疗组相比，较少发生 SRE（33.2%：44.2%），发生第一次 SRE 的中位时间为 488 天，而安慰剂组为 321 天[93]。截至 2016 年，已对唑来膦酸的说明进行了几项更改，包括有关股骨转子下和股骨骨干骨折、急性期反应和颌骨坏死的警告[94]。

地舒单抗在前列腺癌中的作用得到了许多临床试验的支持，这些临床试验证明其不仅在预防或延迟男性骨转移性骨折方面有效，而且在无转移的男性中可减缓癌症向骨骼扩散，但会增加 PSA 水平[95]。在一项开创性的 ZA 与地舒单抗比较研究中，涉及 39 个国家的 342 个医疗中心，Fizazi 等[96] 报道，使用地舒单抗的第一次 SRE 的中位时间（20.7 个月）明显长于 ZA（17.1 个月），前者也降低多个 SRE 发生率。

癌症中，两种药物的使用频率都高于绝经后骨质疏松症，研究表明对于癌症患者，使用

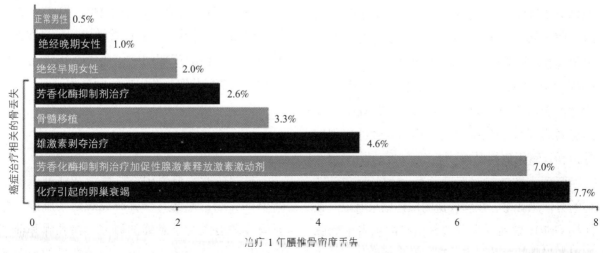

图 16-3　与各种癌症治疗相关的骨丢失。更年期妇女每年以 1%~2% 的速度丢失骨质。癌症治疗，如芳香化酶抑制剂治疗和化疗，加速了这一过程，导致严重的骨质流失和随后的骨骼并发症（来源：经 Guise[91] 许可转载）

地舒单抗的剂量较少。随着两种药物被批准使用，现在注意力集中在给药频率和减少剂量方面，如果进一步的随机试验可以证实每 6~12 个月与每 3~4 周治疗之间没有显著差异，那么患者和医疗系统的成本会降低，也可能会减少药物副作用[97]。关于 ZA 和地舒单抗的应用获益仍然存在一些问题[98]：每种治疗的成本效益是多少，特别是考虑到 2013 年 ZA 专利到期以及地舒单抗专利在未来一段时间内可能会延长？除了肾功能受损患者治疗骨质疏松症的明确建议 ZA 是禁忌的，地舒单抗是一种选择，是否还有其他因素会导致一些患者从一种药物中获益多于另一种药物？地舒单抗可以用来延迟转移的发生吗？地舒单抗对骨痛和生活质量有何影响[99]？

癌症治疗引起的骨质流失

尽管 ADT 曾主要用于转移性前列腺癌，但越来越多地用在疾病不太严重的阶段。在 ADT 治疗期间，睾酮的循环水平降低 > 95%，雌激素降低 > 80%[100]。在 ADT 治疗开始后数月内 BMD 开始下降，在治疗第一年结束时，腰椎 BMD 下降了 2%~8%，髋关节 BMD 下降了 1.8%~6.5%，长期 ADT 治疗时下降速度较慢[101]。ADT 治疗的持续时间延长也显著增加了骨折风险，估计每年 3 000 多例骨折因激素治疗引起，老年人和晚期的癌症可能会混淆这些结果[102]。一项 2015 年骨折风险研究报道称，接受 ADT 治疗的患者骨折率为 10.8%，未接受 ADT 治疗的患者为 3.2%，结果可能与疾病导致的病理性骨折和脊髓压迫相混淆[103]。

两项小型随机对照试验显示，在没有骨转移的男性患者中，双膦酸盐的阳性结果有限。在使用 GnRH 激动剂亮丙瑞林治疗的患者中静脉注射帕米膦酸盐的研究发现，帕米膦酸盐可防止髋部和腰椎骨质流失[104]，而后续 4 mg ZA 治

疗接受 ADT 的非转移性前列腺癌患者的研究表明，在一年的 3 个月内，与安慰剂相比，ZA 治疗使腰椎 BMD 显著增加了 5.6%，并且在股骨颈、股骨转子和全髋中也观察到 BMD 增加。最近，每年 1 次输注 4 mg ZA 显示非转移性前列腺癌患者的腰椎 BMD 显著增加 4.0%，说明不太频繁地给药，可能在接受 GnRH 的男性中是一种更方便且有效预防骨质疏松症的方法[105]。

虽然研究没有足够长时间地检测患者的骨折风险，但涉及托瑞米芬和地舒单抗的试验已显示其在降低接受 ADT 治疗的高危前列腺癌患者骨折风险方面的功效。在一项 2013 年的研究中，将托瑞米芬与安慰剂进行比较[106]，托瑞米芬组新发椎体骨折的发生率为 2.5%，安慰剂组为 4.9%，相对风险显著降低 50%。托瑞米芬还增加了腰椎、髋部和股骨颈的 BMD，并降低了骨转换标志物。关于地舒单抗的研究，激素抑制骨丢失试验（HALT-138）（NCT00089674）每年 2 次给予非骨转移性骨折高危患者 60 mg 地舒单抗，不仅脊柱和髋骨的 BMD 显著增加，而且新的椎骨骨折发生率在 12、24 和 36 个月时下降，3 年终点时地舒单抗组的累积发生率为 1.5%，而安慰剂组的发生率为 3.9%——3 年减少 62%。这些结果对于地舒单抗（普罗力）获得 FDA 批准至关重要，用于接受 ADT 的男性以及服用 AIs 治疗乳腺癌的女性增加骨量和预防骨折[107]。在治疗期间建议每 1~2 年进行一次常规骨扫描，并实施相关的生活方式改变[108]。

肺癌

虽然研究主要集中在乳腺癌和前列腺癌对骨骼的影响，但已有部分研究观察了肺癌，并且有少数有关肾脏肿瘤的研究。在乳腺和前列腺之后，肺是骨转移的第三个最常见的起源部位，特别是脊柱、骨盆、长骨近端，以及特殊

的手和足的骨骼。肺癌根据细胞大小和肿瘤类型分为两类（通过显微镜检查确定）：非小细胞肺癌（NSCLC）约占病例的85%，小细胞肺癌（SCLC）约占15%[109]。然而，SCLC生长更快并且更可能转移，甚至在诊断时即出现转移。其他实体骨肿瘤的"骨转移的恶性循环"在肺癌中也很明显。

就先前存在或同时发生的骨质疏松症与肺癌之间的联系而言，McGlynn等的一项有史以来对因骨质疏松症住院患者进行的规模最大的癌症随访发现，年龄<70岁的骨质疏松症患者，较没有骨质疏松症的患者，增加了NSCLC的风险[110]。随后的一项研究证实了这些发现，报道BMD Z值降低与NSCLC的高风险密切相关[111]。

骨转移

30%~40%的肺癌患者发生骨转移，存活率为6~12个月[112]。在这种情况下，大多数患者会出现疼痛，其次是SRE，包括病理性骨折、脊髓压迫、对骨骼姑息性放疗或手术的需要，以及较少见的高钙血症。这些症状的发生使得美国和欧洲的指南机构推荐，在诊断时以^{18}F标记的氟代脱氧葡萄糖（^{18}F-FDG）正电子发射断层扫描（PET）和计算机断层扫描（CT）相结合的形式进行骨扫描[113]。

发生SRE患者死亡的可能性比没有SRE的患者高20%~40%[114]，骨折是最常见的SRE[112]。加拿大最近对301例转移性NSCLC患者进行的一项研究表明，39%患有骨病变，59%患有SRE，两种或两种以上SRE与吸烟及较年轻相关，骨折占SRE的22%，骨转移患者的总生存期为5.5个月，而没有骨病变的患者为9.9个月[115]。尽管NSCLC的年龄、性别和分期似乎不影响SRE的发生，但是许多因素与其发展有关。已发现有吸烟史的患者患SRE的可能性是从未吸烟患者的6.7倍。生活质量评分差，

≥2分的患者和多发性骨转移患者SRE的可能性是生活质量评分<2分或仅有单个骨转移患者的3.3倍[116, 117]。

骨转移的治疗

一直以来，以铂类为基础的化疗（顺铂最常见或卡铂）被认为是NSCLC的标准治疗[112]。它们通常与其他药物联合使用，包括第三代化疗药物（紫杉醇和多西紫杉醇）和酪氨酸激酶抑制剂（TKIs）（例如吉非替尼）。然而，由于这些联合剂量的铂类与肾毒性有关，因此也单独或组合使用第三代化疗药物或TKIs，同时也认识到这些方案的有效率较低，并且不知道是否能延长生存期[116]。单剂化疗是老年患者的首选。

正如Brodowicz等提出的[118]，与乳腺癌和前列腺癌化疗相关的骨丢失不同，NSCLC治疗的药物可能对骨吸收有益。吉非替尼不仅抑制骨吸收，而且临床试验表明，顺铂、丝裂霉素C和长春碱的联合方案可减少骨吸收，患者骨转移发生率较低[119]。毒性较低且效果较好的铂类药物研究正在进行。Park等的一项研究显示，在一系列癌症类型中破坏癌细胞并且更能够逃避癌细胞抗药性方面，菲铂比顺铂强4~40倍[120]。

骨靶向药物

与骨癌和前列腺癌相比，骨靶向药物在肺癌中的使用数据很少。在773例NSCLC患者的安慰剂对照Ⅲ期试验中，Rosen等是最早证明ZA卓越疗效的人之一[121]。他们报道ZA是第一种降低肺癌SRE的双膦酸盐：应用4 mg ZA的患者发生至少一种SRE的风险为31%，而安慰剂组为46%，此外，也明显延迟了并发症的发生以及显著降低了SRE的年发病率。ZA不仅有效且安全，而且输注时间短更便于患者使用。

最近的试验进一步表明，ZA 可能对肺癌具有抗癌作用。Mahtani 等观察显示，临床前和临床研究提供了有限的证据，证明 ZA 通常与化疗联合使用，可能对骨外疾病进展产生积极影响，但需要进行更大规模的前瞻性研究来阐明 ZA 治疗的益处，并回答最佳剂量，治疗的起始、持续时间和联合治疗的益处等问题[122]。

在过去 10 年中，直接针对 RANKL 的治疗药物主要是地舒单抗，现已被批准用于预防实体瘤和骨转移患者的 SRE。获得 FDA 批准的关键研究是一项 III 期试验，比较地舒单抗与 ZA 治疗晚期癌症和多发性骨髓瘤，并排除乳腺癌和前列腺癌[123]。Scagliotti 等[124]分析了肺癌亚组（NSCLC 和 SCLC，n=81），发现地舒单抗组中位总生存期 8.9 个月显著优于 ZA 组 7.7 个月，此外 SRE 发生率及第一次 SRE 时间有统计学意义的改善，地舒单抗组第一次 SRE 的时间为 20.6 个月，而 ZA 组为 16.3 个月。此外，皮下注射地舒单抗的急性期反应和肾毒性发生率低于 ZA，表明尽管低钙血症的发生率很高，但地舒单抗可能更适合与铂类联合治疗应用于 NSCLC[116]。

尚待确定的是地舒单抗的作用机制以及地舒单抗与 ZA 的相对成本效益，然而，对于生存时间有限的患者，增加生存时间是他们决定过程的一个重要因素。放射性同位素——镭 -223、酪氨酸激酶抑制剂——卡博替尼和 c-Src（塞卡替尼）是新型骨靶向药物[125]，现在在乳腺癌和前列腺癌中显示出前景，目前正在研究它们在肺癌中的适用性[126]。

肾细胞癌

肾细胞癌（RCC）是肾癌最常见的类型，占肾癌的 9/10，其中以透明细胞癌为主，预后优于肺癌，但比乳腺癌和前列腺癌差，主要是因为 RCC 对放疗和化疗的反应很差[127]。

骨转移

大约 1/3 的新诊断 RCC 患者为骨转移性肾细胞癌（mRCC）并有 SRE。虽然新疗法的开发有望延长 RCC 患者的生存期，但犹如 Wood 等所说，骨骼可能会变成一个具有越来越频繁的骨转移的"庇护所"[128]。Woodward 等研究显示，一组 254 例 RCC 骨转移患者的 SRE 平均数在整个疾病过程中为 2.4%，只有 37 例患者没有 SRE[129]。与预期的高钙血症一起，27% 的患者出现意外的脊髓 / 神经根受压，在诊断时骨转移患者增加至 30%。正如作者所强调的那样，脊髓压迫可导致瘫痪，需要紧急治疗，并指出基线和定期筛查的重要性。脊柱转移的潜在"革命性"治疗主要是骨水泥强化，从而稳定椎体、缓解疼痛和增强脊柱前柱支撑，使患者能够保持活动、排便控制和无痛[130]。

骨转移治疗

骨转移的治疗已经过了许多阶段。由于手术切除现在主要用于局限性 RCC 或孤立转移的情况，化学疗法不再被视为标准治疗，从 20 世纪 80 年代末到 21 世纪中期细胞因子成为主要的治疗方法。然而，细胞因子，特别是干扰素 α（INF-α）和白细胞介素 -2（IL-2）有效率较低，只有适度的生存改善（中位总生存期为 12 个月）和明确的毒性，这限制了它们的广泛使用[131]。

今天，随着对 RCC 发病机制的深入了解，治疗已经超越了细胞因子时代，进入了靶向治疗时代。分子研究表明，在转移过程中，恶性肿瘤必然会产生生长因子来刺激新血管的形成——这一过程被称为血管生成。这些生长因子包括血管内皮生长因子（VEGF）及其受体、血小板衍生生长因子受体（PDGF-R），以及哺乳动物雷帕霉素靶蛋白（mTOR）[132~134]，通过激活对新血管发育至关重要的酪氨酸激酶、生长因子使肿瘤能够生长和转移。在 2005~2006 年，FDA 批准了十多年来首个治疗肾癌的新疗法：酪氨酸激酶抑制剂索拉非尼和舒尼替尼，接下来又推出了贝伐单抗，一种靶向 VEGF 的单克隆抗体和其他酪氨酸激酶抑制剂（帕唑帕尼、阿西替尼）和 mTOR 抑制剂（依维莫司、西罗莫司）。通过靶向肿瘤和肿瘤血管结构（信号传导途径），这些药物干扰癌细胞的繁殖并减缓其生长速率。如 2016 年国家综合癌症网络指南所推荐，单独或与 INF-α 联合使用，它们已成为大多数转移性 RCC 患者的新标准治疗[135]。

这些治疗方案的大多数研究都是在患有透明细胞癌患者中进行的，此类型对于靶向治疗和免疫疗法尤其敏感。Pickering[136]引用了许多针对靶向疗法的 III 期临床试验，指出总体生存率从 12~15 个月到 30 个月以上的改善以及有效率的提高——优于细胞因子的疗效。系统治疗的标准：一线治疗应用 VEGF 靶向治疗，复发后，VEGF 受体（VEGFR）、TKI 阿西替尼或 mTOR 抑制剂依维莫司可用作二线治疗。新的靶向治疗继续出现，FDA 于 2015 年批准了纳武单抗（一种免疫检查点抑制剂），2016 年批准了酪氨酸激酶抑制剂卡博替尼。与依维莫司相比，纳武单抗显示中位总生存期延长，不良反应发生率降低[137]，而卡博替尼证实与依维莫司相比，延长了无进展生存期[138]。

然而，靶向治疗的使用并非没有缺点，存在许多不良反应，根据不同药物，会出现皮疹、疲劳、腹泻、高血压、高血糖和外周性水肿。治疗的顺序和剂量以及治疗持续时间尚未被明确[139]。上述不良反应会对癌症患者的耐力、功能和心理以及形象造成影响，这意味着患者可能不会很好地进食或参加功能性运动，更不用说有助于保护骨密度的物理治疗和作业治疗。需要进一步的随机试验来确定一种治疗相对于另一种治疗的比较优势以及联合治疗对生存结

果和发病率的影响。癌症的治疗可能对患者的身体状况产生比癌症本身更多的不利影响，这种情况并非罕见。

在这个靶向药物时代，手术和放疗仍然可以发挥作用，尽管作用有限并且主要用于疼痛控制。Wood 等[128]观察到，手术可用于急需的治疗，可减少即将发生的骨折风险，治疗病理性骨折，恢复脊柱完整性。放射疗法可有效减少骨痛，强固不稳定的骨骼和缓解脊髓压迫。在 Kijima 等[140]的一项研究中，与单独放疗相比，放疗联合 ZA 会有更高的客观缓解率和更长的无 SRE 生存期。然而，有必要进一步开展研究，以确定是否可在其他治疗方案的背景下实施这一治疗方法。

骨靶向治疗

双膦酸盐或地舒单抗在转移性 RCC 中的作用是什么？它们如何影响疼痛、病理性骨折和脊髓压迫等骨转移并发症？在可用的双膦酸盐中，ZA 在管理转移性 RCC 患者方面表现出最大的效应。在实体肿瘤患者的一项大型 ZA 研究中，74 例 RCC 患者的亚组分析，结果显示，ZA 治疗 SRE 发生率降低，为 37%，而安慰剂组为 74%。与安慰剂相比，平均骨骼发病率下降，第一次 SRE 时间延长，骨病变进展时间更长，SRE 发生风险降低 61%[141]。

一些研究还表明，ZA 有可能改善系统治疗的结果，包括靶向治疗[142]。在比利时 Beuselinck 等[143]进行的一项小型研究中，双膦酸盐与舒尼替尼/索拉非尼的同时使用改善了无进展生存期，中位数为 16.3 个月，而没使用双膦酸盐的患者为 3.4 个月。Keizman 等[144]的后续研究表明双膦酸盐联合舒尼替尼可以改善有效率、无进展生存期和总生存期，作者提出，通过抑制成骨细胞，双膦酸盐可能与 VEGF 抑制疗法有"相加或协同"作用。然而，在这两种情况下，必须权衡这些益处与颌骨坏死的风险，这在联合

治疗中比单独使用双膦酸盐更常见，患者的随访和监测至关重要。地舒单抗也可用于靶向治疗的辅助手段。更大的前瞻性随机临床试验将进一步阐明联合治疗的价值与风险[145]。

癌症患者的康复治疗

转移性长骨病变物理治疗时的注意事项

随着患者开始活动，病理性骨折是物理治疗师和康复医师即将面临的一个重要问题。在患者试图使用某一肢体进行负重活动之前，通常不会注意到病变。尽管最好在康复之前进行长骨影像学检查，但这并不总是能实现，并且在侵袭性肿瘤的情况下，先前影像学检查之后可能形成新的病变。在整个康复期间协助患者的物理治疗师和相关团队成员（物理治疗师和作业治疗师、护理和心理学家）需要了解活动过程中的预防措施，以尽量减少疼痛并防止骨折的发生。需要考虑的因素包括原发肿瘤的来源、病变的受累部位、疼痛的程度，以及病变是否是成骨性或溶骨性的。转移性病变可导致功能性疼痛，也就是当患者收缩肢体周围的肌肉时疼痛，这是骨折的不利预测因素，应引起与患者护理相关的癌症或骨科团队的注意[146]。Harrington 等[147]建议，当50%的骨皮质被破坏时，应采用棒、钉或类似装置进行预防性内固定。此外，如果患者的肱骨病变直径>3 cm或相关区域放射治疗后持续疼痛，应通过手术稳定骨骼[153]。对于溶骨性股骨转移性病变，直径> 2.5 cm，或者负重活动时伴有疼痛，即使在放疗后，也可以在转移灶变大之前，通过选择性内固定术来预防骨折[148]。对于一些比较大的转移灶，固定术优于需要长时间验证疗效的放射治疗，图 16-4 即是这种病例，其中转移性病变包括外侧皮质和内侧皮质，图 16-5 描述了上述患者中成功放置预防骨折的髓内钉。

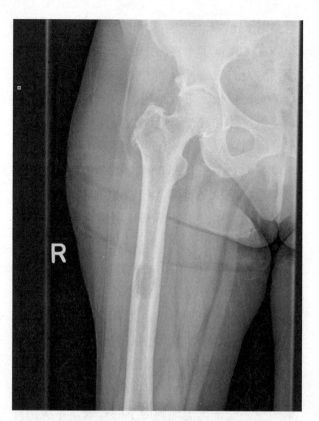

图 16-4　右股骨外侧和内侧皮质的转移性病变。一名53岁的女性，患有转移性癌症和股骨中段大的溶骨性病变，包括内侧和外侧皮质（来源：Courtesy of Thomas Jefferson University Department of Radiology）

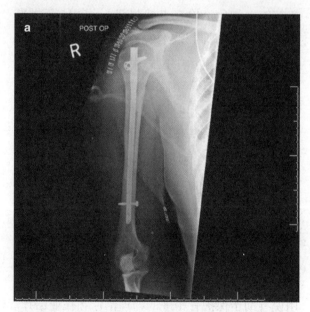

图 16-5a　右肱骨髓内钉和螺钉固定。晚期前列腺癌的肘部成骨性骨转移（来源：Courtesy of Thomas Jefferson University, Philadelphia, PA）

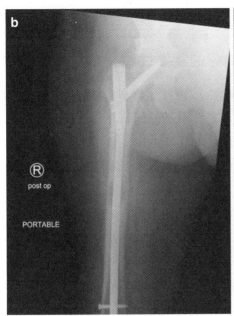
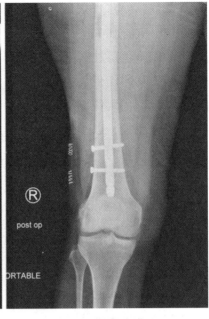

图 16-5b（续）　右股骨的髓内钉固定。使用髓内钉进行手术固定预防转移性乳腺癌患者的骨折，即使在手术后，右髋关节和膝关节仍保持正常对位（来源：Courtesy of Thomas Jefferson University Department of Radiology, Philadelphia PA）

从患者康复和整体活动性角度来看，范围能占据 50% 骨直径或 50% 皮质表面的长骨转移应该进行非负重活动，并由患者的癌症治疗团队评估，骨科介入确定是否需要手术固定。无论肿瘤的分级或细胞来源的类型如何，长骨内的上述大小的病变预示骨折的可能性。

以下建议适用于转移性病变，无论是从血液系统恶性肿瘤转移到骨骼，如多发性骨髓瘤，还是从几种扩散到长骨的实体肿瘤中的一种，都应该向这些患者发放助行装置，例如轮椅，或步行器，让他们短距离行走几步，保持单腿站立，直到做出治疗决定。如果决定推迟手术并想减轻肢体负担，这些适应性策略需要持续数周至数月。虽然在咨询骨科专家后可能会放松限制，但这些初步步骤对于确保患者安全至关重要。

虽然 50% 的皮质宽度经验法易于应用，但基于 Mirels[148] 开发的加权评分系统，通常会采用更系统的方法，包括位置、疼痛程度、大小和病变性质（成骨性或溶骨性）的转移性病变的相对风险（表 16-2）。四个变量中的每一个都从 1 分到 3 分，最高分为 12 分。根据 Mirels 的模型，任何分数为 9 分或更高的患者都有足够高的骨折风险，应该采取预防性内固定的方法。然而，一些学者认为，鉴于某些肿瘤生长的速度，9 分以下患者的高侵袭性肿瘤应该给予手术治疗[146]。

表 16-2　基于病变的位置、大小和细胞组成的转移性病变的加权评分系统（溶骨性或成骨性）

变量	分数		
	1	2	3
位置	上肢	下肢	股骨转子
疼痛	轻	中	功能性
病变性质	成骨性	混合性	溶骨性
大小	<1/3	1/3~2/3	>2/3

四个变量的分数相加得出总分，分数 9 分和更高表示转移性病变的骨折风险增加。

来源：Mirels[148]。经许可转载

未手术固定患者的治疗方法

病变不符合固定手术要求但伴随疼痛的患者可能会受益于辅助设备，如助行器或手杖。能够完全或部分承重的辅助装置可以保持活动性并防止跌倒，在部分或非承重状态下，存在这样的问题：对侧的肢体可能承担超过 50% 的负重，特别是当肢体必须保持离开地面以及患

者使用助行器需要"跳跃"时。单腿站立所承受的额外重量实际上是平时的 2 倍，并且如果负重肢体中的骨密度差，则骨折的风险也可能存在。在稳定溶骨性或成骨性转移中移除额外骨骼，用于加强和修复骨骼的硬件类型，既往未意识到的因肿瘤受损的任何神经或肌肉，以及任何在手术过程中断裂并重新连接的肌肉，这些基本知识应从手术报告中或通过与手术团队的直接沟通中获得[149]。

在癌症医疗护理过程中，患者应得到持续指导，包括节能措施、全身训练、在骨骼和肌肉耐受的程度上强化锻炼（在熟悉癌症康复的物理治疗师的监督下）；非脊柱转移的情况下，矫正姿势强化核心力量、平衡训练以及防跌倒的基本技能[149]。对于轻度或中度能力缺陷的患者，康复的重点是教育患者和家人用替代方法进行日常活动，减少可能导致意外跌倒的环境危害，减少能量消耗，并提供适应设备的正规应用指导，包括替代的运动方式。严重损伤的患者，无论是临时性的还是永久性的，都需要掌握轮椅和转移板的使用，在某些情况下，家庭成员需要了解轮椅上的重心转移以及使用霍尔升降机。预防挛缩和压力性溃疡以及直立性低血压的管理是中度至重度损伤患者的另一个重点领域。

物理治疗师和作业治疗师应对新发疼痛、疲劳加重和精神状态改变保持警惕。患者的耐力水平是他们如何在身体和情感上应对疾病，或者积极接受放疗或化疗这些侵袭性治疗的重要指标。抑郁、恐惧和焦虑在两种治疗方式中都很常见[150, 151]。在放射治疗期间，皮肤会变红并起水疱，治疗时对这些受损区域应该手法轻柔。物理治疗仅限于主动关节活动度或辅助下的主动关节活动度。由于进行放疗的骨骼因该过程而受到损伤，因此在治疗急性期骨折的风险较高，患者可能需要处于有限的负重状态，因而需要使用手杖或助行器。此外，在严重的

骨损伤期间，抗阻运动是相对禁忌的[149]。

多学科治疗的重要性

鉴于在过去 20 年里许多实体肿瘤治疗取得的显著进展，特别是肾细胞癌，现在着重于具有最佳治疗方案潜力的 Bex 等[152]提出的"连续医疗护理"。与本书中引用的许多骨质疏松症治疗方式一样，各种治疗方法的广泛性和复杂性提示需要采用多学科方法来充分评估这些方案的成本和效益。尽管对这些治疗方法的详细分析超出了本书的范围，但是从数据中可以明显看出需要一个多学科团队来确定治疗选择、剂量、给药方式及相关不良反应的管理[153]。除了继续检验现有和新兴药物的功效之外，未来的研究方面还包括序贯疗法和相关的耐药机制、手术的阳性和阴性指征，特别是细胞减灭术后进行免疫治疗，药物的安全性和耐受性，以及鉴定疾病的预后生物标志物的可能性，预后包括晚期疾病的复发、进展及生存质量[152]。理解、整合和应用这些因素，以及越来越多的骨质疏松症病理学知识，需要来自不同专业的解读，以成功实现个性化治疗。

原发性骨癌

基本上，原发性骨癌应该与骨转移癌区别，这两者都会对骨骼产生不利影响。骨癌极为罕见，占所有癌症的比例不到 0.2%，估计 2016 年将发生约 3 300 例病例[1]。恶性骨肿瘤起源于骨本身，被称为肉瘤，可在身体的任何部位发生，但通常发生在长骨、上肢和下肢的关节。肉瘤有 3 种基本类型[154, 155]。

1. 最常见的原发性骨病是骨肉瘤，可在任何年龄发生。然而，它的发病率基本上是双峰的：第一个峰值发生在 15~19 岁，第二个峰值发生在 75~79 岁，中等水平平台期从 25 岁到 49 岁[156]。

由骨组织引起的肿瘤最常发生在手臂、下肢和骨盆的骨骼中，并且男性比女性更常见。

2. 软骨肉瘤是第二常见的类型，起源于软骨细胞，主要存在于骨盆、下肢和上肢骨中。在儿童和青少年中很少见，发病风险从 40 岁到 75 岁逐渐增加，女性和男性的发病风险相同。

3. 第三常见的类型，尤因瘤或尤因肉瘤一般发生在儿童期，很少在 30 岁以后发生，影响骨盆、胸壁以及手臂和腿部的长骨，并且男性多于女性，它可以起源于骨骼或软组织。

骨肉瘤也可以转移到脊柱，如图 16-6 所示。

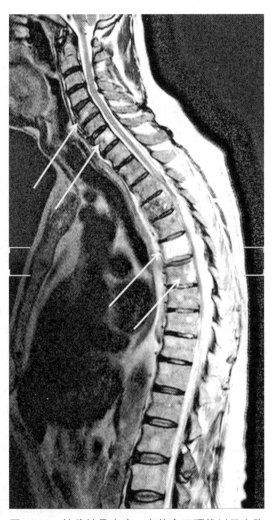

图 16-6　转移性骨肉瘤。在整个下颈椎以及上胸椎、中胸椎，尤其是下胸椎中可见多处转移性病变。患者的原发病灶位于右侧髋部（来源：Courtesy of Thomas Jefferson University Department of Radiology）

肉瘤的治疗

骨骼中的癌细胞生长形成恶性肿瘤，导致相应部位的疼痛和肿胀、与肿瘤相关的关节肿胀，并且易于骨折。通过活组织检查以及成像和骨骼检查进行诊断，并根据分期进行不同的治疗[155]。从骨骼中去除肿瘤和周围组织常见于保留肢体的手术，但如果不成功，则需要进行截肢。在骨肉瘤和尤因肉瘤手术前后使用化疗，对骨骼产生不良影响，导致绝经前女性提早绝经，以及低血细胞计数和抑制骨转换率。放射治疗既无效又有害。肾癌细胞不仅对放射疗法不敏感，而且高剂量的放射治疗可能会破坏肿瘤附近的健康组织。然而，应该注意的是，最近的一项试验表明，病理性骨折可能不仅仅是由于放射治疗所引起。Dhakal 等[157]已经阐述放射治疗不能均匀地降低骨密度，这表明骨折的风险可能是多因素的，包括可能的骨重建改变。

目前针对尤因肉瘤的靶向治疗，多聚腺苷核糖聚合酶（PARP）抑制剂与化疗联合正在研究中。通过干扰恶性肿瘤生长和维持所需的 DNA 修复机制（EWS-FLI1），多聚腺苷核糖聚合酶（PARP）抑制剂可使尤因肉瘤在小鼠体内消失，70% 超过 4 个月没有复发[158]。这也需要进一步的试验以验证这些结果[159]。

骨靶向药物

与实体瘤一样，不仅癌症本身会削弱骨骼，而且其治疗方案也会对 BMD 和骨折风险产生不利影响。已经有几项针对肉瘤和骨损伤的研究，但它们的结果因样本量较小以及未能考虑其他骨损伤的因素而受到限制。在青少年肉瘤患者中，该疾病通常与骨量增加的时间同时发生。在接受抗肿瘤治疗的 95 例骨肉瘤和尤因肉瘤患者中，Ruza 等发现其中 1/3 存在腰椎和股骨颈的

BMD 缺陷，并存在相应的病理性骨折风险[160]。最近一项小型试验研究了以甲氨蝶呤为基础的化疗对患有骨肉瘤儿童的影响，报道称，在治疗过程中，78% 的股骨颈 BMD 和 44% 的腰椎 BMD 减少，而 11% 的受试者化疗后 5 个月内经历过骨折[161]。身体活动减少，如果涉及手术则延长制动，以及维生素 D 缺乏也会导致骨质流失。侵袭性高的肿瘤通常是治疗重点关注的肿瘤。骨肉瘤的分级和分期总结见表 16-3[162]。

表 16-3 骨肉瘤的分级和分期

分期		肿瘤大小（cm）	转移	分级
I	I A	≤ 8	否	低
	I B	>8	否	低
II	II A	≤ 8	否	高
	II B	>8	否	高
III	III	"跳跃"骨转移	转移到同一骨骼中的其他部位	高
IV	IV A	任何大小	肺	任何级
	IV B	任何大小	其他远处部位	任何级

"跳跃"骨转移意味着肿瘤已转移到同一骨骼中的其他部位，被认为是区域性转移，但预后不良（来源：Tao 等[156]）

此外，在患者成年之前，肉瘤治疗的长期影响可能不会被临床注意，这提示医师需要预测这些后期事件。在对尤因肉瘤和骨肉瘤诊断后 7~8 年的分析中，Pirker-Fruhauf 等[162]认为肉瘤患者化疗后骨质流失可能性被低估，研究结果表明，21% 的患者有骨质疏松症，37% 的患者有骨量减少，58% 的患者存在 BMD 减少，16% 的患者存在非创伤性和非肿瘤相关的骨折，88% 的患者也出现了严重的维生素 D 缺乏症。在尤因肉瘤长期存活者的研究中也发现了相应的减少，其中 56 例患者中有 31 例骨密度降低，7 例被诊断患有骨质疏松症[163]。有趣的是，2016 年对一般未接受常规辅助治疗的软骨肉

瘤生存的调查中[164]也发现了病理性 BMD 和骨量减少以及骨质疏松症的病例，提示化疗以外的因素，活动受限、体力活动减少、骨量的获取有限和营养缺乏也可能起作用。在所有类型的肉瘤中尚未确定具体的因素。

这些研究之后将进行更大、更多样化的研究，但现有资料已表明，随着肉瘤存活率的增加，对 BMD 的定期评估越来越重要。应促使患者进行适度的负重运动，补充钙和维生素 D，避免吸烟和饮酒，并应研究双膦酸盐和地舒单抗的潜在积极作用[165]。在小鼠模型中，唑来膦酸已证明在体外对骨肉瘤细胞发挥抗肿瘤作用[166]。2016 年帕米膦酸盐在小儿骨肉瘤中的应用研究表明，尽管无法确定能降低骨折风险，但它在增加骨密度和缓解骨痛方面既安全又有效[167]。治疗的关键是为有 BMD 缺陷和骨折风险的患者提供早期干预。

参考文献

1. American Cancer Society. Cancer Facts and Figures 2016. Atlanta: American Cancer Society. http:www.cancer.org/rsearch/cancerfactsfigures, 2016. Accessed 3 Mar 2016.

2. WRIGHT NC, LOOKER AC, SAAG KG, et al. The recent prevalence of osteoporosis and low bone mass in the United States based on bone mineral density at the femoral neck and lumbar spine. J Bone Miner Res, 2014, 229(11):2520–2526.

3. SILBERMAN R, ROOD GD. Hematologic malignancies and bone. In: Rosen CJ, editor. Primer on the metabolic bone diseases and disorders of mineral metabolism. Ames: Wiley, 2013:694.

4. American Cancer Society. Learn about cancer: leukemia. http://www.cancer.org/cancer/leukemia. Accessed 5 Mar, 2016.

5. MOSTOUFI-MOAB S, HALTON J. Bone morbidity in childhood leukemia: epidemiology, mechanisms, diagnosis, and treatment. Curr Osteoporos Rep, 2014, 12(3):300–312.

6. FRISCH BJ, ASHTON JM, XING L, et al. Functional inhibition of osteoblastic cells in an in vivo mouse model of

myeloid leukemia. Blood, 2012, 119(2):540–550.

7. WINKEL ML, PIETERS R, HOP WC, et al. Bone mineral density at diagnosis determines fracture rate in children with acute lymphoblastic leukemia treated according to the DCOG-ALL9 protocol. Bone, 2014, 59:223–226.

8. TUCCI F, ARICO M. Treatment of pediatric acute lymphoblastic leukemia. Haematologica, 2008, 93(8):1124–1128.

9. ORGEL E, MUESKE NM, WREN TA, et al. Early injury to cortical and cancellous bone from induction chemotherapy for adolescents and young adults treated for acute lymphoblastic leukemia. Bone, 2016, 85:131–137.

10. LE MEIGNEN M, AUQUIER P, BARLOGIS V, et al. Bone mineral density in adult survivors of childhood acute leukemia: impact of hematopoietic stem cell transplantation and other treatment modalities. Blood, 2011, 118(6):1481–1489.

11. WILSON CL, DILLEY K, NESS KK, et al. Fractures among long–term survivors of childhood cancer: a report from the childhood cancer survivor study. Cancer, 2012, 118(23):5920–5928.

12. KASTE SC, JONES-WALLACE D, ROSE SR, et al. Bone mineral decrements in survivors of childhood acute lymphoblastic leukemia: frequency of occurrence and risk factors for their development. Leukemia, 2001, 15(5):728–734.

13. KANG MJ, LIM JS. Bone mineral density deficits in childhood cancer survivors: pathophysiology, prevalence, screening, and management. Korean J Pediatr, 2013, 56(2):60–67.

14. Dana Farber Cancer Institute. What is the difference between Hodgkin Lymphoma and NonHodgkin Lymphoma? 2015. http://dana-farber.org/insight/2015/07/what-is-the-differencebetween-hodgkin-lymphoma-and-non-hodgkinlymphoma. Accessed 22 Mar 2016.

15. OZDEMIRLI M, MANKIN HJ, AISENBERG AC, et al. Hodgkin's lymphoma presenting as a solitary bone tumor: a report of four cases and review of the literature. Cancer, 1996, 77(1):79–88.

16. KASTE SC, METZGER ML, MINHAS A, et al. Pediatric Hodgkin lymphoma survivors at negligible risk for significant bone mineral density deficits. Pediatr Blood Cancer, 2009, 52(4):516–521.

17. CARR R, BARRINGTON SF, MADAM B, et al. Detection of lymphoma in bone marrow by whole-body positron emission tomography. Blood, 1998, 91(9):3340–3346.

18. BENMILOUD S, STEFFENS M, BEAULOYE V, et al. Long-term effects of bone mineral density of different therapeutic schemes for acute lymphoblastic leukemia or non-Hodgkin lymphoma during childhood. Horm Res Paediatr, 2010, 74(4):241–250.

19. WESTIN JR, THOMPSON MA, CATALDO VC, et al. Zoledronic acid for prevention of bone loss in patients receiving primary therapy for lymphomas, a prospective randomized controlled Phase III trial. Clin Lymphoma Myeloma Leuk, 2013, 13(2):99–105.

20. PACCOU J, MERLUSCA L, HENRY-DESALLY I, et al. Alterations in bone mineral density and bone turnover markers in newly diagnosed adults with lymphoma receiving chemotherapy: a 1-year prospective pilot study. Adv Med Sci, 2014, 59(2):200–205.

21. CABANILLAS ME, LU H, FANG S, et al. Elderly patients with non-Hodgkin lymphoma who receive chemotherapy are at higher risk of osteoporosis and fracture. Leuk Lymph, 2007, 48(8):1514–1521.

22. MUSZYNSKA-ROSLAN K, LATOCH E, KONSTANTYN-OWICZ J, et al. Bone mineral density in pediatric survivors of Hodgkin and non-Hodgkin lymphomas. Adv Med Sci, 2014, 59(2):200–205. http://dx. doi.org/10.1016 / jadvms.2014.02.004.

23. THOMPSON MA, WESTIN JR, HAGEMEISTER FB. Bone mineral density screening should be routine in lymphoma patients. Ann Oncol, 2014, 25(4):913–914.

24. Johns Hopkins Medicine. Multiple myeloma. http://www. hopkinsmedicine.org/kimmel_cancer_center/types_cancer/ multiple_myeloma.html. Accessed 28 Mar 2015.

25. FAULKNER KG. Bone matters: are density increases necessary to reduce fracture risk? American Society for Bone and Mineral Research. J Bone Miner Res, 2000, 15:183–187.

26. GUISE TA. The vicious cycle of bone metastases. J Musculoskel Neuron Interact, 2002, 2(6):570–572.

27. SHINOHARA E, KUHN EN. Multiple myeloma: an overview. OncoLink: Abramason Cancer Center, University of Pennsylvania. 2013. http://www.oncolink.org/types. article.cfm?c=13&id=9552. Accessed 30 Mar 2016.

28. MELTON III LJ, RAJKUMAR SV, KHOSLA S, et al. Fracture risk in monoclonal gammopathy of undetermined significance. J Bone Min Res, 2004, 19(1):25–30.

29. PEPE J, PETRUCCI MT, MASCIA ML, et al. The effects of alendronate treatment in osteoporotic patients affected by monoclonal gammopathy of undetermined significance. Calcif Tissue Int, 2008, 2(6):418–426.

30. BERENSON JR, YELLIN O, BOCCIA, et al. Zoledronic acid markedly improves bone mineral density for patients with monoclonal gammopathy of underdetermined significance and bone loss. Clin Cancer Res, 2008, 14(19):6289–6295.

31. KRISTINSSON SY, MINTER AR, KORDE N, et al. Bone disease in multiple myeloma and precursor disease: novel diagnostic approaches and implications in clinical management. Expert Rev Mol Diagn, 2011, 11(6):593–603.

32. MINTER AR, SIMPSON H, WEISS BM, et al. Bone disease from monoclonal gammopathy of undetermined significance to multiple myeloma: pathogenesis, interventions, and future opportunities. Semin Hematol, 2011, 48(1):55–65.

33. TOSI P. Diagnosis and treatment of bone disease in multiple myeloma: spotlight on spinal involvement. Scientifica, 2013, 2013:104546.

34. DHODAPKAR MV, WEINSTEIN R, TRICOT G, et al. Biologic and therapeutic determinants of bone mineral density in multiple myeloma. Leuk Lymphoma, 1998, 32(1–2):1227.

35. MELTON LJ, KYLE R, ACHENBACH SJ, et al. Fracture risk with multiple myeloma: a population-based study. J Bone Min Res, 2005, 20(3):487–493.

36. BERENSON JR, LICHTENSTEIN A, PORTER L, et al. Efficacy of pamidronate in reducing skeletal events in patients with advanced multiple myeloma. N Engl J Med, 1996, 334(8):488–493.

37. ROSEN LS, GORDON D, KAMINSKI M, et al. Long-term efficacy and safety of zoledronic acid compared with pamidronate disodium in the treatment of skeletal complications, in patients with advanced multiple myeloma or breast carcinoma: a randomized, double-blind, multicenter, comparative trial. Cancer, 2003, 98(8):1735–1744.

38. MORGAN GJ, DAVIES FE, GREGORY WM, et al. First-line treatment with zoledronic acid as compared with clodronic acid in multiple myeloma (MRC Myeloma IX): a randomized controlled trial. Lancet, 2010, 376(9759):744–751.

39. LONIAL S, WEISS BM, USMANI SZ, et al. Daratumumab monotherapy in patients with treatment-refractory multiple myeloma (SIRIUS): an open-label, randomized, phase 2 trial. Lancet, 2016, 387(10027):1551–1560.

40. Rajkumar SV. Daratumumab in multiple myeloma (Comment). Lancet, 2016, 387(10027):1490–1492.

41. KASTE SC, CHESNEY RW, HUDSON MM, et al. Bone mineral status during and after therapy of childhood cancer: an increasing population with multiple risk factors for impaired bone health. J Bone Min Res, 1999, 14(12):2010–2014.

42. Leukemia and Lymphoma Society. Facts and Statistics. http://www.lls.org/nttp%3A/llsorg.prod.acquia-sties.com/facts-and-statistics/acts-and-statistics-overivew.facts-and-statistics. Accessed 4 Apr 2016.

43. National Cancer Institute; Surveillance, Epidemiology, and End Results Program. SEER stat fact sheets: myeloma. http://seer.cancer.gov/statfacts/html/mulmy.html. Accessed 4 Apr 2016.

44. ZMUDA JM, CAULEY JA, LJUNG B-M, et al. Bone mass and breast cancer risk in older women: difference by stage of diagnosis. J Nat Cancer Inst, 2001, 93(12):930–936.

45. ZAMBETTI A, TARTTER P. Bone mineral density is a prognostic factor for postmenopausal Caucasian women with breast cancer. Breast J, 2013, 19(2):168–172.

46. FARHAT GN, TAIOLI E, CAULEY JA, et al. The association of bone mineral density with prostate cancer risk in the Osteoporotic Fracture in Men (Mros) study. Cancer Epidemiol Biomarkers Prev, 2009, 18(1):148–154.

47. NELSON RL, TURYK M, KIM J, et al. Bone mineral density and the subsequent risk of cancer in the NHANES I follow-up cohort. BMC Cancer, 2002, 2(22):1–9.

48. HADJI P, ZILLER M, ALBERT US, et al. Assessment of fracture risk in women with breast cancer using current vs emerging guidelines. Br J Cancer, 2010, 102(4):645–650.

49. CHEN Z, MARICIC M, ARAGAKI AK, et al. Fracture risk increases after diagnosis of breast or other cancers in postmenopausal women—results from the Women's Health Initiative. Osteoporos Int, 2009, 20(4):527–536.

50. BERRUTI A, DOGLIOTTI L, TERRONE C, et al. Changes in bone mineral density, lean body mass and fat content as measured by dual energy X-ray absorptiometry in patients with prostate cancer without apparent bone metastases given androgen deprivation therapy. J Urol, 2002, 167(6):2361–2367.

51. American Cancer Society Bone metastasis. http://www.cancer.org/treatment/understandingyourdiagnosis/bonemetastasis/bone-metastasis-detailed-guide. Accessed 4 Apr 2016.

52. COLEMAN RE. Clinical features of metastatic bone disease and risk of skeletal morbidity. Clin Cancer Res, 2006, 12 Suppl 20:6243s–9.

53. SIM FH, PRITCHARD DJ. Metastatic disease in the upper extremity. Clin Orthop Relat Res, 1982, 169:83–94.

54. COLEMAN R, BODY JJ, AAPRO M, et al. Bone health in cancer patients: ESMO clinical practice guidelines. Ann Oncol, 2014, 25 Suppl 3:124–137.

55. MAXWELL C, VIALE PH. Cancer treatment-induced bone loss in patients with breast or prostate cancer. Oncol Nurs Forum, 2005, 32(3):589–601.

56. OKEKE TC, ANYAEHIE UB, EZENYEAKI CC. Premature menopause. Ann Med Health Sci Res, 2013, 3(1):90–95.

57. MICHAUD LB, GOODIN S. Cancer-treatment-induced bone loss, part 1. Am J Health Syst Pharm, 2006, 63(5):419–430.

58. SHAPIRO CL, MANOLA J, LENOFF M. Ovarian failure after adjuvant chemotherapy is associated with bone loss in women with early-stage breast cancer. J Clin Oncol, 2001, 19(140):3306–3311.

59. POWLES TJ, HICKISH T, KANIS JA, et al. Effect of tamoxifen on bone mineral density measured by dual-energy x-ray absorptiometry in healthy premenopausal and postmenopausal women. J Clin Oncol, 1996, 14(1):78–84.

60. GNANT M, MINERITSCH BB, LUSCHIN-EBENGREUTH G, et al. Adjuvant endocrine therapy plus zoledronic acid in premenopausal women with early stage breast cancer: 5 year follow-up of ABCSG-12 bone-mineral density substudy. Lancet Oncol, 2008, 9(9):840–849.

61. PAGANI O, REGAN MM, WALLEY BA, et al. Adjuvant exemestane with ovarian suppression in premenopausal breast cancer (TEXT study). N Engl J Med, 2014, 37(2):107–118.

62. FRANCIS PA, REGAN MM, FLEMING GF, et al. Adjuvant ovarian suppression in premenopausal breast cancer. N Engl J Med, 2015, 372(5):436–446.

63. GARDSELL P, JOHNELL O, NILSSON BE. The predictive value of bone loss for fragility fractures in women: a longitudinal study over 15 years. Calcif Tissue Int, 1991, 49(2):90–94.

64. VAN DER KLIFT M, DE LAET CE, MCCLOSKEY EV, et al. Risk factors for incident vertebral fractures in men and women: the Rotterdam Study. J Bone Min Res, 2004, 19(7):1172–1180.

65. CHOKSI P, WILLIAMS M, CLARK PM, et al. Skeletal manifestations of treatment of breast cancer. Curr Osteoporos Rep, 2013, 11(4):319–328.

66. GOSS PE, INGLE JN, ALES-MARTINEZ JE, et al. Exemestane for breast-cancer prevention in postmenopausal women. N Engl J Med, 2011, 364(24):2381–2391.

67. CUZICK J, SESTAK K, FORBES JF, et al. Anastrozole for prevention of breast cancer in high-risk postmenopausal women (IBIS-II): an international, doubleblind, randomized placebo-controlled trial. Lancet, 2014, 383(9922):1041–1048.

68. CHEUNG AM, TILE L, CARDEW S, et al. Bone density and structure in healthy postmenopausal women treated with exemestane for the primary prevention of breast cancer: a nested substudy of the MAP 3 randomized controlled trial. Lancet Oncol, 2012, 13(3):275–284.

69. CAULEY J. Bone loss associated with prevention of breast cancer. Lancet, 2012, 13(3):221–222.

70. PEREZ EA, JOSSE RG, PRITCHARD KI, et al. Effect of letrozole versus placebo on bone mineral density in women with primary breast cancer completing 5 or more years of adjuvant tamoxifen: a companion study to NCIC CTG MA,17. J Clin Oncol, 2006, 24(22):3629–3635.

71. MINCEY BA, DUH MS, THOMAS SK, et al. Risk of cancer treatment-associated bone loss and fractures among women with breast cancer receiving aromatase inhibitors. Clin Breast Cancer, 2006, 7(2):127–132.

72. MIEOG JS, VAN DER HAGE JA, VAN DER VELDE CJ. Neoadjuvant chemotherapy for operable breast cancer. Br J Surg, 2007, 94(10):1189–1200.

73. LOVE RR, MAZESS RB, BARDEN HS, et al. Effects of tamoxifen on bone mineral density in postmenopausal

women with breast cancer. N Engl J Med, 1992, 326(3):852–856.

74. COOKE AL, METGE C, LIX L, et al. Tamoxifen use and osteoporotic risk fracture: a population-based analysis. J Clin Oncol, 2008, 26(32):5227–5232.

75. VOGEL VG, COSTANTINO JP, WICKERMAN DL, et al. Update of the national surgical adjuvant breast and bowel project study of tamoxifen and raloxifene (STAR) P-2 trial: preventing breast cancer. Cancer Prev Res, 2010, 3(6):696–706.

76. COLEMAN R, GRAY R, POWLES T, et al. Adjuvant bisphosphonate treatment in early breast cancer: meta-analysis of individual patient's data from randomized trials. Lancet, 2015, 386(10001):1353–1361.

77. BRUFSKY AM, HARKER WG, BECK JT, et al. Final 5-year results of Z-FAST trial: adjuvant zoledronic acid maintains bone mass in postmenopausal breast banker patients receiving letrozole. Cancer, 2012, 118(5):1192–1201.

78. STOPECK AT, LIPTON A, BODY JJ, et al. Denosumab compared with zoledronic acid for the treatment of bone metastases in patients with advanced breast cancer: a randomized, double-blind study. J Clin Oncol, 2010, 28(35):5132–5139.

79. MARTIN M, BELL R, BOURGEOIS H, et al. Bone-related complications and quality of life in advanced breast cancer: results from a randomized phase III trial of denosumab versus zoledronic acid. Clin Cancer Res, 2012, 18(17):4841–4849.

80. VAN POZNIK CH, VON ROENN JH, TEMIN S. American Society of Clinical Oncology clinical practice guideline update: recommendations on the role of bone-modifying agents in metastatic breast cancer. J Oncol Pract, 2011, 7(2):117–121.

81. BLANCHETTE PS, PRITCHARD KI. The role of bisphosphonates in early-and advanced-stage breast cancer: have we finally optimized care? http://www.cancernetwork.com/oncology-journal/role-bisphosphonates-early-and-advancedstage-have-we-finally-optimized care. Accessed 18 Apr 2016.

82. GNANT M, PFEILER G, DUBSKY PC, et al. Adjuvant denosumab in breast cancer (ABCSG-18: a multicentre, randomized, double-blind, placebo-controlled trial. Lancet, 2015, 386(9992):433–443.

83. GNANT M, PFEILER G, DUBSKY PC, et al. The impact of adjuvant denosumab on disease-free survival: results from 3,425 postmenopausal patients of the ABCSG-18 trial. Presented at 2015 Breast Cancer Symposium, San Antonio, TX; 2015; Abstract S2-02.

84. JOHNSON GL. Denosumab (Prolia) for treatment of postmenopausal osteoporosis. Am Fam Physician, 2012, 84(4):334–336.

85. KOO K, LAW K, MITTMANN N, et al. Comparing cost-effectiveness analyses of denosumab versus zoledronic acid for the treatment of bone metastases. Support Care Cancer, 2013, 21(6):1785–1791.

86. HIMELSTEIN AL, QIN R, NOVOTNY PJ, et al. CALGB 70604 (Alliance): a randomized phase III study of standard dosing vs longer interval dosing of zoledronic acid in metastatic cancer. J Clin Oncol, 2015, 33 (suppl; abst 9501).

87. MUNCH KJ. Reinventing bone loss and fracture in cancer patients. OncoLog. 2010;55(3). http://www2.mdanderson.org/depts/oncolog/articles/pdf/10/3-mar/3-10-2.pf.html.

88. SAYLOR PJ, SMITH MR. Bone health and prostate cancer. Prostate Cancer Prostatic Dis, 2010, 13(1):20–27.

89. BODY JJ. Treatment and prevention of bone metastases and myeloma bone disease. In: Rosen CR, editor. Primer on the metabolic bone diseases and disorders of mineral metabolism. Ames: Wiley, 2013:741.

90. BROWN SA, GUISE TA. Cancer-associated bone disease. Curr Osteoporos Rep, 2007, 5(3):120–127.

91. GUISE TA. Bone loss and fracture risk associated with cancer therapy. Oncologist, 2006, 11(10):1121–1131.

92. COLEMAN RE. Metastatic bone disease: clinical features, pathophysiology and treatment strategies. Cancer Treat Rev, 2001, 27(3):165–176.

93. SAAD F, GLEASON DM, MURRAY R, et al. Long-term efficacy of zoledronic acid for the prevention of skeletal complications in patients with metastatic hormone-refractory prostate cancer. J Natl Cancer Inst, 2004, 96(11):879–882.

94. U.S. Food and Drug Administration. Zometa (zoledronic acid) for injection. http://www.fda.gov/safety/medwatch/safetyinformation/ucm244411.htm. Accessed 17 Apr 2016.

95. American Cancer Society. Preventing and treating prostate cancer spread to bones. 2016. http://www.cancer.org/cancer/prostate-cancer-treating-treating-pain. Accessed 10 May 2016.

96. FIZAZI K, CARDUCCI M, SMITH M, et al. Denosumab versus zoledronic acid for treatment of bone metastases in men with castration-resistant prostate cancer: a randomized, double-blind study. Lancet, 2011, 377(9768):813–822.

97. HONG BY, IBRAHIM MFK, FERNANDEZ R, et al. De-escalation of bone-targeted agents for metastatic prostate cancer. Curr Oncol, 2016, 23(1):e77–e78.

98. ARAGON-CHING JB. Unravelling the role of denosumab in prostate cancer. Lancet, 2011, 377(9768):785–786.

99. GOMEZ-VEIGA F, PONCE-REIXA J, MARTINEZ-BREIJO S, et al. Advances in prevention and treatment of bone metastases in prostate cancer. Role of RANK/RANKL inhibition. Actas Urol Esp (English Edition), 2013, 37(5):292–304.

100. SMITH MR. Bisphosphonates to prevent osteoporosis in men receiving androgen deprivation therapy for prostate cancer. Drugs Aging, 2003, 20(3):175–183.

101. DIAMOND TH, HIGANO CS, SMITH MR, et al. Osteoporosis in men with prostate carcinoma receiving androgen-deprivation therapy: recommendations for diagnosis and therapies. Cancer, 2004, 100(5):892–899.

102. SHAHINIAN VS, KUO YF, FREEMAN JL, et al. Risk of fracture after androgen deprivation for prostate cancer. N Engl J Med, 2005, 352(2):154–164.

103. WANG A, OBERTOVA Z, BROWN C, et al. Risk of fracture in men with prostate cancer on androgen deprivation therapy: a population-based cohort study in New Zealand. BMC Cancer, 2015, 15:837.

104. SMITH MR, MCGOVERN FJ, ZIETMAN AL, et al. Pamidronate to prevent bone loss during androgen-deprivation therapy for prostate cancer. N Engl J Med, 2001, 345(13):948–955.

105. MICHAELSON MD, KAUFMAN DS, LEE H, et al. Randomized controlled trial of annual zoledronic acid to gonadotropin-releasing hormone agonist-induced bone loss in men with prostate cancer. J Clin Oncol, 2007, 25(9):1038–1042.

106. SMITH MR, MORTON RA, BARNETTE KG, et al. Toremifene to reduce fracture risk in men receiving androgen deprivation therapy for prostate cancer. J Urol, 2013, 189 Suppl 1:S45–S50.

107. SMITH MR, EGERDIE B, HERNANDEZ N, et al. Denosumab in men receiving androgen-deprivation therapy for prostate cancer. N Eng J Med, 2009, 361(8):745–755.

108. BODY JJ. Prevention and treatment of side-effects of systematic treatment: bone loss. Ann Oncol, 2010, 21 Suppl 7:180–185.

109. HANSELL DM. Classification of diffuse lung disease: why and how. RSNA Radiol. 2013;268(3):628–40. http://dx.doi.org/10.1148/radiol.13120908.

110. MCGLYNN KA, GRIDLEY G, MELLEMKJAER L, et al. Risks of cancer among a cohort of 23,935 men and women with osteoporosis. Int J Cancer, 2008, 122(8):1879–1884.

111. HATLIN P, LANGHAMMER A, FORSMO S, et al. Bone mineral density, fracture history, self-reported osteoporosis as proxy variables for estrogen and the risk of nonsmall-cell lung cancer—a population based cohort study, the HUNT study: are proxy variables friends of faults? Lung Cancer, 2013, 81(1):39–46.

112. D'ANTONIO, PASSARO A, GORI B, et al. Bone and brain metastasis in lung cancer: recent advances in therapeutic strategies. Ther Adv Med Oncol, 2014, 6(3):101–104.

113. SONG J, OH Y, SHIM T, et al. Efficacy comparison between 18 F-FDG PET/TC and bone scintigraphy in detecting bone metastases of non-small lung cancer. Lung Cancer, 2009, 65(3):333–338.

114. SAAD F, LIPTON A, COOK R, et al. Pathologic fractures correlate with reduced survival in patients with malignant bone disease. Cancer, 2007, 110:1860–1867.

115. Azvolinsky, A. Bone metastases in lung cancer patients linked with poorer prognosis. http://www.physicianspractice.com/bone-metastases/bone-metastases-lung-cancer-patients-linked-poorer-prognosis. Accessed 12 Mar 2016.

116. KUCHUK M, KUCHUK I, SABRI E, et al. The incidence and clinical impact of bone metastases in non-small cell lung cancer. Lung Cancer, 2015, 89(2):197–202.

117. DA SILVA GT, BERGMANN A, THULER LC. Skeletal related events in patients with bone metastasis arising from non-small cell lung cancer. Support Care Cancer, 2016, 24(2):731–736.

118. BRODOWICZ T, O'BYRNE K, MANEGOLD C. Bone matters in lung cancer. Ann Oncol, 2012, 23(9):2215–2222.

119. KOLACZKOWSKA M, JUNIK K, RZYMKOWSKA M,

et al. The effect of chemotherapy on bone metabolism in patients with non-small cell lung cancer. Pneumonol Alergol Pol, 1998, 66(5–6):283–289.

120. PARK GY, WILSON JJ, SONG Y, et al. Phenanthriplatin, a monofunctional DNA-binding platinum anticancer drug candidates with unusual potency and cellular activity profiles. Proc Natl Acad Sci U S A, 2012, 109(30):11987–11992.

121. ROSEN LS, GORDON D, TCHEKMEDYIAN NS, et al. Longterm efficacy and safety of zoledronic acid in the treatment of skeletal metastases in patients with nonsmall cell lung carcinoma and other solid tumors: a randomized, phase III, doubleblind, placebo-controlled trial. Cancer, 2004, 100(12):2613–2621.

122. MAHTANI R, KHAN R, JAHANZEB M. The potential application of zoledronic acid as anticancer therapy in patients with non-small- cell lung cancer. Clin Lung Cancer, 2011, 12(1):26–32.

123. HENRY D, COSTA L, GOLDWASSER F, et al. Randomized, doubleblind study of denosumab versus zoledronic acid in the treatment of bone metastases in patients with advanced cancer (excluding breast and prostate cancer) or multiple myeloma. J Clin Oncol, 2011, 29(9):1125–1132.

124. SCAGLIOTTI GV, HIRSH V, SIENA S, et al. Overall survival improvement in patients with lung cancer and bone metastases treated with denosumab versus zoledronic acid. J Thorac Oncol, 2012, 7(12):1823–1829.

125. SILVA SC, WILSON C, WOLL PJ. Bone-targeted agents in the treatment of lung cancer. Ther Adv Med Oncol, 2015, 7(4):219–228.

126. HIRSH V. Targeted treatments of bone metastases in patients with lung cancer. Front Oncol, 2014, 4:146.

127. FOTTNER A, SZALANTZY M, WIRTHMANN L, et al. Bone metastases from renal cell carcinoma: patients' survival after surgical treatment. BMC Musculoskelet Disord, 2010, 11:145.

128. WOOD SL, BROWN JE. Skeletal metastasis in renal cell carcinoma: current and future management options. Cancer Treat Rev, 2012, 38(4):284–291.

129. WOODWARD E, JAGDEV S, MCPARLAND L, et al. Skeletal complications and survival in renal cancer patients with bone metastases. Bone, 2011, 48(1):160–166.

130. LANGDON J, WAY A, HEATON S, et al. The management of spinal metastases from renal cell carcinoma. Ann R Coll Surg Engl, 2009, 91(8):649–652.

131. LI P, WONG YN, ARMSTRONG K, et al. Survival among patients with advanced renal cell carcinoma in the pretargeted versus targeted therapy eras. Cancer Med, 2016, 5(2):169–181.

132. Kidney Cancer Association. Therapies for advanced kidney cancer. 2016. http://www.kidneycancer.org/knowledge/learn/therapies-for-advanced-kidney-cancer. Accessed 5 May 2016.

133. MATHIAS J, RINI B. Angiogenesis inhibitor therapy in renal cell cancer. In: Lara Jr PN, Jonasch E, editors. Kidney cancer: principles and practice. New York: Springer, 2015:282.

134. MOTZER RJ. New perspectives on the treatment of metastatic renal cell carcinoma: an introduction and historical overview. Oncologist, 2011, 16 Suppl 2:1–3. doi:10.1634/theoncologist.2011-S2-01.

135. National Comprehensive Cancer Network. NCCN clinical practice guidelines in oncology: kidney cancer. 2016. https://www.nccn.org/professionals/physician_gls/f_guidelines.asp. Accessed 5 May 2016.

136. PICKERING LM. Advances in systematic therapy for renal cell carcinoma. Genitourinary Cancers Symposium, 2016. http://gucasym.org/daily-news/advances-systematic-therapyrenalcell-carcinoma. Accessed 5 May 2016.

137. MOTZER RJ, EXCUDIER B, MCDERMOTT DF, et al. Nivolumab versus everolimus in advanced renal-cell carcinoma. N Engl J Med, 2015, 373(19):1803–1813.

138. CHOUEIRI TK, ESCUDIER B, POWLES T, et al. Cabozantinib versus everolimus in advanced renal-cell carcinoma. N Engl J Med, 2015, 373(19):1814–1823.

139. LOGAN JE, RAMPERSAUD EN, SONN GA, et al. Systematic therapy for metastatic renal cell carcinoma: a review and update. Rev Urol, 2012, 14(304):65–78.

140. KIJIMA T, FUJI Y, USAMA T, et al. Radiotherapy to bone metastases from renal cell carcinoma with or without zolendronate. BJU Int, 2009, 103(5):620–624.

141. LIPTON A, ZHENG M, SEAMAN J. Zoledronic acid delays the onset of skeletal-related effects and the progression of skeletal disease in patients with advanced renal cell carcinoma. Cancer, 2003, 98(5):962–967.

142. VRDOLJAK E, RINI B, SCHMIDINGER M, et al. Bisphosphonates and vascular endothelial growth factor-targeted drugs in the treatment of patients with renal cell carcinoma metastatic to bone. Anticancer Drugs, 2013, 25(5):431–440.

143. BEUSELINCK B, WOLTER P, KARADIMOU A, et al. Concomitant oral tyrosine kinase inhibitors and bisphosphonates in advanced renal cell carcinoma with bone metastases. Br J Cancer, 2012, 107(10):1665–1671.

144. KEIZMAN D, ISH-SHALOM M, PILI R, et al. Bisphosphonates combined with sunitinib may improve the response rate, progression free survival and overall survival of patients with bone metastases from renal cell carcinoma. Eur J Cancer, 2012, 48(7):1031–1037.

145. KEIZMAN D, ISH-SHALOM M, MAIMON N, et al. Are bisphosphonates an indispensable tool in the era of targeted therapy for renal cell carcinoma and bone metastases? World J Urol, 2014, 32(1):39–45.

146. O'TOOLE GC, BOLAND PJ, HERKLOTZ M. Bone metastasis. In: Stubblefield MD, O'Dell MW, editors. Cancer rehabilitation: principles and practice. New York: Demos, 2009:773–782.

147. HARRINGTON KD, SIM FH, ENIS JE, et al. Meethylmethacrylate as an adjunct in internal fixation of pathological fractures. Experience with three hundred and seventy-five cases. J Bone Joint Surg Am, 1976, 58(8):1047–1055.

148. MIRELS H. Metastatic disease in long bones: a proposed scoring system for diagnosing impending pathologic fractures. Clin Orthop Relat Res, 2003, 415(Suppl):S4–13.

149. FITZPATRICK TW. Principles of physical and occupational therapy in cancer. In: Stubblefield MD, O'Dell MW, editors. Cancer rehabilitation; principles and practice. New York: Demos, 2009:785–796.

150. LIAVAAG AH, DORUM A, FOSSA SD, et al. Controlled study of fatigue, quality of life and somatic and mental morbidity in epithelial ovarian cancer survivors: how lucky are the lucky ones? J Clin Oncol, 2007, 25(15):2049–2056.

151. LIAVAAG AH, DORUM A, FOSSA SD, et al. Morbidity associated with "self-rated health" in epithelial ovarian cancer survivors. BMC Cancer, 2009, 9(2):1–11.

152. BEX A, GORE M, MULDERS P, et al. Recent advances in the treatment of advanced renal cell carcinoma : towards multidisciplinary personalized care. BJU Int, 2012, 110(9):1289–1300.

153. Rini B. Renal cell carcinoma treatment regimens. 2016. http://www.cancertherapyadvisor.com/renal-cell-carcinoma-treatment-regimens/article/218161.

154. Bone Sarcoma and Subtypes. Sarcoma Alliance. 2016. http://sarcomaalliance.org/what-youneed-to-know. Accessed 2 May 2016.

155. Bone Cancer. American Cancer Society, Atlanta. 2016. http://www.cancer.org/acs/groups/cid/documents/webcontent/003086-pdf.pdf. Accessed 5 Feb 2016.

156. TAO J, BAE Y, WANG LL, et al. Osteogenic osteosarcoma. In: Rosen C, editor. Primer on the metabolic bone diseases and disorders of mineral metabolism. Ames: Wiley, 2013: 702–710.

157. DHAKAL S, CHEN J, MCCANCE S, et al. Bone density changes after radiation for extremity sarcomas: exploring the etiology of pathologic fractures. Int J Radiat Oncol Biol Phys, 2011, 80(4):1158–1163.

158. STEWART E, GOSHORN R, Bradley C, et al. Targeting the DNA repair pathway to Ewing Sarcoma. Cell Rep, 2014, 9(3):829–841.

159. ORDONEZ JL, AMARAL AT, CARCABOSO AM, et al. The PARP inhibitor olaparib enhances the sensitivity of Ewing sarcoma to trabectedin. Oncotarget, 2015, 6(22):18875–18890.

160. RUZA E, SIERRASESUMAGA L, AZONA C, et al. Bone mineral density and bone metabolism in children treated for bone sarcoma. Pediatr Res, 2006, 59(6):866–871.

161. AHN JH, CHO WH, LEE JA, et al. Bone mineral density change during adjuvant chemotherapy in pediatric osteosarcoma. Ann Pediatr Endocrinol Metab, 2015, 20(3):150–154.

162. PIRKER-FRUHAUF UM, FRIESENBICHLER J, URBAN EC, et al. Osteoporosis in children and young adults: a late effect after chemotherapy for bone sarcoma. Clin Orthop Relat Res, 2012, 470(10):2874–2885.

163. HOBUSCH GM, NOEBAUER-HUHMANN I, KRALL C, et al. Do long-term survivors of Ewing family of tumors experience low bone mineral density and increased fracture risk? Clin Orthop Relat Res, 2014, 472(11):3471–3479.

164. HOBUSCH GM, TIEFENBOECK TM, PATSCH J, et al. Do patients after chondrosarcoma treatment have age-appropriate bone mineral density in the long term? Clin Orthop Relat Res, 2016, 474(6):1508–1515.

165. WASILEWSKI-MASKER K, KASTE SC, HUDSON MM, et al. Bone mineral density deficits in survivors of childhood cancer: long-term follow-up guidelines and review of the literature. Pediatrics, 2008, 121(3):e705–e713.

166. ORY B, HEYMANN MF, KAMIJO A, et al. Zoledronic acid suppresses lung metastases and prolongs overall survival of osteosarcoma-bearing mice. Cancer, 2005, 104(11):2522–2529.

167. LIM SW, AHN JH, CHOI A, et al. Efficacy of pamidronate in pediatric osteosarcoma patients with low bone mineral density. Ann Pediatr Endocrinol Metab, 2016, 21(1):21–25.

17　儿童起病疾病中的原发性骨质疏松症

作者：Christina V. Oleson

译者：代丽怡　赵金霞

过去，人们认为骨质疏松症见于老年女性，或者见于具有某些基础性疾病的成人，这些基础性疾病能够导致进行性骨丢失和脆性骨折。最近，医师和研究人员意识到能够导致低骨密度（BMD）和骨折的病因和危险因素，不仅出现在晚年，也可以出现在儿童和青少年时期。儿童时期发生但与成人有关的疾病可以分为以下两类：一类是原发性骨病，特别是成骨不全症和幼年特发性关节炎；另一类是继发性骨病，这类疾病由某种原发性疾病引起，包括脑瘫和假肥大性肌营养不良，继发性骨病将在下一章节进行具体介绍。其他儿童疾病，如构成女运动员三联征的进食障碍、闭经、骨质疏松症将在本章节的其他段落介绍。这些疾病的共同点是均从儿童时期发病，在青少年时期或青少年时期之前导致骨质疏松症，因此患者在 20~30 岁时的骨骼类似于 70~80 岁老年人的骨骼。从婴儿期到 19 岁的骨骼健康受损，会导致终生的骨质疏松症风险。

儿童骨量的评估

双能 X 线吸收测定法（dual energy X-ray absorptiometry，DXA）和 T 值等测量成人骨量的方法在未认识到生长发育影响的情况下，不能直接应用于儿童[1]。骨骼为三维立体结构，但 DXA 是基于二维平面（单位面积）的测量方法。它是用面积来计算骨密度，反映的是面积骨密度（aBMD），但它不能测量体积骨密度（vBMD），vBMD 在确定儿童持续变化的骨密度方面有重要价值。另一种诊断工具是定量计算机断层扫描（QCT），可以作为 DXA 的补充测量方法。三维 QCT 不受身体或骨骼大小的影响，它能够测量 vBMD，并且可以将皮质骨和松质骨区分开，这是理解儿童骨动力学的重要因素。即使 QCT 具有低普及率和高放射剂量等缺点，但对儿童来说，QCT（尤其是低放射剂量的外周 QCT）仍然是一种安全的筛选方法，QCT 也越来越多地应用于临床实践。

此外，通过 DXA 得出用于评估成人骨密度的 T 值不能应用于儿童。T 值是将测得的骨密度数据与健康的同性别年轻成人的骨密度值相比较得出的值，反映了从成年早期阶段开始的骨丢失。Z 值是将测得的骨密度值与同性别同年龄人群的骨密度值相比较得出的，并根据身高、体重、青春期状态和种族情况进行校正。Z 值 ≤ -2 提示被测儿童或青少年的骨密度降低[2]。

对于儿童来说，推荐进行 DXA 的部位是腰椎和全身（排除颅骨），由于骨骼发育的变异性，髋部测量并不可靠。DXA 扫描也有可能导致严重误诊，特别是由培训不足的技术人员进行操作和解读时。一项由 34 名 14~17 岁儿童参与的

© Springer International Publishing Switzerland 2017

C.V. Oleson, *Osteoporosis Rehabilitation*, DOI 10.1007/978-3-319-45084-1_17

试验显示了误诊是如何出现的。69% 的错误源于使用 T 值来诊断骨质疏松症,其他错误源于参照了没有涉及性别和种族差异的数据库(21)、错误的骨显像(21)、未能考虑身材矮小因素(15%)或其他统计学错误(12%)[3, 4]。Binkovitz 和 Henwood 指出,小儿放射科医师需要具备以下 3 种能力:一是作为一名接受过训练的"临床病理学家",能够根据质量控制数据和临床图像监测 DXA 测量;二是作为一名"统计学家",理解 Z 值的概念,具备关于数值结果的限制性和使用的相关知识;三是作为一名"骨专家",能够将数值转化为对临床有用的结果[5]。

骨密度测定的目的在于确定有高骨折风险的患者、指导治疗和监测疗效。国际临床骨密度学会在 2013 年发表的一篇儿科方面的论文[6]中指出,即使 DXA 应该成为全面骨骼分析的一部分,儿童和成人骨质疏松症的诊断不能只基于骨密度测量信息。其他诊断依据如下。

1. 在没有局部疾病和高能量创伤的情况下,出现一处或多处椎体压缩性骨折。

2. 无椎体压缩性骨折,但有显著临床骨折史,且 BMD 测定 Z 值 ≤ -2.0。显著临床骨折史应当包含以下一种或多种情况:①在 10 岁之前发生 2 处或 2 处以上长骨骨折;②在 19 岁以前的任何年龄发生 3 处或 3 处以上长骨骨折。

其他与儿童低骨密度有关的因素包括原发性和继发性骨病的出现及其严重程度、药物影响、家族史、基因遗传、营养不良、缺乏负重耐力活动、长期制动、青春期延迟和肥胖。

许多与骨质疏松症有关的疾病会影响儿童及成人骨量的测量,特别是随着骨密度测量诊断方法的使用增多,这种影响也越来越大。患有这些疾病的儿童和成人患者生存率不断提高,这也导致了相应年龄段低骨密度患者数量不断增加。这些疾病可以分为以下两类:一类是由遗传性骨骼异常引起的原发性骨病,另一类是由基础疾病和(或)其治疗引起的继发性骨病。

成骨不全症

分类和病理生理

成骨不全症(OI)又称"脆骨病",是"原发性骨质疏松症"最常见的类型。此疾病的特点是在轻微创伤或无创伤情况下易发生骨折。OI 由显性遗传(等位基因)缺陷引起,这种缺陷会影响 I 型胶原蛋白的产生,I 型胶原蛋白是一种"支架"蛋白,具有长且柔韧的纤维,使骨骼、皮肤、软骨富有强度。每 20 000~50 000 人中可发生 1 例 OI。OI 可依据严重程度分为 11 种类型,I 型最常见(占 OI 的 50%~60%)且最轻;II 型最严重,患儿常在出生时或出生后不久死亡。一般情况下,I 型 OI 患者具有正常的胶原纤维,但胶原纤维量减少,而病情较重的类型则有异常胶原蛋白的产生,胶原蛋白的质或量的异常都会导致骨折的发生[7]。虽然大部分 OI 遗传自父母,但有 25% 的儿童没有 OI 家族史,在这些没有家族史的患者中,遗传缺陷是由自发突变引起的。不管 OI 由何种病因引起,遗传缺陷仍是最常见的病因,这意味着 OI 患者有 50% 的概率将疾病遗传给孩子[8]。OI 有别于第二种原发性骨病,幼年特发性骨质疏松症(IJO):OI 有遗传缺陷这一直接病因,而 IJO 没有已知的病因;IJO 出现于青春期前(8~12 岁),而非出生时;IJO 主要见于成长中的儿童,大多数 IJO 自发消失,并且骨丢失最终会完全恢复[9]。

OI 患者自出生起便患病,并在一生中不同程度地受到疾病的影响。I 型 OI 的临床特征包括骨折倾向,皮肤薄而光滑,关节松弛,肌肉无力,蓝色、灰色或紫色巩膜(眼睛的白色部分),身材几近正常,三角形脸,可能会有易碎的牙齿和听力损失;更严重的 OI 病例表现为身材矮小,呼吸系统疾病,肢体弯曲,脊柱后凸和侧凸[10]。图 17-1 显示了 OI 的成角畸形特征。识别上述临床特征并且获得病史和家族史是识别 OI 的第一步。实验室检查包括 X 线和超声，用于定位骨骼异常，皮肤活检用于确定 I 型胶原蛋白是否存在质和量的异常，对血液样本进行 DNA 测序鉴定是否存在基因突变，实验室检查有助于确认 OI 的临床诊断[11]。OI 的临床特征

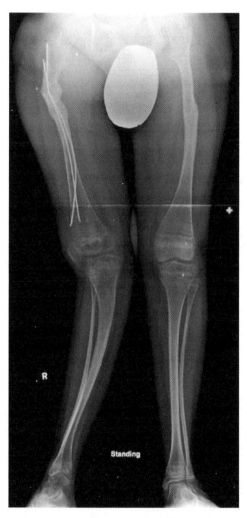

图 17-1　OI 慢性骨改变和成角畸形的 X 线影像。在这幅图像中，可以注意到愈合的右侧股骨干近端骨折，伴有两个髓内针。双下肢均显示一定程度的内翻成角。左侧股骨也明显可见年龄不确定的部分重塑骨折，伴有轻度的残余畸形。双腿细长，所有骨骼均有弯曲，右侧胫骨弯曲最为明显（来源：http://radiopaedia.org/cases/osteogenesis-imperfecta-2. Accessed 27 Jan 2016）

和初步诊断检查见表 17-1[12]。

骨密度是 OI 患者最应关注的指标之一。在患者的生长发育期间，儿童期易出现骨丢失，导致骨生长受损，并且在任何年龄都无法达到峰值骨量。因此，国家关节炎和肌肉骨骼与皮肤病研究所及其他相关组织不断强调骨质疏松症几乎是 OI 的普遍结果。OI 患者骨质疏松症的管理目标是双重的：提升每个年龄段的骨密度并减少与年龄相关的骨丢失[8]。由于 OI 的既存效应，另外的与年龄有关的骨质疏松症会加剧，且中年骨折率也趋于增加。

骨密度测量，包括 DXA 和 QCT，在儿童及成人 OI 管理中是必不可少的。对于儿童来说，DXA 和 QCT 在评估骨骼生长和骨折发生的可能性方面至关重要，同时也为研究不同治疗方式的疗效提供了方法。DXA 和 QCT 也推荐用于成人，建立一个基线，并确定骨密度的改变是随时间出现的或是治疗的结果。OI 患者的骨密度测量可能会受到脊柱弯曲畸形或金属杆放置位置的影响。

儿童 1 型成骨不全症和骨质疏松症的管理

非药物治疗：治疗与外科干预

由于 OI 的复杂性，多学科方法是管理儿童和成人 OI 最有效的方法，包括儿科医师、外科医师、物理治疗师、营养师，甚至父母和老师[13]。骨折管理和保护是 OI 治疗的主要内容。为了防止骨折后制动所致的骨丢失，建议石膏只短期使用，应用夹板和支具来代替石膏，夹板和支具在适当的物理治疗时可以移除。避免扭转、摇晃、振动是至关重要的，这也是水疗和游泳的价值所在，它们提供了一个无重力环境，这种环境降低了骨折风险。如果条件允许，结合水上运动、髋关节伸展和外展锻炼、步行、跳舞、

表 17-1　OI 的分类和主要特征

OI 类型	相对发病率 / 死亡率	遗传学	胶原蛋白	主要特征
1	最轻的类型	常染色体显性遗传	质正常	易骨折
			量不足	蓝灰色巩膜
			有缺陷的 1 型胶原蛋白导致巩膜变色	肌张力差，关节松弛
				轻微脊柱弯曲
				轻微突眼
				部分儿童早期听力损失
2	严重，围产期常致死	常染色体显性遗传	质差	由于肺发育不全引起的呼吸衰竭和其他严重的呼吸系统疾病
			量不足	脑出血
				严重骨畸形与身材矮小
3	病情不断进展，中度严重	常染色体显性遗传	质差	不断进展，致畸
			量不足	易骨折
				骨骼畸形（通常严重）
				三角形脸
				肌张力差和关节松弛
				蓝灰色巩膜
				可能出现早期听力损失
				身材矮小与脊柱弯曲
				可能出现呼吸系统疾病
4	中度严重，多变的	常染色体显性遗传	质差	致畸
			量不足	易骨折（青春期前）
				身材矮小和脊柱畸形
				桶状胸
				轻至中度骨骼畸形
				早期听力损失
5	中度严重	常染色体显性遗传	—	临床上与 4 型相似
				特征性组织学发现（如网状骨）
				骨间膜钙化
				骨折部位骨痂增生
				桡骨头脱位
				混合性听力损失
				长骨弯曲
6	中度严重	常染色体隐性遗传	—	临床上与 4 型相似
				特征性组织学发现（如鱼鳞骨）
				骨矿化缺陷
				极罕见
7	所有完全缺失软骨相关蛋白的病例均死亡	常染色体隐性遗传	—	部分病例在临床上与 4 型相似，其他病例与 2 型相似
				长骨变短（如肱骨、股骨）
				身材矮小与髋内翻
8	严重致死，与 LEPRE1 基因及 leprecan 蛋白变异有关	常染色体隐性遗传	—	临床上与 2 型或 3 型相似，但巩膜仍呈白色
				严重的生长缺陷
				骨骼矿化极度不良

来源：*Facts about Osteogenesis Imperfecta*，www.oif.org.[12]

骑自行车和举重可以帮助促进骨密度最大化并减少肌肉萎缩[14, 15]。

对于儿童 OI 患者来说，体力活动和适当的饮食对于预防肥胖是必不可少的，肥胖会导致运动减少并增加骨骼的压力。推荐补充适量的钙预防骨丢失，补充适量维生素 D 促进钙吸收，补充适量维生素 C 确保结缔组织的健康。避免吸烟和过量饮酒，尽管这种现象在年龄较大的青少年中多见，但吸烟和过量饮酒可导致跌倒和骨折。

1 型 OI 通常不需要外科干预，但是如果出现了严重骨骼畸形或严重骨折，外科医师可以在双下肢长骨插入金属杆以降低骨折风险。对于正在生长发育的 OI 患者，有一种 Fassier–Duval 伸缩式髓内系统，在每一个生长面的远端都安装一根杆，并且可以随着骨骼的生长而伸缩，这克服了老式固定长度的杆造成骨折风险增加的缺陷[16]。

药物干预

近年来，关于成骨不全症和骨质疏松症的研究越来越注重药物治疗，特别是双膦酸盐作为一种抗骨吸收药物的作用，这种药物可以降低破骨细胞移除骨的速率来预防骨量丢失。评价双膦酸盐有效性的临床试验，主要针对患有严重 OI 的儿童，但是有一些试验已经扩展到轻度或中度 OI。包含 I 型 OI 的研究表明，即使总体上不推荐应用双膦酸盐，对于反复骨折和低骨密度患者来说，应用双膦酸盐可能会有个体化收益。例如，在一项关于静脉注射帕米膦酸钠（OI 患者最常用双膦酸盐）研究中，Zacharin 和 Kanumakaia 报道了病情不太严重的 OI 儿童患者骨骼质量的改善、活动性的增加以及骨折发生的减少[17]。

其他涉及一系列 OI 类型和其他双膦酸盐（如静脉应用唑来膦酸和口服阿仑膦酸盐）的试验

都显示出了较好的结果[18, 19]。尽管 FDA 没有批准任何双膦酸盐用于儿童 OI 的治疗，但"适应证外"的双膦酸盐已经日益成为中度至重度儿童 OI 的标准治疗，这反映了已证明的一系列积极效果，包括骨密度的增加、椎体高度的增加、疼痛的缓解、肌肉力量的增强、活动性的增加[20]。然而，双膦酸盐降低骨折风险的功效及其在儿童中应用的持续时间都引起了越来越多的关注。引用最近一些试验的结果[21~23]，Brizola 和 Shapiro 发出了警告：尽管在个体研究中得到了积极结果，但一项大量试验的综合分析显示，对于双膦酸盐能否持续降低儿童和成人 OI 患者骨折风险没有明确的共识，也没有能够解决长期应用双膦酸盐可能会对骨骼产生不利影响的担忧的证据[24]。

最近几年，一系列新的研究发表，进一步阐明了药物干预对 OI 的影响。在系统分析了 10 项只包含儿童患者研究的临床、生化、放射学结果后，Rijks 等发现有 6 项试验表明，双膦酸盐治疗可以显著降低骨折的相对风险，但这种治疗的最佳持续时间尚不明确[25]。在一项评估双膦酸盐（帕米膦酸钠/唑来膦酸）长期治疗结果的工作中，Palomo 等报道了 37 名在 5 岁前开始双膦酸盐治疗（帕米膦酸钠/唑来膦酸）并在研究时接近或处于最终身高的儿童的情况，他们的腰椎骨密度 Z 值增加，身材更高大，但是仍存在频发长骨骨折并出现进行性脊柱侧凸，这强调了双膦酸盐是一种辅助治疗[26]。

除了双膦酸盐，其他药物治疗 OI 的积极作用也已被检验，包括联合疗法，如重组生长激素加双膦酸盐治疗。此外，第一个关于地舒单抗治疗儿童 OI 的前瞻性临床试验显示在 10~12 周的治疗期间，腰椎骨密度的平均相对变化是 +19%，并且骨吸收得到了抑制，这表明在补充钙和维生素 D 的同时，应用 1 年地舒单抗的治疗方案应该是安全的。地舒单抗对于骨折发生率的影响以及最佳治疗时间还有待评估[27]。进一步了解 OI 的机制有助于通过注射间充质干细胞发展新的分子疗法[28]。

成人成骨不全症和骨质疏松症的治疗

非药物治疗

考虑到疾病的严重程度，从儿童期开始就应该教育 OI 患者对自己负责并且尽可能独立。即使过渡计划普遍存在，它们不能包含所有与 OI 有关的变化的病情，这就需要根据成年个体的医疗条件和偏好来调整方法[29]。过渡的关键在于儿童期和成人期医师医疗处理的连续性以及 OI 医疗护理知识有限的医师与经验丰富的医师的医疗处理的连续性[30]。

临床医师必须认识到 OI 直接相关的疾病与其他影响健康老年人的疾病的交汇，认识到在某种程度上二者的治疗可能是相同的。骨密度的下降可以与石膏固定、缺乏负重运动、年龄相关的骨骼和内分泌系统变化有关；但是，与非 OI 人群相比，OI 患者骨丢失的症状可更早出现。推荐周期性的骨密度测试来识别骨质疏松症，确定骨折风险，监测对处方治疗的反应。对大多数 OI 类型的患者来说，健康的生活方式、适当的体重、通过食物或补充剂摄入足量的钙和维生素 D、戒烟、限酒、安全的锻炼计划特别是水疗是有益的。1 型 OI 患者也可以进行非接触运动，这些运动不涉及大范围的扭转。因为糖皮质激素导致骨丢失的作用较强，因此应尽量避免使用[14]。

尽管青春期后骨折的风险下降，但 OI 是一种结缔组织疾病，随着年龄的增长，轻度或中度成年 OI 患者特别是关节柔韧性过强的患者更容易发生软组织损伤[30]。结缔组织受损又可导致骨折，以及肌腱、韧带或肌肉损伤和严重疼痛。

药物干预

关于双膦酸盐治疗成人 OI 的相关研究也已开展，但较儿童 OI 的研究程度有限，目前为止，关于骨折的阳性结果较少。在 Cochrane 评价[21]中，两项关于成人 OI 的研究呈现矛盾的结果。尽管 Adami 等[31]报道了在静脉注射帕米膦酸二钠后骨折发生率降低了 14%，对 Adami 的受试者中至少发生过一次骨折的亚组的进一步分析[21]，结果显示这些患者和对照组之间在骨折上没有差异。在一项涉及阿仑膦酸钠的研究中，Chevral 等[32]表示脊柱和外周骨折率无区别。两项试验都显示了骨密度明显增加。

自 2010 年起，Pavon de Paz 等[33]、Shapiro 等[34]、Bradbury 等[35]关于双膦酸盐治疗成人 OI 的进一步研究均报道了骨密度的增加，但关于骨折率降低的结果尚无定论。Shapiro 表示尽管双膦酸盐不降低 1 型 OI 的骨折率，而静脉注射帕米膦酸盐却减少了更严重疾病类型的骨折的发生。Bradbury 的 meta 分析发现口服双膦酸盐的 OI 患者骨折发生率无明显差异。在这一点上，支持双膦酸盐降低骨折疗效的证据不足，不能推荐用于普遍治疗，特别是长期抗吸收治疗与 OI 患者非典型股骨骨折风险增加相关[36]。由于这一领域的争议越来越多，期待看到对 OI 患者应用更个体化的双膦酸盐起始治疗方案。

第一项关于合成代谢药物特立帕肽[37]治疗成人 1 型 OI 的试验取得了积极成果，表现为髋部和脊椎的面积骨密度、脊椎的体积骨密度、骨形成标志物的增加；在病情更严重的 3 型和 4 型患者中特立帕肽的疗效减弱。需要更大规模的试验来评估特立帕肽减少 OI 骨折的能力，并比较特立帕肽与其他双膦酸盐、合成代谢药物及与其他抗吸收药物合用的疗效。一些需要进一步研究的新治疗方法也有可能对 OI 患者有益。这些新的治疗包括细胞疗法，细胞疗法包括骨髓移植和基因治疗，其中基因治疗的重点是使携带致病体的等位基因沉默、减少或替换，从而有效地将重型 OI 转变为更轻的类型[38, 39]。

随着年龄的增长，成人 OI 带来的影响可能会因年龄相关性骨质疏松症而加重。OI 患者，特别是同时有骨质疏松症的 1 型 OI 必须依赖于最有希望的药物治疗和非药物干预。非药物干预包括良好的营养，足量的钙和维生素 D，强健肌肉的物理治疗，解决教育、工作、日常生活活动需要的作业治疗。

幼年特发性关节炎

"幼年特发性关节炎（JIA）"一词曾经在美国被归类为青少年类风湿关节炎，在英国被归类为慢性关节炎，现在认为 JIA 是一类自身免疫性疾病的国际名称，这些自身免疫性疾病会导致慢性关节炎症和僵硬，在 16 岁及以下的儿童持续 6 周以上。一些患者只在儿童和青少年时期患病，而有些患者会持续到成年。

儿童幼年特发性关节炎

病因和类型

基因和环境因素的联合作用被认为是 JIA 的根本病因。调查显示患者的基因组成导致了疾病发展的趋势，这种趋势实际上由环境因素触发，包括早年感染 / 病毒，还可能包括母乳喂养、母亲吸烟[40]。一项涉及 153 名 JIA 儿童的近期研究提出了另一种可能的因素：儿童期使用抗生素。与未使用过抗生素的儿童相比，使用过 1~2 个疗程抗生素的儿童患 JIA 的比例为 3∶1，使用过 3~5 个疗程抗生素的儿童患 JIA 的比例为 3∶8[41]。

JIA 根据关节受累个数、症状、血液中不同抗体的存在可分为 7 个亚群。在这一章中 JIA 会被分为三大类[42-44]。

（1）寡关节（少关节）型 JIA：近半数 JIA 属于这种类型，女孩比男孩更容易罹患此型，在疾病初始的 6 个月会累及 4 个或更少的关节；如果一些患者在 6 个月后累及 5 个或更多的关节，那么这些患者被称为患有此类型的"扩展"形式，近半数寡关节型 JIA 会发展为"扩展"形式并可能持续到成年。症状包括下肢大关节受累，特别是膝关节，但是患者疼痛和功能障碍的程度较轻。约 70% 的患者抗核抗体（ANA）阳性，易出现眼部疾病如虹膜炎，需要定期进行眼部检查以预防严重视力丧失。寡关节型 JIA 是预后最好的类型。

（2）多关节型 JIA：发生在 30% 的 JIA 儿童，受累的大、小关节达 5 个或以上，特别是手和足关节易受累，关节受累多为对称性，影响身体两侧的相同关节。症状包括受累关节的晨僵、关节肿胀、活动范围受限等。并发症包括关节间隙变窄、骨侵蚀、屈曲挛缩和一些生长障碍。此种类型的 JIA 患者血清学检查通常提示类风湿因子阳性，可能提示类风湿关节炎的早期表现。

（3）系统性 JIA（Still 病）：影响全身，发生在 10%~15% 的 JIA 患者，此类型的特征是 2 周高热、橙红色皮疹、内脏炎症；部分患者的关节肿胀症状可能在起病数月后才出现。贫血、白细胞增多、血小板增多和肝酶升高都与系统性 JIA 有关，并发症包括骨质疏松症、免疫抑制治疗所致感染、生长障碍和心脏病。

诊断

没有一个单项测试能够诊断 JIA。JIA 诊断的第一步是详尽的体格检查和病史。实验室检查包括血常规（检测红细胞、白细胞、血小板异常）、肝功能、抗核抗体检查（检测自身免疫和眼病风险）、骨扫描、红细胞沉降率（测量红细胞在试管中沉降到底部的速度，提示体内的炎症状态）[45]。鉴别诊断需排除与 JIA 症状相似的疾病，包括感染、恶性肿瘤、胶原血管病、寡关节型 JIA 的莱姆病和系统性 JIA 的急性风湿热[44, 46]。JIA 的早期诊断至关重要，以便预防关节和器官不可逆损伤、识别潜在并发症、减少听力和视力受损风险和制订有效的治疗方案。

治疗

JIA 的治疗包括药物治疗、物理治疗、规律运动和营养的综合治疗。

药物治疗

非甾体抗炎药（NSAIDs）和皮质类固醇曾经是 JIA 治疗的支柱，现在它们主要用于桥接和辅助治疗[47]。NSAIDs（阿司匹林、布洛芬、萘普生、COX-2 抑制剂）能减轻疼痛和炎症反应，但是它们有严重的副作用：胃、肝、肾和心脏损伤，高血压，贫血。这些副作用超过了其疗效，特别是当其与生物制剂相比较时。皮质类固醇（氢化可的松、泼尼松）用于治疗严重的症状如心内膜感染，副作用包括生长障碍、骨骼强度减弱、骨质疏松症、易感染，这些副作用限制了皮质类固醇的长期使用[45]。

改善病情的抗风湿药（DMARDs），特别是甲氨蝶呤，能减缓 JIA 的进展并防止病情恶化，但可能需要 3~6 个月才能起效。小剂量甲氨蝶呤不引起危险的副作用，但可以导致贫血、免疫抑制、血细胞减少、肝肾损伤，需要定期进行监测。但是，如 Stoll 所说，它在安全性和疗效方面有着长期的记录，使其成为儿童 JIA 治疗的"金标准"[47]。

基因工程生物反应调节剂（生物制剂）是治疗 JIA 的最新的一类药物，通过针对体内引起炎症反应的特异性蛋白质而起作用。肿瘤坏死因子（TNF）抑制剂依那西普、阿达木单抗和阿

巴西普能抑制炎症蛋白 TNF，被 FDA 批准用于治疗 2 岁以上儿童多关节型 JIA。在系统性 JIA 患者中，生物制剂阿那白滞素和妥珠单抗可有效靶向作用于其他炎症蛋白如白介素 -1 和白介素 -6[48]。已证实生物制剂在治疗更严重类型 JIA 和葡萄膜炎方面既安全又有效，但是长期的安全数据有待进一步研究。

恶性肿瘤与 JIA 治疗处方药的相关性受到越来越多的关注。但是，一项包含 7 812 例儿童的数据试验发现，虽然儿童 JIA 患者恶性肿瘤的发生率较非 JIA 患者增高，但是包括 TNF 抑制剂在内的治疗与恶性肿瘤的发生无显著相关性[49]。

物理治疗 / 运动 / 营养

长期以来基于疾病严重程度的物理治疗方案和适当运动是 JIA 管理的重要组成部分。主要目标是控制疼痛、减轻晨僵、预防和控制关节损伤、增加心血管适应性和保持活动性。举例来说，JIA 患者骨量减少和骨质疏松的主要危险因素之一就是不进行负重运动[50]。与以往试验所得出的锻炼对于 JIA 有不利影响的结论不同，新研究表明运动疗法没有不利影响，也不会使 JIA 的症状加重[51]。事实上，RCA 和非 RCA 都指出了关于上述目标的改进，其中包括无氧运动和身体功能之间的强相关性[52]、水上运动后肿胀关节数目的减少[53]、体力活动和心肺健康的关系[54]、增加肌肉 / 骨骼力量的负重运动（特别是腿部）、预防骨质疏松症的关节功能[50, 55]、当儿童发生急性炎症时可以保持正常关节活动度并防止关节挛缩的伸展运动[46, 50]。生物制剂有利于进行更为积极的治疗。最后，应监测 JIA 患儿是否摄入足够的钙和维生素 D。

JIA 儿童的骨质疏松症

病因

骨质疏松症长期以来被认为是所有 JIA 类型的继发后果，儿童和成人骨质疏松症由一系列相互关联的因素引起，包括病程本身、药物副作用、营养不良、体力活动受限，这些因素都限制了骨量的增加[56]。DXA 评估表明骨矿化减少与骨形成减低有关，骨形成减低与疾病严重程度有关，如多关节型 JIA 的骨密度低于寡关节型 JIA；此外，疾病严重度与骨形成标志物的减少高度相关，但与骨吸收标志物无关[57]。pQCT 测量发现小梁骨密度受到影响，特别是在炎症关节附近[58]。

高累积剂量的皮质类固醇、抗惊厥药物和免疫抑制剂的负面作用对骨量产生不利影响并导致生长迟缓。钙、维生素 D 缺乏及体力活动（增强骨骼、保持骨量、改善平衡和步态所需）缺少也是致病因素[58]。这些致病因素作用的最终结果是增加了骨折易感性。在一项包含 1 939 例受试者（年龄为 1~19 岁）的研究中，Burnham 等报道了儿童和青少年临床骨折风险显著增加，这种现象在青春期男孩中最为明显。

治疗

运动和营养

在服用药物治疗之前，适量运动和优化营养是治疗的第一步。与无骨质疏松症 JIA 患者类似，需要进行有规律、有计划且与疾病严重性相适应的负重运动来增加骨密度、促进骨生长和增加关节活动度[56]。然而，促进骨量增加的最佳运动计划至今并未确定，需要进行更大样本数量的随机对照运动试验[59]。根据疾病类型和病情，可以将包括排球和体操在内的高强度运动纳入有骨质疏松症 JIA 儿童的体育活动计划中。例如，活动性多关节型 JIA 患儿无氧运动能力最易受损并且在高强度运动中更易受伤[60]。

该类人群并不推荐常规性补充钙和维生素 D，关于钙和维生素 D 在皮质类固醇所致骨质疏松症中的经常性应用的解释是相互矛盾的，因此欧洲儿科内分泌学会提出了一项一般性建议，即"确保每天摄入足够的钙、维生素 D 和蛋白质"[61]。

药物

双膦酸盐对于患有骨质疏松症的 JIA 儿童来说是一种有希望的治疗方法，但是，迄今为止，小规模试验的结果有限。一项包含 10 例患者的研究显示，静脉应用帕米膦酸钠治疗皮质类固醇所致骨质疏松症是安全有效的[62]。另一项包含 13 例患者的试验表明，应用氯膦酸二钠治疗后 BMD 增加了 8%，而对照组降低了 7%[63]。需要进一步研究来确定双膦酸盐长期治疗（超过 3 年）和成年后治疗的安全性和有效性，确定治疗的最佳时间和增加骨量是有可能实现的[64]。

JIA 向成年过渡期的管理

一项明智的、精心策划的由儿童向成年期过渡的计划对于 JIA 患者至关重要。与其他儿童疾病相关的过渡问题也适用于 JIA，尤其困难的是从一个长期提供帮助的以家庭为中心的模式向不熟悉的、支持度变低的环境转变，患者必须承担更大的自我照料的责任。对于 JIA 患者来说，确保儿科和成人治疗医师之间的协调性是十分重要的，找到同时具有儿科和成人药物应用知识或者明白 JIA 和类风湿关节炎区别的医师的机构也特别重要[65]。

成人 JIA

病因和症状

尽管相当多的（约 60%）JIA 患儿在进入

成年期时没有功能限制或滑膜炎（关节滑膜的炎症），但30%~56%的成人持续性地发生严重功能受损、关节破坏和滑膜炎[66]。多关节起病的JIA几乎需要长期治疗。另外，部分患者在缓解数年后或在应用改善病情的抗风湿药（DMARDs）有效控制病情一段时间后出现JIA病情的活动。

持续的活动性炎症和关节损伤风险是成人JIA管理的主要挑战。将炎症活动与关节损伤所致的疼痛及晨僵区分开是困难的。晨僵是区分滑膜炎与机械性关节痛的不确定指标，诊断工具如核磁及超声可能会提供方向[65]。起源于儿童期生长模式的双下肢长度差异会导致疼痛、畸形和并发症，特别是在需要关节置换的情况下。持续的骨丢失、关节挛缩、肌肉萎缩、疼痛以及畸形会损害功能，可能需要以全髋或膝关节置换的形式进行干预，并且可能需要定制假肢（通常需要修改）[67]。在一项包括123例JIA成人患者的试验中，超过1/3的患者从儿童期到成年期都有葡萄膜炎的症状，其中寡关节炎型发生率最高（20%）[68]。在一项长达25年的随访研究中，研究对象为65名患有活动性JIA的成人，Zak等发现尽管进行规律的眼部筛查，20%的患者仍出现眼部并发症，这些并发症包括视力部分丧失、青光眼和白内障[69]。视力受损可能直接影响跌倒的频率和严重性。即使是将近跌倒也会使脆弱的关节突然受力增加，导致疼痛并对步态产生不利影响。但是，更密切的临床监测和免疫抑制剂的使用可能会改善视力下降。

治疗

除了关节置换的手术治疗，成人JIA患者可以应用NSAIDs、DMARDs和生物制剂治疗。Packham和Hall[66]在一项涉及246例长期JIA成人患者的研究中发现，72.4%的患者

应用NSAIDs，30.1%的患者应用简单的镇痛药如布洛芬和萘普生。但是，NSAIDs的副作用，特别是胃肠道副作用，使得59%的患者至少停药1次。在同一个研究中，74.4%的患者接受过DMARDs治疗，使用最普遍的药物是甲氨蝶呤，通过减少炎症反应和关节损伤来控制疾病，36.3%的患者仍在服药。儿童期DMARDs的使用并不降低在成人阶段的疗效。

在过去的20年中，生物制剂对儿童和成人有较好的疗效。生物制剂通过抑制免疫系统减缓JIA进程并减轻疼痛、肿胀和晨僵。目前为止，治疗成人JIA的主要生物制剂是肿瘤坏死因子（TNF）抑制剂——依那西普，也是第一个被FDA批准的生物制剂（1999年），用于"减轻2岁及以上中度至重度多关节型JIA患者的体征和症状"。其他生物制剂，特别是专门用于多关节型和系统性JIA的生物制剂最近得到了批准[70]。在英国的一项关于生物制剂治疗成人JIA结果的研究中，McErlane等诊断了225例符合JIA诊断标准的患者，并在成人期开始接受治疗[71]。McErlane等报道，42%的患者5年持续应用最初的生物制剂，其中50%的患者接受超过一种抗肿瘤坏死因子治疗。虽然在对于成人JIA的最佳管理及影响治疗选择的因素方面没有共识，但生物制剂已被证实是一种重要的治疗选择。

成人JIA患者的骨质疏松症

病因和危险因素

诊断和治疗成人JIA时，评估骨矿物质密度和认识引起骨量减少的因素是十分重要的。一项关于起病30年后JIA患者疾病活动度的测试试验得出了以下结论：41%的患者有活动性疾病或应用药物治疗，28%的患者症状高发[72]。在一项关于65例有JIA病史的患者骨矿化不良

的骨密度和预测指标研究中[73]，Zak 等报道了46.6% 的患者髋部骨量减少，7.0% 髋部骨质疏松，35.4% 腰椎骨量减少，7.7% 腰椎骨质疏松。Zak 等还报道了在其研究对象中骨转换率（骨形成和骨吸收）总体上增加。其他与低骨密度有关的因素包括研究开展时的疾病活动度（此发现受到了其他研究者的质疑）[74]、基线时骨侵蚀、多关节型 JIA、1 年以上的类固醇治疗史、体力活动减少、钙和维生素 D 摄入不足。应当引起关注的是，在一项区分患者疾病活动和缓解的试验中，Haugen 证实了如果患者处于疾病缓解期，大部分年轻的 JIA 成年患者可达到与健康人相似的骨密度，但是患有持续性 JIA 的患者骨量减少和骨质疏松症的风险持续升高[75]。

成年 JIA 患者长期使用类固醇治疗可能是骨质疏松症的另一个原因。Zak 等和 Haugen 等指出了皮质类固醇治疗 JIA 和骨量减少之间的联系[73, 75]，尽管 Haugen 等发现难以将皮质类固醇治疗带来的影响与疾病本身区分开，这是因为皮质类固醇主要用于高疾病活动度的患者。此外，Thornton 指出，在近期试验中成年 JIA 患者使用了更大剂量的皮质类固醇和甲氨蝶呤，而目前诊断为 JIA 的儿童治疗方法更和缓，包括使用依那西普而不是甲氨蝶呤[64]。在骨折风险方面，Kanis 等[76]进行的一项大型国际性研究表明，慢性病患者既往皮质类固醇的使用与骨折风险的显著提升有关，这一风险与骨密度或既往脆性骨折史无关。如 Thornton 等观察到的那样，需要进一步研究来更好地理解这一关联是否清楚地指出了因果关系[64]。

治疗

医师需要指导有骨质疏松症的成人 JIA 患者进行负重运动，并摄入充足的钙和维生素 D，这对病情有益。骨密度分析应当成为临床实践的常规部分，特别是正在考虑使用双膦酸盐治

疗的患者。并没有详尽的关于双膦酸盐治疗 JIA 患者的试验，最佳剂量、给药频率、治疗周期的长短尚未确定，关于其在增加骨量和减少骨折风险方面影响的分析尚在更大规模的研究中[77]。就其他治疗而言，间歇性生长激素治疗（PTH 1-34 或 PTH 1-84）对线性生长闭合的成年患者有益，可恢复之前丢失的骨骼结构[77]。这为伴有骨质疏松症的成年 JIA 患者骨转换率增加的结论提出一种可能性：抑制骨吸收可能会为具有活动性 JIA 或有 JIA 病史的成年患者骨折的预防提供新方法[73]。预计未来的研究会确定低骨量和骨折的预测因素，并确定双膦酸盐治疗伴骨质疏松症的成人 JIA 的长期疗效[64]。

参考文献

1. LAINE C, LAINE T. Diagnosis of osteoporosis in children and adolescents. Eur Endocrinol, 2013, 9(2):141–144.

2. LANGMAN CB, TRIPPE KA. Osteoporosis in children and adolescents. Osteoporosis clinical updates. Washington, DC: National Osteoporosis Foundation, 2010.

3. GAFNI RI, BARON J. Overdiagnosis of osteoporosis in children due to misinterpretation of dualenergy x-ray absorptiometry (DEXA). J Pediatr, 2004, 144(200):253–257.

4. BACHRACH LK. Bone densitometry in children and adolescents. Pediatrics, 2011, 127(1):189–194.

5. BINKOVITZ LA, HENWOOD MJ. Pediatric DXA: technique and interpretation. Pediatr Radiol, 2007, 37(1):21–31.

6. International Society for Clinical Densitometry. ICSD official position—pediatric—skeletal health assessment in children from infancy to adolescence. Middletown; 2013. http://www.iscd.org/official-positions/2013-iscd-official -positions-pediatric. Accessed 22 Dec 2015.

7. MARINI JC. Osteogenesis imperfecta. In: Rosen CJ, editor. Primer on metabolic bone diseases and disorders of mineral metabolism. Ames: Wiley, 2013:822–829.

8. National Institute of Arthritis and Musculoskeletal and Skin Diseases. What people with osteogenesis imperfecta need to know about osteoporosis. NIH Osteoporosis and Related Bone Diseases-National Resource Center; 2012. http://www.niams.nih.gov/Health_Info/Bone/Osteoporosis/Conditions_

Behaviors/osteoporosis. Accessed 10 Aug 2015.

9. BISHOP N, GLORIEUX FH. Juvenile osteoporosis. In: Rosen CJ, editor. Primer on the metabolic bone diseases and disorders of mineral metabolism. Ames: Wiley, 2013:468–472.

10. Osteogenesis Imperfecta Foundation. OI issues: understanding type 1 OI. Gaithersburg; 2006. http://www.oif.org/sute/PageServer?pagename= Type 1. Accessed 9 Aug 2015.

11. National Institutes of Health. Guide to osteogenesis imperfecta for pediatricians and family physicians. Osteoporosis and Related Bone Diseases-National Resource Center, Bethesda. 2007. www.niams.nih.gov/Health_Info/Bone/default.asp. Accessed 10 Aug 2015.

12. National Osteoporosis Foundation. Facts about Osteogenesis Imperfecta. www.oif.org. Accessed 13 Feb 2016.

13. Osteogenesis Imperfecta Foundation. Linked clinical research centers. http://www.oi.org/site/PageServer?pagename=RS_lcrc. Accessed 15 Aug 2015.

14. National Institute of Arthritis and Musculoskeletal and Skin Diseases. OI issues: type I—understanding the mildest form of osteogenesis imperfecta. Bethesda; 2012. http://niams.nih.gov/Health_Info/Bone/Osteogenesis_Imperfecta/type_1/asp. Accessed 15 Aug 2015.

15. RAUCH F, GLORIEUX FH. Osteogenesis imperfecta. Lancet, 2004, 363(9418):1377–1385.

16. GREEN DW. Osteogenesis imperfecta: a multidisciplinary approach to treatment in children. Hospital for Special Surgery, 2011. http://www.hss.edu/conditions_osteogenesis-imperfectaapproach-to-treatment.asp. Accessed 15 Aug 2015.

17. ZACHARIN M, KANUMAKAIA S. Pamidronate treatment of less severe forms of osteogenesis imperfecta in children. J Pediatr Endocrinol Metab, 2004, 17(11):1511–1518.

18. Brown JJ, Zacharin MR. Safety and efficacy of intravenous zoledronic acid in paediatric osteoporosis. J Pediatr Endocrinol Metab, 2009, 22(1):225–227.

19. DIMEGLIO LA, PEACOCK M. Two-year clinical trial of oral alendronate versus intravenous pamidronate in children with osteogenesis imperfecta. J Bone Miner Res, 2006, 21(12):132–140.

20. WARD LM, PETRYK A, GORDON CM. Use of bisphosphonates in the treatment of pediatric osteoporosis. Int J Clin Rheumatol, 2009, 4(6):657–672.

21. DWAN K, PHILLIPI CA, STEINER RD, et al. Bisphosphonate therapy for osteogenesis imperfecta. Cochrane Database Syst Rev, 2014, 7.

22. HALD JD, EVANGELOU E, LANGDAHL BL,et al. Bisphosphonates for the prevention of fractures in osteogenesis imperfecta: meta-analysis of placebo-controlled trials. J Bone Miner Res, 2015, 30(5):929–933.

23. MARINI JC. Bone: use of bisphosphonates in children—proceed with caution. Nat Rev Endocrinol, 2009, 5:241–242.

24. BRIZOLA E, SHAPIRO JR. Bisphosphonate treatment of children and adults with osteogenesis imperfecta: unanswered questions. Calcif Tissue Int, 2015, 97(2):101–103.

25. RIJKS EBG, BONGERS BC, VLEMMIX MJL, et al. Efficacy and safety of bisphosphonate therapy in children with osteogenesis imperfecta: a systematic review. Horm Res Paediatr, 2015, 84(1):26–42.

26. PALOMO T, FASSIER F, OUELLET J, et al. Intravenous bisphosphonate therapy of young children with osteogenesis imperfecta: skeletal findings during follow up throughout the growing years. J Bone Miner Res, 2015, 30(12):2150–2157.

27. HOYER-KUHN H, FRANKLIN J, ALLO G, et al. Safety and efficacy of denosumab in children with osteogenesis imperfecta—a first prospective trial. J Musculoskelet Neuronal Interact, 2016, 16(1):24–32.

28. FORLINO A, CABRAL WA, BARNES AM, et al. New perspectives on osteogenesis imperfecta. Nat Rev Endocrinol, 2011, 7(9):540–547.

29. DOGBA MJ, RAUCH F, WONG T, et al. From pediatric to adult care: strategic evaluation of a transition program for patients with osteogenesis imperfecta. Biomed Central Health Serv Res, 2014, 14:489.

30. SHAPIRO JR, GERMAN-LEE EL. Osteogenesis imperfecta: effecting the transition from adolescent to adult medical care. J Musculoskelet Neuronal Interact, 2012, 12(1):24–27.

31. ADAMI S, GATTI D, COLAPIERO F, et al. Intravenous neridronate in adult with osteogenesis imperfecta. J Bone Miner Res, 2003, 18(1):126–130.

32. CHEVREL G, SCHOTT AM, FONTANGES E, et al. Effects of oral alendronate on BMD in adult patients with osteogenesis imperfecta: a 3-year randomized placebo-controlled trial. J Bone Miner Res, 2006, 21(2):300–306.

33. PAVON DE PAZ I, IGLESIAS BOLANOS P, DURAN MARTINEZ M, et al. Effects of zoledronic acid in adults with osteogenesis imperfecta. Endocrinol Nutr, 2010, 57(6):245–250.

34. SHAPIRO JR, THOMPSON CB, WU Y, et al. Bone mineral density and fracture rate in response to intravenous and oral bisphosphonates in adult osteogenesis imperfecta. Calcif Tissue Int, 2010, 87(2):120–129.

35. BRADBURY LA, BARLOW S, GEOGHEGAN F, et al. Risedronate in adults with osteogenesis imperfecta type 1 results in increased bone mineral density and decreased bone turnover, but high fracture rate persists. Osteoporos Int, 2012, 223(1):285–294.

36. BISHOP NJ, WALSH JS. Osteogenesis imperfecta in adults. J Clin Invest, 2014, 124(2):476–477.

37. ORWELL ES, SHAPIRO J, VEITH S, et al. Evaluation of teriparatide treatment in adults with osteogenesis imperfecta. J Clin Invest, 2014, 142(2):491–498.

38. LINDAHL K, LINDAHL B, LJUNGGREN O, et al. Treatment of osteogenesis imperfecta in adults. Eur J Endocrinol, 2014, 171(2):R79–R90.

39. VAN DIJK FS, COBBEN JM, KARIMINEJAD A, et al. Osteogenesis imperfecta: a review with clinical examples. Mol Syndromol, 2011, 2(1):1–20.

40. ELLIS JA, MUNRO JE, PONSONBY AL. Possible environmental determinants of juvenile idiopathic arthritis. Rheumatology, 2010, 49(3):411–425.

41. HORTON DB, SCOTT FY, HAYNES K, et al. Antibiotic exposure and juvenile idiopathic arthritis: a case-control study. Pediatrics, 2015, 136(2):e333–343.

42. Rheumatology Network. Early identification of juvenile idiopathic arthritis. 2010. http://www.rheumatologynetwork.com/juvenile-arthritis/early-identification-juvenile-idiopathic-arthritis. Accessed 5 Sept 2015.

43. WEISS JE, ILOWITE NT. Juvenile idiopathic arthritis. Rheum Dis Clin North Am, 2007, 33(3):441–470.

44. ESPINOSA M, GOTTLIEB BS. Juvenile idiopathic arthritis. Pediatr Rev, 2012, 33(7):303–312.

45. National Institute of Arthritis and Musculoskeletal and Skin Diseases. Juvenile arthritis: questions and answers about juvenile arthritis. 2015. http://www.niams.nih.gov/Health_Info/Juv_Arthritis/#5. Accessed 28 Dec 2015.

46. KIM KH, KIM DS. Juvenile idiopathic arthritis: diagnosis and different diagnosis. Korean J Pediatr, 2010, 53(1212):931–935.

47. Stoll MJ, Cron RQ. Treatment of juvenile idiopathic arthritis: a revolution in care. Pediatr Rheumatol Online J, 2014.

48. NHS England Clinical Reference Group for Paediatric Medicine. NHS England clinical commissioning policy statement: biologic therapies or the treatment of juvenile idiopathic arthritis. NHS England (e-format). 2015. https://www.england.nhs.uk/commissioning/wp-content/uploads/sites/12/2015/10/e03pd-bio-therapies-jia-oct15.pdf. Accessed 13 Dec 2015.

49. BEUKELMAN T, HAYNES K, CURTIS JR, et al. Rates of malignancy associated with juvenile idiopathic arthritis and its treatment. Arthritis Rheum, 2012, 64(4):1263–1271.

50. KIM SC, POPE J. Juvenile idiopathic arthritis: stretching and strengthening exercises. Scand J Rheumatol, 2012, 28(1):19–26.

51. TAKKEN T, VAN BRUSSEL M, ENGELBART RH. Exercise therapy in juvenile idiopathic arthritis. Cochrane Database Syst Rev. 2008.

52. TAKKEN T, VAN DER NET J, HELDERS PJM. Relationship between functionality and physical fitness in juvenile idiopathic arthritis patients. Scand J Rheumatol, 2003, 32(3):174–178.

53. EPPS H, GINNELLY L, UTLEY M, et al. Is hydrotherapy cost effective? A randomized controlled trial of combined hydrotherapy programmes compared with physiotherapy land techniques in children with juvenile idiopathic arthritis. Health Technol Assess, 2005, 9(39):iii–iv. ix-x: 1–59.

54. TAKKEN T, VAN DER NET J, HEIDERS PJM. Physical activity and health related physical fitness in children with juvenile idiopathic arthritis. Ann Rheum Dis, 2003.

55. SANDSTEDT E, FASTH A, EEK MN, et al. Muscle strength, physical fitness and well-being in children and adolescents with juvenile idiopathic arthritis and the effect of an exercise programme: a randomized controlled trial. Pediatr Rheumatol, 2013, 11(1):7.

56. MCDONAGH JE. Osteoporosis in juvenile idiopathic arthritis. Curr Opin Rheumatol, 2001, 13:399–404.

57. PEPMUELLER PH, CASSIDY JT, ALLEN SH, et al. Bone mineralization and bone mineral metabolism in children with juvenile rheumatoid arthritis. Arthritis Rheum, 1996, 39(5):746–757.

58. ROTH J, BECHTOLD S, BORTE G, et al. Osteoporosis in juvenile idiopathic arthritis-a practical approach to diagnosis and therapy. Eur J Pediatr, 2007.

59. HIND K, BURROWS M. Weight-bearing exercise and bone mineral accrual in children and adolescents: a review of controlled trials. Bone, 2007, 40(1):14–27.

60. KLEPPER S. Making the case for exercise in children with juvenile idiopathic arthritis: what we know and where do

we go from here. Arthritis Care Res, 2007, 57(6):887–890.

61. HOCHBERG Z, BEREKET A, DAVENPORT M, et al. Consensus development for the supplementation of vitamin D in childhood and adolescence. Horm Res, 2002, 58(1):39–51.

62. NOGUERA A, ROS JB, PAVIA C, et al. Bisphosphonates, a new treatment for glucocorticoid-induced osteoporosis in children. J Pediatr Endocrinol Metab, 2003, 16(4):529–536.

63. LEPORE L, PENNESI M, BARBI E, et al. Treatment and prevention of osteoporosis in juvenile chronic arthritis with disodium clodronate. Clin Exp Rheumatol, 1991, 9 Suppl 6:33–35.

64. THORNTON J, ASHCROFT D, O'NEILL T, et al. A systematic review of the effectiveness of strategies for reducing fracture risk in children with juvenile idiopathic arthritis with additional data on long-term risk of fracture and cost of disease management. Health Technol Assess, 2008, 12:41–47.

65. NIGROVIC PA, WHITE PH. Care of the adult with juvenile rheumatoid arthritis. Arthritis Rheum, 2006, 55(2):2208–2016.

66. PACKHAM JC, HALL MA. Long-term follow-up of 246 adults with juvenile idiopathic arthritis: social function, relationships and sexual activity. Rheumatology (Oxford), 2002, 41(12):1440–1443.

67. SCOTT RD. Total hip and knee arthroplasty in juvenile rheumatoid arthritis. Clin Orthop Relat Res, 1990, 259:83–91.

68. KOTANIEMI K, ARKELA-KAUTIAINEN M, HAAPASAARI J, et al. Uveitis in young adults with juvenile idiopathic arthritis: a clinical evaluation of 123 patients. Ann Rheum Dis, 2005.

69. ZAK M, FLEDELIUS H, KARUP F. Ocular complications and visual outcome in juvenile chronic arthritis: a 25-year follow-up study. Acta Ophthalmol Scand, 2003, 81(3):211–215.

70. Food and Drug Administration. Biologics: new treatments for juvenile arthritis. Silver Spring: Food and Drug Administration; 2014. http://www.fda.gov/ForConsumers/ConsumerUpdates/ucm403578.htm. Accessed 27 Dec 2015.

71. MCERLANE F, FOSTER H, DAVIES R, et al. Biologic treatment response among adults with juvenile idiopathic arthritis: results from the British Society for Rheumatology Biologics Register. Rheumatology, 2013, 52(120):1905–1913.

72. SELVAAG AM, AULIE HA, LILLEBY V, et al. Disease progression into adulthood and predictors of long-term active disease in juvenile idiopathic arthritis. Ann Rheum Dis, 2014.

73. ZAK M, HASSAGER C, LOVELL DJ, et al. Assessment of bone mineral density in adults with a history of juvenile chronic arthritis. Arthritis Rheum, 1999, 42(4):790–798.

74. FRENCH AR, MASON T, NELSON AM, et al. Osteopenia in adults with a history of juvenile rheumatoid arthritis. A population-based study. J Rheumatol, 2002, 29(5):1065–1070.

75. HAUGEN M, LIEN G, FLATO B, et al. Young adults with juvenile arthritis in remission attain normal peak bone mass at the lumbar spine and forearm. Arthritis Rheum, 2000, 43(7):1504–1510.

76. KANIS JA, JOHANSSON H, ODEN A, et al. A meta-analysis of prior corticosteroid use and fracture risk. J Bone Min Res, 2004, 19(6):893–899.

77. Maresova KB. Secondary osteoporosis in patients with juvenile idiopathic arthritis. J Osteoporos, 2011.

18　儿童继发性骨质疏松症

作者：Christina V. Oleson

译者：王文婷　李筱雯

继续前一章所阐述的主题，继发性骨质疏松症可由中枢神经系统或肌肉的相关疾病直接引起。本章将讨论在儿科病房、过渡性护理诊所和康复医院中的"青少年"项目中最常见的两种儿科疾病：脑性瘫痪（简称脑瘫）和杜氏肌营养不良症（DMD）。其他形式的肌营养不良，如贝克型肌营养不良，由于其产生的残疾较少，因此在这里不做介绍。

小儿脑性瘫痪

Risenbaum 等做出的脑瘫（CP）的经典定义是"一组关于运动和姿势永久性发育障碍的综合征，可导致活动受限，主要归因于胎儿或婴儿的大脑发育过程中发生的非进行性损伤"[1]。这是儿童中最常见的运动障碍，也是与骨质疏松症最密切相关的儿童疾病。脑瘫的特点是先天性，在85%~90%的脑瘫患儿中，脑损伤发生在出生前或出生期间；后天性脑瘫患儿脑损伤多发生在出生28天后，通常与感染或头部外伤有关[2]。

脑瘫的分型

目前脑瘫使用几种不同的分类系统，当涉及不同的专家时，特别容易导致诊断混乱。根据严重程度分型，根据身体控制分为痉挛型（肌张力增加）和非痉挛型（肌张力降低），根据粗大运动功能损害程度分型，根据受影响的身体部位分型，是适用于脑瘫4种不同类型的四大类别（表18-1）[3-5]。

病因与症状

脑瘫的病因由3个不同阶段出现的问题造成[6, 7]。

1. 产前：遗传与环境因素；脑白质神经细胞纤维受损，出血，脑功能异常；母体感染，如风疹。

2. 围生期：分娩过程中出现问题，导致血管破裂、大脑缺氧，以及母体感染。

3. 产后：创伤（意外伤害）、感染（脑膜炎）、窒息（破坏脑细胞间突触）。

可能导致儿童罹患脑瘫概率增加的危险因素包括出生条件、医疗条件和意外创伤（图18-1）[6, 7]。澳大利亚的一份对脑瘫的4种危险因素（窒息性出生事件、炎症或其他感染症状、出生缺陷和包括低体重的胎儿发育不良）的研究中，McIntyre 等[8]报道，出生缺陷和胎儿发育不良在几乎半数以上的脑瘫儿童中是最常见的影响因素。患有严重脑瘫的婴儿在出生时或出生后不久就会出现这种疾病的症状（包括微弱或刺耳的哭声、吮吸或吞咽问题、癫痫）。但是大多数儿童的诊断年龄在6个月到2岁。

© Springer International Publishing Switzerland 2017

C.V. Oleson, *Osteoporosis Rehabilitation*, DOI 10.1007/978-3-319-45084-1_18

表 18-1　脑瘫的 4 种类型及特点

	优势	受损区域	诊断分组
痉挛型	70%~80%	大脑支配运动的各方面	分为 3 组：偏瘫、双瘫、四肢瘫，反映机体受影响部位及严重程度
偏瘫	主要特征是反射亢进，肌肉僵硬。表现为单侧肌肉僵硬，主要累及上肢，下肢症状较轻。几乎所有的患儿都能行走		
双瘫	主要特征是反射亢进，肌肉僵硬。肌肉僵硬主要累及下肢，上肢通常不受累及。约 3/4 的患儿能行走		
四肢瘫	主要特征是反射亢进，肌肉僵硬。肌肉僵硬累及四肢、躯干、面部。四肢瘫被认为是最严重的痉挛形式，通常包括其他情况（如视力和听力丧失、癫痫和智力残疾等）。约 1/4 的患儿能行走		
运动障碍型	10%~20%	基底节	两种基本亚型：手足徐动症和肌张力障碍
手足徐动症	肌肉异常收缩引起前臂、手、腿、足缓慢地不自主运动，使维持正常坐姿、保持或抓握物体的正常能力受到破坏；步态失调		
肌张力障碍	躯干运动时，肌肉异常收缩形成的一种扭曲的姿势，比肢体肌肉受影响更大；一般为无法控制的肌肉痉挛		
共济失调型	5%~10%	小脑	—
	共济失调型患儿通常因肌肉松弛而导致协调障碍、不稳定或摇晃运动、手震颤和其他平衡问题；功能性站立、行走和深感觉都典型受损。共济失调型被认为是症状最轻的脑瘫类型		
混合型	以上 3 种脑瘫类型的障碍特征混合在一起		

来源：Fairhurst[3]，国家神经疾病和中风研究所[4]，疾病控制和预防中心[5]

第一个迹象通常是发育标志的延迟，比如头部运动控制、无支撑坐位、单手摇摆、爬行、走路、翻滚等。

脑瘫的主要症状[9, 10]以及它们对骨折风险的影响：

1. 肌张力低下。
2. 肌肉协调和控制能力受损。
3. 原始反射持续存在。
4. 粗大和精细运动能力受损。
5. 口腔运动功能减弱。
6. 姿势和平衡异常。

表 18-2 描述了以上列出的 6 个特征[9]。

与脑瘫相关的次要症状包括癫痫（高达 36% 的脑瘫患儿在 12 个月后会经历癫痫发作）、视觉和认知障碍、关节挛缩、足畸形、髋关节发育不良、尿失禁、便秘等[4]。

诊断和预后

由于目前尚无单一的医学检查能明确证实脑瘫，诊断必然很复杂，且需要花费一段时间，有时长达 2~5 年。这个漫长的过程会给父母带来压力，他们担心医师在进行必要的诊断程序

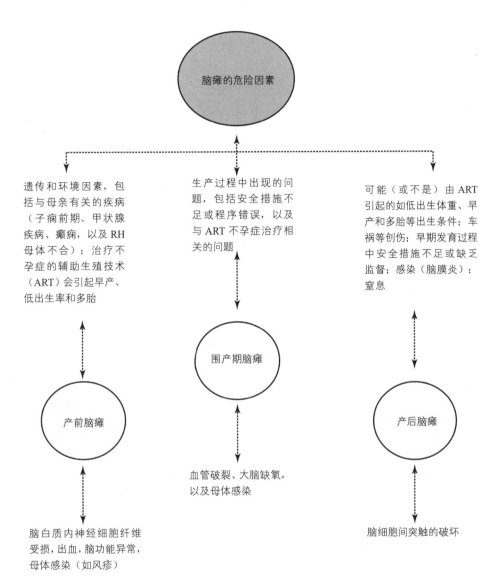

图 18-1 引起脑瘫的危险因素：根据发病时间的不同，可分为遗传因素、环境因素和生理因素（来源：Nelson 和 Grether[6]，Reddihough 和 Collins[7]）

时可能过于谨慎。由于认识到早发现和早干预的重要性，美国儿科学会发布了一个 12 步计划，重点是对 9 个月、18 个月和 30 个月的儿童进行生长发育监测和运动技能筛查[11]。此外，诊断还应包括一个关于家族史的父母访谈、体格检查、实验室检查和影像学检查等。内科医师可以使用一种评估工具，如粗大运动功能分级系统，它是一种按年龄划分的五级分类系统，五级表示完全依赖[12]。最近该分类系统扩展到 12~18 岁年龄组，它强调的功能能力包括运动功能和活动能力、坐、步行，以及对辅助设备的依赖。

为了探讨小儿脑瘫的病因和预后，磁共振成像具有更高的灵敏度，因此比非增强计算机断层扫描（CT）更可取。有研究表明，在儿童中 MRI 扫描发现异常的概率更高（平均年龄为 88%），高于 CT（77%）[13]。

表 18-2　与脑瘫相关的主要症状

主要症状	临床描述	骨效应
肌张力低下	脑瘫最常见的症状是在肌纤维需要同时收缩–放松时，肌肉不能协同工作。以肌张力减低为例：像洋娃娃一样软绵绵的外观表明肌肉抵抗被动活动的能力降低，而肌张力亢进更可能表现为肌肉强直、僵硬，表明肌肉抵抗被动活动的能力增强	在肌力不足的情况下限制活动，达到峰值骨密度的能力受损
原始反射持续存在	如果吸吮、抓握和持物等原始反射持续存在，会超过典型和可预测的时间范围。此外，使用左手或右手的偏好出现在 18 个月（正常出现年龄）之前	—
粗大和精细运动能力受损	肌张力异常会影响爬行、站立和行走；此外，它还会影响精细的运动纤维，这些纤维对于精确的运动是必不可少的，比如捡起小物体并把它们放在指定的容器里，翻动书页，或者使用各种书写和涂色工具	—
口腔运动功能减弱	嘴唇、下颌和其他面部肌肉运动困难会导致进食障碍[117]。在语言障碍方面，肌肉控制不好会阻碍气流和姿势，也会对单词和音节的发音产生负面影响[118]	营养不良可能会限制钙和其他关键维生素及矿物质的摄入
姿势和平衡异常	与传统的对称姿势相反，脑瘫特有的不对称姿势的产生是因为左右肢体不对称。坐位需双手支撑、站立时摇晃、走路不正常都是平衡异常的表现	骨折的风险随着跌倒风险增加而增加

来源：Jones 等[9]，Reilly 和 Skuse[117]，Parkes 等[118]

儿童脑瘫的治疗方法

儿童非药物治疗

需要一个由医师、专家和治疗师组成的多学科团队，来满足脑瘫患儿的复杂需求，目标是提高功能能力、维持认知发展和获得独立感[3, 14, 15]。

物理治疗有利于增强肌力、促进平衡、增加灵活性和运动技能，还能防止挛缩，因此是脑瘫治疗的基础之一。抗阻训练已被证明在肌肉力量训练方面有效，且不会增加痉挛[16]。水疗也值得推荐。吊带、夹板、石膏和足踝矫形器可以帮助支撑无力的肌肉并加强关节活动，而步态功能也可以通过肌肉力量训练和矫形器得到改善。在一项对痉挛性双瘫儿童的研究中，8 周的肌肉力量训练可以使肌肉变得强壮，GMFM 得分更高，步幅和髋关节伸展运动都有所增加，步态功能得到改善[17]。作业治疗能帮助孩子们吃饭、打扮、穿衣、上学以及使用带有语音合成器的电脑。言语治疗使他们能够更好地控制下颌和口腔肌肉，使他们的言语更清晰，并建立他们的语言技能。

儿童药物治疗

治疗小儿脑瘫最常用的处方药物是口服和鞘内注射巴氯芬（ITB）、肉毒毒素（BT-A）、地西泮和替扎尼定。巴氯芬是一种肌肉松弛剂，通过充气泵注入椎管，可以减少全身肌肉的痉挛。局部注射肉毒毒素是降低上、下肢局部节段性痉挛的一种标准治疗方法；这个治疗对于能控制自己动作的儿童最有效，并与伸展运动联合使用。地西泮被认为是一种短期治疗广泛性痉挛的药物，而替扎尼丁可能有效，但它对运动功能的影响尚未确定[18]。这些药物对于提高脑瘫患儿的整体功能移动性很重要，如果没有它们，转移和移动几乎是不可能的。最大限度地活动是预防骨质疏松症的重要组成部分。

虽然很少需要外科手术，但在某些情况下，也会建议行手术以减少腿部痉挛，促进肌肉发育，拉伸或放松肌腱以增加活动性，从而改善步态功能。此外，为了避免发生脊柱侧凸，可能需要植入哈氏棒[15]。

儿童脑瘫的骨质疏松症

原因

在一项经常被引用的研究中，Houlihan 和 Stevenson 观察到，由于脑瘫患儿的骨密度和骨量下降，他们会遭受由骨矿化不良引起的痛性病理性骨折。当创伤很小时，这种骨折会导致运动功能和生活质量下降[19]。在没有肌力产生机械负荷的情况下，骨膜周径不能扩张；长而窄的杠杆臂变得更弱，更容易骨折，主要关节的僵硬度也会增加，尤其是髋关节和膝关节[20]。其他导致儿童骨质疏松症的原因包括钙和维生素 D 缺乏、与进食和吞咽问题相关的营养障碍、抗惊厥疗法以及影响纵向骨生长和骨矿物质积累的青春期发育迟缓。

诊断

根据国际临床骨密度学会（ISCD）的规定，双能 X 线骨密度仪（DXA）的发现必须与具有显著临床骨折史的证据相结合，才能构成骨质疏松症的诊断[21]。DXA 扫描本身给患有脑瘫的儿童带来了特殊的困难[22]。在这些扫描中，他们更小而薄的骨骼可能导致低骨密度的假象；异常的骨骼形状，既往手术和手术植入物也可能使结果出现误差。在扫描仪中定位儿童本身就有挑战。过度的运动意味着很难从一个扫描位置复制到另一个扫描位置，这些不断变化的位置可能导致错误的 BMD 数值。

对传统扫描仪的使用正在进行调整，包括用夹板支撑四肢，允许儿童留在轮椅上，减少

或消除对镇静剂的需要[23]。此外，新型更宽的扇形波束扫描仪以其更短的时间跨度，最大限度地减少了无意识的身体运动的影响[24]。尤其重要的是，Henderson 等试图通过开发一种有效的替代方案来抵消髋关节和膝关节挛缩以及脊柱侧弯对标准股骨近端测试点的影响：患儿侧卧位股骨远端骨密度的测量[25]。

需要使用改进的评估工具来提高对促进脑瘫患儿骨质量因素的理解，包括几何和微结构。外周骨定量 CT（pQCT）是一种更有效测量骨结构和材料性质的方法，但是还没有广泛应用于脑瘫儿童，部分原因是它缺乏精确性和高辐射剂量[19]。但应当指出的是，在用作研究工具时，pQCT 显示，脑瘫患儿的骨强度不取决于皮质骨低密度，而是由于存在更小而薄的骨片。此外，最近的一项对高分辨率 pQCT 潜力的评估表明，作者称其在临床环境中具有测量骨微结构的空前能力，提供急需的洞察骨质量变化以及抗骨质疏松治疗对骨质量的影响。然而，在常规临床试验中被普遍接受之前，研究人员需要证明其在骨折预测方面的实用性[26]。

治疗

为提高疗效，脑瘫患儿骨质疏松症的治疗基本分为三大类：①负重干预；②补充钙剂和维生素 D；③双膦酸盐药物治疗[27]。在实施治疗前，应考虑消除小儿骨质疏松症的危险因素，特别是会减少骨密度和增加骨折风险的抗惊厥类药物。

负重运动

关于负重干预在改善骨密度和预防骨折方面的有效性的研究结果尚不明确，有时还相互矛盾，这或许归因于参与的受试者人数较少，研究时间较短、数量有限，研究设计不够严谨[28]。Chad 等对 18 例儿童（9 例脑瘫儿童和

9 例对照组儿童）进行研究后发现，经过 8 个月的体力活动，脑瘫组的体积骨密度增加 5.6%，对照组增加 6.3%，脑瘫组股骨颈骨矿物质含量增加 9.6%，对照组为 5.8%[29]。然而，该结果的解释可能是有问题的，因为在脑瘫患儿中，影响骨折风险所需的骨密度增加的程度尚未确定[19]。

为了明确延长 50% 的站立时间（有或无辅助设施）是否可以增加无活动能力的脑瘫患儿的骨密度，Caulton 等在一项初步试验中发现，脊椎小梁骨密度（vTBMD）平均增加 6%，但胫骨近端骨密度（pTBMD）在 9 个月内没有变化。他们的结论：虽然这一结果可能会降低椎体骨折的风险，但不太可能降低下肢骨折的风险，而这是脑瘫患儿最常见的创伤性骨折部位[30]。相比之下，在一项为期 6 个月的试验中，通过使用短时间、低强度、高频率的机械刺激，Ward 等[31]证实，使用活动装置的脑瘫患儿 vTBMD 平均增加 6.3%，而使用安慰剂装置的残疾儿童 vTBMD 平均减少 11.9%，总净收益为 17.7。基于这些发现，他们得出结论：低强度机械刺激可能为残疾儿童抑制肌肉活动提供一种替代物，代表一种潜在的非药物、非侵入性治疗。尽管一项研究显示，与被动辅助站立相比，站立时进行踏步训练对骨骼没有额外的好处[32]，然而在 10 分钟和 6 分钟步行测试中，使用机电式步态训练器进行重复性运动训练，步速和步长都得到了改善[33]。为了证明在脑瘫儿童骨质疏松症的治疗中我们采取负重训练的总体建议合理，需要进一步的研究和更有力的证据。

营养

阳光照射不足和膳食摄入不足的儿童，如脑瘫患儿，很可能缺乏维生素 D。维生素 D 建议的日需求量为 600 IU；然而，Kilpinen-Loisa 等的研究发现，每天服用 1 000 IU 的维生素 D，

每周 5 天，连续 10 周，可引起维生素 D 浓度显著增加，且不产生高钙尿症或其他不良反应[34]。可以通过饮食或补充钙剂来增加钙的摄入，我们首选饮食，因为它更容易溶解，且与患者的依从性有关[27]。Jekovec-Vrhovsek 等对 20 例痉挛性四肢瘫和癫痫患儿（n=13，7 例对照组）补充维生素 D 和钙前后进行了研究。结果显示，治疗组 BMD 明显增加，而未治疗组继续出现骨质流失[35]。

药物干预

在目前所使用的治疗方法中，在一定程度上，双膦酸盐似乎是增加骨密度和减少脆性骨折最有效的方法[27]。尽管存在对儿童长期疗效和安全性的担忧，但研究报告结果总体上是有利的，尤其是静脉注射帕米膦酸二钠。评价帕米膦酸二钠静脉注射治疗四肢瘫儿童骨质疏松症的疗效[36]，Henderson 集中研究了 6 对受试者，每对受试者的年龄、性别和种族都匹配。每组一名受试者使用安慰剂，另一名则连续 3 天给予帕米膦酸二钠静脉注射，每 3 个月重复 1 次至一年，在最后一次治疗后，持续评估 6 个月。结果显示，帕米膦酸盐组股骨远端骨密度增加 89% ± 21%，对照组增加 9% ± 6%。帕米膦酸盐组的年龄标准 Z 值也有所上升，而对照组没有明显变化。

随后关于帕米膦酸盐作用的研究证实，股骨颈和腰椎的 BMD 增加，这两个部位的 Z 值均增加[37]。与维生素 D 联合使用时，另一种双膦酸盐，即利塞膦酸盐可改善脑瘫患儿的 BMD 达 1 年以上[38]。通常只建议在儿童发生至少一次脆性骨折后进行双膦酸盐干预，而不是作为预防措施使用。Fehlings 等进一步提出，只有在充分补充维生素 D 和钙剂后仍然发生骨折，才能开始治疗[27]。另一种潜在治疗脑瘫患儿骨质疏松症的方法是生长激素（GH）替代疗法。

Devesa 等对 46 例儿童（3~11 岁）的研究发现，70% 的儿童生长激素分泌受损，脑瘫患儿出现这种情况最常见的原因是垂体前叶异常。他们对其他与生长激素相关的研究（通常在成年人或啮齿动物中进行）分析后强调，生长激素不仅增加了达到正常身高的可能性，当与胰岛素样生长因子 –1（IGF–1）结合时，还能提升中枢和周围神经系统的细胞增殖和存活能力。鉴于这些发现，他们建议尽早开始实施生长激素干预疗法[39]。

成人脑瘫

据估计，美国患有脑瘫的成年人约有 40 万人，由于低出生体重儿存活率提高，以及包括脑瘫患者在内的成年人群寿命的延长，这一数字预计还会增加。最初的挑战是从儿童保健向成人保健的过渡，提供更有限的跨学科保健和康复服务。不仅必须向成人医疗机构提供全面和准确的病史，而且还应提供初步重叠和继续沟通的资料，如有需要，应当在儿童护理提供者和成人卫生保健专业人员之间确保医疗护理的连续性。由于需要检测、监测并治疗脑瘫患者老龄化带来的多重后果，一个跨学科的护理中心是最佳的成人医疗机构[40, 41]。

只是在过去的 20 年里，脑瘫患者寿命延长，需要面临年龄增长对他们终身残疾的影响。成年脑瘫患者在 40 多岁时经历的早发型衰老，如同儿童发育迟缓，持续的痉挛、额外的压力和紧张会导致肺和心血管系统以及肌肉群的恶化。他们也可能出现急性或慢性疼痛，一般位于髋关节、膝关节、踝关节和上、下背部。与其他形式的脑瘫患者相比，痉挛型脑瘫患者的疼痛部位更多，程度更重[4]。在一项对 93 例来自华盛顿大学的成人进行的研究中，67% 的人表示有一个或多个部位疼痛，至少持续 3 个月，

最常见的部位是下肢和背部，56% 的人表示每天都会感到疼痛[42]。在一项对 83 例成人脑瘫患者几种症状的发生频率和严重程度的研究中，Hirsh 等[43] 证实了 Schwartz 等的早期发现，在对 50 例成人脑瘫患者进行为期 2 年的队列研究中，中度至重度疼痛持续存在。

引起成人脑瘫患者疼痛的原因有骨关节炎、关节挛缩、痉挛、骨性畸形、骨折、营养不良、虚弱和疲劳[44]。美国国家神经疾病与卒中研究所曾报道，脑瘫患者行走和移动所需要的能量是正常人的 3~5 倍[4]。

对 101 例成年脑瘫患者（19~74 岁）的检查显示，76% 的患者存在多发性肌肉骨骼问题；63% 的患者年龄 <50 岁，说明异常的生物力学和固定不动导致了过度的生理应激和过度使用综合征，可能导致早期关节恶化[45]。一项对 221 例瑞典人（25~58 岁）的调查显示[46]，35% 的调查者 35 岁之前出现行走能力下降，参与者认为其原因是痉挛程度增加、平衡障碍和肌肉骨骼恶化；研究人员指出，负重关节挛缩、固定不动、膝关节疼痛以及缺乏物理治疗是另外的原因。童年经历是持续行走的一个预测因素：与使用步态辅助工具的人相比，那些在儿童时期行走能力更强的人在成年后坚持步行的时间更长[47]。患有脑瘫的成年人面临的其他挑战包括沟通障碍、听力和视力障碍、骨关节炎和抑郁症，这些疾病在脑瘫等残疾患者中的发病率要高出普通人 3~4 倍，主要不是由于疾病本身，而是由于处理不良后果的能力较弱。

成人脑瘫的医疗管理和症状控制

成人脑瘫患者最迫切的需求是疼痛管理。在一项关于这类人群慢性疼痛的研究中，Jensen 等在 2 年时间内随访 50 例患者（男女各半）后发现，虽然使用了几种不同的治疗方法，但疼痛强度在 2 年内并没有显著变化；尽管参与者

认为一些治疗方法有一定的帮助，但在他们看来，只有 3 种治疗与减轻疼痛有关：涡流式水疗机、超声波和经皮神经电刺激[48]。Engel 等对 64 例成年人（18~76 岁）进行的描述性研究发现，超过一半的参与者使用非甾体抗炎药（如对乙酰氨基酚、阿司匹林、布洛芬）来止痛，1/3 的人使用抗痉挛药物或阿片类药物；据报道，所有这些措施都收效甚微[49]。

静脉注射肉毒毒素（BT-A）和鞘内注射巴氯芬（ITB）也同样用于成人，但效果不佳。BT-A 注射入肌肉后，主要用于治疗痉挛；它对于疼痛的疗效尚不明确，主要停留在传闻阶段[44]。作为脑瘫最重要的新进展之一，ITB 已被证明是一种安全有效的治疗脑瘫患者肌肉痉挛的方法，能改善功能和缓解疼痛[50]。

运动在缓解疼痛方面的积极作用已在包括脑瘫在内的许多残疾疾病中得到证实。患者本人也表示物理治疗和加强锻炼对自身有益。一项关于成人脑瘫患者疼痛治疗的研究显示[51]，物理治疗、关节活动度练习、力量训练作为最常用的治疗方法，可达到"中等有效"级别。然而，还需要更广泛的研究来证明各种运动的有效性，以及它们与特定疼痛部位和特定类型脑瘫之间的直接相关性。

除了疼痛管理，传统物理治疗长期以来一直是脑瘫治疗和康复的基石之一，有望提高心肺功能、活动能力和骨强度，并降低骨质疏松症等复杂疾病的风险。然而，关于物理治疗实际效果的证据仍然有限。Jeglinsky 等对 13 项关于物理治疗对成人脑瘫影响的试验进行了系统性回顾，发现没有一项试验具备高的方法学质量标准，并指出需要进行新的、精心设计的研究[52]。

与此同时，更新形式的运动，尤其是力量训练，受到健康人群和残疾个体的关注，并在脑瘫患者中占有一席之地。在过去的几十年里，

人们之所以拒绝力量训练，是因为毫无根据地认为它会导致痉挛加重；即使在今天，尽管有证据表明它可以增强力量，并可能改善运动功能，但进行力量训练仍然存在争议，尤其是在儿童和青少年群体中[53]。然而，几项对成人力量训练的研究已经显示出良好的结果。Andersson 等针对一小群脑瘫成年患者下肢进行 10 周的渐进式力量训练后发现，髋关节伸肌肌力明显增强，行走能力、步行速度和粗大运动功能得到改善，痉挛程度没有增加[54]。在社区体育馆进行的一项小型研究表明，在另外 10 周的干预期间，参与者的腿部力量增加了 22.0%，手臂力量增加了 17.2%[55]。参加力量训练项目可以有心理社会效益，甚至增加对项目本身的持久性。在一项涉及 40 岁以上成年人的试验中，参与者称主要获得了愉悦与社交互动，这让他们觉得自己的体力和参与日常活动的能力有所提高[56]。目前正在研究的其他新技术包括水上运动、功能性电刺激和社区环境下的全身振动，这些新技术可以有效地增强肌肉力量和运动表现，促进社会互动，而不会对痉挛产生负面影响。

采用新的治疗方法，加上对社会参与价值的理解提升，引发对身体干预评价的再思考[57]。研究人员不再试图进行和评估一个多层面的治疗方案，而是越来越多地关注于评估一个明确定义的治疗方案的价值，这是力量训练的评价目标。其他以运动为基础的项目，如旨在提高耐力和协调性的自行车和跑步机训练，也需要进行类似的评估。

脑瘫患者的寿命逐渐延长，而许多患者在 35 岁时即丧失了行走能力，甚至引发了对儿童和青少年时期独立行走这一象征性目标价值的质疑，这对成人脑瘫患者具有重要意义。正如 Bottos 等所强调的[58]，更重要的是要为整个人生做好安排，而不仅仅聚焦于童年时期的经历。当人们失去被认作最终成就的行走能力时，不可

避免地会产生挫折和失望。相反，Damiano 证明，无论独立完成还是使用运动装置，移动能力对儿童乃至成人的情感和社会发展都有积极影响。运动能力增强的孩子更有可能形成一种"能做"的态度，而不是退回到"帮助我"的模式[57]。通过使用先进的辅助设备获得独立性，以及社区中社会参与所带来的好处，都应成为寻求改善生活质量的成人脑瘫患者改变和实现的目标[58]。不幸的是，必须指出有一些外部障碍限制了运动设施的使用。如成本花费，是否需要转移到附近的健身中心，在健身中心的个人辅助，健身中心是否愿意接受脑瘫患者，以及部分脑瘫患者缺乏进行体育锻炼的积极性等[59]。

改善运动功能的药物

肉毒毒素（BT-A）被用于控制干扰成人脑瘫患者运动控制和功能的痉挛，据报道，脊髓内注射巴氯芬可以减轻肌张力障碍和痉挛性构音障碍，改善运动和自我照顾能力，增加步长和行走速度[44]。

外科干预

对于有严重痉挛和肢体僵硬状态的脑瘫患者，通常建议进行外科矫形手术来增加关节活动度[60]。外科医师可以采用延长或切开肌肉和肌腱的手术方式，也可以采用将肌腱连接到不同骨骼上的方法。切割过紧肌肉的痉挛松解手术是常用的手术方式之一，这种手术方式经常用来延长跟腱，以尽可能地纠正小腿肌肉的挛缩。足部畸形和髋关节移位导致负重时疼痛，也可以通过一种称为截骨术的方法来纠正，它是通过有选择地切除一小块骨头，然后重新定位或塑形。通常情况下，髋关节融合术是将具有独立运动功能的骨骼融合在一起的一种方法，它限制了踝关节和足部骨骼以及髋关节脱位时痉挛肌肉的活动。髋关节脱位也与关节置换术有关，置换术包括使用肌肉或肌腱来分离关节中发炎的骨表面[44]。

神经外科方面，选择性脊神经后根切断术（SDR）只在保守治疗无效后才推荐使用，如物理治疗和药物治疗。SDR 是在脊柱根部切断 50%~70% 的感觉神经根以减少肌肉收缩和痉挛，运动神经保持完整无损，这种手术最常用于痉挛性双瘫的病例，以减少下肢和上肢的慢性疼痛。Reynolds 等报道，在一项涉及 21 例门诊成人脑瘫患者的试验中，患者下肢被动关节活动度明显改善，并且在所有测量到的下肢肌肉组的痉挛程度均降低。患者的行走能力、协调性和整体生活质量均有所改善，提示 SDR 是治疗痉挛性瘫痪的有效方法[61]。

成人脑瘫的骨质疏松症

当脑瘫患者达到成年时，早期对骨骼和肌肉造成不利影响的损伤已表现为低骨密度（BMD），骨折风险更大，轻微创伤时骨折数量增加。标准的双能 X 线吸收测定（DXA）扫描的可靠性受神经肌肉损伤的影响，可通过将新的股骨远端外侧 DXA 扫描应用于成年人而克服。虽然这些扫描的管理需要特殊的培训和专业知识，但可保证能对成年人的骨密度进行可靠、可重复和临床相关的评估[62]。

一些研究表明脑瘫患者的骨密度降低。一项对 48 例 25~46 岁绝经前女性和成年人的检查显示[63]，腰椎平均骨密度 Z 值为 -1.4，全髋为 -1.36，股骨颈为 -1.02，卧床患者在所有 3 个部位的得分均显著更低。低骨密度与低体重指数之间存在相关性，反映了脑瘫患者普遍存在的低体脂，并证实了 Henderson 等报道的关于儿童和年轻人的相似结果。

原因

成人脑瘫的骨质疏松症的主要原因是身体

残疾程度、长期固定或有限的活动，特别是钙和维生素 D 方面的营养缺陷以及抗惊厥类药物的使用。一项日本对 123 例缺乏自理能力成人（51 名男性，年龄 21~41 岁，其中 39 例卧床；72 例绝经前女性，年龄 24~47 岁，其中 54 例卧床）的研究调查了[64]活动水平、钙状态和抗惊厥类药物的影响。卧床女性的 BMD 显著低于非卧床女性的；对于卧床男性，其 BMD 也明显降低，但无统计学意义。抗惊厥类药物的使用（50% 的患者报道）在两性中都与较低的 BMD 显著相关。众所周知，抗惊厥类药物与低水平的维生素 D 以及低钙血症和高血清碱性磷酸酶水平有关。该研究中 29% 的患者有异常的钙代谢，而男性参与者中较高的碱性磷酸酶水平与他们的低 BMD 显著相关。研究中患者的身高和体重也低于正常身高和体重值的可比样本。跌倒和骨折是骨质疏松症发展的另一个危险因素。一项研究发现，在一份平均年龄为 44 岁的样本中，40% 的脑瘫患者每月发生一次跌倒，75% 的患者每两个月发生一次跌倒[65, 66]。

与正常人群一样，骨质疏松症可能直到骨折发生才被检测到；对于脑瘫患者，有认知或语言障碍的患者甚至可能无法传达与骨折相关的疼痛。Sheridan[67]发现由于对成年脑瘫患者骨折的患病率和发病率的研究很少，所以我们必须从儿科研究中推断出信息，以便深入了解成人骨折的可能性。具体而言，他指出由于成年人暴露于骨畸形、关节手术、营养缺陷等情形的时间要长得多，因此临床医师必须承认，相对于儿童，成年人具有更高的骨折风险，而且成年人已经减弱的骨强度常常混合有与年龄相关的骨量减少，这种风险也会增加。

非药物治疗

物理治疗

众所周知，骨质疏松症患者受益于体育锻炼方法，这种锻炼方法可以通过负重运动增加骨量并通过改善平衡和协调来降低跌倒风险。然而成人脑瘫的特征包括痉挛、退行性关节炎、肌无力挛缩和疼痛，在许多情况下，这样的活动即使不是不可能的，也是极其困难的。辅助设备包括支架、站立架以及站立在振动平台上，这些都是治疗骨质疏松症的新方法，但对成年人的研究却很少。在一些动物研究中，低强度、高频率的全身振动（WBV）刺激导致松质骨矿物质含量和强度增加；全身振动对绝经后女性骨密度影响的调查显示髋部骨密度下降减弱[68]。最近一项关于老年人振动治疗的试验表明，所有跌倒危险因素都有显著改善，包括踝关节活动度的显著增加[69]。尽管在更广泛的研究中显示出有益的效果，但对于全身振动治疗对面临发展新的运动技能和正常运动模式的脑瘫患者的特殊作用却知之甚少。此外，全身振动治疗引起了对骨折、肌肉骨骼问题和腰痛[70]安全方面上的担忧，这些问题在患有脑瘫的成年人中可能尤其严重。

营养状态

与更广泛人群一样，成人脑瘫患者的骨骼质量依赖于钙和维生素 D 的足够摄入。根据美国医学研究所的建议，19~50 岁人群每天的钙摄入量为 1 000 mg，50 岁以上人群每天的钙摄入量为 1 200 mg，上限为 2 500 mg。由于脑瘫患者不太可能在足够长的时间内暴露在阳光下，因此需要对 3 种不同年龄类别的患者以特定剂量补充维生素 D：50 岁及以下患者每天 200 IU；50~70 岁每天 400 IU，70 岁以上每天 600 IU。脑瘫患者同样需要监测血清磷酸盐和甲状旁腺激素（PTH）。研究表明，PTH 的合成形式——特立帕肽，可增加所有骨表面（小梁骨、内膜骨和骨膜骨）的骨形成，降低椎体和非椎体骨折的风险[71]。

脑瘫患者的热量摄入必须以个人为基础进行评估。肌肉畸形、不能咀嚼和吞咽、胃食管反流病和吸收不良限制了能量摄入，而瘫痪的具体形式可以影响脑瘫患者的能量需求[67]。

药物治疗

众所周知，雌激素替代疗法和选择性雌激素受体调节剂（SERMs）可增加骨密度，但它们存在安全隐患，并可能产生包括下肢和肺的血栓在内的副作用，尤其是在不愿意活动或不能活动的患者中。关于另一种选择——生长激素替代疗法的试验表明，在最初 6~12 个月的骨吸收期后，生长激素不仅能改善骨平衡，还能在停止治疗后持续 18~24 个月增加骨密度。此外，长期使用生长激素是否会促进肿瘤的发生和复发仍然值得关注[72]。

在大多数情况下，上述干预措施还没有在成人脑瘫患者身上得到检验，这些人面临的挑战与身体更强壮的骨质疏松症患者所面临的挑战不同，也更为复杂。除了进一步的流行病学研究，集中于物理、营养和药理学治疗的影响试验——既有已建立的，也有新兴的——必须针对这些成年人，以便更好地理解、可能地预防和更有效地治疗骨质强度和功能严重受损患者的骨质疏松症[67]。

儿童杜氏肌营养不良症

杜氏肌营养不良症（DMD），是最常见的肌营养不良形式，约占肌营养不良病例的 1/2，主要影响幼年男孩，在美国，3 500~6 000 个新生儿中可见 1 例[73]。

病因与症状

杜氏肌营养不良症山肌营养不良蛋白基因突变引起，该基因可遗传为 X 连锁隐性模式；

或者也可能发生在没有家族病史的个体中[74]。该基因通过维持肌肉细胞的结构来保证肌肉的力量和健康。该基因缺失者，严重的肌肉无力和退化的肌肉纤维引起的消瘦一般出现在 6 岁之前。主要症状包括经常跌倒、走路摇摇晃晃、从躺着或坐着的姿势难以站立，以及脂肪和结缔组织堆积导致小腿肌肉肿大（假肥大）。如图 18-2 所示，两足分开和脊柱前凸的姿势可以暂时代偿平衡损失，但使用代偿模式行走会明显增加跌倒风险[75]。随着病情的发展，可能出现心肌无力、脊柱侧弯，与呼吸和吞咽有关的肌肉会恶化到必须使用呼吸机的程度，最初是在晚上，后来一直延续到白天。脱钙变薄的骨骼造成骨质疏松症，容易发生骨折。在青春期早期，患有杜氏肌营养不良症的儿童通常会丧失行走能力。如果没有多学科的专家建议以及先进技术和药物的使用，这些儿童在十几岁或 20 岁出头时即可死于心力衰竭或呼吸衰竭；然而，这些干预措施现在正导致 30~40 岁人群的存活率增加[76, 77]。

诊断

考虑到杜氏肌营养不良症的许多并发症，医师可能需要进行大量的实验室检查才能确诊[78]。其中最重要的是肌酸激酶（CK）血液测试、基因测试和肌肉活检。在详细的病史和体格检查之后，可疑杜氏肌营养不良症患者应该着重于识别有缺陷的基因和神经肌肉疾病。受损的肌肉会将肌酸激酶释放到血液中。肌酸激酶水平升高，包括在疾病早期发现的肌酸激酶水平升高，表明肌肉甚至在身体症状出现之前就已经被破坏；然而，这项测试可能并不能准确地表明肌肉紊乱的原因。

遗传检测，特别是单条件扩增 / 内引物（SCAIP）测序[78]，日益被公认为遗传性肌营养不良诊断的金标准。对细胞 DNA 的分析可以确定营养不良蛋白基因是否发生了突变，以及在哪里发生了突变，还可以确定有可能将疾病传给儿子的女性 DMD 携带者，以及她们的携带状况是否会传给女儿。了解个体的精确基因突变不仅对诊断至关重要，而且对开发新疗法也至关重要。此外，它还为基因咨询提供了临床信息，可以识别母亲是否携带突变基因，从而帮助父母计划生育。

如果这些测试符合杜氏肌营养不良症的诊断，则不需要进一步的测试。然而，如果结果显示有高肌酸激酶（CK）水平和杜氏肌营养不良症（DMD）症状，但没有基因突变，则需要进行肌肉活检，以确定是否存在肌营养不良。如果存在，明确其数量和分子大小。肌营养不良蛋白缺失可确诊杜氏肌营养不良症[78]。

治疗方法

杜氏肌营养不良症的现有治疗方式包括物理治疗和辅助设备、矫正手术、药物治疗和膳食补充钙和维生素 D。一些新的治疗方法，尚处于试验阶段，但对骨质疏松症严重程度的影响也在研究中。

物理治疗

关节活动度和拉伸运动，特别是涉及上肢肌肉的运动，对保持肌肉和关节尽可能灵活和强壮是重要的；它们可以帮助患者保持使用电脑键盘或控制轮椅的能力，并通过防止肌腱过早缩短来延缓挛缩。被动拉伸由治疗师进行，通常与夜间夹板一起使用，也能有效地防止挛缩，而支具和站立架则能使杜氏肌营养不良症患者每天站立数小时，改善血液循环，增强骨骼强度。治疗可以帮助儿童在更小的时候纠正体位姿势，方法是加强仍有功能的肌肉，并使用其他方式和支撑物来尽量减少前凸（图 18-2）。水上运动是低强度活动，可利用水的浮力来减轻肌肉

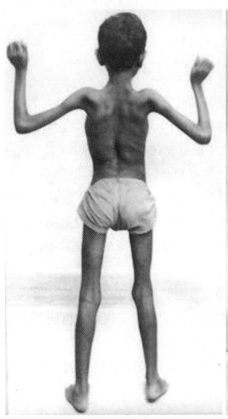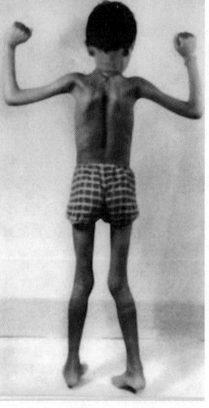

图 18-2　杜氏肌营养不良症患者前凸姿势及近端肌肉萎缩情况。这张照片显示在肩胛骨周围区域、肱骨和大腿肌肉的肌萎缩，但小腿肥大。为了维持平衡，脊柱前凸姿势进行代偿［来源：Wikipedia Public Domain（WPD）1.0。2015年12月20日获准使用］

过度压力[80]。

手术治疗

脊柱融合术或将金属棒固定在脊柱上，以纠正姿势和增加力量，减轻脊柱侧弯对坐、睡眠甚至呼吸的不良影响。如果挛缩严重影响运动，可以通过延长肌腱或肌肉来恢复或改善关节活动度。在新手术技术方面，Forst 等报道，在患者仍能行走的情况下，对患者下肢和脊柱进行预防性手术，可将患者坐轮椅的时间推迟 2 年；患者能够站立更长时间，可以刺激血液循环，防止或延迟挛缩、脊柱侧弯和骨质疏松症的发生。长期结果可能是预期寿命超过 30 岁，生活质量提高[81]。不能耐受心脏移植的杜氏肌营养不良症（DMD）患者晚期不良结果是扩张型心肌病。在这种情况下，一种包括植入心室辅助装置的外科技术已经发展成为一种新的治疗选择[82]。

药物治疗

杜氏肌营养不良症（DMD）最常用的药物是皮质类固醇，特别是泼尼松（剂量 = 0.75 mg/kg）和地夫可特（剂量 =0.9 mg/kg）。皮质类固醇已被证明可以减轻肌无力，从而延长行走时间，保持心脏和呼吸功能。一项 2008 年的荟萃分析表明，这些药物在短时间内（6 个月至 2 年）改善了肌肉力量和功能[83]。然而，这项研究和随后的研究也表明，皮质类固醇会产生严重的副作用，从体重迅速增加和肌病，到骨脆性增加和骨质疏松症，而地夫可特比泼尼松具有更多的骨保护特性[84]。

在新的治疗方法方面，使用基因治疗的研究人员正在开发替代营养不良基因或绕过营养不良基因突变的策略[85]。外显子基因片段跳跃技术正在研究，以确定它是否会产生部分功能性肌营养不良蛋白，以减轻严重的肌无力和肌萎缩[86]。如果这种治疗成功，并且可以

多行走数年，骨质疏松症的发病时间将按比例推迟，可能呈线性增长。这些措施将使杜氏肌营养不良症（DMD）患者在青春期更接近骨密度峰值，这是限制未来骨质疏松症的重要措施。

儿童杜氏肌营养不良症的骨质疏松症

病因与症状

杜氏肌营养不良症骨质疏松症的发生通常是体重减轻、渐进性肌无力影响骨负荷，活动性降低和长期使用皮质类固醇所致。糖皮质激素的副作用包括成骨细胞形成和矿化受损、青春期延迟和肠道钙吸收不良[87]。长骨骨质疏松症可能发生在仍能行走的患者中，但是椎骨骨质疏松症在男孩依赖轮椅之前通常并不明显，因为椎骨骨质疏松症更容易受到类固醇的影响[88]。

一些研究已经证明了这种疾病的低骨密度的存在和影响。对 41 例未接受类固醇治疗的杜氏肌营养不良症患者（31 例非卧床患者）的骨密度、活动性和骨折之间的相互作用进行分析后发现，在男孩仍能行走的情况下，腰椎骨密度下降，股骨近端骨密度下降幅度更大。此外，44% 的男孩骨折，其中 66% 的骨折涉及下肢；在 9 例骨折前使用支撑行走的男孩中，44% 的人再也没有恢复行走[89]。在随后的一项研究中，髋关节屈肌无力、股骨近端和脊柱的骨质疏松症都很明显，尽管患者仍在继续行走[88]。

当杜氏肌营养不良症患者接受糖皮质激素治疗时，骨密度下降和骨折的发生更加明显。Bianchi 等[90]评估了 22 例长期接受泼尼松治疗的儿童的骨量和代谢情况，并与 10 例未接受治疗的儿童进行了比较。结果表明，皮质类固醇剂量与脊柱水平骨密度下降以及躯干和下肢骨密度下降之间存在相关性，尽管作者观察到后者可能是骨骼负重下降所致。肠道的钙吸收也

减少。King 等报道，激素治疗的杜氏肌营养不良症患者发生长骨骨折的概率是未治疗组的 2.6 倍，而且与未治疗组未发生椎体骨折相比，激素治疗组有 32% 的患者发生了椎体骨折[91]。

通过对糖皮质激素起始时间与骨折发生时间的分析可知，在首次椎体骨折发生前的潜伏期（40 个月），预测 75% 的杜氏肌营养不良症患儿经过 100 个月的类固醇治疗后会发生椎体骨折[92]。此外，一项对 408 例接受类固醇治疗的患者进行的研究报告称，随着运动功能恶化，骨折患病率在整个儿童年龄范围内逐渐增加，5 岁、10 岁、15 岁分别为 16.5%、37.45%、83.3%，椎体骨折患病率分别为 4.4%、19.1%、58.3%[93]。

诊断

双能 X 线吸收测定法（DXA）中尺寸调节和颅下分析的使用为杜氏肌营养不良症男孩的骨密度提供了最有效的评估，表明按年龄计算的全身骨密度缺陷（Z 值 –1.2），并且随着年龄的增长而增加[94]。关于杜氏肌营养不良症患者的皮质类固醇治疗的国际会议（2009 年）建议在开始治疗前进行基线腰椎 DXA 检查，并在患者继续治疗的同时每隔 12~24 个月重复 1 次[95]。对于激素治疗的患者，还应进行脊柱骨折筛查，以确定之前是否发生过骨折，这提示应该开始使用双膦酸盐类药物[87]。

治疗

营养

DMD 的标准化治疗即长期皮质类固醇的使用，这一人群对足够的钙和维生素 D 的需求变得越来越重要。在对 33 例 DMD 患者进行为期 2 年的皮质类固醇治疗研究中，用骨化二醇（25– 羟维生素 D_3）进行一线治疗，同时调整膳食钙至推荐剂量，使 65% 以上的患者骨密度显著增加，骨吸收下降，骨量增加 78.8%[96]。Bianchi 等进一步建议，当骨化二醇水平较低时，应服用维生素 D 代谢物，而不是维生素 D 标准补充剂。为了避免低钙血症和增加骨转换率，每个年龄组的患者应至少坚持 FDA 推荐的钙剂量[90]。

运动

运动在优化骨骼健康方面的作用可见相互矛盾的报道。轻度到中度运动似乎对某些形式的肌肉营养不良有好处，但是增加肌肉损伤的风险仍然是一个严重的问题。一些研究人员指出，站立疗法和振动疗法对脑瘫的积极作用有限。然而，少数专门针对肌营养不良的研究表明，全身振动治疗（WBVT）耐受性较好，未发生肌肉损伤，但骨密度和肌肉强度未见改善[97, 98]。需要更大的队列研究，以评估 WBVT 的效果和安全性，并注意暴露时间和剂量。

药物

到目前为止，涉及双膦酸盐治疗和使用类固醇的 DMD 患者的少量试验在 BMD 和 Z 值方面显示出有希望但有限的结果。一项关于男孩（平均年龄 =10.2 岁）每日口服地夫可特[99]，并使用阿仑膦酸钠治疗的研究显示，与预期的与年龄有关的骨量下降和骨折风险增加相比，对骨密度有积极影响，特别是维持骨密度 Z 值和没有症状性骨折。在 2 年的随访中，早期接受阿仑膦酸盐治疗组的 Z 值改善最大；因为人们普遍担心双膦酸盐可能对纵向骨生长产生负面影响，所以年龄较大的男孩接受了更为保守的剂量。

最近的一项研究表明，髋部 Z 值在未使用阿仑膦酸盐的情况下呈下降趋势，而在使用阿仑膦酸盐的情况下呈上升（稳定）趋势，但这种趋势在统计学上没有显著性[100]。在静脉注射双膦酸盐［帕米膦酸盐（每年 9 mg/kg）或唑来膦酸（每年 0.1 mg/kg）］治疗骨质疏松症引起的椎体骨折的疗效分析中，腰椎疼痛减轻或完全缓解，先前骨折椎体的高度比例保持稳定或改善。然而，这种治疗并没有完全阻止新的椎体骨折的发生[101]。再次，需要进一步研究确定双膦酸盐治疗的长期效果、最有效剂量、治疗频率、最佳开始治疗年龄以及口服与静脉给药的相对疗效。Quinlivan 等对常规使用双膦酸盐预防骨折提出了质疑，直到这些问题得到解决[95]，而 Hawker 等指出，他们已经将每日使用地夫可特作为标准治疗[99]。展望未来，Buckner 等建议研究地舒单抗、重组甲状旁腺激素（特立帕肽）、褪黑素等药物对 BMD 和骨折风险的影响[87]。

成人杜氏肌营养不良症

如果不进行干预，进行性肌肉变性、失去行走能力以及与 DMD 相关的其他呼吸、心脏和骨科并发症可导致平均死亡年龄为 19 岁[102]。然而，DMD 管理的显著进步已经将预期寿命延长到 20~30 岁[103]。改善预后的关键是发展多学科团队，包括医师、治疗师、心理学家和其他学科专家，以应对 DMD 的复杂挑战。协调护理的好处突出了从儿童到成人医疗机构的有效过渡的重要性，这些医疗机构不仅能够提供综合的医疗治疗，而且还能提供关于教育、职业、生活安排、社会交往以及综合起来的独立生活要求的指导[102]。

成人 DMD 最关键的问题之一是由呼吸肌无力或肺部感染引起的并发症。在肌无力开始时进行肺功能测试，以监测肌肉强度和血液中的氧含量。为了克服呼吸困难，"无创通气"（在鼻或嘴上戴口罩以输送加压空气）已经成为一种非常有效的治疗方法，从而提高了生存率。最初只在夜间使用或偶尔使用，如果出现肌无力，可以延长通气时间。Eagle 等在 1967~2002 年的夜间通气影响研究中发现，1960 年患者的平均死亡年龄为 14.4 岁，而 1990 年以来患者的平均死亡年龄为 25.3 岁。尽管他们承认更有效的协调护理将预期寿命提高到 25 岁（从 20 世纪 60 年代的 0 提高到 70 年代的 4%，再到 80 年代的 12%），他们强调夜间通气使自 1990 年以来通气患者的存活概率提高到 53%。随后的实验证实了这些结论[104, 105]；此外，Eagle 领导的另一项后续研究报道，通气联合脊柱手术可提高中位生存期至 30 岁[106]。此后，生存期在 30 岁、40 岁甚至 50 岁也有少数病例[107]报道。咳嗽辅助装置和手动辅助咳嗽也可用于呼吸问题的早期阶段。

呼吸问题是成人 DMD 死亡的主要原因，直到 20 世纪 80 年代，呼吸治疗的进展已经把注意力集中在心力衰竭作为发病率和死亡率的首要因素[108]。扩张型心肌病（单独或合并感染和腹部问题）和（或）心律失常引起的心脏并发症几乎影响所有成年 DMD 患者[103]。

诊断

筛查心脏异常的标准诊断测试包括心电图（ECG）、超声心动图和心脏磁共振（CMR）成像。心电图对心房颤动等心律失常有较好的诊断作用，但对结构性心脏病缺乏敏感性。超声心动图用于评估左心室（LV）大小、壁厚和瓣膜功能；它可以给坐轮椅的患者使用[103]，为 DMD 患者提供低成本和高便利的好处。CMR 除了提供更可靠的左心室大小和功能评估外，还有望提供早期心脏受累的信息，从而使心力衰竭治疗可能在更年轻的年龄开始，从而延缓左心室功能障碍的发生和进展[109]。然而，其高昂的成本和由心脏运动产生的模糊的伪影限制其更多的应用[103]。

药物治疗

DMD 患者心功能障碍最常用的治疗方法是血管紧张素转换酶（ACE）抑制剂和 β 受体阻滞剂。在某些情况下，这些药物的有效性评估已经在相关疾患者群中进行，适应证扩展至 DMD 患者。例如，对 2 231 例患者（平均年龄 =59 岁）进行 ACE 抑制剂卡托普利的疗效分析，他们没有心力衰竭的症状，但是在心肌梗死后经历了左心室功能障碍，并且射血分数（从左心室泵出的血液量）<40%。结果显示，不仅生存率提高，而且主要心血管事件的发病率和死亡率均降低[110]。在最近的一项专门针对 DMD 患者的研究中，Duboc 等报道了另一种 ACE 抑制剂培哚普利，在 9~13 岁使用，可延迟左心室功能障碍的发生和死亡率，因此他们建议 ACE 抑制剂治疗从 9 岁开始[111]。现在 ACE 抑制剂被公认为是从未接受该疗法的成年 DMD 患者的"一线药物"，即使这些人的心脏功能正常[103]。一些研究推荐使用 β 受体阻滞剂，在 ACE 抑制剂开始应用后或者在有症状的心力衰竭情况下，使用 β 受体阻滞剂有利于治疗心律失常和改善左心室射血分数。一项集中于 ACE 抑制剂对 DMD 患者心肌病影响的研究表明，单独使用和与 β 受体阻滞剂联合使用组之间没有显著差异[112]。

尽管糖皮质激素已知能延长儿童的行走时间，但在权衡长期使用的风险与对心脏和呼吸肌肉的潜在益处方面，糖皮质激素的持续使用一直到成年仍存在争议。虽然一些研究表明类固醇疗法在人体有所改善，但动物实验往往表明类固醇疗法对心肌功能有不良影响。这些相互矛盾的结论表明，有必要进一步研究皮质类固醇在 DMD 中使用的影响[113]。

成人杜氏肌营养不良症的其他问题和挑战

由于 DMD 成人运动能力有限，运动必然受到限制，对其效果的研究尚不明确。牵伸上肢肌肉，尤其是手指屈肌，可能有助于减少挛缩，使患者能够使用电脑键盘或控制轮椅操纵杆；牵伸下肢肌肉，包括臀部和屈膝肌，可以缓解僵硬和疼痛[78]。成人 DMD 患者不宜进行剧烈运动，因为剧烈运动可能对已经受损的肌肉纤维造成永久性损伤，并产生心脏和呼吸问题。水疗是指在水中运动而不是游泳，水疗法可能是有益的。最近对肌肉运动在 DMD 和其他肌营养不良症中作用的几个试验的系统回顾产生了非结论性的结果：考虑到在单个研究中缺乏对照和不同疾病的合并，Gianola 等只能得出这样的结论，"锻炼可能是有用，无用，甚至是有害的"，同时建议多中心试验重点关注肌肉强度、疲劳、功能限制和疼痛，并将其作为下一个关键步骤[114]。

以便秘和胃食管反流为表现形式的胃肠问题是成人 DMD 的其他问题之一。便秘对水合作用、均衡饮食、刺激性泻药和粪便软化剂有反应，而胃食管反流可以用质子泵抑制剂治疗。通过多学科的方法，营养师可以对营养不良和肥胖问题提供指导，而吞咽 / 言语治疗师可以处理吞咽困难、口语表达和语言理解障碍[103]。

成人杜氏肌营养不良症的骨质疏松症

对于 DMD 患者来说，无论年龄大小，骨骼健康的维护都是至关重要的。成人骨密度低的主要原因是体重减轻，在青少年中期出现行走功能丧失，以及皮质类固醇的长期使用。目前关于此类患者骨密度及骨折发生情况的资料较少。对一组神经肌肉疾病患者的分析显示，骨折患病率为 42%，其中 72.5% 患者每年骨折 1 次[115]。骨折的其他原因，特别是下肢骨折，包括由于转移过程中从轮椅上摔下、轮椅位置突然改变以及日常活动中发生的事故。

虽然糖皮质激素在保护心脏和呼吸功能以及延迟 DMD 脊柱侧弯发病方面是有效的，但它们会导致椎体压缩性骨折发展，即众所周知的"类固醇诱导骨质疏松症"。因此，建议每年进行 DXA 评估以监测骨密度。

成人 DMD 骨质疏松症的治疗方案与其他儿童期疾病的治疗方案基本相同，但疾病的进展会带来必要的限制。由于钙和维生素 D 缺乏导致骨吸收增加和骨质疏松症，特别是在接受糖皮质激素治疗的患者中，必须持续监测钙和维生素 D 的水平，并根据需要开具补充处方。虽然单独使用钙的影响有限，但研究表明，钙与维生素 D 联合使用可以提高骨矿物质含量和骨密度。已知双膦酸盐可增加骨密度，但其对椎体骨折的影响尚不清楚[108]。

有史以来第一次，60% 的 DMD 患者存活到第三个 10 年，这意味着需要进一步修订和制订国家和国际医疗标准，纳入向成人医疗过渡的信息以及随着病情进展成人面临的挑战。除了上述与心脏和呼吸问题以及其他并发症有关的信息外，这些标准还应包括激素治疗的成人长期骨骼健康指南以及 DMD 成人骨密度数据和双膦酸盐的影响[108]。此外，最近一项对 DMD 男性生活质量的评估（平均年龄 = 28 岁）[116] 表明，DMD 成年人有一个最重要的问题，这个问题不是他们的身体健康，而是他们的心理需求，从亲密程度和工作能力，到诸如"生活的意义"之类的衡量标准。更多的社会参与、教育和就业机会，以及提供交通和协助从事休闲活动，是 DMD 治疗的重要组成部分，应在疾病管理指南中予以解决。

参考文献

1. RISENBAUM P, PANETH N, LEVITON A, et al. A report: the definition and classification of cerebral palsy. Dev Med Child Neurol Suppl, 2007, 109:8–14.

2. National Center on Birth Defects and Developmental Disabilities, Centers for Disease Control and Prevention. Facts about cerebral palsy. http://www.cdc.gov/ncbdd/cp/facts/html. Accessed 25 Oct 2015.

3. FAIRHURST C.Cerebral palsy: the whys and hows. Arch Dis Child Educ Pract Ed, 2012, 97(4):122–131.

4. National Institute of Neurological Disorders and Stroke. Cerebral palsy: hope through research. National Institutes of Health; 2015. http://www.ninds.nih.gov/disordersofcerebralpalsy/detail_cerebral_palsy.htm. Accessed 9 Sept 2015.

5. Center for Disease Control and Prevention. Facts about cerebral palsy. http://ninds.nih.gov/ncbddd/cp/facts.html. Accessed 9 Sept 2015.

6. NELSON K, GRETHER J. Causes of cerebral palsy. Curr Opin Pediatr, 1999, 11(6):487–491.

7. REDDIHOUGH DS, COLLINS KJ. The epidemiology and causes of cerebral palsy. Aust J Physiother, 2003, 49(1):7–12.

8. MCINTYRE S, BLAIR E, BADAWI N, et al. Antecedents of cerebral palsy and perinatal death in term and late preterm singletons. Obstet Gynecol, 2013, 122(4):869–877.

9. JONES MW, MORGAN E, SHELTON JF, et al. Cerebral palsy: introduction and diagnosis (part 1). J Pediatr Health Care, 2007, 21(3):146–152.

10. National Cerebral Palsy Foundation. Signs and symptoms of cerebral palsy. http://cerebralpalsy.org/about-cerebral-palsy/sign-and-symptoms/. Accessed 20 Sept 2015.

11. NORITZ GH, MURPHY NA, NEUROMOTOR SCREENING EXPERT PANEL. Motor delays: early identification and evaluation. Pediatrics, 2013, 131(6):e2016–e2027.

12. PALISANO R, ROSENBAUM P, BARTLETT D, et al. Content validity of the expanded and revised gross motor function classification system. Dev Med Child Neurol, 2008, 50(10):744–750.

13. ASHWAL S, RUSSMAN BB, BLASCO PA, et al. Practice parameter: diagnostic assessment of the child with cerebral palsy—report of the Quality Standards Subcommittee of the American Academy of Neurology and the Practice Committee of the Child Neurology Society. Neurology, 2004, 62:851–863.

14. VERMA H, SRIVASTAVA V, SEMWAL BC. A review of cerebral palsy and its management. J Sci, 2012, 2:54–62.

15. KRIGGER KW. Cerebral palsy: an overview. Am Fam Physician, 2006, 73(1):91–100.

16. FOWLER EG, HO TW, NWIGWE AL, et al. The effect of quadriceps femoris muscle strengthening exercises on spasticity in children with cerebral palsy. Phys Ther, 2001, 81(6):1215–1223.

17. EEK MN, TRANBERG R, ZUGMER R, et al. Muscle strength training to improve gait function in children with cerebral palsy. Dev Med Child Neurol, 2008, 50(10):759–764.

18. DELGARDO MR, HIRTZ D, AISEN M, et al. Practice parameter: pharmacologic treatment of spasticity in children and adolescents with cerebral palsy (an evidence-based review): report of the Quality Standards Subcommittee of the American Academy of Neurology and the Practice Committee of the Child Neurology Society. Neurology, 2010, 74(4):336–343.

19. HOULIHAN CM, STEVENSON RD. Bone density in cerebral palsy. Phys Med Rehabil Clin N Am, 2009, 20(3):493–508.

20. SHAW NJ. Management of osteoporosis in children. Eur J Endocrinol, 2008, 159:S33–S39.

21. International Society for Clinical Densitometry. ISCD official position-pediatric: skeletal health assessment in children from infancy to adolescence. International Society for Clinical Densitometry; 2013. http://www.iscd.org/official-positions/2013-iscd-official-positionspediatric/.

22. SHERIDAN K. Assessing bone health in children: DXA scans play a vital role in management. Pediatr Perspect: Gillette Child Specialty Health Care, 2010, 19(1):1–3.

23. BINKLEY T, JOHNSON J, VOGEL L, et al. Bone measurements by peripheral quantitative computed tomography (pQCT) in children with cerebral palsy. J Pediatr, 2005, 147(6):7912–7916.

24. HENDERSON RC, KAIRELLA J, ABBAS A, et al. Predicting low bone density in children and young adults with quadriplegic cerebral palsy. Dev Med Child Neurol, 2004, 46:416–419.

25. HENDERSON RC, LARK RK, NEWMAN JE, et al. Pediatric reference data for dual x-ray absorptiometric measures of normal bone density in the distal femur. AJR Am J Roentgenol, 2002, 178(2):439–443.

26. CHEUNG AM, ADACHI JD, HANLEY DA, et al. High-resolution peripheral quantitative computed tomography for the assessment of bone strength and structure: a review by the Canadian Bone Strength Workshop. Curr Osteoporos Rep, 2013, 11(2):136–146.

27. FEHLINGS D, SWITZER L, AGARWAL P, et al. Informing evidencebased clinical practice guidelines for children with cerebral palsy at risk of osteoporosis: a systematic review. Dev Med Child Neurol, 2012, 54(2):106–116.

28. PIN TW. Effectiveness of static weight-bearing exercises in children with cerebral palsy. Pediatr Phys Ther, 2007, 19(1):62–73.

29. CHAD KE, BAILEY DA, MCKAY HA, et al. The effect of a weight-bearing physical activity program on bone mineral content and estimated volumetric density in children with spastic cerebral palsy. J Pediatr, 1999, 135(1):115–117.

30. CAULTON JM, WARD KA, ALSOP CW, et al. A randomised controlled trial of standing programmes on bone mineral density in non-ambulant children with cerebral palsy. Arch Dis Child, 2004, 89(2):131–135.

31. WARD K, ALSOP C, CAULTON J, et al. Low magnitude mechanical loading is osteogenic in children with disabling conditions. J Bone Miner Res, 2004, 19(3):360–369.

32. EISENBERG S, ZUK L, CARMELIO E, et al. Contribution of stepping while standing to function and secondary conditions among children with cerebral palsy. Pediatr Phys Ther, 2009, 12(2):79–85.

33. SMANIA N, BONETTI P, GANDOLFI M, et al. Improved gait after repetitive locomotor training in children with cerebral palsy. Am J Phys Med Rehabil, 2011, 90(2):137–149.

34. KILPINEN-LOISA P, NENONEN H, PIHKO H, et al. High-dose vitamin D supplementation in children with cerebral palsy or neuromuscular disorder. Neuropediatrics, 2007, 38(4):167–172.

35. JEKOVEC-VRHOVSEK M, KOCIJANCIC A, PREZELI J. Effect of vitamin D and calcium on bone mineral density in children with CP and epilepsy in full-time care. Dev Med Child Neurol, 2000, 42(6):403–405.

36. HENDERSON RC, LARK RK, KECSHEMETHY HH, et al. Bisphosphonates to treat osteopenia in children with quadriplegic cerebral palsy: a randomized, placebo-controlled trial. J Pediatr, 2002, 141(5):644–651.

37. PLOTKIN YH, COUGHLIN S, KREIKEMEIER R, et al. Low doses of pamidronate to treat osteopenia in children with severe cerebral palsy: a pilot study. Dev Med Child Neurol, 2006, 48(9):709–912.

38. IWASAKI T, NONODA Y, ISHII M. Long-term outcomes

of children and adolescents who had cerebral palsy with secondary osteoporosis. Curr Med Res Opin, 2012, 28(5):737–747.

39. DEVESA J, CASTELEIRO H, RODDICIO C, et al. Growth hormone deficiency and cerebral palsy. Ther Clin Risk Manag, 2010, 6:413–418.

40. OSKOUI M. Growing up with cerebral palsy: contemporary challenges of health care transition. Can J Neurol Sci, 2012, 39(1):23–25.

41. VINER R. Transition from paediatric to adult care: bridging the gaps or passing the buck? Arch Dis Child, 1999, 81(3):271–275.

42. SCHWARTZ L, ENGEL JM, JENSEN MP. Pain in persons with cerebral palsy. Arch Phys Med Rehabil, 1999, 80(10):1243–1246.

43. HIRSH AT, GALLEGOS JC, GERTZ KJ, et al. Symptom burden in individuals with cerebral palsy. J Rehabil Res Dev, 2010, 47(9):863–876.

44. TOSI LL, MAHER N, MOORE DW, et al. Adults with cerebral palsy: a workshop to define the challenges or treating and preventing secondary musculoskeletal and neuromuscular complications in this rapidly growing population. Dev Med Child Neurol, 2009, 51 Suppl 4:2–11.

45. MURPHY KP, MOLNAR GE, LANKASKY K. Medical and functional status of adults with cerebral palsy. Dev Med Child Neurol, 1995, 37(12):1075–1084.

46. ANDERSSON C, MATTSSON E. Adults with cerebral palsy: a survey describing problems, needs and resources, with special emphasis on locomotion. Dev Med Child Neurol, 2001, 43(2):76–82.

47. MCGINLEY JL, POGREBNOY D, MORGAN P. Mobility in ambulant adults with cerebral palsy—challenges for the future. In: Svraka E, editor. Cerebral palsy—challenges for the future. In Tech, 2014. http://dx.doi.org/10.5772/58344.

48. JENSEN MP, ENGEL JM, HOFFMAN AJ, et al. Natural history of chronic pain and pain treatment in adults with cerebral palsy. Am J Phys Med Rehabil, 2004, 83(6):439–445.

49. ENGEL JM, KARTIN D, JENSEN MP. Pain treatment in persons with cerebral palsy: frequency and helpfulness. Am J Phys Med Rehabil, 2002, 81(4):291–296.

50. VAN SCHAEYBROECK P, NUTTIN B, LAGAE L, et al. Intrathecal baclofen for intractable cerebral spasticity: a prospective placebo-controlled, double-blind study. Neurosurgery, 2000, 46(3):603–612.

51. HIRSH AT, KRATZ AL, ENGBEL JM, et al. Survey results of pain treatments in adults with cerebral palsy. Am J Phys Med Rehabil, 2011, 90(3):207–216.

52. JEGLINSKY I, SURAKKA J, CARLBERG EB, et al. Evidence on physiotherapeutic interventions for adults with cerebral palsy is sparse. A systematic review. Clin Rehabil, 2010, 24(9):771–788.

53. SCIANNI A, BUTLER JMJ, ADA L, et al. Muscle strengthening is not effective in children and adolescents with cerebral palsy: a systematic review. Aust J Physiother, 2009, 55(2):81–87.

54. ANDERSSON C, GROOTEN W, HELLSTEN M, et al. Adults with cerebral palsy: walking ability after progressive strength training. Dev Med Child Neurol, 2003, 45(4):220–228.

55. TAYLOR NF, DODD KJ, LARKIN H. Adults with cerebral palsy benefit from participating in a strength training programme at a community gymnasium. Disabil Rehabil, 2004, 26(9):1128–1134.

56. ALLEN J, DODD KJ, TAYLOR NE, et al. Strength training can be enjoyable and beneficial for adults with cerebral palsy. Disabil Rehabil, 2004, 26(19):1121–1127.

57. DAMIANO DL. Activity, activity, activity: rethinking our physical therapy approach to cerebral palsy. Phys Ther, 2006, 86(11):1534–1540.

58. BOTTOS M, FELICIANGELI A, SCIUTO L, et al. Functional status of adults with cerebral palsy and implications for treatment of children. Dev Med Child Neurol, 2001, 43(8):516–528.

59. VOGTLE LK. Pain in adults with cerebral palsy: impact and solutions. Dev Med Child Neurol, 2009, 51 Suppl 4:113–121.

60. HORSTMANN HM, HOSALKAR H, KEENAN MA. Orthopedic issues in the musculoskeletal care of adults with cerebral palsy. Dev Med Child Neurol, 1999, 51 Suppl 4:99–105.

61. REYNOLDS MR, RAY WZ, STROM RG, et al. Park TS. Clinical outcomes after selective dorsal rhizotomy in an adult population. World Neurosurg, 2011, 75(1):138–144.

62. HENDERSON RC, HENDERSON BA, KECSHEMETHY HH, et al. Adaptation of the lateral distal femur DXA technique to adults with disabilities. J Clin Densitom, 2015, 18(1):102–108.

63. FOWLER EG, RAO S, NATTIV A, et al. Bone density in premenopausal women and men under 50 years of age with cerebral palsy. Arch Phys Med Rehabil, 2015, 96(7):1304–1309.

64. NAKANO H, AOYAGI K, OHGI S, et al. Factors influencing metacarpal bone mineral density in adults with cerebral palsy. J Bone Miner Metab, 2003, 21(6):409–414.

65. MOSQUEDA L. Maintaining health and function. In: Kemp BJ, Mosqueda L, editors. Aging with a disability: what the clinician needs to know. Baltimore: Johns Hopkins University Press, 2004:87–101.

66. MORGAN P, MCGINLEY J. Performance of adults with cerebral palsy related to falls, balance and function: a preliminary report. Dev Neurorehabil, 2013, 16(2):113–120.

67. SHERIDAN KJ. Osteoporosis in adults with cerebral palsy. Dev Med Child Neurol, 2009, 51 Suppl 4:38–51.

68. TOTOSY DE ZEPETNEK JO, GIANGREGORIO LM, CRAVEN C. Whole-body vibration as potential intervention for people with low bone density and osteoporosis: a review. J Rehabil Res Dev, 2009, 46(4):529–542.

69. YANG F, KING GA, DILLON L, et al. Controlled whole-body vibration training reduces risk of falls among community-dwelling older adults. J Biomech, 2015, 48(12):3206–3212.

70. WYSOCKI A, BUTLER M, SHAMLIYAN T, et al. Whole-body vibration therapy for osteoporosis: state of the science. Ann Intern Med, 2011, 155(10):680–686.

71. BUKATA SV. Systematic administration of pharmacological agents and bone repair: what can we expect. Injury, 2011, 42(6):605–608.

72. REED ML, MERRIUM GR, KARGI A. Adult growth hormone deficiency—benefits, side effects, and risks of growth hormone replacement. Front Endocrinol, 2013, 4:64.

73. BELL JM, BLACKWOOD D, SHIELDS MD, et al. Interventions to prevent steroid-induced osteoporosis and osteoporotic fractures in Duchenne muscular dystrophy. Cochrane Database Syst Rev, 2014, (3):CD10899.

74. National Human Genome Research Institute. Learning about Duchenne muscular dystrophy. http://www.genome.gov/19518854. Accessed 11 Oct 2015.

75. ODA T, SHIMIZU N, YONENOBU K, et al. Longitudinal study of spinal deformity in Duchenne muscular dystrophy. J Pediatr Orthop, 1993, 13(4):478–488.

76. Muscular Dystrophy Association. Duchenne muscular dystrophy: diagnosis. Bethesda: Muscular Dystrophy Association; 2015. https://www.mda.org/disease/duchenne-musculardystrophy/diagnosis. Accessed 12 Oct 2015.

77. National Institute of Neurological Disorders and Stroke. Muscular dystrophy: hope through research. Bethesda: National Institute of Neurological Disorders and Strokes; 2015. Accessed Oct 2015. http://www.ninds.nih.gov/disorders/md/detail_md.htm.

78. BUSHBY K, FINKEL R, BIRNKRANT DJ, et al. Diagnosis and management of Duchenne muscular dystrophy, part 1: diagnosis, and pharmacological and psychosocial management. Lancet Neurol, 2010, 9:77–93.

79. FLANIGAN KM, VON NIEDERHAUSERN A, DUNN DM, et al. Rapid direct sequence analysis of the dystrophin gene. Am J Hum Genet, 2003, 72(4):931–939.

80. LOVERING RM, PORTER NC, BLOCH RJ. The muscular dystrophies: from genes to therapies. Phys Ther, 2005, 85(122):1372–1388.

81. FORST J, FORST R. Surgical treatment of Duchenne muscular dystrophy patients in Germany: the present situation. Acta Myol, 2012, 3(1):21–23.

82. IODICE F, TESTA G, AVERARDI M, et al. Implantation of a left ventricular assist device as a destination therapy in Duchenne muscular dystrophy patients with end stage cardiac failure: management and lessons learned. Neuromuscul Disord, 2015, 225(1):19–23.

83. MANZUR AY, KUNTZER T, PIKE M, et al. Glucocorticoid corticosteroids for Duchenne muscular dystrophy. Cochrane Database Syst Rev, 2008, 23(12), CD003725.

84. ANGELINI C, TASCA E. Drugs in development and dietary approach for Duchenne muscular dystrophy. Dove Press, 2015. http://dx.doi.org/10.2147/ODRR.S55677.

85. RODINO-KLAPAC LR, CHICOINE LG, KASPAR BK. Gene therapy for Duchenne muscular dystrophy: expectations and challenges. Arch Neurol, 2007, 64(9):1236–1241.

86. Muscular Dystrophy Association. Duchenne muscular dystrophy: research. https://www.mda.org/disease/dhcuenne-muscular-dystrophy/research. Accessed 10 Dec 2015.

87. BUCKNER JL, BOWDEN SA, MAHAN JD. Optimizing bone health in Duchenne muscular dystrophy. Int J Endocrinol, 2015, 2015:1–9.

88. APARICIO LF, JURKOVIC M, DELULLO J. Decreased bone density in ambulatory patients with Duchenne muscular dystrophy. J Pediatr Orthop, 2002, 22(2):179–181.

89. LARSON CMJ, HENDERSON RC. Bone mineral density on fractures in boys with Duchenne muscular dystrophy. J Pediatr Orthop, 2000, 20(1):71–74.

90. BIANCHI MJ, MAZZANTI A, GALBIATI E, et al. Bone mineral density and bone metabolism in Duchenne muscular dystrophy. Osteoporos Int, 2003, 14(9):761–767.

91. KING WM, RUTTENCUTTER R, NAGARAJA HN, et al. Orthopedic outcomes of long-term daily corticosteroid treatment in Duchenne muscular dystrophy. Neurology, 2007, 68(19):1607–1613.

92. BOTHWELL JE, GORDON KE, DOOLEY JM, et al. Vertebral fractures in boys with Duchenne muscular dystrophy. Clin Pediatr (Phila), 2003, 42(4):353–356.

93. TIAN C, WONG B, HORNUNG L, et al. Age-specific prevalence of osteoporosis and frequency of poor bone health indices to Duchenne muscular dystrophy (MON-0162). Neuromuscul Disord, 2014, 24(9–10):857.

94. KING WM, KISSEL JT, VISY D, et al. Skeletal health in Duchenne dystrophy: bone size and subcranial dual-energy x-ray absorptiometry analysis. Muscle Nerve, 2014, 49(4):512–519.

95. QUINLIVAN R, SHAW N, BUSHBY K. 170th ENMC international workshop: bone protection for corticosteroid treated Duchenne muscular dystrophy. November 2009, Naarden, The Netherlands. Neuromuscul Disord, 2010, 20(11):761–769.

96. BIANCHI ML, MORANDI L, ANDREUCCI E, et al. Low bone density and bone metabolism alterations in Duchenne muscular dystrophy: responses to calcium and vitamin D treatment. Osteoporos Int, 2011, 22(2):529–539.

97. MYERS KA, RAMAGE B, KHAN A, et al. Vibration therapy tolerated in children with Duchenne muscular dystrophy: a pilot study. Pediatr Neurol, 2014, 51(1):126–129.

98. SODERPALM AC, KROKSMARK AK, MAGNUSSON P, et al. Whole body vibration therapy in patients with Duchenne muscular dystrophy – a prospective observational study. J Musculoskelet Neuronal Interact, 2013, 13(1):13–18.

99. HAWKER GA, RIDEOUT R, HARRIS VA, et al. Lendronate in the treatment of low bone mass in steroid-treated boys with Duchenne muscular dystrophy. Arch Phys Med Rehabil, 2005, 86:284–288.

100. HOUSTON C, MATHEWS K, SHIBLI-RAHHAI A. Bone density and alendronate effects in Duchenne muscular dystrophy patients. Muscle Nerve, 2014, 49(4):506–511.

101. SHROCCHI AM, RAUCH F, JACOB P, et al. The use of intravenous bisphosphonate therapy to treat vertebral fractures due to osteoporosis among boys with Duchenne muscular dystrophy. Osteoporos Int, 2012, 23(11):2703–2711.

102. RODGER S, STEFFENSEN BF, LOCHMULLER H. Transition from childhood to adulthood in Duchenne muscular dystrophy (DMD). Orphanet J Rare Dis, 2012, 7 Suppl 2:A8.

103. WAGNER KR, LECHZIN N, JUDGE DP. Current treatment of Duchenne muscular dystrophy. Biochem Biophys Acta, 2007, 1772(2):229–237.

104. MANZUR AY, KINALI M, MUNTONI F. Update on the management of Duchenne muscular dystrophy. Arch Dis Child, 2008, 93(11):986–990.

105. PASSAMANO L, TAGLIA A, PALLADINO A, et al. Improvement of survival in Duchenne muscular dystrophy: a retrospective analysis of 835 patients. Acta Myol, 2012, 31(2):121–125.

106. EAGLE M, BOURKE J, BULLOCK R, et al. Managing Duchenne muscular dystrophy—the additive effect of spinal surgery and home nocturnal ventilation in improving survival. Neuromuscul Disord, 2007, 17(6):470–475.

107. LOMAURO A, D'ANGELO MG, ALIVERTI A. Assessment and management of respiratory function in patients with Duchenne muscular dystrophy: current and emerging options. Ther Clin Risk Manag, 2015, 11:1475–1488.

108. RAHBEK J, STEFFENSEN BF, BUSHBY K, et al. 2006th ENMC international workshop: care for a novel group of patients—adults with Duchenne muscular dystrophy. Naarden, The Netherlands, 23–25 May 2014. Neuromuscul Disord, 2015, 25:727–738.

109. VERHAERT D, RICHARDS K, RAFAEL-FORTNEY JA, et al. Cardiac involvement in patients with muscular dystrophies: magnetic resonance imaging phenotype and genotypic considerations. Circ Cardiovasc Imaging, 2011, 4(1):67–76.

110. PFEFFER MA, BRAUNWALD E, MOYE LA, et al. Effect of captopril on mortality and morbidity in patients with left ventricular dysfunction after myocardial infarction trial. Results of the survival and ventricular enlargement (SAVE) trial. N Engl J Med, 1992, 327(10):669–677.

111. DUBOC D, MEUNE C, LEREBOURS G, et al. Effect of perindopril on the onset and progression of left ventricular dysfunction in Duchenne muscular dystrophy. J Am Coll Cardiol, 2005, 45(6):855–857.

112. VIOLLET L, THRUSH PT, FLANIGAN KM, et al. Effects of angiotensin-converting enzyme inhibitors and/or beta blockers on the cardiomyopathy in Duchenne muscular dystrophy. Am J Cardiol, 2012, 110(1):98–102.

113. MCNALLY EM, KAITMAN JR, BENSON DW, et al.

Contemporary cardiac issues in Duchenne muscular dystrophy. Circulation, 2015, 131(18):1590–1598.

114. GIANOLA S, PECORARO V, LAMBIASE S, et al. Efficacy of muscle exercise in patients with muscular dystrophy; a systematic review showing a missed opportunity to improve outcomes. PLoS One, 2013.

115. QUINLIVAN R, ROPER H, DAVIE M, et al. Osteoporosis in Duchenne muscular dystrophy: its prevalence, treatment and prevention. Neuromuscul Disord, 2005, 15(1):72–79.

116. PANGALILA RF, VAN DEN BOS GA, BARTELS B, et al. Quality of life of adult men with Duchenne muscular dystrophy in the Netherlands: implications for care. J Rehabil Med, 2015, 47:161–166.

117. REILLY S, SKUSE D. Prevalence of feeding problems and oral motor dysfunction in children with cerebral palsy: a community survey. J Pediatr, 1996, 129:877–882.

118. PARKES J, HILL N, PLATT MJ, et al. Oromotor dysfunction and communication impairments in children with cerebral palsy: a register study. Dev Med Child Neurol, 2010, 52:1113–1119.

19　骨质疏松症和女运动员三联征

作者：Christina V. Oleson, Tracy E. Ransom

译者：王　威　周江华

女运动员三联征的组成

在过去的 40 年中，越来越多的女性参与到体育运动中，引起了体育健康管理团队对于所观察到的三种相互关联疾病的日益重视，这些人群包括运动员的父母、教练、运动训练员、团队医师以及在高中和大学从事职业体育管理的人员。美国运动医学会（ACSM）于 1997 年首次颁布了女运动员三联征立场声明，并于 2007 年进行了更新[1]，确定了一系列功能障碍的三个组成部分（图 19-1）。

广泛的定义，女运动员三联征有以下三个组成部分。

1. 能量供应　从优化的能量供应到伴或不伴进食障碍的低能量供应。

2. 月经功能　从正常月经到月经紊乱（月经周期延长或停经大于 3 个月）。

3. 骨密度（BMD）　从最佳骨密度到骨质疏松症。

虽然本书侧重于骨质疏松症，但理解女运动员三联征的三个组成部分之间相互影响很重要。进食障碍相关的能量供应不足在月经失调发展中起着因果作用；能量供应不足和闭经相关的低雌激素环境影响 BMD。此外，最近的研究表明，这种低雌激素状态可能引起内皮功能障碍，导致心血管疾病。正如 Temme 和 Hoch 所观察到的，这种关联可能会使三联征变为四联征[2]。

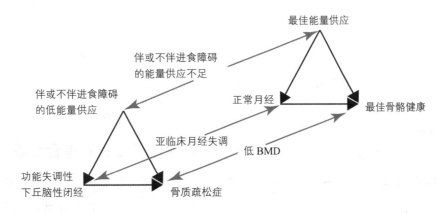

图 19-1　女运动员三联征。能量供应、月经功能及骨密度的改变（来源：Nattiv 等[1]。经许可转载）

© Springer International Publishing Switzerland 2017

C.V. Oleson, *Osteoporosis Rehabilitation*, DOI 10.1007/978-3-319-45084-1_19

ACSM 1997 颁布的女运动员三联征立场声明中确定了几个高风险的体育项目，这些项目容易导致一个或多个症状的出现（表 19-1）。值得注意的是，三联征也出现在青少年女孩身上，她们在电影、电视、音乐、时尚和社交媒体等其他方面的偶像影响下追求苗条的身材。根据 Ferguson 等的一项研究，在导致进食障碍方面，同伴压力可能比苗条"偶像"起到更重要的作用[4]。

表 19-1　与女运动员三联征相关的运动项目

运动项目种类	举例
表演竞技体育	舞蹈，花样滑冰，潜水，体操，健美操
强调低体重的耐力性运动	长跑，骑自行车，越野滑雪
需要显露身体轮廓的运动项目	排球，游泳，潜水，越野跑和滑雪，赛道，速度滑冰，啦啦队运动员
与体重级别相关的运动	马术，某些武术，摔跤，划船
强调运动员在青春期前参与的表演运动	花样滑冰，体操，潜水

来源：Otis 等[3]

流行病学

自从人们认识到女运动员三联征以来，已经对三联征整体、两种或更多症状以及单个症状进行了大量研究[2]。其中最新和最全面的研究之一由 Gibbs 等完成，通过搜索 PubMed 和 MEDLINE 数据库，对 65 项针对高中女生和绝经前女运动员的研究（$n=10\,498$）进行了综合分析[5]。

其中 9 项研究（$n=991$）的调查结果表明，只有一小部分运动员（0~15.9%）同时出现三联征。当同时出现三联征中的两种症状时，患病率为 2.7%~27.0%（7 项研究，$n=328$），但当仅考虑一种症状时，患病率显著增加至 16%~60%（6 项研究，$n=537$）。在另一项研究中，Thein-Nissenbaum 和 Carr 使用进食障碍自检调查报告对 331 名女运动员进行调查研究，发现进食障碍和低能量供应性（low energy availability，LEA）的发生率为 35.4%[6]。Hoch 等最近对专业芭蕾舞演员进行了调查分析，结果显示 LEA 的发生率为 77%，进食障碍的发生率为 32%，月经紊乱的发生率为 36%，低 BMD 的发生率为 23%，而女运动员可能合并的第四种症状——异常肱动脉血流介导的内皮依赖性血管舒张反应（flow-mediated dilitation，FMD）发生率为 64%[7]。

尽管目前在确定三联征的发病率方面取得了重大进展，但各项研究之间的比较仍然受到使用不同方法和三联征的不同定义以及评估方法的限制的阻碍。此外，对三联征中亚临床症状的研究相对较少。尽管亚临床症状可能不如终点临床症状严重，但这些亚临床症状仍然与不良临床结局相关。从临床角度来看，需要研究亚临床症状以全面了解女运动员三联征。此外，三联征研究的高度个体化不可避免地导致数据通常基于不准确的自我报告，而不是基于激素分析等客观方法。如果要在预防和治疗三联征方面取得进展，必须在研究环境中测定亚临床症状和临床症状[5]。

病因和结局

低能量供应性和进食障碍

低能量供应性（LEA）通常被认为是在用于生长、运动和其他日常活动之后所有生理功能的剩余能量。年轻人的理想能量平衡为：能量供应性（energy availability，EA）大约为每日 188.4 kJ/kg 游离脂肪酸；当降至 125.6 kJ 以下时，骨形成和生殖功能减弱[8]。ACSM 将

EA（通常定义为能量摄入减去能量消耗）确定为三联征中的驱动力[1]。LEA 的原因包括一系列相互关联的生理、社会、文化和心理因素。风险最高的年轻女性包括以下因素。

· 故意或无意中限制热量的摄入量。

· 坚持素食饮食。

· 长时间运动，特别是在需要瘦体质的运动中。

· 运动专项训练起始时间早。

· 突然增加训练强度。

除了参与运动之外，节食已被确定为导致青少年和年轻女性 LEA 的主要因素。Patton 等研究表明，15 岁的女孩中，8% 存在严重节食，另外 60% 为中等水平的节食。严重节食的人在开始节食的 6 个月内发生进食障碍的可能性是不节食人群的 18 倍；中等水平节食的人在同一时期内发生进食障碍的可能性要高 5 倍[9]。包括抑郁、焦虑、强迫症、自卑和激素因素在内的共病心理状况，特别是瘦素降低和饥饿素的增加，共同或单独构成了节食的基础。这些影响可以在术语"精神病发病率"的定义下涵盖，如使用于有竞争性的、意志坚定的女性，她们也是完美主义者[16]。精神病发病率高的运动员患上进食障碍的风险增加了 6 倍以上。

在运动员中，如果她们未能认识到自身热量不足以满足她们的训练需求，LEA 可能在无意中发生。研究表明，尽管饮食限制会增加饥饿感，但能量消耗增加导致的能量缺乏却没有；因此，LEA 可以在没有进食障碍的情况下发生[1]。然而，更有可能的情况是，当运动员进行过量或高度竞争性的运动时，会有意识地减少她们的能量摄入或增加能量消耗。除了通常导致 LEA 的因素之外，这种行为可能由运动员的内在压力以及来自教练、父母和同龄人的压力导致。

如前所述，LEA 发生在一个范围内，从食物摄入不足到异常进食行为，包括不吃饭、禁食、减肥药、泻药、利尿剂和呕吐，到临床疾病，特别是神经性厌食症、神经性贪食症、暴食症（binge eating disorder，BED），以及其他进食障碍。LEA 的后果是多方面的，在严重的神经性厌食症情况下，危及生命。当用于锻炼的能量从诸如生长、繁殖和细胞维持的生理机制转移时，个体的健康受到严重影响。对于运动员来说，LEA 可导致免疫能力下降，从而限制耐力并导致感染机会增加和表现水平下降。与体操和跳水等能量需求较低的运动项目相比，能量需求高的耐力性运动项目如长跑和游泳对运动成绩的影响最大[10]。此外，在一项针对长跑运动员的研究中，ACSM 报告认为，当训练强度增加了 10 倍，从每周 <13 km 到每周 > 113 km，导致闭经发病率从 3% 增加到 60%[1]。

神经性厌食症（anorexia nervosa，AN）是最严重的进食障碍（ED），在精神疾病中死亡率最高。死亡率估计高达 17%，其中 20% 的死亡归因于自杀[11, 12]。有研究提出，厌食症患者可能会倾向于自杀，因为他们不仅有危险的饮食行为，而且同时存在自残：25%~45% 的 ED 患者会自残[13]。在没有死于自杀的患者中，不到 1/2 的患者康复，1/3 的患者症状缓解，1/5 的患者转为慢性病[14]。

月经异常

月经异常包括原发性闭经、继发性闭经，以及月经稀发，定义如下。

· 原发性闭经：15 岁时仍无月经初潮。

· 继发性闭经：对于未妊娠的、初潮后女性，按自身原有月经周期计算停经 3 个周期及以上。

· 月经稀发：月经周期大于 35 天。

由饮食摄入不足和（或）过度运动引起的 LEA 是所谓"功能性下丘脑性闭经"的主要原因，

其特征在于下丘脑－垂体－卵巢轴功能抑制，而不伴有解剖学或器官异常。

在没有足够能量的情况下，女性身体通过减少用于生长和生殖的能量来做出反应。在这种情况下，促性腺激素释放激素（GnRH）的脉冲分泌被破坏，导致来自垂体的黄体生成素（LH）的脉冲分泌被破坏。研究表明，如果调节体内脂肪量的"饱腹感激素"——瘦素的水平低于临界水平，则月经不能来潮。其他导致月经功能障碍的代谢激素包括胃饥饿素，这是一种"饥饿素"，它向大脑发出饥饿信号，并在调节体重方面发挥作用；脂联素（adiponectin）随着长期禁食和体重减轻而增加；其他激素包括胰岛素、胰岛素样生长因子－1（insulin-like growth factor-1，IGF-1）和皮质醇[8]。

维持正常月经所需的 EA 为每天 125.6 kJ/kg；当 EA 降至该水平以下时，LH 脉冲性分泌被破坏。无论是强烈的运动训练还是低体重本身都不能引起月经功能紊乱，而 LH 脉冲性分泌的中断较低能量供应性是导致月经失调更加直接的原因[15]。

月经功能紊乱导致的不良结局包括不孕、免疫功能下降、心血管风险增加和BMD降低[10]。遗憾的是，许多年轻的运动员和她们的教练并没有意识到或者倾向于忽视由此而导致的不良结局。事实上，一些女性由于没有经期而感到宽慰。然而，现在有足够的证据表明，除非月经功能紊乱得以纠正，否则这将对女运动员训练期间和以后生活中的健康产生长期影响。

低骨密度

女性在 11~14 岁骨量增加最多，在月经初潮前后的 2 年内增加 25% 的骨量。健康的年轻女性在 18 岁时骨矿物质含量一般达到总量的 92% 以上，在 26 岁时达到总矿物质含量的 99%[16]。由于骨矿物质沉积发生在生命早期，因此在青春期进行诊断以识别高危女性并避免不可修复的骨损伤是至关重要的。

有证据表明，在青春期的骨沉积关键时期进行负重锻炼可能会提高骨密度。Dleson 及同事们报道了一组 14~20 岁的竞技性花样滑冰运动员，她们都在进行两周跳和三周跳训练。那些在月经初潮之前就开始练习两周跳的运动员，通过定量超声检测发现有更高的令人满意的骨密度。此外，纳入评估的 36 例选手中有 10 例经历过骨折。该组比没有骨折的滑冰运动员平均晚 2 年掌握两周跳，因此研究者提出成骨刺激有助于高估 BMD。这种成骨刺激的优势似乎只有在初潮时或之前出现[17]。

与女运动员三联征的各个方面一样，骨密度的变化是连续的，从峰值骨密度到骨量减少（骨密度低于峰值但高于骨质疏松症的骨密度），再到骨质疏松症，后者以极低的骨密度、微结构恶化和骨折风险增加为特点。骨密度降低由骨形成减少和骨吸收增加引起。绝经后女性骨质疏松症的原因与年轻女性的原因不同。几十年前，人们认为年轻人的骨质疏松症是由雌激素缺乏引起的，如同绝经后女性的骨质疏松症。雌激素替代治疗曾用于逆转这一过程，但即使经过多年的治疗，也无明显益处。雌激素并没有被忽视为低骨密度的一个促成因素，但是最近的研究显示，年轻人骨质疏松症的主要原因是缺乏能量供应和低体重。当身体营养不良时，包括氨基酸和脂肪酸在内的大量营养素摄入不足、缺乏维生素和矿物质，特别是钙和维生素 D。钙是骨骼健康的关键因素，年轻女性的钙缺乏可导致峰值骨量 5%~10% 的差异。当身体缺乏足够的能量时，激素水平同样发生改变，包括皮质醇分泌增加和瘦素、IGF-1 分泌减少，这些都会导致骨密度进一步减少[18]。

患有神经性厌食症的青少年女性特别易患骨质疏松症。厌食症通常在骨骼生长和加强的青少年时期起病，从而导致骨骼发育缓慢或停止发育。此外，如果不及时治疗，厌食症可持续到 20 多岁及以上，导致进一步的骨质流失。如果女性能够在十几岁和二十几岁时从厌食症中康复，并且骨量流失最少，那么她们可能会恢复正常的骨量。然而，良好的预后将受到厌食症发作前骨量增加、厌食期间丢失量和厌食症持续时间等因素的影响[19]。

在一定程度上，低雌激素水平也可能对骨矿物质含量的密度和结构造成不利影响。在受雌激素缺乏影响的患者中，破骨细胞寿命更长，更多的骨骼被吸收。随着这个过程的继续，骨矿物质的密度和结构有所下降，导致运动员更容易发生骨折，特别是骨骼受到机械应力增加的运动员[20]。空腹肽（PYY）水平的升高与低 BMD 之间存在关联。PYY 的浓度与骨转换呈负相关，表明 PYY 可能导致有害的骨病变[21]。

内皮功能障碍

三联征的"标准"组成部分早已确立，但在过去 20 年中，研究人员已经确定了三联征的另一个可能的组成部分，将其转化为四联征。内皮功能障碍是动脉粥样硬化和心力衰竭发病机制中的关键因素。内皮是血管的内层。正常情况下，内皮控制从血管进入组织的液体、电解质和其他物质的量，参与凝血，形成新血管，修复受损的器官，并控制血管的扩张和收缩。冠状动脉和外周血管内皮上的雌激素受体通过刺激一氧化氮（NO）的产生来调节血管功能，这又导致血管扩张，称为血管舒张。一氧化氮是一种强有力的血管扩张剂，有助于抑制血小板聚集、白细胞黏附、低密度脂蛋白、血管平滑肌增殖和迁移，以及其他动脉粥样硬化过程[22]。内皮功能障碍导致高血压和血栓形成，并可导致心脏功能受损，肌肉血流减少，以及心血管疾病的发展，后者是美国女性死亡的主要原因[23]。

有证据表明，内皮功能障碍、闭经和低雌激素之间可能存在联系。Hoch 等研究者的研究表明，患有运动性闭经的女性跑步者其内皮依赖性动脉血管舒张显著减少[22]。众所周知，闭经女性的激素特征与绝经后女性相似，Lancer 等的研究认为低雌激素水平理论上会损害内皮细胞功能和动脉扩张[24]。

筛查和诊断

美国运动医学会 2007 年立场声明，对三联征的筛查需要全面了解三个临床综合征之间的关系、每个综合征的临床变化过程及沿着临床结局变化的速度。理想的筛查机制应该是在初选运动员体格检查（preparticipation physical evaluation，PPE）和年度健康检查时进行筛查。当运动员出现三联征的其中一种临床综合征时，应对其他两种综合征进行评估。及早发现有风险的运动员对于预防或推迟三联征的进展至关重要[1]。

初选运动员体格检查（PPE）涵盖了可能威胁运动员健康和安全的各种问题，从心肺问题到文化因素，后者包括运动员及其父母和教练的期望和行为。第一步检查通常是自我报告问卷，现在有几种问卷可供选择。2008 年，由大学成员和 ACSM、国际奥林匹克委员会、美国骨科医师学会和美国儿科学会等组织组成的女运动员三联征联盟制订的一份调查问卷，其中包括 8 个关于进食障碍的问题，3 个关于月经功能障碍的问题，以及 1 个关于骨骼健康的问题，可用于三联征的初步筛查（表 19-2）[25]。问卷通过填写简单的"是"或"否"完成[18]。

Mencias 等研究者用这些问题作为基本衡量标准，来检验 257 所 NCAA 一级大学 PPE。他们发现，25 所大学（9%）包含了 12 个推荐问题中的 9 个，而 127 所大学（44%）只包含了 4 个或更少的推荐问题。虽然 257 所大学都要求新运动员必须完成 PPE，但只有 83 所大学要求退役运动员完成 PPE[26]。

第四版 PPE 评估表（PPE-4，2010）由 6 个主要的医学协会支持，涵盖从中学到大学的运动员，包括 12 个联盟推荐问题中的 8 个。如果广泛采用，它可以通过提供问卷标准来提高 PPE 的有效性。然而，在 2015 年的 PPE 管理政策研究中，在所有 50 个州和华盛顿地区，Caswell 等研究表明大多数州在使用 PPE-4 评估表方面进展缓慢；他们提倡采用全国标准化的 PPE 表格和使用电子 PPE 流程来提高依从性和建立国家数据库[27]。

表 19-2 女运动员三联征筛查问卷（2008）

进食障碍	你担心你的体重或身体成分吗？
	你限制或小心控制你吃的食物量吗？
	你是否尝试减肥以满足你运动中的体重或形体要求？
	你的体重会影响你对自己的感觉吗？
	你担心你已经失去了对你吃多少的控制权吗？
	你吃完后会让自己呕吐或使用利尿剂或泻药吗？
	你秘密进食吗？
月经史	月经初潮的年龄？
	月经是否按月来潮？
	在过去的 1 年中，总共几次月经来潮？
骨健康	你有应力骨折史吗？

来源：女运动员三联征联盟（一个国际联盟）[25]

低能量供应 / 进食障碍

在对能量供应情况进行筛查时，必须考虑多种因素，包括身体症状及心理行为特征。身体症状包括心血管、内分泌、胃肠道和肾脏因素导致的广泛症状；心理行为问题包括对过度肥胖的焦虑、暴饮暴食和清除行为、自我诱发的呕吐、使用泻药和节食药、极端节食和过度运动。在 Mencias 研究中，超过 50% 的 PPE 省略了与进食障碍有关的问题。

许多医师认为进食障碍检查（eating disorder examination，EDE）访谈或进食障碍检查问卷（EDE-Q）是一种更有效的筛查工具，但访谈耗费时间，需要对其进行培训。EDE-Q 是一个自我检查报告，对 4 个分量表进行评级：克制、饮食关注、体型关注和体重关注。Aardoom 等研究者证明它在区分 ED 患者和非 ED 患者方面具有高度准确性，并发现这是评估 ED 精神病理学总体水平的有效技术[28]。SCOFF 问卷通常用于初级保健机构，包含 5 个有关饮食行为、节食和食物强迫的问题，有助于识别神经性厌食症和贪食症。

最近，一种新的工具，即低能量供应女性问卷（low energy availability in female questionnaire，LEAF-Q）已被开发用于评估处于三联征风险中的运动员。它由 Melin 等研究者向 84 例年龄在 18~39 岁、每周训练次数 ≤ 5 次的瑞典和丹麦运动员提出关于受伤、疾病、头晕、美食和生殖功能的 25 个问题组成。尽管 BMI 范围正常，但该队列中三联征相关的疾病很常见。研究结果表明 LEAF-Q 简单易行，特异度为 90%，可成功用于补充现有的 ED 问卷[29]。

在诊断进食障碍方面，《精神障碍诊断与统计手册》（DSM-V-2013）被认为是临床医师的主要工作手册。神经性厌食症（AN）被定义为一种严重的、潜在威胁生命的精神疾病，其特征为：①根据对年龄、性别、发育和身体健康的最低预期，持续限制能量摄入导致体重显著降低；②强烈担心体重增加或持续行为干扰体重增加；③体形扭曲，缺乏对低体重严重性的认识[30]。虽然不包含在DSM-V中，但运动性厌食症的概念通常与三联征的诊断相关；在神经性厌食症中，能看到过度运动、追求苗条、心理上过度要求低体重的需求超过了形体扭曲本身这些心理特点。DSM-V对神经性贪食症的定义：暴饮暴食的反复发作和防止体重增加的反复补偿行为，包括呕吐、使用利尿剂、禁食和过度运动。这两种情况必须满足平均每周至少发生1次，持续3个月[31]。在DSM-V中，暴食症（binge eating disorder，BEO）被归为一个类别。它至少每周发生1次，持续超过3个月，其特点是反复发作，大量进食，对进食缺乏控制，吃到难受为止，以及秘密进食。

第四类疾病，以前被称为"非特异性进食障碍"（eating disorders not otherwise specified，EDNOS），现在被称为"未分类的进食障碍"（feeding or eating disorders not elsewhere classified，NEC），是最常见的进食障碍类别，要记住，进食障碍的研究很大程度上依赖于可能不准确的自我检查报告。NEC包括上述病症较不严重的表现，例如，不典型神经性厌食症（AN的所有标准都满足，但体重在正常范围之内或高于正常范围）和食物清除障碍（在没有暴饮暴食的情况下反复的清除行为）。人们预计，对健康或严格饮食的痴迷，将是第四类疾病中下一个增加的疾病。虽然以前EDNOS的定义是高度分散的，但NEC已被重新定义以实现更高的特异性，从而为临床实践提供新的研究机会和实用指南[32]。

体格检查，包括PPE和DSM-V中阐述的诊断指南，对于识别进食障碍至关重要。它应该从基本的身高、体重和生命体征开始，并着重于特殊体征，特别是心动过缓和低血压（心

血管）；脱发、长毛、手老茧或擦伤；牙釉质侵蚀（皮肤/牙齿）；腮腺肿大；便秘/腹泻（胃肠道）和脱水；电解质紊乱、水肿（肾脏），以及低体重、显著的体重减轻和频繁的体重波动。实验室检查应包括全血细胞计数、红细胞沉降率、甲状腺功能检查和尿液分析[18]。应该咨询心理学家，以检查诸如焦虑、强迫症、完美主义、自卑和自控需求等心理和行为因素。

月经功能紊乱

与进食障碍的情况一样，体格检查和完整的病史采集是鉴别月经功能障碍必要的第一步。患有下丘脑性功能性闭经的女性体格检查结果可能正常，但是盆腔检查可能会发现伴有阴道萎缩的低雌激素症状。一般来说，她们的促性腺激素水平低或正常，雌二醇水平低，催乳素和促甲状腺激素在正常范围内。在原发性/继发性闭经患者中，应进行妊娠试验，并排除内分泌疾病。内分泌疾病包括5个主要功能障碍，如下所述[33]。

· 甲状腺功能障碍。
· 高催乳素血症。
· 原发性卵巢功能不全。
· 下丘脑和垂体疾病。
· 高雄激素状态包括多囊卵巢综合征和男性化卵巢功能不全。

评估月经功能障碍需要测定促性腺激素［卵泡刺激激素（follicle-stimulating hormone，FSH）和黄体生成激素（luteinizing hormone，LH）］，以排除卵巢功能衰竭，并检查在多囊卵巢综合征中观察到的FSH/LH比值升高。此外，应进行催乳素测定以评估是否存在催乳素分泌相关肿瘤，以及促甲状腺激素测定以评估甲状腺疾病。如果体格检查提示为高雄激素导致的体征，则应进一步进行实验室检查以诊断多囊卵巢综合征或先天性肾上腺增生，并应进

行孕激素撤退试验以评估体内低雌激素的程度。初诊医师可能需要与内分泌医师会诊进行诊断[1]。

低骨密度

低能量供应和月经功能障碍以及遗传和激素功能相互作用最终导致了低 BMD。BMD 降低的初步研究主要集中在腰椎，但随后的研究表明，这种骨质降低发生在整个骨骼。低 BMD 的主要后果为增加运动员职业生涯的骨折风险，影响运动员临场表现，使训练时间缩短，导致慢性疼痛，延迟恢复和残疾。此外，青春期发生的骨折可以预测生命后期的骨折[10]。应力性骨折发生率高的运动员，特别是耐力性长跑和舞蹈运动员，通常表现出高度的饮食约束和（或）长期的厌食症或贪食症病史。其他研究提示骨折和闭经之间有关联[34]。近年来，研究证实了女高中运动员肌肉骨骼损伤与三联征的关系。Rauh 等研究者发现，受伤的运动员 EDE-Q 评分较高，腰椎骨密度较低，提示月经功能障碍和低骨密度是损伤的预测因子[35]。在缺乏更广泛研究的前提下，很难评估一个或多个临床综合征在明确损伤原因中的相对重要性。三者对骨健康均有长期不利影响。

有低雌激素血症史、6 个月或以上的进食障碍、应力性骨折或骨折伴轻微外伤的病史者需进行 BMD 评估。双能 X 线吸收法（DXA）具有快速、准确、安全、成本低、适用范围广等优点，被认为是评价骨密度的金标准。DXA 测量全身的骨量和面积骨密度，也可以通过测量身体某些部位，如腰椎、髋关节和桡骨远端等的骨密度[16]。值得注意的是，腰椎和前臂均富含对激素水平变化敏感的小梁骨，因此容易受到骨的数量（骨量）和骨质量（结构）的损害，导致骨折的风险[36]。在三联征高风险人群中，低 BMD 的患病率从 1.4% 到 50%。

DXA 的结果报告分为 T 值和 Z 值。用于 20 岁及以上患者的 T 值是测试者的 BMD 与同性别健康成年人的 BMD 差异的标准差（standard deviations，SD）。Z 值适用于所有年龄段，是指测试者的 BMD 与同龄、同性别没有脆性骨折者差异的 SD。Z 值用于评估青少年或绝经前女性的骨密度，因青少年仍在发育，且没有达到其年龄组以外女性的 BMD 水平[16]。国际临床骨密度测量学会发布的指南规定，Z 值 –2.0 为"低于预期的年龄范围"，而高于 –2.0 的 Z 值为"在预期的年龄范围内"。骨质疏松症的诊断由临床上有意义的骨折史和 ≤ –2.0 的 Z 值来明确。正位脊柱和除头部外的全身骨骼是进行 BMD 检测的首选部位；由于骨骼发育的可变性，应避免髋关节检查。如果症状持续存在，DXA 测试应每 12 个月重复 1 次，使用相同的设备以确保准确的前后对比[37]。

在评估骨结构和骨脆性时，还应考虑骨组织显微结构的受损情况。由于 DXA 使用面积测量（DXA BMD 也称为面积骨矿物质密度）计算 BMD，因此无法准确测量包含深度值的体积 BMD。需要其他成像技术，包括中轴定量计算机断层扫描（QCT）和外周 QCT（pQCT）测量骨量和体积骨密度，因为它发生在松质骨和皮质骨。DXA、QCT 和 pQCT 测量骨基质的无机元素；测量有机成分（主要是胶原蛋白）的技术还有待完善[38]。

正如 Ducher 等研究者所提出的，鉴于骨量、骨大小和骨形状的不断变化，对于青少年骨骼健康的诊断是一项重大挑战。骨生长可能会受到儿童疾病以及 LEA 和低雌激素血症的损害，导致肢体和脊柱大小以及体积 BMD 的缺陷。鉴于此，对年轻运动员的详细监测对于确保最佳骨骼发育和峰值骨量至关重要。对于 19 岁以下的青少年来说，前臂远端是一个常用的测试部位，因为它是常见的骨折部位，并且不参与跑步等运动。因年轻人的骨矿化通常导致骨密度的增加，但不增加骨大小，所以骨强度可能无法完全恢复[38]。

内皮功能障碍

评估内皮功能最常用的技术包括无创高分辨率超声波检查肱动脉（前臂中的主要血管）的直径，产生肱动脉血流介导的依赖性（FMD）血管舒张测量。在基线处记录肱动脉的直径和流速，并且在用血压袖带进行前臂闭塞之后再次记录。放松袖带增加的血流量，刺激肱动脉的内皮依赖性血管舒张。肱动脉 FMD 可成功用于研究儿童和青年人动脉粥样硬化的早期阶段，从而确保有足够的时间进行预防[39]。

使用这种技术，Hoch 等研究者验证了以下假设：患有运动性闭经和月经稀发的年轻女跑步运动员，显示出早期心血管疾病的迹象，表现为肱动脉的内皮依赖性扩张减少。他们的研究结果表明，动脉导管中 FMD 的降低会损害运动引起的血管扩张，并通过限制血液流向肌肉来限制运动能力，并且内皮功能的慢性损伤可能加速心血管事件的发展[22]。

进一步的研究表明，肱动脉内皮功能障碍与冠状动脉内皮功能障碍呈正相关。例如，Schachinger 等发现肱动脉内皮功能障碍可预测动脉粥样硬化疾病以及包括心脏病发作、卒中和死亡率在内的心血管事件[40]。Rickenlund 等的进一步研究发现，闭经运动员的 FMD 显著降低，伴有脂类分布异常，总胆固醇和低密度脂蛋白显著升高[41]。合理的运动量对心脏有保护作用，但运动性闭经的过度运动特征可能产生反作用，反而会增加心血管事件的风险。虽然肱动脉 FMD 技术已被广泛采用，但在所使用的分析方案和方法以及结果的解释方面仍然存在显著差异。需要使用改进的和更一致的方法进行更大规模的研究，以确认内皮功能障碍与运

动性闭经之间的联系，以及女运动员三联征延伸为四联征的可能性。

一般治疗方法

治疗和预防女运动员三联征的第一步是提高医疗保健专业人员、训练员、物理治疗师、教练和心理学家对该综合征的认识。2006 年发表的第一篇关于三联征的"认知"研究发现，48% 的医师能够识别三种临床综合征，但只有 9% 的人对治疗这些综合征感到满意。康复医师和内科医师对此认知最高，为 69%，骨科医师为 63%[42]。2013 年一项针对三所学术医疗中心 931 例医师的调查发现，只有 37% 的医师听说过三联征，骨科医师的认知水平最高（80.3%），精神科医师最低（11.1%）[43]。这些调查强调需要通过进一步的学习临床指南以识别女运动员三联征，可以在女运动员联盟[44]的网站上访问，这是一个国际宣传组织，作为三联征教育和研究的交流平台。

普遍认为，只有从初级保健医师和体育专家（包括营养师、骨科医师和心理治疗师）到教练、训练员、家人、朋友和队友的多学科团队才能有效地治疗三联征。关于非药物治疗和药物治疗的知识更新是必不可少的，药物治疗位居其次。治疗目标有 3 个：提高整体能量供应，恢复正常的月经周期，并提高 BMD。还应考虑内皮功能障碍的影响。

行为治疗

除了完美主义和强迫性等人格特质之外，对抑郁，焦虑，自尊心差和自我形象不良等心理因素的理解对于三联征的预后是至关重要的。行为治疗的目标包括恢复健康的饮食习惯，克服强迫节食，改善不良的身体形象，以及提高

对思想和行为的自控力[1, 45]。有许多基于经验的治疗方案，如下所述，有助于治疗三联征。

认知行为疗法（CBT）/行为契约/治疗计划依从性

在强大的研究支持下，三联征最广泛使用的治疗方法是认知行为疗法或CBT。基于情绪、行为和思想相互关联的概念，这种形式的治疗包括识别扭曲的认知和世界观以及适应不良行为[46]。治疗可以为三联征患者提供关于消极行为和态度如何对绩效目标产生反作用的信息，以及如何制订适当的策略和技能方案以提高自尊和自我价值。CBT的一个关键组成部分是"行为契约"，它需要每天记录"日记"以记录运动员的负面思想和行为模式，并找出更好结果的替代方案[1]。治疗计划的依从性侧重于改变行为和认知的个体方法，以达到绩效目标，以及个体的营养教育和咨询潜力。

基于认知失调的预防（DBP）

认知失调的概念强调在当一种或多种感觉或行为与一种或多种思想（认知）相矛盾时发生的精神痛苦。在三联征中，这适用于那些限制热量（行为）但又认识到能量供应会降低以获得最佳表现（思想）的运动员。在他的开创性工作中，Festinger解释说，人类被驱使保持内在的一致性，这意味着思想、价值观、信仰和行动是和谐的[47]。在DBP项目中，鼓励女运动员在考虑与成绩和自我价值相关的不和谐因素时使用这个框架[48]。

ATHENA疗法和运动员改良的健康体重干预（AM-HWI-Coach和Peer-Led方法）

ATHENA疗法，是一个为中学和高中女运动员设计的为期8周的以学校和团队为中心的方法，已经取得了可喜的成果。它侧重于识别和改进行为障碍，并使用认知重组来解决使用减肥药带来的风险因素。抑郁、自卑、类固醇使用以及社会和文化压力是关键问题。患者参与角色扮演，在饮食障碍和滥用药物的情况下，练习"拒绝技巧"——对危险的情况说"不"。作为导师的同伴和健康运动员提供验证和鼓励，而该计划的社区组成部分为所涉及的运动员提供更高水平的支持。ATHENA疗法也可以是一项针对尚未产生不健康行为的人的预防计划[49]。在运动员改良的健康体重干预（AM-HWI）计划中，鼓励运动员进行小的行为改变以解决进食障碍。它通常以同伴为导向，试图减少由厌食症或贪食行为导致的以瘦为理想状态的主观思想、身体不满和负面情绪[48]。

基于正念的减压（MBSR）

正念训练起源于佛教的思想和实践，作为对包括饮食失调在内的各种生理和心理问题的一种干预疗法，正念训练越来越受到重视。这种方法最受欢迎和最常被引用的例子之一是基于正念的减压（MBSR）计划，该计划由马萨诸塞大学的Jon Kabat-Zinn开发，作为一门为期8~10周的小组课程，它的基础是通过整合正念和减压进行应对技巧和疼痛控制的心理教育，通过对正念冥想技巧和放松练习的指导、讨论和实践来教授减压[50]。

Kabat-Zinn所支持的7种态度因素（表19-3），是冥想心灵充实所必需的：①不做判断；②容忍；③初学者的头脑；④信任；⑤不争；⑥接受；⑦放手。当被认为是对三联征的治疗时，MBSR诊所的治疗方法集中在：①集中注意力或意识来接受当前的时刻，在三联征的情况下，关注自己的运动；②暂停判断和发展对新思想的开放态度；③培养个人对改善健康和福祉的责任感[52]。

正念是如何运作的呢？有人提出，压力和焦虑，可以通过脱敏、自我暴露和思想监控来减轻，生理影响也可能表现为神经递质和脑血流水平的变化，包括冥想过程中多巴胺的增加[53]。然而，关于正念对身心结果反应的生理学研究还没有得到广泛的研究。

表 19-3　正念冥想的 7 个态度因素

不做判断	解放所有的判断和主观想法
容忍	接受事物有它必定要发生的时间，不会因其他因素发生改变
初学者的头脑	乐意以开放的眼光去看待事物，总能接受新的可能性
信任	更好地自省吾身，直觉、行为甚至是犯错误
不争	只是做自己，没有其他目标
接受	相信世界现在的样子就是它本来应该的样子
放手	允许经历和思想就是它本来的样子而不去质疑

来源：F Kabat-Zinn[51]

基于正念的认知疗法

基于正念的认知疗法（MBCT），是在 Kabat-Zinn 的基于正念减压计划基础上的一种以接受思维为中心的注意思维控制的方法，它的核心是接受思维，即简单的思维，它以焦虑和抑郁为重点[54]，旨在通过让一个人的思想形成一种超然的看法来防止严重抑郁的复发，并以认知的方式了解到思想不是事实，它们不能确定一个人是谁——一个有助于治疗三联征的概念。认知练习，如瑜伽，这是使用 Kabat-

Zinn 的计划，它被强调并可能是有益的治疗[55]。通过这种方法，患者加强了他们的松弛反应、应对策略、自我效能、洞察力和自我决定。同时值得注意的是，没有正念过程的 CBT，在缓解焦虑和抑郁治疗中也是有效的。

辩证行为疗法（DBT）

辩证行为疗法，是一种正念方法，由 Marsha Linehan 开发[56]，鼓励患者改变他们的行为和思维过程，以建立更好的生活。参与者被教导、接受自己的处境和改变的动机之间的关系是最深刻的辩证法，正念是 DBT 的一个关键组成部分，因为它允许患者观察并允许体验发生，而无须压抑或对抗它们。解决问题的方法，例如，把一个人进行整体的解释好于对他或她的各部分进行单纯加法的解释，即各部分是有联系的，而改变涉及在改变的过程中整合所有部分（情感、行为、思想），这构成了 DBT 的基础[57]。

接受和承诺疗法

接受和承诺疗法（ACT，不是作为首字母缩写而是一个词汇），由内华达大学的 Steven Hayes 开发。它包含了正念技术，以帮助患者降低他们的防御能力，从而使他们能够体验真实的事件，ACT 的目标不是思想或情绪压抑，而是接受。体验和充分处理厌恶的思想，理解用来描述厌恶思想的实际词汇，然后消除而不是避免它们[58]。这种方法认为，许多精神病理学是由于不适应的想法加剧了试图避免，最终导致运动远离目标——这是三联征患者的共同思维过程。ACT 试图提高 6 种不同心理领域的灵活性：认同当下、价值观、承诺的行动、现实中的自我、扩散和接受。控制这些领域可以使三联征的患者更有效地处理她们的行为[59]。

认知行为疗法和正念：相似点与不同点

二者的相似之处在于，二者都有助于患者认识和改变消极的思维方式，并获得对思想和感情的更大控制，二者都已被证明，在治疗抑郁和焦虑方面取得了成功。它们的不同之处在于，CBT 侧重于积极地将消极思想赶出意识，而正念则主张不经判断地接受思想，承认它们的暂时性并让它们离开[59,60]。

以家庭为基础和以指导为基础的治疗

上述治疗方法主要集中在三联征的个体化或群体性治疗上。重要的是要注意，来自家庭和父母以及教练的影响不应该被忽视，家庭治疗可以帮助识别来自家庭成员的任何外部压力或期望。此外，强调运动员健康，而不是运动员表现的教练行为和信念，往往会对三联征的治疗方法产生很大影响。

药物治疗

低能量供应与进食障碍

提高能量利用率是扭转女运动员三联征的关键。低体重持续时间越长，患不可逆性骨质疏松症的风险就越大，对于三联征的这一部分，很少有药物干预被证明是有效的，而那些显示出益处的干预措施通常与心理治疗结合使用，然而抗抑郁药物——包括选择性血清素再摄取抑制剂（SSRIs，包括著名的氟西丁——百忧解）、选择性 5- 羟色胺再摄取抑制剂（SNRIs）和去甲肾上腺素——多巴胺再摄取抑制剂（NDRIs）可能有助于治疗厌食症，其次是治疗慢性饮食障碍，以及伴有抑郁焦虑和强迫症行为的运动员。这些药物能够使神经递质在神经元触突中停留很长一段时间，从而导致更大的幸福感和

有可能减少抑郁情绪。此外，它们的副作用很少，而且大多数患者都能很好地耐受[61]。美国精神病学协会指出几乎没有证据支持使用药物治疗神经性厌食症，但是已经发现贪食症和暴饮暴食对抗抑郁药物和认知行为疗法相结合能做出反应[62]，由医疗专业人员在使用这些药物时进行适当的管理和评估是必不可少的，因为需要经常监测和反馈才能获得最佳结果[63]。

月经功能紊乱

1989 年，美国儿科学会建议对 15~16 岁的原发性闭经和月经初潮后 3 个月继发性闭经的年轻女性使用口服避孕药（OCPs）。然而，对其有效性的研究尚无定论，有些甚至显示出负面的影响。例如，早期的研究指出，外源性雌激素替代可能导致年轻运动员过早关闭生长板[18]。正如 Temme 和 Hoch 所指出的，以 OCPs 形式结合雌激素和孕激素的避孕疗法并不能恢复自发的月经，因为它不能解决导致月经失调根本的代谢变化，具体地说，它不能使损害骨骼形成和总体健康的代谢因素正常化。而且它不能解决瘦素、胃饥饿素、胰岛素样生长因子 -1（IGF-1）、卵泡刺激素和黄体生成素等激素的波动。事实上，使用口服避孕药来调节月经周期可能会产生一种错误的感觉，即在没有改变能量供应的情况下发生戒断性出血时会产生一种错误的改善感[2]，并且通过热量摄入来恢复能量的供应方法的注意力被转移了[2]。OCP 治疗的另一个缺点是抑制 IGF-1，IGF-1 是肌肉质量和骨骼形成的主要调节因子[2]，而在三联征运动员中，IGF-1 是一个已经处于低水平的因素。

低骨密度

对低骨密度、应力性骨折和骨骼增生受损的运动员进行药物治疗有效性的研究也没有定

论，因为关于这种治疗是否能预防骨折或延长愈合时间和从已经持续的骨折中恢复的研究也是如此。2014 年女运动员三联征联盟的共识声明指出，使用药物疗法的决定不应仅仅取决于骨密度的 Z 值，还应考虑骨折史、遗传倾向、三联征条件导致低骨密度、骨应力损伤以及采用非药物干预的骨损失率等风险因素[33]。OCP 的治疗不会增加骨密度，事实上，降低 IGF-1 可能会进一步损害骨骼健康。

然而，对于拒绝遵循饮食建议或减少运动项目的运动员，或者尽管有营养或运动咨询，但在 6 个月后仍未恢复月经的运动员，建议使用该药。OCP 不建议 16 岁以下的运动员使用，因为缺乏对这个年龄组的研究，而且担心过早的生长板关闭，再加上运动员由于害怕体重增加而反对使用 OCP。经皮雌二醇与环孕酮的治疗正在研究，可作为替代 OCP 治疗[38]。与 OCP 不同的是，它不会抑制 IGF-1，而且已经发现在患有神经性厌食症的年轻女性中，它可以提高脊柱和髋部的骨密度[63]。

双膦酸盐，通常用于治疗绝经后骨质疏松症，一般不推荐给年轻运动员。它们通过抑制骨吸收而起作用，与青少年相比，成人与青少年骨吸收的差异可能与成人骨吸收增加有关。因为双膦酸盐在骨骼中持续活动达 10 年之久，所以 在以后的妊娠过程中，双膦酸盐会对胎儿造成伤害，特别是新生儿可能出现的畸形和其他缺陷。根据女运动员三联征联盟的意见，只有在与内分泌学家或代谢性骨病专家协商后才能使用，并根据具体情况做出决定[33]。

建议补充钙和维生素 D，以改善三联征运动员的骨骼健康。根据 2011 年医学会研究所指南，9~18 岁儿童的钙摄入量为每天 1 300 mg，19~30 岁的女性为 1 000 mg，在安全上限为每天 2 500 mg 的情况下，每日摄入量必须分成多样化的剂型。正如 Ackerman 和 Misra 所指出的，

他推荐的钙摄入量不足以使闭经运动员的骨密度增加。一些研究表明，补钙可能有助于预防应力性骨折，仍需要进一步研究以做出明确的评估，但无论如何，按照医学会研究所制订的标准摄入钙是安全的。

众所周知，维生素 D 可以减少应力性骨折和肌肉受损的风险，然而维生素 D 水平在美国人口中普遍偏低，特别是在青少年中。医学会研究所针对青少年和绝经前女性的指导方针要求：每天摄入 600 IU，但 2012 年的一项研究建议，患者每天摄入 800~1 000 IU，甚至可能多达 2 000 IU，因为这是一种安全的治疗方法，具有较高的治疗指数[65]。

内皮功能障碍，现在被认为是三联征的第 4 个组成部分，其影响的研究正在进行中，并产生了一些重要的发现。小剂量复方口服避孕药在闭经运动员中的应用将减少 FMD 基线，Rickenlund 等指出在 9 个月的治疗后，FMD 明显增加，表明 OCP 能通过雌激素来提高一氧化氮的生物利用度并从而提高内皮的功能。然而，绝经后女性使用激素替代治疗增加了心血管风险事件和乳腺癌风险，并对年轻女性有潜在风险[24]。

众所周知，叶酸对心血管系统有益，它能提高一氧化氮的产生，最近表明它可治疗 FMD。在对于跑步和芭蕾舞引起闭经的运动员的研究中，Hoch 等发现在随后 4 周每天使用 10 mg 叶酸将减少 FMD；实际上跑步者的血管扩张反应从 3.0% ± 2.3% 到 7.7% ± 4.5%[24]。叶酸是一种水溶性维生素，经常在尿液中被清除，在 10 mg 的低剂量下有很好的耐受性，似乎是治疗三联征中发生内皮功能障碍的一种安全、有效的治疗方法。

预防和早期干预

认识到女运动员三联征的组成是防止三联

征严重后果的第一步，而三联征的严重后果不能通过非药物疗法、药理学或者两种治疗方法的结合来解决。理想情况下，建议的多学科治疗方法应该能够识别三联征的症状，并在不可逆转的损害发生之前进行干预，特别是在骨密度和骨质疏松的可能性方面。Barbara Drinkwater 是最早提出"女运动员三联征"一词的研究人员之一，她也是最早研究运动性闭经对骨骼影响的人之一，她发现，在恢复正常月经后，闭经运动员恢复了少量的骨密度，但从未恢复到正常的水平。随后的研究证实，以前闭经运动员的骨密度仍然比从未闭经的运动员低 5%，这些结果强调了早期干预的必要性，以避免对年轻运动员短期和长期的破坏性后果[66]。

缺乏认识，加上不承认或不愿意承认她们容易受到三联征的影响，也必须加以克服。2014 年的一项对患有骨质疏松症风险的女大学生越野跑步者进行的研究表明了这一危险。结果表明，这一组人对骨质疏松症的关注很少，具体地说，她们并不认为自己很容易患上这种疾病，也不认为这是一种严重的疾病，即使她们患有这种疾病[67]。

在处理三联征因素方面如此重要的多学科小组，在执行预防和干预工作方面可能更为重要。对青少年，父母应了解其子女一般健康状况，有这种综合征的警告迹象父母应及早干预，更有可能的是，团队医师或独立的个人教练能够观察到破坏性的饮食习惯和不合理的行为模式。仅仅重新认识"女运动员三联征"一词是不够的，这些人必须充分意识到这种综合征的组成部分和后果，才能消除围绕它的看法和误解。2006 年，一项针对大专院校教练的研究报告称，在 91 例受访者中，64% 的人听说过三联征，但只有 48% 的人认为她们可以识别其成分。此外，24% 的人认为月经不规律或月经缺失是剧烈运动的"正常"后果。相比之下，知识渊博的教练能够欢迎甚至协调多学科评估，从而对有效的治疗和预防策略以及何时或是否应让运动员"重返赛场"做出明智的判断。也许最重要的是，他们更感兴趣的是采取教育运动员自己的战略，并向她们灌输个人对可能产生反响的行动的责任感[68]。

预防性策略和更明智的判断是否能克服强迫人格特征和种种的社会压力，这一问题不能轻易回答。一个多学科团队需要深入的知识、更高的认识和深思熟虑的行动以应对女运动员三联征及其毁灭性的终点——骨质疏松症的挑战。

参考文献

1. NATTIV A, LOUCKS AB, MANORE MM, et al. American College of Sports Medicine position stand. The female athlete triad. Med Sci Sports Exerc, 2007, 39(10):1867–1882.
2. TEMME KE, HOCH AZ. Recognition and rehabilitation of the female athlete triad/tetrad: a multidisciplinary approach. Curr Sports Med Rep, 2013, 12(3):190–199.
3. OTIS CL, DRINKWATER B, JOHNSON M, et al. American College of Sports Medicine position stand: the female athlete triad. Med Sci Sports Exerc, 1997, 29(5):i–ix.
4. FERGUSON CJ, MUÑOZ ME, GARZA A, et al. Concurrent and prospective analyses of peer, television, and social media influences of body dissatisfaction, eating disorder symptoms and life satisfaction in adolescent girls. J Youth Adolesc, 2014, 43(1):1–4.
5. GIBBS JC, WILLIAMS NI, DE SOUZA MJ. Prevalence of individual and combined components of the female athlete triad. Med Sci Sports Exerc, 2013, 45(5):985–996.
6. THEIN-NISSENBAUM JM, CARR KE. Female athlete triad symptoms in the high school athlete. Phys Ther Sport, 2011, 12(3):108–116.
7. HOCH AZ, PAPANEK P, SZABO A, et al. Association between the female athlete triad and endothelial dysfunction in dancers. Clin J Sport Med, 2011, 21(2):119–125.
8. MARGUEZ S, MOLINERO O. Energy availability, menstrual dysfunction and bone health in sports; an overview of the female athlete triad. Nutr Hosp, 2013, 28(4):1010–1017.

9. PATTON GC, SELZER R, COFFREY C, et al. Onset of adolescent eating disorders: population passed cohort study over 3 years: BMJ, 1999, 318(7186):765–768.

10. GEORGE CA, LEONARD JP, HUTCHINSON MR. The female athlete triad: a current concepts review. S Afr J Sports Med, 2011, 23(2):50–57.

11. FEDOROWICZ VJ, FALISSARD B, FOULON C, et al. Factors associated with suicidal behaviors in a large French sample of inpatients with eating disorders. Int J Eat Disord, 2007, 40(7):589–595.

12. KEEL PK, KLUMP KL. Are eating disorders culture- bound syndromes? Implications for conceptualizing their etiology. Psychol Bull, 2003, 129(5):747–769.

13. SIEGFRIED N, BARTLETT M. Anorexia and suicide. Eating for life alliance. www.eatingforlife.org, http://www.eating-disorders-research.com/. Accessed 25 Jan 2015.

14. STEINHAUSEN HC. The outcome of anorexia nervosa in the 20th century. Am J Psychiatry, 2002, 159(8):1284–1293.

15. LOUCKS AB, THUMA JR. Luteinizing hormone pulsatility is disrupted at a threshold of energy availability in regularly menstruating women. J Clin Endocrinol Metab, 2003, 88(1):297–311.

16. NAZEM TG, ACKERMAN KE. The female athlete triad. Sports Health, 2012, 4(4):302–311.

17. OLESON CV, BUSCONI BD, BARAN DT. Bone density in competitive figure skaters. Arch Phys Med Rehabil, 2002, 83(1):122–128.

18. CHU SM, GUSTAFSON KE, LEISZLER M. Female athlete triad: clinical evaluation and treatment. Am J Lifestyle Med, 2013, 7(6):87–94.

19. ZANAKER CL. Osteoporosis in eating disorders, March 2011. www.feast-ed.org.

20. IDRIS AI, VAN'T HOF RJ, GREIG IR, et al. Regulation of bone mass, bone loss and osteoclast activity by cannabinoid receptors. Nat Med, 2005, 11(7):774–779.

21. SCHEID JL, TOOMBS RJ, DUCHER G, et al. Estrogen and peptide YY are associated with bone mineral density in premenopausal exercising women. Bone, 2011, 49(2):194–201.

22. ZENI HOCH A, DEMPSEY RL, CARRERA GF, et al. Is there an association between athletic amenorrhea and endothelial cell dysfunction? Med Sci Sports Exerc, 2003, 35(3):377–383.

23. REED J, EDITOR. Eating disorders: an encyclopedia of causes, treatment and prevention. Santa Barbara: ABC CLIO, 2012. Accessed 25 Jan 2015.

24. LANSER EM, ZACH KN, HOCH AZ. The female athlete triad and endothelial dysfunction. PM&R, 2011, 3(5):458–465.

25. Female Athlete Triad Coalition: An International Consortium. Introduction: female athlete triad pre participation evaluation. 2002. http://www.femaleathletetriad.org/~triad/wp-content/uploads/2008/11/ppe_for_website.pdf. Accessed 15 Apr 2015.

26. MENCIAS T, NOON M, HOCH AZ. Female athlete triad screening in national collegiate athletic association division 1 athletes: is the preparticipation evaluation form effective? Clin J Sport Med, 2012, 22:122–125.

27. CASWELL SV, CORTES N, CHABOLLA M, et al. State-specific differences in school sports preparticipation physical evaluation policies. Pediatrics, 2015, 135(1):26–32.

28. AARDOOM JJ, DINGEMANS AE, SLOP OP'T LANDT MC, et al. Norms and discriminative validity of the Eating Disorder Examination Questionnaire (EDE-Q). Eat Behav, 2012, 13(4):305–309.

29. MELIN A, TORNBERG AB, SKOUBY S, et al. The LEAF questionnaire: a screening tool for the identification of female athletes at risk for the female athlete triad. Br J Sports Med, 2014, 48(7):540–545.

30. American Psychiatric Association. Feeding and eating disorders. DSM-V. 2013. http://www.dsm5.org/documents/eating%20disorders%20fact%20sheet.pdf. Accessed 15 Apr 2015.

31. National Eating Disorder Information Centre (NEDIC). 2014. http://medic.ca/know-facts/definitions. Accessed 13 Feb 2015.

32. BROWN TA, KEEL PK, STRIEGEL RH. Feeding and eating conditions not elsewhere classified (NEC) in DSM-V. Psychiatr Ann, 2012, 42(11):421–425.

33. DE SOUZA MJ, NATTIV A, JOY E, et al. Female athlete triad coalition consensus statement on treatment and return to play of the female athlete triad: 1st International Conference San Francisco, California, May 2012 and 2nd International Conference held in Indianapolis, Indiana, May 2013. Br J Sports Med, 2014, 48(4):289.

34. BARRACK MT, ACKERMAN KE, GIBBS JG. Update on the female athlete triad. Curr Rev Musculoskelet Med, 2013, 6(2):195–204.

35. RAUCH MJ, NICHOLS JF, BARRACK MT. Relationships among injury and disordered eating, menstrual dysfunction, and low bone mineral density in high school athletes: a prospective study. J Athl Train, 2010, 45(3):243–252.

36. MALLINSON RJ, DESOUZA MJ. Current perspectives on the etiology and manifestation of the "silent" component of the female athlete triad. Int J Women's Health, 2014, 6:451–467.

37. GORDON CM, LEONARD MB, ZEMEL BS. 2013 pediatric position development conference: executive summary and reflections. J Clin Densitom, 2014, 17:219–224.

38. DUCHER G, TURNER AI, KUKULJAN S, et al. Obstacles in the optimization of bone health outcomes in the female athlete triad. Sports Med, 2011, 41(7):587–607.

39. HOCH AZ, LAL S, JURVA JW, et al. The female athlete triad and cardiovascular dysfunction. Phys Med Rehabil Clin N Am, 2007, 18(3):385–400.

40. SCHÄCHINGER V, BRITTEN MB, ZEHLER AM. Prognostic impact of coronary vasodilator dysfunction on adverse long-term outcome of coronary heart disease. Circulation, 2000, 101:1899–1906.

41. RICKENLUND A, ERIKSSON MJ, SCHENCK-GUSTAFSON K, et al. Amenorrhea in female athletes is associated with endothelial dysfunction and unfavorable lip profile. J Clin Endocrinol Metab, 2005, 90:1354–1359.

42. TROY K, HOCH AZ, STAVIKOS JE. Awareness and comfort in treating the female athlete triad: are we failing our athletes? WMJ, 2006, 105:21–24.

43. CURRY EJ, MATZKIN E. The female athlete triad: who falls under the umbrella? American Academy of Orthopaedic Surgeons, AOOS Now. 2013. http://www.aaos.org/new/aaosnow/nov13/clinical10.

44. Female Athlete Triad Coalition: an international consortium. 2002. http://www.femaleathletetriad.org/for-professionals/information-for-physicians/. Accessed 20 Feb 2015.

45. NATTIV A, LOUCKS AB, MANORE MM, et al. The female athlete triad: position stand. MSSE, 2007.

46. BECK JS. Cognitive behavior therapy: basics and beyond, vol. 2. New York: Guilford Press, 2011.

47. FESTINGER L. A theory of cognitive dissonance. Stanford: Stanford University Press, 1957.

48. BECKER CB, MCDANIEL L, BULL S, et al. Can we reduce eating disorder risk factors in female college athletes? A randomized exploratory investigation of two peer-lead interventions. Body Image, 2012, 9:31–42.

49. RANDY KW, AIKEN LS, MACKINNON DP, et al. A mediation analysis of the ATHENA intervention for female athletes: prevention of athletic-enhancing substance use and unhealthy weight loss behaviors. J Pediatr Psychol, 2009, 34:1069–1083.

50. BAER RA. Mindfulness training as a clinical intervention: a conceptual and empirical review. Clin Psychol Sci Pract, 2003, 10:125–143.

51. KABAT-ZINN J. Full catastrophe living: using the wisdom of your body and mind to face stress and pain. New York: Random House, 1990.

52. KABAT-ZINN J. Mindfulness-based interventions in context: past, present and future. Clin Psychol Sci Pract, 2003, 10:144–156.

53. MARLETTE GA, WITKIEWITZ K, DILLWORTH TM, et al. Vipassana meditation as a treatment for alcohol and drug use. In: Hayes SC, Follette VM, Linehan MM, editors. Mindfulness and acceptance: expanding the cognitive-behavioral tradition. New York: Guilford Press, 2004:261–287.

54. SEGAL Z, TEASDALE JD, WILLIAMS JM. Mindfulness-based cognitive therapy: theoretical rational and empirical status. In: Hayes SC, Follette VM, Linehan MM, editors. Mindfulness and acceptance: expanding the cognitive-behavioral tradition. New York: Guilford Press, 2004:46–65.

55. TEASDALE JD, SEGAL Z, WILLIAMS JM. How does cognitive therapy prevent depressive relapse and why should attentional control (mindfulness) training help? Behav Res Ther, 1995, 33:25–39.

56. LINEHAN MM. Cognitive-behavioral treatment of borderline personality disorder. 1st ed. New York: Guilford Press, 1993.

57. ROBINS CJ, SCHMIDT H, LINEHAN MM. Dialectical behavior therapy: synthesizing radical acceptance with skillful means. In: Hayes SC, Follette VM, Linehan MM, editors. Mindfulness and acceptance: expanding the cognitive-behavioral tradition. New York: Guilford Press, 2004:30–44.

58. Blackledge JT, Hayes SC. Emotion regulation in acceptance and commitment therapy. J Clin Psychol, 2001, 57:243–255.

59. HAYES SC. Acceptance and commitment therapy and the new behavior therapies: mindfulness, acceptance and relationship. In: Hayes SC, Follette VM, Linehan MM, editors. Mindfulness and acceptance: expanding the cognitive-behavioral tradition. New York: Guilford Press, 2004:1–29.

60. Harley therapy, CCBT vs MBCT-what is the difference. Harley therapy counselling blog. http://www.harleytherapy.co.uk/counselling/cbt-mbet-differences.htm.

61. Marks H. How medication treats eating disorders,

Everyday health. www.everydayhealth.com/eating-disorders/,medication-to-=treat-eatingdisorders.

62. AIGNER M, TREASURE J, KAYE W, et al. WFSBP task force on eating disorders. World Federation of Societies of Biological Psychiatry (WFSBP) guidelines for the pharmacological treatment of eating disorders. World J Biol Psychiatry, 2011, 12:400–443.

63. MISRA M, KATZMAN D, MILLER KK, et al. Physiologic estrogen replacement increases bone density in adolescent girls with anorexia nervosa. J Bone Miner Res, 2011, 26(10):2430–2438.

64. ACKERMAN KE, MISRA M. Bone health and the female athlete triad in adolescent athletes. Phys Sportsmed, 2011, 39(1):131–141.

65. MCCABE MP, SMYTH MP, RICHARDSON DR. Current concept review: vitamin D and stress fractures. Foot Ankle Int, 2012, 33(6):526–533.

66. Quinn E. Amenorrhea in athletes. http://sportsmedicine.about.com/od/women/a/Amerorrhea.htm.

67. NGUYEN VH, WANG Z, OKAMURA SM. Osteoporosis health beliefs in women with increased risk of the female athlete triad. J Osteoporos, 2014, 2014:676304.

68. PANTANO K. Current knowledge, perceptions and interventions used by collegiate coaches in the U.S. regarding the prevention and treatment of the female athlete triad. N Am J Sports Phys Ther, 2006, 1(4):195–207.

20　骨质疏松症的挑战：展望未来

作者：Christina V. Oleson

译者：宋纯理

骨质疏松症不仅表现在个人的身体、财力和情感方面，而且还表现在对整个社会的影响上，从医保费用支出的增加到工人失能导致的生产力下降，以及老龄化社会引起的发病率和死亡率增加。随着世界范围内预期寿命的增加，骨质疏松症在发达国家和发展中国家已成为重要的公共卫生问题。

本书中引用的研究表明了骨质疏松症带来的巨大挑战。同时，一些研究人员指出，过去20年来，北美和瑞典（全球发病率最高）的髋部骨折病情呈现稳定并随后下降的趋势，但随之而来的是亚洲和拉丁美洲地区骨折风险增加的趋势[1]。一项涉及瑞典60岁以上人口的研究[2]推测了下降的几个原因，从预防措施到更有效的治疗选择以及体重增加。然而，在现阶段，因果因素仍然是一个推测的问题。此外，由于人们认识到，随着预期寿命的延长，髋部骨折的终身风险并未降低，并且髋部骨折的存活率并未得到改善，这一看似好消息得到了缓和。最终，观察到的骨折减少可能不是由于骨质疏松症的下降而是由于生活方式的改变。与骨质疏松症的未来有关的许多问题也在等待进一步的研究。

本书回顾了为预防和治疗骨质疏松症本身以及其他疾病而开发的新方法、策略和药物。尽管目前本书没有总结性结论，但确实提供了这样一个机会，让我们审查许多减轻疾病负担必须解决的众多问题。

更有效地预防和治疗骨质疏松症的障碍

近年来，美国、加拿大和世界各地的国家已经发布了基于循证医学的骨质疏松症的诊断和治疗指南。此外，在诊断和治疗选择方面也取得了重要进展[13]（图20-1）。同时，研究继续说明骨折风险以及实际骨折与实施预防和治疗措施之间存在脱节。在一项针对459例60岁以上患者的研究中发现，胸部X线检查显示，1/6（16%）的人患有具有临床意义的椎骨骨折，但其中只有60%被记录，而只有25%的人被诊断或接受了抗骨质疏松症的治疗[3]。Kanis等在2014年发表的"骨质疏松症治疗差距"的综述中指出，在脆性骨折事件发生后的1年中，只有不到20%的患者接受了降低骨折风险的治疗，而在老年人群中，这种差距更大，只有不到10%的老年骨折妇女以及长期接受护理的人得到了抗骨质疏松症治疗[4]。

改善诊断和护理的障碍来自医师的观点和实践、医疗保健系统和保险公司的政策以及患者的信念和行为。

© Springer International Publishing Switzerland 2017

C.V. Oleson, *Osteoporosis Rehabilitation*, DOI 10.1007/978-3-319-45084-1_20

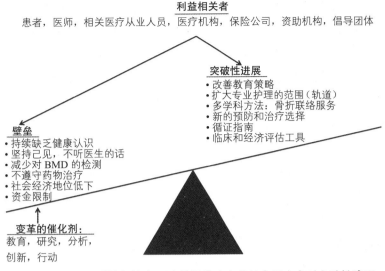

图 20-1 利益相关者通过利用推动变革的力量来应对突破性障碍

医师

在医师对骨质疏松症知识的前沿调查中，Rizzoli 等调查了 13 个国家和地区的全科医师 / 初级保健医师（GPs/PCP）和专科医师（风湿病学专家、内分泌学专家、妇科医师和骨科医师）发现，医师并未完全意识到患者对骨质疏松症对其生活质量影响的担忧[5]。医师低估了患者担心：①骨折；②活动水平下降；③对他人的依赖；④无法长时间工作；⑤治疗依从性。例如，他们认为 71% 的患者忘记服药，而患者则认为这一数字为 20%。

就医师的责任而言，骨质疏松症在很大程度上仍然是一种"孤儿"疾病。与骨质疏松症最密切相关的两组人群是骨科医师和全科医师 / 初级保健医师（GPs/PCP）。由于骨质疏松症可能直到真正发生脆性骨折才被发现，因此患者的第一接触点很可能是骨科医师。尽管国家和国际组织主张骨科医师要更多地参与骨质疏松症的治疗，但一项对 3 422 例骨科医师的跨国调查显示，由于对骨折管理的了解不足或时间紧迫，骨科医师未能或无法承担这一责任[6]。

对必须在有限时间内与患者打交道处理预防保健问题的初级保健医师而言，情况也是如此。由于缺乏骨质疏松症治疗方面的深入专业知识，他们将面临有关 DXA 检测的性质和可用性、骨质疏松症药物的不良反应和长期安全性以及治疗并发症患者的潜在并发症等相互矛盾的信息，所有这些矛盾都会因为与主要中心医院很少或没有联系的医生以及在农村地区执业的医师而加剧[7]。对于骨质疏松症的责任所在缺乏明确的说明，这本身就阻碍了有效地治疗。

医疗保健系统和保险公司

国家医疗保健系统和私人保险公司可能已经宣布了改善骨质疏松症诊疗的使命，但他们的行动常常难以达到预期。对骨质疏松症诊断检测的支持不足、缺乏预防措施的激励措施以及针对患者的咨询和教育的机会有限，这些都阻碍了患者获得最佳诊疗，并增加了其经济负担。老年骨质疏松症并伴有骨折的患者每年花费 31 亿 ~43 亿美元，到 2025 年，与骨质疏松症相关的骨折的费用预计将达到 253 亿美元[8]。美国 Medicare 和 Medicaid 保健系统目前为 45 岁以上的女性提供约 75% 的骨质疏松症治疗费用。

早期发现和预防措施对于控制成本至关重要。Medicare 的骨质疏松症 DXA 扫描报销政策就是一个重要例子。DXA 测试对诊断骨质疏松症以及监测对药物治疗的反应的临床益处已得到明确证实。但是，在诊所进行的这些扫描的医师报销已从 2006 年约 140 美元的高点显著降低到截至目前大约 40 美元的低点，包括医师的费用和技术费用，减少 75%。在医院中，专业和技术成分的费率为 110.28 美元[9]。

由于医师无法收回该程序的费用，因此严格限制了进行骨质疏松测试的机会。在 2002 年，所有 DXA 扫描的 70% 是在初级保健医师、风湿病学专家和内分泌学专家的诊所或小型影像中心进行的；10 年甚至更长时间之后，这些医师中的许多人难以负担这一保护性服务的费用。从 2008 至 2011 年，可以在诊所开展 DXA 检查的美国医师人数下降了 12.9%，在农村地区降幅更大，从 30% 下降到 60%[10]。

转向基于医院的 DXA 检查带来的影响以及对获得测试的不利影响是多方面的，这令人担忧，从长远来看可能导致更大的健康和成本负担。随着医院放射科越来越多地进行扫描，可能会发生与转诊医师缺乏沟通以及无法解释多种慢性病的情况。放射科医师可能不完全了解患者既往病情或用药情况，从而导致误诊或不适当的治疗建议。在进行骨质疏松症诊断时，必须考虑患者健康的各个方面，尤其是对于可能患有心脏病、卒中、糖尿病、高血压或肾衰竭等并发症的老年人。一种疾病的治疗可能会对另一种疾病的治疗产生不利影响，或者在紧急情况下可能会掩盖骨质疏松症并逐渐向更"沉默"的方向发展。从更大的角度来看，随着骨折预防工作的减少，骨质疏松症的社会成本将不可避免地上升[11]。

对于有权使用 DXA 测试的患者，Medicare 确实会提供以下几种服务之一[12]：①由医师确定为雌激素缺乏且有骨质疏松症风险的妇女；②X 线显示可能存在骨质疏松症、骨量减少和椎骨骨折者；③椎体异常以及原发性甲状旁腺功能亢进症者；④接受类固醇疗法或 FDA 批准的药物且需要定期监测的患者。可以作为免费的、一次性的"欢迎参加医疗保险"预防性访视或每两年一次的"健康"访视的一部分来"讨论"骨质疏松症的可能性，但这都不能等同于全面的体格检查和筛查。医疗保健从业人员需要更多时间及诊断工具来评估骨质疏松症的危险因素并确定预防和治疗方案。

患者

健康信念

有效治疗骨质疏松症的主要障碍包括患者本身，特别是他们对骨质疏松症的认知以及他们对治疗的依从性不足。根据健康信念模型中的定义（health belief model，HBM）[13]，骨质疏松症的概念最初局限于运动和钙摄入的认知，现在已扩展为：

1. 骨质疏松症易感性的认知。

2. 疾病严重程度的认知。

3. 对疾病风险和严重性有充分的认识，并知道采取行动的预期收益。

4. 对行动障碍有认知，包括有形和心理上的成本（例如费用、负面影响）等。

5. 修改变量：年龄、性别、种族、文化程度和社会经济水平，以及过去的经验。

6. 内部和外部驱动以采取行动——从疼痛和其他症状到家人和医生的建议。

7. 自我效能：对自己采取行动的能力充满信心。

图 20-2 概述了这些构造的相互作用[13]。

Nayak 等对 1 268 例 60 岁及以上的人群进行了研究发现，未能认识到个人对疾病的易感性是预防和治疗作用的最大障碍[14]。尽管年龄

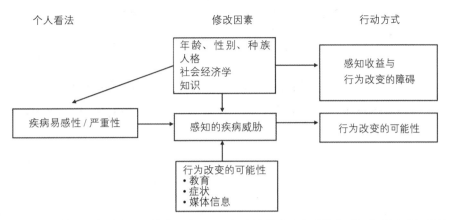

个人看法　　　　　　修改因素　　　　　　行动方式

图20-2　健康信念模型及其关键组成部分。修改因素、采取行动的线索和自我效能感如何影响感知的敏感性和严重性、收益和障碍，并最终影响采取行动的可能性（来源：Champion 和 Skinner[55]）

是预测骨质疏松症的主要因素，但只有44.6%的参与者认为自己有骨质疏松症的风险，26.3%的人认为自己会患骨质疏松症。这些发现与早期研究的结果一致[15]，并且清楚地表明，低估骨质疏松症对健康的影响将为预防和治疗创造难以逾越的障碍。

依从性

另一个障碍是不能坚持用药。患者不按处方服药，不在规定的时间服用规定的剂量，并且不遵循有关药物摄入限制的说明（早上服药后30~60分钟进食，直立体位）；此外，患者忘记服药或完全停止使用。Kothawala等证明1/3~1/2的患者未能按照指示服用药物，并且开始治疗后不久就出现了不依从性[16]。在持久性方面，荷兰对使用10种不同口服骨质疏松类药治疗的8 626例患者进行分析发现，其12个月持续用药率为43%（与荷兰的其他发现30%~52%相一致）。此外，在18个月的随访期内，停止治疗的患者中有78%无法重新开始。正如其他试验所表明的那样，每天用药的持久性低于每周双膦酸盐的给药[17]。

忘记服药不是主要问题。正如Donovan和Blake所证明的[18]，缺乏依从性主要由于以下

情况而做出的有意识决定：令人不安的副作用（恶心、烧心），摄入某些药物的指令复杂（尤其是口服双膦酸盐），对处方药的安全性和有效性的怀疑，以及对自付费用的担忧。一些患者坚持认为非药物干预可以缓解该问题。在没有骨折的情况下，患者通常会没有任何症状，因此缺乏可作为动机的"疼痛缓解综合征"，这一情况进一步阻止了患者[19]。

最近，出现了一些与不依从有关的惊人数字，特别是关于双膦酸盐。在一份有关这些药物安全性（特别是关于下颌骨坏死、心房颤动和非典型股骨骨折的报道）的FDA裁决和媒体报道的分析中，Jha等[20]发现，互联网上对阿仑膦酸盐的搜索量在2006~2010年急剧上升，口服双膦酸盐的使用量急剧下降，经过10年的不断增长之后，在2008~2012年下降了50%以上。随后的研究表明，在超过22 000例髋部骨折患者中，双膦酸盐的使用率从2004年的15%下降到2013年底的3%[21]。在对他们所谓的"骨质疏松症治疗危机"的分析中，Khosla和Shane强调医师必须做更多的工作来教育患者有关这些疗法的益处和成本的信息。尤其他们指出患者倾向于对这些药物的相对风险和绝对风险失去"所有的比例感"，因此对必须做出知情选

择的人需要强调承担骨质疏松症的严重后果，而不是使用双膦酸盐非常有限的风险[22]。

迄今为止，从延长给药间隔到提高依从性做了很多的努力，已经实施了一些药物的静脉注射，并由医生/护士对患者进行定期监测，但效果有限。需要更有效的步骤，例如向患者提供积极反馈的手段来提高依从性。

改善骨质疏松症管理的策略

合作和整合是促进骨质疏松症诊疗最有希望的干预措施的关键。拥有对骨质疏松症治疗至关重要知识的医疗保健专业人员代表了广泛的专业知识，从初级保健医师、风湿病学专家、内分泌学专家和老年病学专家，到护士、药剂师、营养师、物理治疗师和作业治疗师以及家庭保健提供者。为了汇集他们提供的广泛信息，需要采取多方面的方法，将教育、咨询和直接治疗相结合。

针对患者和医师基于教育的方法

有关骨质疏松症诊断和治疗等方面的信息，大量的书籍、小册子、指南、宣传页、文章、网站和其他来源中都有。但是，这些材料及其经常随意的传播方式（通常称为"被动医学教育"）对患者和医师的行为仅产生有限的影响。知识是提高对骨质疏松症认识的第一步，但不一定转化为信念或行动。有针对性地交互式教育干预措施有望产生切实的成果。

对于患者

与健康信念模型框架相关的教育计划产生了不同的结果。基于这些信念对几种干预计划的分析导致知识水平提高，但参与者的健康信念没有明显变化[23]。应用健康信念模型的构建

方法，另一种针对中年妇女的骨质疏松症预防计划，结合了说明骨质疏松症不利影响的视觉效果、营养师讲座、体育锻炼计划以及DXA测试，然后进行咨询以分享结果，并为患者提供个性化建议[24]。没有报道实际的信念变化，但是通过高度互动的程序增长了知识。

但是最近的研究已经证明了行为改变方面的前景可观。在检查绝经后女性时，Swaim等[25]表明，提高她们的自我效能与提高钙的摄入量和参与运动计划有关。2014年基于使用健康信念模型（health belief model，HBM）构造的问卷对240名女性的研究[26]，提供了进一步的研究以了解影响骨质疏松症运动行为的因素。随后的一项涉及30~50岁妇女的试验[27]表明，在6个月内使用HBM可以改善营养和步行行为，并增加BMD。但是需要更大规模的研究，包括男性和女性，并考虑教育背景和社会经济因素，以确定基于HBM干预措施的潜力。

在对骨质疏松症治疗依从性的调查中，Warriner和Curtis[28]发现，从骨质疏松症传单获得的信息影响最小，而医患之间的互动产生更好的结果。此次交流中应包括DXA扫描结果、骨代谢标志物变化、骨质疏松症治疗药物的益处，以及治疗结果反馈。患者直接参与有关骨质疏松症经验的对话对促进有效治疗至关重要。

对于医师

被动的书面信息对患者的行为影响不大，而医生们自己则寻求最新的、简便易行的、基于循证的、便于患者采纳并考虑到时间限制的印刷指南。这些材料应侧重于骨质疏松症的临床管理，包括骨密度测量筛查以及可用药物的安全性和有效性[29]。

但是，对于医师来说，即使最有效的教育策略也是结构化和互动性的。例如，在一家大型教学医院中，专注于普通内科医师对椎体骨

折识别的研究中，两阶段干预产生了积极的结果[30]。在第一阶段，放射科医师发现 34% 的患者至少有一个椎骨骨折，独立研究人员发现 29% 的患者有椎体骨折，而内科医师仅发现 22%。在进行了包括讲座、讨论和印刷材料（第二阶段）在内的教育计划之后，内科医师的检出率几乎翻了一番，达到 43%。从这种教育策略中受益的患者从 11%（第一阶段）增加到 40%（第二阶段）。为了提高医师对骨质疏松症的了解，还有许多继续教育计划，但是教育患者的任务仍然必须与他们在有限的预约时间内对家庭医师提出的其他要求（通常是更为紧迫的）相竞争。

骨质疏松症教育和广义治疗的其他资源

考虑到医师不能同时充当"教育者"和"治疗提供者"的事实，其他资源，特别是支持小组、执业护士 / 医师助理、药剂师、营养师和治疗师可以提供告知和监测骨质疏松症患者的替代方法。

支持小组

提供有关预防、筛查、治疗和应对机制的指导和建议，并有机会与遇到类似情况的其他人分享经验，支持小组可以亲自或在线每天为骨质疏松症患者、家庭成员和护理人员提供资源。这种互动还可以消除关于骨质疏松症的疑惑，尽管存在大量书面和基于网络的教育材料，但这种疑惑仍然存在。在一个充满同情却又充满好奇的环境中，小组成员可以交流信息和观点，以应对各种各样的误解，即只有女性患有骨质疏松症，骨质疏松症是关节炎的另一种形式，预防骨质疏松症需要花费太多的精力，而且治疗药物的说明太多并且很难遵循[31]。

执业护士 / 医师助理

正如 2004 年美国医务总监报告所述，在骨质疏松症的诊断和治疗中，扩大护士和医师助理的作用是提高护理效力的最有希望的方法之一。护士在各种环境中与患者互动，包括初级保健、骨折诊所、长期护理设施和家庭护理，以及通过学校和外联活动与广大社区进行互动[32]。

通过一对一或小组讨论的评估、咨询和教育，护士使患者进一步了解骨质疏松症的成因，如何检测和控制骨质疏松症以及服用药物降低骨折风险的潜在结果，以及这些药物的副作用[33]。他们还可以提供社会心理支持，旨在确保对药物的依从性并确定和实施应对机制，包括疼痛管理方案[32]。Clowes 等在一项对 75 例绝经后女性服用雷洛昔芬的随机试验中，研究人员确定，与没有监测相比，由护士进行监测的依从性提高了 57%，并且骨标志物监测与单独进行护士监测相比并没有增加任何改善。他们还指出，与常规护理相比，受监视人群的治疗持久性显著提高了 25%，强调了医疗保健专业人员能够在更长时期内增强患者积极反应的能力[34]。

但是，为了有效履行这一职责，护士需要接受预防和治疗骨质疏松症必不可少的评估技术、管理技能和循证实践的培训。应该加强现有的护理学校课程和与骨质疏松症有关的继续教育，以便护士为这一更广泛的角色做好准备。

药剂师

药剂师是有关骨质疏松症的另一种容易获得的信息来源，可以潜在地在识别有疾病风险的患者和改善对治疗的依从性 / 持久性方面发挥作用。加拿大的一项针对患者的研究中[35]，通过社区药房骨质疏松计划，BMD 筛查比对照组（22%：11%）增加了 1 倍，而钙摄入量则比对照组（19%）增加了30%。作为医师和未治疗的非暴力性骨折的老年患者之间的联络人，科罗拉多州凯泽永久医疗公司的临床药剂师提供了有关钙和维生素D补充剂、BMD检测以及药物治疗选择的建议。结果，50%的患者开始治疗或接受了BMD检测[36]。其他试验表明，药剂师可以提高患者对非药物治疗和药物治疗的依从性[37]，并确定可能存在糖皮质激素引起的骨质疏松症风险的患者。

ImPACT 影响力：骨质疏松症项目是由美国药剂师协会基金会赞助的一项计划，为社区药房干预措施中增加了另一个组成部分。报告称，除了考虑在药剂师职权范围内的教育、筛查和管理服务外，患者以及第三方付款人（中大西洋联合健康集团）都愿意补偿药剂师的协助[38]。但是，在这些和其他调查中存在偏见的风险需要进一步检查，考虑到工作流程中断、需要额外培训、报销不足、缺乏与区域医师的合作关系以及无法查阅患者的病历[39, 40]等障碍，更广泛地实施这些干预措施的可行性也需要进一步研究。

但是，现在是考虑在医疗保健中扩大药剂师作用的时候了。随着药房技术人员承担着越来越多的配药任务，药剂师可以加入专门的认证计划，该计划提供有关骨质疏松症筛查和监测、预防策略和药物治疗的培训；这些计划还包括实施药剂师护理的商业策略，包括便携式BMD机器的成本；与大型雇主、健康俱乐部和疗养院的合同安排；与医师合作，以确保医疗保险和私人保险公司的报销[41]。

营养师 / 治疗师

营养学家和营养师还可以提供预防和治疗骨质疏松症必不可少的信息，特别是考虑到医师缺乏营养知识这一事实。在2008~2009年对美国105所目标医学院校的调查中，研究人员发现，只有27%的人达到了美国国家科学院规定的至少25小时的营养教育要求，而2004年，104所学校中的38%达到了要求[42]。物理治疗师和作业治疗师与营养学家合作，制订了锻炼计划，旨在调节骨骼维护，刺激骨骼形成，增强上下身肌肉，改善协调性和平衡性，防止跌倒，并在日常活动中增强独立性。

医疗保健交付：骨折联络服务

与许多慢性病一样，在骨质疏松症中，改善投入、产出的成本和效益，提高疗效的有效性以及提高药物依从性和持久性的关键在于医疗保健服务系统的改革。对于经历了脆性骨折的骨质疏松症患者，这种变化可以通过引入骨折联络服务（FLS）来体现，这是一种协作的"系统"方法，可以识别这些患者，并为他们提供后续的综合多学科处理。FLS途径的关键步骤是识别、调查和干预[43]。

FLS操作的核心如下。

1. 医生"冠军"，通常是骨科医师，负责该计划的具体情况并确定资助方案，有助于实施系统以识别骨折患者并跟踪结局，再开始雇用FLS协调员。

2. FLS协调员通常是了解当前骨质疏松症指南和治疗方法的执业护士或医师助理，负责筛查合格的患者，推荐必要的骨密度测试和FRAX复查，开始骨质疏松症治疗，确保随访治疗建议，以及组织教育计划。协调员必须让其他专家（例如物理治疗师和作业治疗师、营养师，以及可能的心理学家）参与患者的处理，并将进展和障碍告知初级保健提供者。

3. 护士经理或"导航员"，通常是该计划的第一联系人，可确保所有符合该计划且希望参加该计划的患者都被录入，促进包括医师和其他专家在内的护理团队人员内部沟通，并协助进行骨质疏松症教育和药物管理[44, 45]。

对骨折联络服务的结果进行的分析表明，处理质量和成本效益得到极大提高。如 Miki 等观察的[46]，尽管髋部骨折与骨质疏松症直接相关，但骨折后的治疗开始率可低至 5%~30%。在他们比较骨科医师与初级保健医师对骨质疏松症进行管理的过程中，骨折后 6 个月接受骨质疏松症治疗的患者所占的比例由骨质疏松症诊所骨科团队所发起的显著更高（58%），而由初级保健医师发起的为 29%。Yates 等证实了 FLS 的有效性，并补充说，这种形式的骨质疏松症干预不仅受到患者欢迎，而且具有成本效益[47]。在 90 例问卷调查者中，有 85 例称他们对自己的 FLS 非常满意或满意。在费用方面，研究人员估计，如果在 5 年内开出处方药，则每位患者的费用为 1 716 美元，增量成本效益比为 31 749 美元。在最近瑞典的一项研究中，假设有 1 000 例骨折患者，其中 393 例患者开始接受 FLS 治疗。可减少 22 处骨折，19 个质量调整寿命年和 40 个附加寿命[48]。

在美国两种最著名的 FLS 模型中，有 Kaiser Permanente "健康骨骼"模型和 Geisinger Health System 骨质疏松症疾病管理计划。国家骨健康联盟、美国骨与矿物质研究学会以及国际骨质疏松症基金会都是大力倡导在美国和世界范围内实施 FLS 模型的组织。

评估骨质疏松症负担的分析工具

如上所述，患有骨质疏松症和低骨密度的美国人口数量目前估计为 5 400 万，预计到 2020 年将增长到 6 440 万，到 2030 年将增长到 7 120 万。绝对数字是疾病程度的一种衡量标准，但是将骨质疏松症的负担与其他慢性病的负担进行比较，就其严重程度和成本提供了不同的观点，令人不安。在对 55 岁及以上女性的比较研

究中，Singer 等[49]报道，估计超过 55% 的女性中有 50% 会经历骨质疏松性骨折（OF），而一生中估计有 13% 的女性被诊断出患有乳腺癌。在 2000~2011 年，美国住院治疗的发生率包括 490 万的 OF 住院，290 万的心肌梗死（MI），300 万卒中，70 万乳腺癌。与医疗机构有关的医院成本 OF 最高，为 51 亿美元，而 MI 43 亿美元、卒中 30 亿美元和乳腺癌 5 亿美元。当然，除了住院率和成本外，还有其他疾病负担的衡量标准，以及医院以外的治疗中心；然而，这些发现再次强调了需要同时进行一级和二级骨折预防工作。

越来越多的经济分析被用来确定如何根据骨质疏松症的挑战最有效地分配有限的财政资源。现有治疗方案的成本效益研究为确定哪种干预措施带来最大收益提供了基础[50]。正如 Tosteson 所说明的那样，几项针对绝经后女性的研究对于确定实现治疗收益之前所需的时间至关重要，这一发现可能会对 65 岁以下女性的私人保险公司和医疗保险产生不同的影响。由于前者通常有 10 年的时间跨度，因此考虑在覆盖期间不会发生骨折的可能性，他们可能不认为测试和药物治疗具有成本效益，而 Medicare 可能会得出结论，筛查和干预措施在预防骨折及其后期的费用方面具有成本效益。

其他分析通常称为"疾病负担"研究，着重于无论是在疗养院还是在家中因工作、休闲或其他无偿活动损失的时间和看护者的支出。更广泛地讲，疾病的程度及其对国家医疗保健预算和政策的影响[51]。与成本效益分析相反，它们通常用于增加对骨质疏松症的临床和经济意义的了解，而不是特定的资源分配。它们在全球范围内与人口预测一起使用，可用于评估世界各地不同情况下骨质疏松症的程度和负担。

此外概述的策略，从针对医师和患者的教育计划以及面对面和在线的社区支持团体，到改

进的策略以促进对药物的依从性和持久性以及更广泛地实施跨学科的协调一致的骨折联络计划，在医学界广大公众和决策者中增进对骨质疏松症的了解都是至关重要的因素。此外，尽管有各种各样的方案，国家和国际骨质疏松组织致力于提高公众的认识；教育患者、医师和广大公众；建立预防和护理准则；管理研究计划；并主张增加资金以确保骨质疏松症成为公共卫生的重点。在最初于1993年发布并于2014年修订的立场声明中，美国骨科医师学会/美国骨科医师协会强烈表示需要增加联邦和私人资金来评估当前的治疗方法，开发新的治疗药物，制订有效的教育计划，并扩大以团队为导向的医疗管理[52]。

预防和早期治疗

考虑到骨质疏松症的医学和社会后果，应将更多的注意力集中在制订有效的预防计划上，包括在骨折发生之前和之后。从长远的角度来看，理想的预防方法是在儿童和青少年时期就开始预防骨质疏松症，要有健康的饮食和定期的锻炼计划；不幸的是，这种情况很少。由于骨质疏松症几乎没有警告信号，因此医疗保健专业人员必须竭尽全力采取预防措施，尤其是在高危人群中。美国预防服务工作组（USPSTF）确定了一种双重方法——提前筛查和降低可控危险因素[53]。

1. DXA结合FRAX是诊断骨质疏松症的关键工具。需要在全球范围内对DXA测试的成本、保险范围和可用性进行进一步研究，以确定如何增加获得被视为测量骨密度的"黄金标准"的途径。

2. 采用多方面的方法来教育医师和患者，必须专注于有关骨质疏松症危险因素的信息，并提供易于获得的预防措施指南，其形式是足够的钙和维生素D摄入、健康的饮食、消除烟草使用、负重锻炼方案、按规定使用药物以及避免跌倒，包括增加平衡性和稳定性，以及消除日常活动中的环境危害。

为了防止发生首次事故后的继发性骨折，骨折联络服务已被证明是数十年来出现的最重要的新治疗方案之一。他们不仅增加了对骨质疏松症治疗的依从性，而且在与卫生专业人员及其家人/看护人保持持续合作的背景下，提高了对疾病的认识并提高了患者监督自己护理的能力[54]。

最终，骨质疏松症的预防和治疗必须由每位患者承担。他们必须充分理解并牢记骨质疏松症的后果：疼痛、残疾、工作和休闲活动机会受限、失去独立性，甚至可能死亡。如果患者安排定期看医师，则医疗保健专业人员可以复查症状，进行筛查测试，开处方治疗并调整治疗计划，以更好地满足特定需求，同时反复强调钙和维生素D摄入、运动和健康生活方式的重要性。将来，更有效的方法来解决普遍存在的（通常是毁灭性的）健康观念，并提高对药物的依从性，应该会在骨质疏松症治疗方面取得重大进展。

骨质疏松症是可防、可治的，但只能通过知情的患者、知识渊博的医师、协调的护理系统、敬业的研究人员、坚定的公正的骨骼健康倡导者，以及增加对医疗保健领域的研究、教育和创新的资助，骨质疏松症带来的挑战是可以解决的。

参考文献

1. COOPER C, COLE ZA, HOLROYD CR, et al. Secular trends in the incidence of hip and other osteoporotic fractures. Osteoporos Int, 2011, 22(5):1277–1288.

2. KARAMPAMPA K, AHLBORN A, MICHAELSSON K, et al. Declining incidence trends for hip fracture have not been accompanied by improvements in lifetime risk of

post-fracture survival—a nationwide study of the Swedish population 60 years and older. Bone, 2015, 78:55–61. http://dx.doi.org/10/1016/j.bone.2015.04032.

3. MAJUMDAR S, KIM N, COLMAN I, et al. Incidental vertebral fractures discovered with chest radiography in the emergency department: prevalence, recognition, and osteoporosis management in a cohort of elderly patients. Arch Intern Med, 2005, 165(8):905–909.

4. KANIS JA, SVEDBOM A, HARVEY N, et al. The osteoporosis treatment gap. J Bone Miner Res, 2014, 29(9):1926–1928.

5. RIZZOLI R, BRANDI ML, DREINHOFER K, et al. The gaps between patient and physician understanding of the emotional and physical impact of osteoporosis. Arch Osteoroporos, 2010, 5:145–153.

6. DREINHOFER KE, ANDERSON M, FERON J-M, et al. Multinational survey of osteoporotic fracture management. Osteoporos Int, 2005, 16 Suppl 2:S44–S53.

7. SAAG, KG. Overcoming the barriers: strategies for improving osteoporosis management. Medscape Multispecialty, 2011. http://www.medscape.org/viewarticle/739558. Accessed 17 Jul 2015.

8. AJAYI A, POWELL M, OBREMSKEY WT, et al. Osteoporosis: the orthopedic health policy perspective. AAOS News, 2012: http://www.aaos.org/news/aaosnow/jan12/advocacy6/.

9. Regulatory and 3rd party payer issues. International Society for Clinical Densitometry. 2015. http://www.iscd.org/publicpolicy/regulatory-payer-issues/. Accessed 12 Dec 2015.

10. KING AB, FIORENTINO DM. Medicare payment cuts for osteoporosis testing reduced use despite tests' benefit in reducing fractures. Health Aff (Millwood), 2011, 30(12):2362–2370.

11. LEWIECHI EM, LASTER AJ, MILLER PD, et al. Viewpoint: more bone density testing is needed, not less. J Bone Miner Res, 2012, 27(4):749–742.

12. Centers for Medicare and Medicaid . Services. Bone mass measurements (bone density). 2016. https://www.medicare.gov/coverage/bone-density.html. Accessed 16 Feb 2016.

13. CHAMPION VL, SKINNER CE. The health belief model. In: Glanz K, Rimer BK, Viswanath K, editors. Health behavior and health education: theory, research and practice. 4th edition Hoboken: Wiley, 2008:47–50.

14. NAYAK S, ROBERTS MS, CHANG C-CH, et al. Health beliefs about osteoporosis and osteoporosis screening in older women and men. Health Educ J, 2010, 69(3):267–276.

15. GEREND MA, ERCHULL MJ, AIKEN LS, et al. Reasons and risk factors underlying women's perceptions of susceptibility to osteoporosis. Maturitis, 2006, 55(3):227–237.

16. KOTHAWALA P, BADAMGARAV E, RYU S, et al. Systematic review and metaanalysis of real-world adherence to drug therapy for osteoporosis. Mayo Clin Proc, 2007, 82(12):1493–1501.

17. NETELENBOS JC, GEUSENS PP, YPMA G, et al. Adherence and profile of non-persistence in patients treated for osteoporosis—a large-scale, long-term retrospective study in the Netherlands. Osteoporos Int, 2011, 22(5):1537–1546.

18. DONOVAN JL, BLAKE DR. Patient non-compliance: deviance or reasoned decision-making? Soc Sci Med, 1992, 34(5):507–513.

19. DONTAS IA, YIANNAKOPOULOS CK. Risk factors and prevention of osteoporosis-related fractures. J Musculoskelet Neuronal Interact, 2007, 7(3):268–272.

20. JHA S, WANG Z, LAUCIS N, et al. Trends in media reports, oral bisphosphonate prescriptions, and hip fractures, 1996–2012: an ecological analysis. J Bone Miner Res, 2015, 30(12):2179–2187.

21. KIM SC, KIM DH, MOGUN H, et al. Impact of the U.S. Food and Drug Administration's safety-related announcements on the use of bisphosphonates after hip fractures. J Bone Miner Res, 2016, 31:1536.

22. KHOSLA S, SHANE E. A crisis in the treatment of osteoporosis. J Bone Miner Res, 2016, 31:1485.

23. SEDLAK CA, DOHENY MO, JONES SL. Osteoporosis education programs: changing knowledge and behaviors. Public Health Nurs, 2000, 17(5):398–402.

24. TURNER LW, HUNT SB, DIBREZZO R, et al. Design and implementation of an osteoporosis prevention program using the health belief model. Am J Health Stud, 2004, 19(2):115–121.

25. SWAIM RA, BARNER JC, BROWN CM. The relationship of calcium intake and exercise to osteoporosis health beliefs in postmenopausal women. Res Soc Admin Pharm, 2008, 4(2):153–163.

26. SOLEYMANIAN A, NIKNAMI S, HAJIZADEH E, et al. Development and validation of a health-belief model based instrument for measuring factors influencing exercise behaviors to prevent osteoporosis in pre-menopausal women (HOPE). BMC Musculoskel Disord, 2014.

27. JEIHOONI AK, HIDAMAI A, KAVEH MH, et al. Effects of an osteoporosis prevention program based on health belief model among females. Nurs Midwifery Stud, 2015, 4(3):e26731.

28. WARRINER AH, CURTIS JR. Adherence to osteoporosis treatments: room for improvement. Curr Opin Rheumatol, 2009, 21(4):356–362.

29. JAGLAL SB, CARROLL J, HAWKER G, et al. How are family physicians managing osteoporosis? Qualitative study of their experiences and educational needs. Can Fam Physician, 2003, 49:462–468.

30. CASEZ P, UEBELHART B, GASPOZ J-M, et al. Targeted education improves the very low recognition of vertebral fractures and osteoporosis management by general internists. Osteoporos Int, 2006, 17(7):965–970.

31. MCCLUNG BL, OVERDORF JH. Psychosocial aspects of osteoporosis. In: Rosen CW, editor. Osteoporosis: diagnostic and therapeutic principles. New York: Springer Science and Business Media, 1996:73.

32. International Osteoporosis Foundation. The role of nurses in osteoporosis. 2006. http://www.iofbonehealth.org/role-nurses-osteoporosis. Accessed 24 July 2015.

33. BESSER SJ, ANDERSON JE, WEINMAN J. How do osteoporosis patients perceive their illness and treatment? Implications for clinical practice. Arch Osteoporos, 2012, 7:115–124.

34. CLOWES JA, PEEL NFA, EASTELL RE. The impact of monitoring on adherence and persistence with antiresorptive treatment for postmenopausal osteoporosis: a randomized controlled trial. J Clin Endocrin Met, 2004, 89(3):1117–1123.

35. YUKSEL N, MAJUMDAR S, BIGGS C, et al. Community pharmacist-initiated screening program for osteoporosis: randomized controlled trial. Osteoporos Int, 2010, 21(3):391–398.

36. NADRASH TA, PLUSHNER SL, DELATE T. Clinical pharmacists' role in improving osteoporosis treatment rates among elderly patients with untreated atraumatic fractures. Ann Pharmacother, 2008, 42(3):334–340.

37. HALL LN, SHRADER SP, RAGUCCI KR. Evaluation of compliance with osteoporosis treatment guidelines after initiation of a pharmacist-run osteoporosis service at a family medicine clinic. Ann Pharmacother, 2009, 43(11):1781–1786.

38. GOODE JV, SWIGER K, BLUML BM. Regional osteoporosis screening, referral, and monitoring program in community pharmacies: findings from Project ImPACT: osteoporosis. J Am Pharm Assoc, 2004, 44(2):152–160.

39. ELIAS MN, BURDEN AM, CADARETTE SM. The impact of pharmacist interventions on osteoporosis management: a systematic review. Osteoporos Int, 2011, 22(10):2587–2596.

40. PHILLIPS L, FERGUSON R, DIDUCK K, et al. Integrating a brief pharmacist intervention into practice: osteoporosis pharmacotherapy assessment. Can Pharm J, 2012, 145(5):218–220.

41. WYNN P. Pharmacists boning up on osteoporosis care. Drug Top, 2004, 148:18s. http://drugtopics.modernmedicine.com/drug-topics/content/pharmacists-boning-osteoporosis-care?page=ful.

42. ADAMS KM, KOHLMEIER M, ZEISEL SH. Nutrition education in U.S. medical schools: latest update of a national survey. Acad Med, 2010, 85(9):1537–1542.

43. EISMAN JA, BOGOCH ER, DELL R, et al. Making the first fracture the last fracture: ASBMR task force report on secondary fracture prevention. J Bone Min Res, 2012, 27(10):2039–2046.

44. MILLER AN, LAKE AE, EMORY CL. Establishing a fracture liaison service: an orthopaedic approach. J Bone Joint Surg Am, 2015, 97(8):675–681.

45. CURTIS J, SILVERMAN SL. Commentary: the five Ws of a fracture liaison service: why, who, what, where, and how? Osteoporosis: we reap what we sow. Curr Osteoporos Rep, 2013, 11(4):365.

46. MIKI RA, OETGEN ME, KIRK J, et al. Orthopaedic management improves the rate of early osteoporosis treatment after hip fracture: a randomized clinical trial. J Bone Joint Surg Am, 2008, 90(11):2346–2353.

47. YATES CJ, CHAUCHARD M-A, LIEW D, et al. Bridging the osteoporosis treatment gap: performance and cost-effectiveness of a fracture liaison service. J Clin Densitom, 2015, 18(2):150–156.

48. JONSSON E, STROM O, BORGSTROM F. OC8: cost effectiveness evaluation of fracture liaison services for the management of osteoporosis in Sweden. Osteoporos Int, 2015, 26(Suppl 1).

49. SINGER A, EXUZIDES A, SPANGLER L, et al. Burden of illness for osteoporotic fractures compared with other serious diseases among postmenopausal women in the United States. Mayo Clin Proc, 2015, 90:53–62.

50. Tosteson A. "The Costs to Society" in the burden of disease, bone health, osteoporosis and related bone diseases: report of the surgeon general's workshop on osteoporosis and bone

health. 12–13 Dec 2002. Washington, DC. http://www.ncbi.nlm.nih.gov/books/NBK44689.

51. BEN SEDRINE W, RADICAN L, REGINSTER JY. On conducting burden of osteoporosis studies: a review of the core concepts and practical issues. A study carried out under the auspices of a WHO Collaborating Center. Rheumatology, 2001, 40(1):7–14.

52. American Academy of Orthopedic Surgeons. Position Statement 1113: osteoporosis/bone health in adults as a national public health priority. 1993–1994. http://www.aaos.org/CustomTemplates/Content.aspx?id=5604.

53. US Preventive Services Task Force. Screening for osteoporosis: recommendations from the U.S. Preventive Services Task Force. Ann Intern Med, 2011, 154:356–364.

54. RIZZOLI R, CHEVALLEY T. Fracture liaison services and secondary fracture prevention. Medicographia, 2014, 35:219–224.

55. CHAMPION VL, SKINNER CE. The health belief model. In: Glanz K, Rkimer BK, Viswanath K, editors. Health behaviors and health education: theory, research, and practice. 3rd ed. Hoboken: Wiley, 2002:49.